怀孕 分娩 育儿 大百科

[韩] 柳知沅 著　徐芳丽 译

做足怀孕的功课

U0214626

浙江科学技术出版社

图书在版编目（CIP）数据

怀孕分娩育儿大百科 /（韩）柳知沅著；徐芳丽译 . — 杭州：浙江科学技术出版社，2020.9

ISBN 978-7-5341-9042-1

Ⅰ . ①怀… Ⅱ . ①柳… ②徐… Ⅲ . ①妊娠期－妇幼保健－基本知识②分娩－基本知识③婴幼儿－哺育－基本知识 Ⅳ . ① R715.3 ② R714.3 ③ R174

中国版本图书馆 CIP 数据核字（2020）第 112446 号

著作权合同登记号　图字：11-2015-348 号

书　　名	怀孕分娩育儿大百科
著　　者	［韩］柳知沅
译　　者	徐芳丽

出版发行　浙江科学技术出版社

杭州市体育场路 347 号　邮政编码：310006

销售部电话：0571-85062597

网　　址：www.zkpress.com

E-mail：zkpress@zkpress.com

排　　版	杭州立飞图文制作有限公司
印　　刷	浙江海虹彩色印务有限公司

开　　本	889×1194　1/16	印　　张	21.75
字　　数	580 000		
版　　次	2020 年 9 月第 1 版	印　　次	2020 年 9 月第 1 次印刷
书　　号	ISBN 978-7-5341-9042-1	定　　价	128.00 元

责任编辑　王巧玲　陈淑阳	责任校对　马　融
责任美编　金　晖	责任印务　田　文

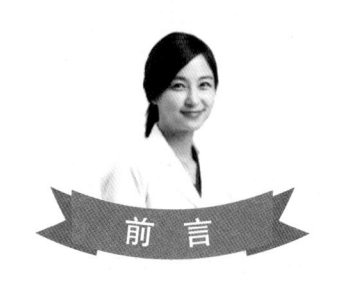

前　言

　　关于怀孕、分娩的信息，只要用心留意，通过网络、各类社区以及已有的图书等，便可以轻松获得。在各类信息泛滥的现下，写一本关于怀孕和分娩的书究竟有何意义？如果我要写书，应该写哪些内容？应该告诉人们什么？写这本书时，我一直不忘问自己这些问题。

　　怀孕和分娩，一直以来被认为是极其自然的女性生理现象。所以，即使已经怀孕或即将分娩，有很多人仍不把它们当回事儿。妈妈和姨妈顺利地度过了怀孕和分娩这一时期，朋友也安然无恙地度过了这一时期，所以"我也会这样的"。个人的经验之谈被当成真实信息广为流传。不知是否因为这样，现在有些人把怀孕和分娩看得太过简单了。作为一位妇产科专家，我对此感到非常惋惜。

　　女性从怀孕至分娩，一直都在冒险，其间充满不确定性。女性会在孕期遇到各种无法预料的变数，有时要做出与未孕时截然不同的抉择。虽然女性在孕期没必要太过焦虑或不安，但也不能像旁观者一样掉以轻心。

　　如果女性清楚自己的身体在孕期会发生的变化，就可以少一些害怕和不安的情绪，也可以以愉悦的心态接受这些变化，享受其中的每一个瞬间。我希望这本书是这

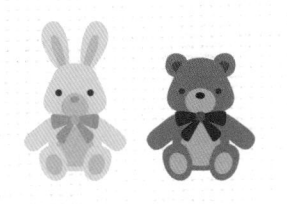

样一种媒介——它能帮助孕妇们愉快而又安全地度过孕期。我想告诉大家，不要只以孩子的立场来关注怀孕，也要站在怀孕的主人公——孕妇们的立场上，多关心她们，这个时候丈夫以及其他周边人的帮助也是很有必要的。

　　作为同处一个时代的女性，我把一些深有同感的、很想分享给大家的话都写在这本书里了。为了尽可能地通俗易懂，我没有用一些荒诞或虚构的故事来填满这本书，而是以孕产妇问得最多的问题来设置章节。我想写这样的一本书：它可以帮助女性更好地了解自己的身体，不再轻信这样那样的谣言，惴惴不安地度过这10个月孕期。

　　我希望这本书不只在你确认怀孕的那一刻拿出来翻阅，希望它是一本在你怀孕、分娩直至坐月子期间，像伙伴一样一直陪着你的书，也希望这本书能够在以后唤起你关于怀孕和分娩的美好回忆。

——柳知沅

　　（译者注：内文中带"*"处内容结合中国的具体情况做了调整，与原版书有所不同）

目 录

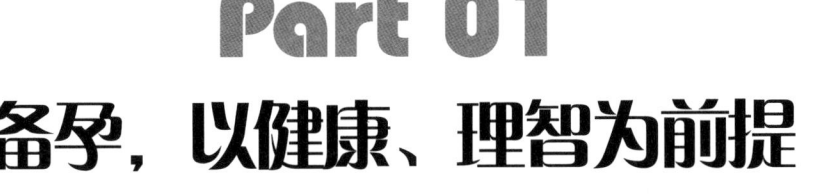

Part 01
备孕，以健康、理智为前提

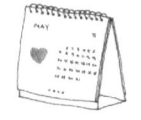
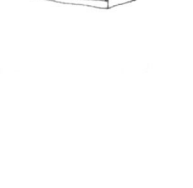

01　必须知道的备孕要点

请有计划地备孕 _ 2

全面备孕 | 服用营养剂 | 寻找妨碍怀孕的因素 | 了解身体状况 _ 2

避免接触有害物质 _ 3

请做基本问诊 _ 4

妇产科问诊的作用 | 需要通过问诊确认的事项 _ 4

Tips 妨碍怀孕的因素 _ 4

● 备孕的管理，妇产科问诊举例 _ 5

02　为怀孕做日常生活调整

应养成怎样的生活习惯 _ 6

养成健康的饮食习惯 | 每周 3 次、每次 30 分钟以上的有氧运动 _ 6

避免接触有害物质 | 合理控制体重 _ 7

应养成怎样的饮食习惯 _ 8

少喝咖啡 | 多吃坚果和蔬菜 | 服用叶酸 | 少吃快餐和零食 _ 8

Tips 叶酸 _ 9

03　孕前检查

为什么要做这么多项孕前检查 _ 10

宫颈癌筛查 | 子宫超声检查 _ 10

Tips 接种宫颈癌疫苗 _ 11

风疹抗体检查* | 甲型肝炎抗体检查* | 乙型肝炎抗体检查* _ 12

Tips 风疹* _ 13

贫血检查 | 尿检 | 艾滋病、梅毒检查 | 成人性病检查 | 甲状腺功能检查 | 水痘抗体检查 _ 14

其他检查 _ 15

Tips 备孕前接种的疫苗 _ 15

04　备孕爸爸的努力

如何产生"超级精子" _ 16

少喝酒 | 少吸烟 | 控制体重 _ 16

不要夹腿 | 减少压力 | 从 6 个月前开始实行 _ 17

05　排卵和怀孕

只有知道排卵日才有可能怀孕 _ 18

正确认识排卵 | 了解月经周期 _ 18

需要去妇产科检查的情况 _ 19

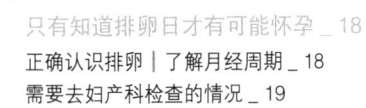

推算排卵日的方法 _ 19
根据体温推测 _ 19
血液检查 | 子宫内膜组织检查 | 利用排卵试纸 _ 20
通过超声检查直接确认 _ 21
Tips 无排卵性异常子宫出血 _ 21
●不孕（育）症* _ 22
Tips 人工授精和试管婴儿 _ 23

06　怀孕和药物

药物会对胎儿造成影响吗 _ 24
孕期服用药物 | 熟悉禁忌药物 _ 24

是否有需要注意的药物 _ 25
正确认识感冒药 _ 25
正确认识阿司匹林* | 正确认识泰诺林 | 正确认识消炎药 |
正确认识避孕药 | 正确认识抗抑郁药 | 正确认识止吐药 _ 26
正确认识抑酸剂 | 正确认识抗生素 _ 27

07　高龄妊娠

高龄妊娠现象日益增多 _ 28
高龄妊娠带来的问题是自然现象 | 高龄妊娠需格外注意 _ 28

请了解高龄妊娠的危险 _ 29
唐氏综合征 | 自然流产 _ 29
妊娠期糖尿病（GDM） | 妊娠期高血压疾病 | 剖宫产率
增加 _ 30
围产期产妇和宝宝的死亡率增加 | 先天性畸形 _ 31

请了解高龄妊娠的 10 条健康建议 _ 31
1. 每周做 3 次有氧运动 | 2. 服用叶酸 | 3. 服用钙剂 _ 31

4. 远离糖类 | 5. 远离糖分较高的水果 | 6. 切实做好体重
管理 _ 32
7. 坚持做松弛骨盆的姿势或孕妇瑜伽 | 8. 充分服用铁剂 |
9. 做好产前畸形儿检查 | 10. 保持积极的心态 _ 33

08　孕妇的体重管理

应该怎样管理体重 _ 34
孕妇的身体在悄然改变 | 营养过剩 _ 34
Tips 孕早期与孕晚期的子宫大小对比 _ 34
注意妊娠期糖尿病 | 注意甜食 | 管理饮食生活 | 做好心理
准备 _ 35

09　怀孕和饮食

食物会对腹中的宝宝造成什么影响 _ 36
咖啡 _ 36
人工调味料 _ 37

那些必须远离的食物背后的真相 _ 37
生鱼片 _ 37
薏米 _ 38
菠萝 | 柿子 | 红豆 _ 39
Tips 没有不可以吃的水果 _ 39

10　怀孕与营养剂

应该吃哪些营养剂 _ 40
服用叶酸 | 摄入铁剂 _ 40
摄入维生素 D _ 41
Tips 维生素 D _ 41
服用 Ω-3 制剂 _ 42
摄入复合维生素 | 摄入钙剂 _ 43

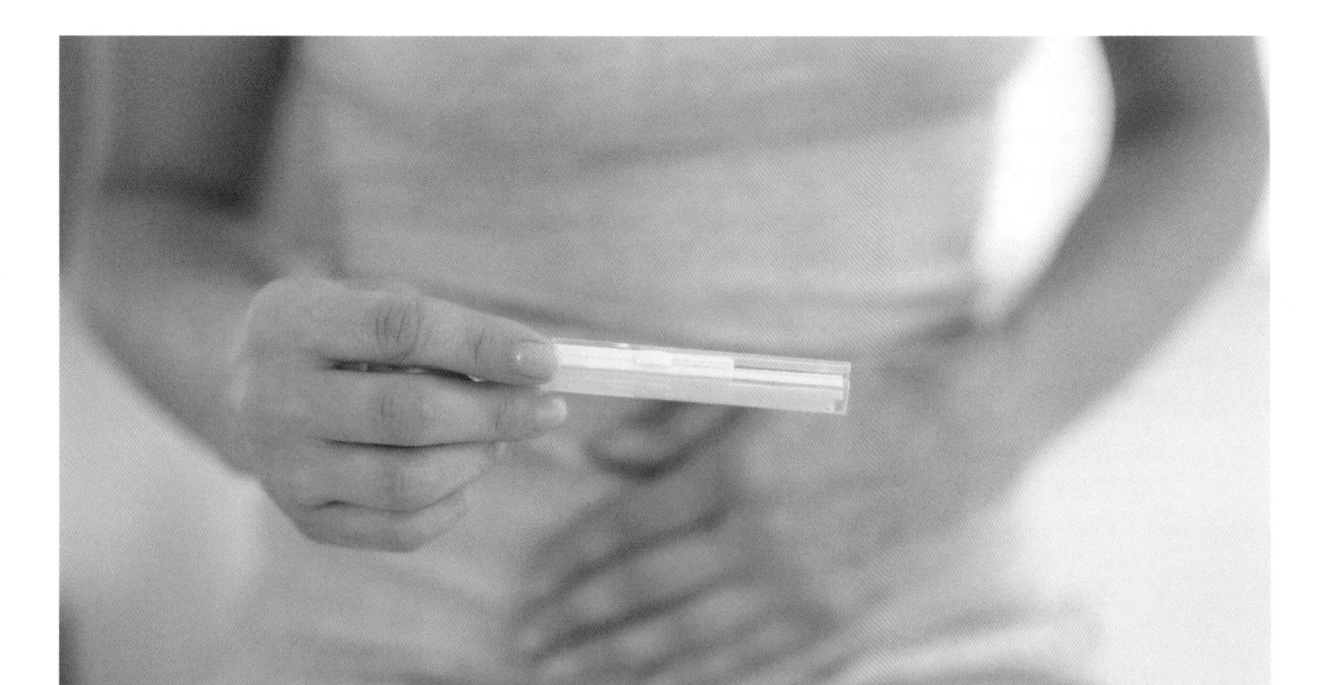

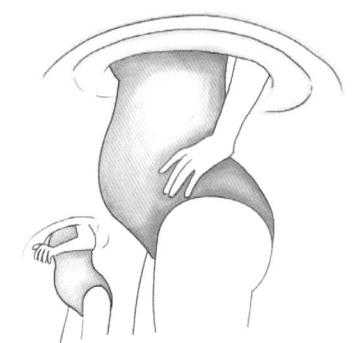

11 怀孕和蛀牙治疗

这是孕妇常患的疾病 _ 44

妊娠期牙龈炎｜牙齿腐蚀 _ 44

Tips 孕妇的 7 条口腔管理原则 _ 44

口腔干燥和口臭 _ 45

分娩后牙齿会发凉吗 _ 45

牙齿发凉｜牙齿构造导致的问题 _ 45

Tips 孕期牙齿管理 _ 45

12 怀孕和抽烟

烟是绝对不能抽的吗 _ 46

烟中的有害成分 _ 46

烟对胎儿的影响｜避免与香烟接触 _ 47

13 怀孕和宠物

弓形虫病是什么病 _ 48

感染弓形虫病 _ 48

对猫进行预防接种和卫生管理 _ 49

14 孕期的造型

了解头发管理方法 _ 50

烫发｜染发 _ 50

了解皮肤管理方法 _ 51

注射肉毒毒素｜皮肤激光手术 _ 51

填充手术 _ 52

Tips 怀孕后的皮肤问题 _ 52

其他管理该怎样进行 _ 52

按摩 _ 52

牙齿美白｜美甲 *_ 53

Tips 孕期的脚气 *_ 53

15 怀孕和预防接种

孕期该怎样做预防接种 _ 54

流感疫苗（流行性感冒疫苗）｜百日咳疫苗 _ 54

Tips 灭活疫苗和活性疫苗 _ 54

Tips 孕期疫苗 _ 55

16 怀孕和运动

孕妇应怎样做运动 _ 56

降低运动强度｜做好准备活动和运动后的拉伸｜少量多次 _ 56

充分饮水｜腹痛的话，请立即停止运动｜小心摔倒｜穿合适的鞋和衣服｜听孕期运动讲座 _ 57

运动会给胎儿带来怎样的影响 _ 57

运动给胎儿带来的影响 _ 57

Tips 适合自己且适量的运动的效果 _ 57

视情况运动 _ 58

有的孕妇不能做运动 _ 58

患有妊娠期高血压疾病的孕妇｜多胎孕妇 _ 58

怀疑胎儿发育迟缓的孕妇｜患有严重心脏疾病的孕妇｜前置胎盘的孕妇｜阴道出血的孕妇｜因为异常宫缩、宫颈长度较短而入院治疗的孕妇 _ 59

Tips 孕期不同阶段的运动 _ 59

17 怀孕和流产

为什么会流产 _ 60

流产的原因｜自然流产 _ 60

了解流产的种类 _ 61

隐性流产（生化妊娠）｜稽留流产｜不全流产｜先兆流产｜难免流产｜复发性流产 *_ 61

Tips 应对自然流产的态度 _ 61

18 多胎妊娠

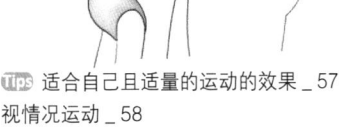

怀了双胞胎 _ 62

同卵双胞胎｜异卵双胞胎 _ 62

同卵双胞胎和异卵双胞胎｜两个羊膜和一个羊膜的情况 _ 63

了解多胎妊娠的管理方法 _ 63

必需营养素 _ 63

孕妇的身体｜孕期的并发症增多｜多胞胎的出生时间｜异常宫缩和早产 _ 64

多胎妊娠可能发生的问题 _ 65

多胞胎是怎样出生的 _ 65

多胞胎的分娩方式｜可以顺产的胎位｜顺产的不确定因素 _ 65

19 羊水

羊水多 _ 66

羊水过多｜羊水过多的症状 _ 66

羊水少 _ 66

羊水过少 _ 66

孕早期羊水过少症｜孕晚期羊水过少症 _ 67

20　胎儿和胎盘

什么是前置胎盘 _ 68
前置胎盘｜前置胎盘的症状 _ 68
前置胎盘的危险性｜前置胎盘的管理方法 _ 69
前置胎盘的分娩方式 _ 70

什么是胎盘早剥 _ 70
胎盘早剥｜胎盘早剥的症状 _ 70
胎盘早剥的危险性 _ 71

什么是胎盘植入 _ 71
胎盘植入｜胎盘植入的种类｜胎盘植入的原因 _ 71

21　胎儿和脐带

了解脐带 _ 72
正常的脐带｜单脐动脉儿 _ 72

脐带绕颈 _ 72
脐带绕颈对胎儿的影响 _ 72
分娩时的脐带绕颈 _ 73

22　怀孕和性生活

孕期是否可以过性生活 _ 74
孕早期要小心｜解决性欲降低的问题 _ 74
理解怀孕引起的身体变化｜注意阴道出血｜掌握对胎儿的

影响｜了解性生活后的宫缩｜了解感染的危险性｜掌握胎盘的位置 _ 75

孕期应采用怎样的性行为方式 _ 76
注意阴茎插入的深度｜避开压迫肚子的姿势｜避开高强度性行为｜不要刺激乳头｜注意清洗身体｜充分享受前戏 _ 76
Tips 孕期应避免性行为的情况 _ 76
找到合适的姿势 _ 77

23　怀孕和旅行

自驾游 _ 78
不要自己开车｜注意中途休息 _ 78

坐飞机旅行 _ 78
适合旅行的时期 _ 78
飞机上享有的优惠 _ 79
Tips 驾驶汽车时的注意事项 _ 79
Tips 飞行过程中的注意事项 _ 79

24　怀孕和工作

好好利用产假 * _ 80
了解产假制度｜了解配偶陪产假制度｜了解育儿假制度 _ 80

孕妇应该怎样生活 _ 81
适当休息｜调整上下班时间｜准备便当｜保持平和的心态 _ 81

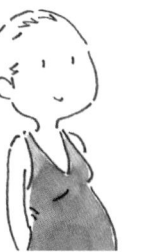

Part 02
孕期 40 周

1st
Month
孕 1 月（孕 1~4 周）

01　确认怀孕

察觉怀孕的信号 _ 86
怀孕的信号｜最明显的信号——有无月经 _ 86

确认怀孕 _ 87
使用验孕棒｜验血｜超声检查 _ 87

Tips 人绒毛膜促性腺激素 _ 87
Tips 超声波 _ 89
● 看懂B超图 _ 90

02　去妇产科

什么时候去妇产科好呢 _ 92
去妇产科最合适的时间｜发现孕囊 _ 92

可能不是正常怀孕 _ 94
宫外孕｜宫外孕的危险性 _ 94
Tips 去医院需要了解的事项 _ 95

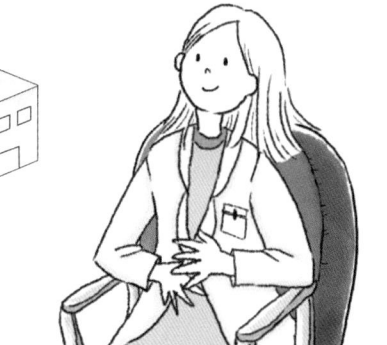

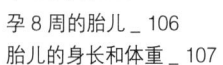

孕 8 周 _ 106
孕 8 周的胎儿 _ 106
胎儿的身长和体重 _ 107

01　孕 2 月需要做的检查

检查孕妇的基本身体状况 _ 108
询问既往病史｜测量体重 _ 108
测血压 109

血液检查 _ 109
贫血检查｜血型检查（ABO & Rh 型）_ 109
乙型肝炎检查（抗原／抗体检查）｜风疹抗体检查｜梅毒
检查｜艾滋病检查｜心脏功能检查｜甲状腺功能检查 _ 110

尿检 _ 110
尿糖检查 _ 110
蛋白质检查｜尿液检查 _ 111

宫颈检查 _ 111
做宫颈检查的理由 _ 111

妇科诊察 _ 111
常规检查｜内诊 _ 111

02　孕 2 月孕妇的身体状态

孕妇的身体变化 _ 112
激素的变化｜妊娠反应 _ 112
腰痛｜头痛 _ 113
乳房疼痛｜胃灼热 _ 114
口水增加｜腹部有被拉拽的感觉｜阴道分泌物增加｜情绪
起伏大｜可能会出血｜头晕｜睡眠时间增加｜饮食喜好改
变 _ 115
●妊娠反应 _ 116

03　孕 2 月孕妇的生活小技巧

工作中该怎样做才好呢 _ 118
告知怀孕的事实｜睡午觉 _ 118
不做过于勉强的工作｜穿舒适的服装工作｜在办公桌上准备
一些口味较清淡的小零食｜用花茶代替咖啡 _ 119
Tips 孕期花茶 _ 119
仔细观察分泌物 _ 120

需要注意的地方 _ 120
避开人员密集的场合｜充分休息 _ 120
不要做过激的运动｜及时确认胎儿的发育状况 _ 121
Tips 孕早期的出血症状 _ 121

04　孕 2 月准爸爸需要做的事

需要做哪些努力 _ 122
让孕妈妈可以安静地休息｜做家务活｜冰箱里多备些新鲜
的水果和蔬菜 _ 122

03　怀孕周数及预产期推算

推算怀孕周数和预产期 _ 96
推算怀孕周数｜推算预产期 _ 96

了解怀孕阶段 _ 97
怀孕的三个阶段 _ 97

04　确认怀孕后的担忧

其间喝了很多酒，有关系吗 _ 98
孕早期饮酒｜all or none 时期｜可怕的胎儿酒精综合征 _ 98

年龄很大了，怀孕没问题吗 _ 99
高龄怀孕｜高龄产妇的担忧 _ 99

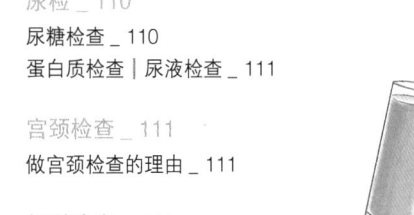

我做了 X 线检查，有关系吗 _ 99
X 线对胎儿的影响 _ 99

没有吃叶酸，该怎么办 _ 100
服用叶酸｜叶酸的需求量 _ 100
服用叶酸的时期｜叶酸的选择｜怀孕与叶酸 _ 101

2nd Month

孕 2 月（孕 5~8 周）

孕 2 月（孕 5~8 周）孕妈妈和胎儿

孕 5 周 _ 105
孕 5 周的胎儿｜胎儿的身长 _ 105

孕 6 周 _ 105
孕 6 周的胎儿｜胎儿的身长 _ 105

孕 7 周 _ 106
孕 7 周的胎儿｜胎儿的身长和体重 _ 106

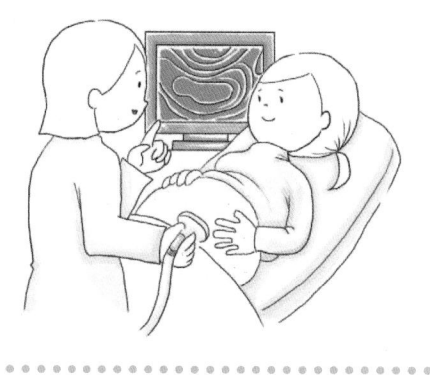

陪同去医院 _ 123

3rd **Month**

孕3月（孕9~12周）

孕3月（孕9~12周）孕妈妈和胎儿

孕9周 _ 127
孕9周的胎儿 | 胎儿的身长和体重 _ 127

孕10周 _ 127
孕10周的胎儿 _ 127
胎儿的身长和体重 _ 128

孕11周 _ 128
孕11周的胎儿 _ 128
胎儿的身长和体重 _ 129

孕12周 _ 129
孕12周的胎儿 | 胎儿的身长和体重 _ 129

01 孕3月需要做的检查
超声检查 _ 130
检查大脑半球 | 检查高高的鼻梁 | 测量颈项透明层厚度 _ 130

血液检查 _ 132
母体的血检 | 双重检查 | 绒毛穿刺取样 _ 132

检查结果的准确性如何 _ 133
结果的准确性 | 减少检查的误差 _ 133

02 孕3月孕妇的身体状态
孕妇的身体变化 _ 134
肚子有刺痛感 | 腿疼 | 唾液的分泌量增加 | 乳房发胀，色素沉着 _ 134
阴道分泌物增加 | 尿频 | 妊娠反应加剧 | 痘痘或小疙瘩增加 _ 135

03 孕3月孕妇的生活小技巧
安全地生活 _ 136
穿平底鞋 | 喝新鲜的蔬菜汁 | 注意流产的可能性 _ 136
穿纯棉孕妇内衣 | 消除不安感 _ 137

04 孕3月准爸爸需要做的事
需要做哪些努力 _ 138
按摩 | 承担打扫、洗衣服、洗碗等家务活 | 提醒孕妈妈服用叶酸 | 鼓励和支持孕妈妈工作 _ 138
Tips 妊娠纹管理 _ 139

4th **Month**

孕4月（孕13~16周）

孕4月（孕13~16周）孕妈妈和胎儿

孕13周 _ 143
孕13周的胎儿 | 胎儿的身长和体重 _ 143

孕14周 _ 144
孕14周的胎儿 | 胎儿的身长和体重 _ 144

孕15周 _ 144
孕15周的胎儿 | 胎儿的身长和体重 _ 144

孕16周 _ 144
孕16周的胎儿 | 胎儿的身长和体重 _ 144

01 孕4月需要做的检查
检查方法不同 _ 146
超声检查方法的变化 | 借助体重观察 _ 146
与实际体重的误差 _ 147

02 孕4月孕妇的身体状态
孕妇的身体变化 _ 148
体温下降 | 焦虑的心情得以平复 | 头晕 | 食欲增加 | 子宫位置变化 _ 148
体重增加 | 需要适当运动 _ 149

03 孕4月孕妇的生活小技巧
注意不要过度操劳 _ 150
保持正确的姿势 | 不要长时间站立 | 提早1小时上班 _ 150
关爱周边的人 _ 151

04 孕4月准爸爸需要做的事
需要做哪些努力 _ 152
推荐运动 | 计划"胎教旅行" | 陪同外出 _ 152
维持自然的性生活 _ 153

5th Month

孕 5 月（孕 17~20 周）

孕 5 月（孕 17~20 周）孕妈妈和胎儿

孕 17 周 _ 157
孕 17 周的胎儿｜胎儿的身长和体重 _ 157

孕 18 周 _ 157
孕 18 周的胎儿 _ 157
胎儿的身长和体重 _ 158

孕 19 周 _ 158
孕 19 周的胎儿｜胎儿的身长和体重 _ 158

孕 20 周 _ 158
孕 20 周的胎儿｜胎儿的身长和体重 _ 158

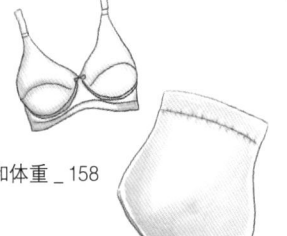

01　孕 5 月需要做的检查
产前胎儿畸形检查 _ 160
产前胎儿畸形检查简介｜检查结果｜检查结果的准确性 _ 160
影响检查结果的因素 _ 161
Tips 与羊膜腔穿刺术有关的疑惑 _ 161

羊膜腔穿刺术 _ 162
羊膜腔穿刺术简介｜羊膜腔穿刺术的并发症｜可以通过羊膜腔穿刺术发现的疾病（染色体异常性疾病）｜术后注意事项 _ 162

脆性 X 染色体综合征检查 _ 162
脆性 X 染色体综合征检查简介 _ 162
脆性 X 染色体综合征 _ 163
● NIPT _ 164

02　孕 5 月孕妇的身体状态
孕妇的身体变化 _ 166
肚子开始凸起来｜感觉到胎动｜胸部变大，乳汁可能外溢 _ 166
发生贫血｜阴道分泌物增加 _ 167
Tips 孕期可能会患的阴道炎 _ 167

03　孕 5 月孕妇的生活小技巧
生活规律 _ 168
多喝水｜充分摄入膳食纤维｜饭后不要立即坐下｜运动 _ 168
准备零食 _ 169
Tips 孕期服用的铁剂 _ 169

04　孕 5 月准爸爸需要做的事
需要做哪些努力 _ 170
检查孕妈妈是否已服用营养剂｜陪孕妈妈一同了解畸形儿筛查的意义及结果 _ 170
记录下孕妈妈感受到胎动的那一天｜和孕妈妈一起吃铁含量高的食物 _ 171

6th Month

孕 6 月（孕 21~24 周）

孕 6 月（孕 21~24 周）孕妈妈和胎儿

孕 21 周 _ 175
孕 21 周的胎儿｜胎儿的身长和体重 _ 175

孕 22 周 _ 175
孕 22 周的胎儿 _ 175
胎儿的身长和体重 _ 176

孕 23 周 _ 176
孕 23 周的胎儿｜胎儿的身长和体重 _ 176

孕 24 周 _ 176
孕 24 周的胎儿｜胎儿的身长和体重 _ 176

01　孕 6 月需要做的检查
系统超声检查 _ 178
系统超声检查简介｜做系统超声检查的时间 _ 178
Tips 对系统超声检查结果的疑惑 _ 179

02　孕 6 月孕妇的身体状态
孕妇的身体变化 _ 180
开始腰疼｜遭受便秘之苦｜可能长痔疮｜消化不良、胃食管反流等胃肠功能紊乱 _ 180
下肢肿胀，体重增加｜乳汁外溢｜下肢及会阴处发生静脉曲张 _ 181
Tips 孕期痔疮 _ 181

03　孕 6 月孕妇的生活小技巧
注意生活细节 _ 182
用软毛牙刷｜饭后散步 20 分钟 _ 182
做伸展运动｜按摩小腿或做足浴｜穿宽松的衣服 _ 183

04　孕 6 月准爸爸需要做的事
需要做哪些努力 _ 184
陪孕妈妈做系统超声检查｜送漂亮的孕妇装｜用热水给孕妈妈洗脚｜把白米饭换成杂粮饭 _ 184

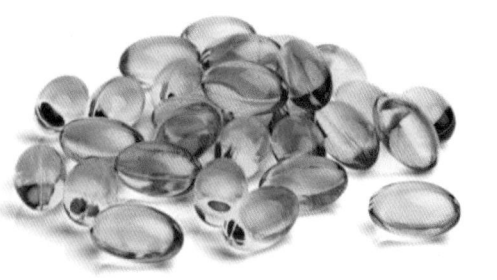

经常检查孕妈妈是否抑郁 _ 185

05　孕中期需要的营养素

服用 Ω-3_ 186
Ω-3｜DHA 的功效｜孕期 DHA 的需求量 _ 186

服用维生素 _ 187
孕期维生素的需求量｜维生素服用量 _ 187

服用钙剂 _ 187
孕期钙的需求量 _ 187
服用钙剂的效果 _ 188
Tips 提高钙吸收率的方法 _ 188

服用锌镁合剂 _ 189
稳定情绪的营养素｜锌的功效｜镁的功效 _ 189

摄取优质蛋白 _ 189
蛋白质的需求量 _ 189

7th Month　孕 7 月（孕 25~28 周）

孕 7 月（孕 25~28 周）孕妈妈和胎儿

孕 25 周 _ 193
孕 25 周的胎儿｜胎儿的身长和体重 _193

孕 26 周 _ 194
孕 26 周的胎儿｜胎儿的身长和体重 _194

孕 27 周 _ 194
孕 27 周的胎儿｜胎儿的身长和体重 _194

孕 28 周 _ 194
孕 28 周的胎儿｜胎儿的身长和体重 _194

01　孕 7 月需要做的检查

做基本检查 _ 196
贫血检查｜尿检｜三维超声检查 _ 196

做妊娠期糖尿病检查 _ 196
妊娠期糖尿病 _ 196

患妊娠期糖尿病的原因｜妊娠期糖尿病孕妇的种类｜需要做妊娠期糖尿病检查的时间 *_ 197
● 妊娠期糖尿病 *_ 198

02　孕 7 月孕妇的身体状态

孕妇的身体变化 _ 200
难以躺平｜皮肤的变化｜乳晕上出现白色小肿块｜手臂、大腿、双肋等部位开始长赘肉 _ 200
肋骨疼痛｜能感受到胎动的范围扩大了｜腹部紧绷｜消化障碍及肠胃器官功能障碍 _ 201
Tips 孕妇的睡眠姿势 _ 201

03　孕 7 月孕妇的生活小技巧

全面调整自己的生活习惯 _ 202
监测体重｜不要让身体累着 _ 202
注意不要摄入过多盐分｜小睡一会儿｜注意下肢静脉曲张｜注意妊娠期糖尿病 _ 203

04　孕 7 月准爸爸需要做的事

需要做哪些努力 _ 204
关注孕妈妈的饮食｜和孕妈妈一起管理体重｜给孕妈妈按摩手脚｜胎谈 _ 204

8th Month　孕 8 月（孕 29~32 周）

孕 8 月（孕 29~32 周）孕妈妈和胎儿

孕 29 周 _ 209
孕 29 周的胎儿｜胎儿的身长和体重 _ 209

孕 30 周 _ 209
孕 30 周的胎儿｜胎儿的身长和体重 _ 209

孕 31 周 _ 210
孕 31 周的胎儿｜胎儿的身长和体重 _ 210

孕 32 周 _ 211
孕 32 周的胎儿｜胎儿的身长和体重 _ 211

01　孕 8 月需要做的检查

基本检查 _ 212
超声检查｜测量体重和血压 _ 212
确认胎儿头部及胎盘的位置 _ 213
Tips 关于先兆早产 _ 213

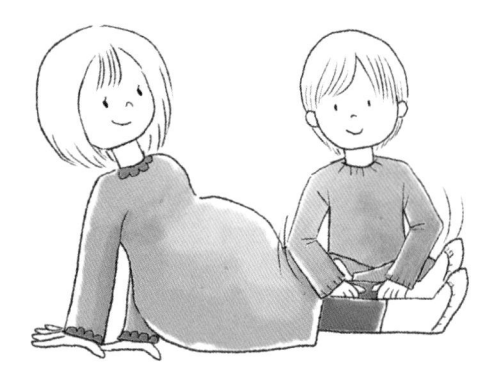

02 孕8月孕妇的身体状态

孕妇的身体变化 _ 214

呼吸急促｜初乳外溢｜关节疼痛 _214
手腕发麻、浮肿｜消化不良｜色素沉着｜开始打呼 _215

03 孕8月孕妇的生活小技巧

悠闲地生活 _ 216

摄取富含膳食纤维的食物｜吃糙米豆子饭｜少食多餐｜不要提重物 _216
冥想，获得内心的平静｜每天和丈夫一起散步30分钟｜肋骨疼痛时，手臂往上举 _217

04 孕8月准爸爸需要做的事

需要做哪些努力 _ 218

促进胎儿大脑发育｜按摩｜参加分娩课程 _218
陪孕妈妈散步｜确认预产期｜不要惊讶于孕妈妈打呼 _219

9th Month 孕9月（孕33~36周）

孕9月（孕33~36周）孕妈妈和胎儿

孕33周 _ 223
孕33周的胎儿 _223
胎儿的身长和体重 _224

孕34周 _ 224
孕34周的胎儿｜胎儿的身长和体重 _224

孕35周 _ 224
孕35周的胎儿｜胎儿的身长和体重 _224

孕36周 _ 224
孕36周的胎儿｜胎儿的身长和体重 _224

01 孕9月需要做的检查

分娩前检查 _ 226

血液检查｜尿液检查｜超声检查｜心电图检查｜检查有无活跃性生殖器疱疹｜阴道分泌物检查 _226

02 孕9月孕妇的身体状态

孕妇的身体变化 _ 228

肚脐突出｜不规律的宫缩｜手脚浮肿｜呼吸急促｜长斑 _228
失眠｜皮肤瘙痒 _229

03 孕9月孕妇的生活小技巧

正式为分娩做准备 _ 230

准备产假｜注重睡眠｜少吃咸的或辣的食物｜练习分娩的呼吸法 _230
不要远途旅行｜应对干渴｜小心摔倒｜观察胎动 _231
Tips 有助于改善睡眠的补充物 _231

04 孕9月准爸爸需要做的事

需要做哪些努力 _ 232

帮助孕妈妈克服失眠｜做分娩演练｜给孕妈妈拍临盆照｜用亲密行为给孕妈妈安全感｜鼓励肚子日益凸显的孕妈妈 _232

10th Month 孕10月（孕37~40周）

孕10月（孕37~40周）孕妈妈和胎儿

孕37周 _ 237
孕37周的胎儿｜胎儿的身长和体重 _237

孕 38 周 _ 237
孕 38 周的胎儿｜胎儿的身长和体重 _ 237

孕 39 周 _ 238
孕 39 周的胎儿｜胎儿的身长和体重 _ 238

孕 40 周 _ 238
孕 40 周的胎儿｜胎儿的身长和体重 _ 238

01　孕 10 月需要做的检查

基本检查 _ 240
超声检查｜确认羊水量｜尿液检查 _ 240

骨盆内测量 _ 241
做骨盆内测量的原因 _ 241

无刺激胎心监护 _ 241
做无刺激胎心监护的原因 _ 241
检查结果｜监测 _ 242
异常信号 _ 243

02　孕 10 月孕妇的身体状态

孕妇的身体变化 _ 244
腹部经常紧绷｜耻骨疼痛 _ 244

胎动变弱｜分泌物增加 _ 245
全身关节松弛｜小便外溢 _ 246
乳头分泌物溢出 _ 247

03　孕 10 月孕妇的生活小技巧

准备分娩 _ 248
不要单独出远门｜规划分娩日程，申请休假｜做好工作交接 _ 248
最后检查生产所需用品｜准备入院所需的分娩待产包｜摄取铁剂｜多运动 _ 249

04　孕 10 月准爸爸需要做的事

需要做哪些努力 _ 250
帮助孕妈妈清洗和整理宝宝的衣物｜一起整理婴儿用品 _ 250
和孕妈妈一同确认分娩所需用品｜计划产后调养｜陪孕妈妈散步，享受只属于两人的约会｜商议早期育儿方向 _ 251

05　提前准备待产包

备好待产包 _ 252
必需品｜住院期间需要的物品 _ 252

Part 03
分娩　育儿

01　分娩准备

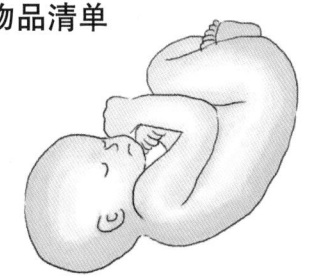

01　分娩后所需物品清单

准备衣物 _ 258
衣物种类 _ 258

准备床上用品 _ 260
床上用品种类 _ 260

准备哺乳器具 _ 260
哺乳器具的种类 _ 260

准备沐浴用品 _ 261
沐浴用品的种类 _ 261

准备其他婴儿用品 _ 263
其他婴儿用品的种类 _ 263

02　提前了解分娩过程

了解分娩过程 _ 264
分娩的原理｜顺利地分娩 _ 264

为什么分娩很危险 _ 265
子宫收缩乏力｜羊水栓塞 _ 265

03 自然分娩

真假阵痛有何不同 _ 266
假阵痛｜真正的阵痛的特征 _ 266

了解自然分娩的阶段 _ 267
自然分娩所需的时间｜第一产程 _ 267
第二产程 _ 268
第三产程 _ 269

04 剖宫产

需要进行剖宫产的情况 _ 270
胎儿臀位｜胎儿体型较大｜产妇曾做过肌壁间子宫肌瘤切除术 _ 270
产妇曾做过剖宫产手术｜前置胎盘 _ 271
分娩时急性胎儿窘迫｜头盆不称 _ 273
羊水中胎粪大量沉着｜多胞胎 _ 274
产妇患有疾病而不能自然分娩 _ 275
●难产和产道 _ 276

05 各种分娩法

了解勒博耶分娩法 _ 278
勒博耶分娩法｜分娩的原理 _ 278

了解自然主义分娩法 _ 278
自然主义分娩法｜分娩的原则 _ 278
自然主义分娩法的优缺点 _ 279

了解水中分娩法 _ 280
水中分娩法｜优点｜缺点 _ 280

了解科学关怀分娩法 _ 280
科学关怀分娩法 _ 280
特征｜优点 _ 281

了解家庭分娩法 _ 281
家庭分娩法 _ 281

了解拉玛泽分娩法 _ 281
拉玛泽分娩法 _ 281
方法 _ 282
Tips 学习拉玛泽呼吸法 _ 282
●无痛分娩法 _ 283

06 分娩时准爸爸的作用

分娩时准爸爸的作用很重要 _ 284
给孕妈妈按摩，缓解孕妈妈的紧张感｜不要一个人看着电视｜引导孕妈妈呼吸 _ 284
守护在孕妈妈身边｜对孕妈妈说些鼓励和安慰的话，以示感谢 _ 285

02 产后第 1 个月

01 第 1 个月的宝宝

了解宝宝的发育状况 _ 288
宝宝的状态｜脉搏｜体温 _ 288
Tips 宝宝的发育状况 _ 288
体重｜大便和小便 _ 289
睡眠｜喝奶 _ 290

了解宝宝的基本护理 _ 290
肚脐护理｜黄疸护理 _ 290
Tips 黄疸 _ 291

婴儿哭的原因有哪些 _ 292
肚子饿了｜困了｜尿布湿了｜感觉陌生 _ 292
生病 _ 293
Tips 宝宝腹痛 _ 293

02 产后妈妈的身体

产后妈妈的身体变化 _ 294
恶露｜产后宫缩痛 _ 294
腹部｜浮肿｜尿失禁的问题｜脱发 _ 295

乳房的变化 _ 296
乳汁淤积｜乳腺炎｜乳房脓肿｜乳头念珠菌 _ 296
副乳｜乳头内陷 _ 297

03 健康的产后调理法

正确的产后调理应该是怎样的 _ 298
产后调理的必要性｜产后风｜预防产后风 _ 298

了解不同季节的产后调理方法 _ 299
夏季产后调理｜冬季产后调理 _ 299

04 为快速恢复做运动

产后应该怎么调理 _ 300
不要光躺着｜洗澡｜保护关节 _ 300
Tips 怀孕和松弛素 _ 300
不要害怕上厕所｜补充铁 _ 301
多喝牛奶、服用钙剂｜适量摄取高蛋白、高脂肪的食物｜2 周后消肿 _ 302

05 带宝宝去医院

了解宝宝需要接种的疫苗* _ 304
预防接种的时期 _ 304

了解预防接种的注意事项 _ 304
预防接种前 _ 304
预防接种后｜其他注意事项 _ 305

和宝宝这样生活 _ 317
注意体温变化｜去屋外透透气｜跟宝宝进行视线交流｜去儿
科检查 _ 317

03　开始母乳喂养

01　成功开始母乳喂养

母乳是宝宝的最佳食物 _308
初乳｜成熟乳 _ 308
母乳的成分 _ 309
Tips 和母乳相关的问题 _ 309

了解正确的母乳喂养方法 _ 310
首次尝试哺乳｜哺乳过程｜哺乳量 _ 310
Tips 母乳喂养热身 _ 310

使用吸奶器 _ 311
借助吸奶器哺乳 _ 311
Tips 有必要掌握的哺乳小技巧 _ 311
在职妈妈们的挤奶喂养｜直接用手挤奶｜用吸奶器挤奶 _ 312

母乳不足 _ 312
母乳量少的情况 _ 312
Tips 增加乳汁分泌量的方法 _ 312

补充奶粉 _ 313
补充奶粉的原因｜奶粉的选择 _ 313
Tips 人工喂养的基本常识 _ 313
●母乳的保管 _ 314

02　第 2 个月的宝宝
了解宝宝的发育状况 _ 316
宝宝的状态｜宝宝的发育状况 _ 316

03　产后妈妈的身材管理
妈妈的身体变化 _ 318

产后怎么减肥比较好 _ 318
要坚持减肥｜减肥最佳时期 _ 318
改变生活习惯｜重视母乳喂养｜多喝水｜及时消肿 _ 319
先减腹部｜改进饮食习惯｜日常生活中减肥 _ 320
6 个月内恢复到孕前身材 _ 321
Tips 产后脱发 _ 321

04　产后性生活
性生活应该如何进行 _ 322
产后首次性生活｜量力而行｜夫妻间的对话很重要 _ 322

了解产后避孕法 _ 322
哺乳和避孕 _ 322
避孕期｜避孕方法｜恢复生理周期 _ 323

05　产后抑郁症
注意产后抑郁症 _ 324
产后抑郁症的发作时间｜产后抑郁症的症状｜关注产妇｜有
必要咨询专家 _ 324
产后抑郁症的原因｜预防产后抑郁症 _ 325
●爱丁堡产后抑郁量表（EPDS）_ 326

06　为重返工作岗位做准备
准备重返职场 _ 328
准备｜坚持母乳喂养｜提前 2 周开始为上班做准备｜培养宝
宝和保姆间的亲密感｜练习上班后的实际情形｜复职后首次
上班准备 _ 328
必须断母乳的情况｜断母乳的方法｜停奶 _ 329

后记 _ 330

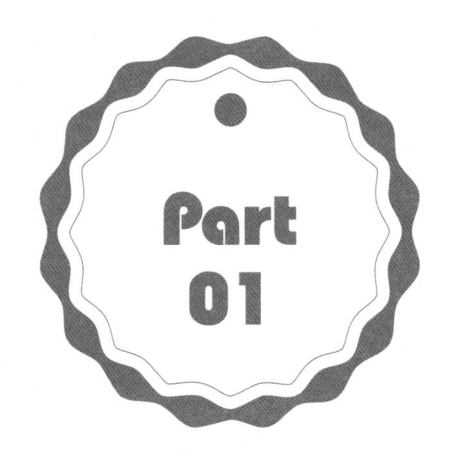

Part
01

备孕，
以健康、理智为前提

必须知道的备孕要点

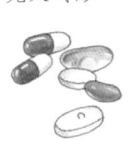
柳医生说

"我不知道怀孕了，喝了酒。""我不知道怀孕了，吃了感冒药。"这些都是孕妇在医院确认怀孕后喜悦之余常会说的话。你是不是也会有这样的疑问：在不知道已经怀孕的情况下，哪些无意的行为会对孩子造成影响？意外怀孕时，在毫无防备的状态下，摄入有害物质是否会导致流产？因此，计划怀孕（也称备孕）是一件非常重要的事情。

请有计划地备孕

全面备孕

备孕不只是简单地决定好怀孕的时间，还意味着要做好相应的准备。最近高龄孕妇的数量在不断增加，而高龄孕妇在孕早期发生自然流产的概率很高，因此做好怀孕准备是很有必要的。

备孕必须摄取的营养剂
复合维生素
为顺利着床营造环境
叶酸制剂
预防神经管缺陷等先天畸形

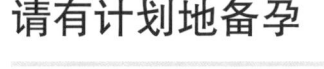

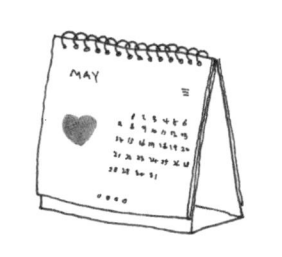

服用营养剂

复合维生素能够为受精卵顺利着床营造良好的环境，因此最好于受精卵着床前后服用。同时，在受精卵着床前后服用叶酸能够对预防胎儿神经管缺陷等先天畸形起重要作用。因此，为了更顺利地怀孕，夫妻双方应商议好怀孕的时间，并做好相应的准备。

寻找妨碍怀孕的因素

如果已决定好怀孕的时间，那么你还要考虑产假或育儿问题。当然，也有可能出现做了怀孕准备并试图怀孕但没有马上成功的情形。实际上，健康女性在排卵日同房后怀孕的概率为20% ~ 30%，而且排卵可能会因为各种各样的情况而发生改变，因此没有必要为了一两次的失败而过于焦虑或不安。除此之外，怀孕的道路上还存在着许多变数。

请大致了解一下可能妨碍怀孕的因素，及现在自己已有的影响因素，然后再寻找相应的对策。（"妨碍怀孕的因素"见第4页）

了解身体状况

如果你正打算备孕，请提前去妇产科检查你现在的身体状况，同时参考第5页的问题检查一下自己平时的生活状态。

分类	有害物质	影响	暴露原因或场所
金属	钠	精子异常、胎儿生理功能不全、流产、死产、胎儿智力障碍	锡焊、钠管道、电池、油漆、烧窑（陶瓷）、熔炉（冶炼厂）排放物
	汞	胎儿的运动及神经发育障碍	温度计、镜子制造、染料、染色、墨、杀菌剂、杀虫剂、杀鼠剂、除草剂、被污染的鱼
溶剂	三氯乙烯、氯仿、苯、甲苯	先天畸形	干洗溶剂、脱漆剂、除油剂、药品及电子产业
塑料	聚氯乙烯	怀孕率下降、染色体异常、流产、死产、先天畸形	塑料制造工厂
污染物	联苯（氧化、溴化）	低体重儿、死产	杀虫剂、杀菌剂、非碳棒复印机、橡胶、化学制品、电子产业、防火剂
杀虫剂、杀菌剂	2,4,5-三氯苯氧乙酸(2,4,5-T），2,4-二氯苯氧乙酸(2,4-D），有机磷酸盐	先天畸形、流产、低体重儿	农场、家庭、庭院杀虫剂
气体	一氧化碳	低体重儿、死产	排气、暖炉、吸烟、灯油暖炉
	麻醉剂	怀孕率下降、流产、先天畸形	牙科、手术室、化工业
放射源	放射线、放射性物质	不孕、先天畸形	医院、电子产业

出处：《产科学》第4版，韩国妇产科学会

避免接触有害物质

备孕过程中很重要的一点就是要避免接触有害物质。对生活在现代社会中的我们而言，接触有害物质可以说是不可避免的。不同的有害物质会产生不同的影响（请参考上面的表格）。因此，为了健康备孕，尽可能地切断接触有害物质的途径。

🌿 计划怀孕

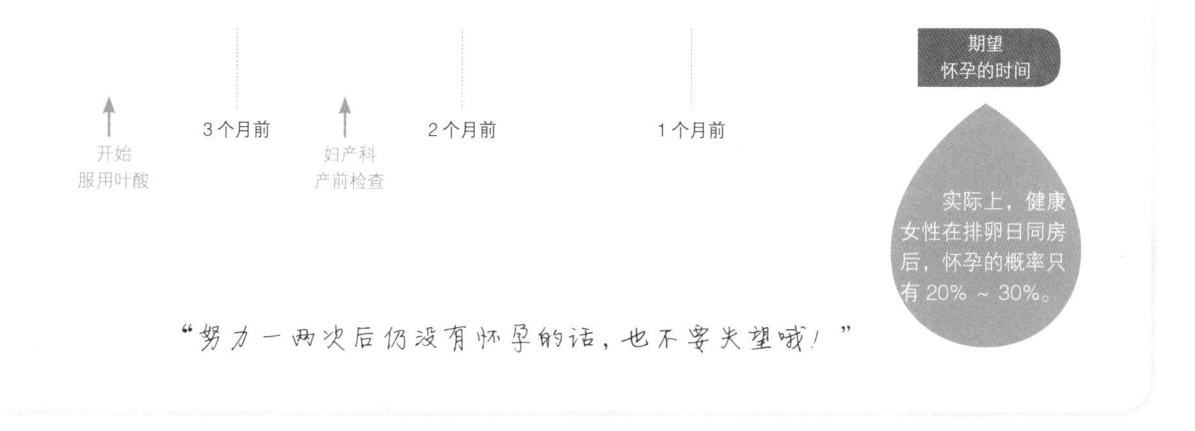

期望怀孕的时间

开始服用叶酸　3个月前　妇产科产前检查　2个月前　1个月前

实际上，健康女性在排卵日同房后，怀孕的概率只有20%~30%。

"努力一两次后仍没有怀孕的话，也不要失望哦！"

请做基本问诊

妇产科问诊的作用

问诊如其字面意思，是为了获得患者的基本信息而开展的。因此，问诊书没有规定的形式，其中的项目也不统一。你可以把它当作是问出各种各样问题的与医学相关的项目表。

需要通过问诊确认的事项

首先会问基本的既往病史、现病史和一些特殊事项。家族史也是医学诊断的依据，因此也会被问到。还会询问现在的生活习惯。如果你正在备孕，则饮酒史和吸烟史也会被问到。当然，妇产科医生还会问些其他科医生不会问的有关月经史的问题。妇产科医生会问基本的月经周期、经期是否有痛经、月经量是否过多或过少等问题，而且一定会问过去是否有怀孕经历。既往病史和月经史是医学诊断最重要的依据。

Tips ┃ 妨碍怀孕的因素

● 肥胖

体脂率增高会使由脂肪细胞分泌的炎性物质增加，使胰岛素抵抗指数升高。因此，肥胖是妨碍女性排卵和受精卵着床的重要因素。

● 常吃甜食

蛋糕、曲奇等甜食的缺点是糖（单糖）含量太高。加工后的单糖进入人体后会使血糖快速升高，同时也会使胰岛素的分泌量增加。胰岛素过多会造成排卵障碍。常食用糖含量过高的蛋糕、曲奇等甜食，不只会造成蛀牙、肥胖等问题。更严重的是，这类食物中的单糖会导致人体内非常重要的魔法钥匙——胰岛素过剩，从而妨碍怀孕。

● 酗酒

人体中有一种分解酒精的物质，它起着改善血液循环的积极作用。当我们摄入适量的酒精后，我们的身体会自动将它们分解掉，但是如果摄入的酒精过多，我们的身体是无法将它们妥善分解掉的。而且，酒精本身是妨碍怀孕和受精卵顺利着床的重要因素。此外，即使精子与卵子相遇后完成了受精过程，若有过量的酒精进入体内，则会导致受精卵受损，受损程度达到一定量时，会导致自然流产。因此，酗酒也是妨碍怀孕的重要因素。

● 作息不规律

每个人都有自己的生物钟，我们都应该重视生物钟，养成作息规律的生活习惯。人体内的各种激素和神经递质会随着生物钟分泌，一旦作息不规律，其中的某些激素或神经递质就会出现分泌紊乱，从而对其他激素和神经递质的分泌造成影响，即发生"多米诺骨牌效应"。作息不规律，早期可能只会引起调整食欲的物质分泌异常，但长期发展下去则会影响与排卵相关的激素的分泌，从而引起排卵障碍。

● 营养不良

如果体脂率过低或营养不良，我们的身体就会发出信号。如果身体的营养状况没有达到可以生育一个健康孩子的标准，那么身体就会为了保护自身而放弃怀孕，因此为了顺利怀孕和分娩，我们要使自己的身体处于健康的状态。

---

check list

1. 肥胖⋯⋯⋯⋯⋯⋯⋯⋯ ☐
2. 常吃甜食⋯⋯⋯⋯⋯ ☐
3. 酗酒⋯⋯⋯⋯⋯⋯⋯⋯ ☐
4. 作息不规律⋯⋯⋯⋯ ☐
5. 营养不良⋯⋯⋯⋯⋯ ☐

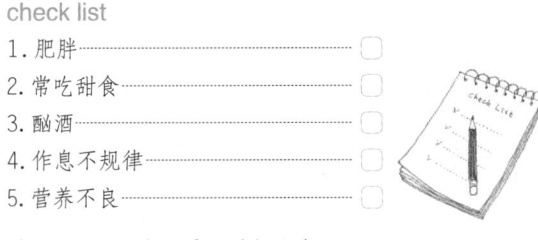

结果　3项以上：需要引起注意

　　　　2项以下：需要努力

　　　　0项：优秀

1. 基本疾病史

☐ 是否有高血压、糖尿病，或携带乙肝病毒等？

☐ 是否有正在服用的药物？

☐ 是否做过阑尾切除术等腹部手术？

☐ 是否做过有关子宫及其附件（如输卵管、卵巢等）的
手术？

2. 家族史

☐ 父母中是否有高血压、糖尿病或癌症患者？

☐ 兄弟姐妹中是否有高血压、糖尿病或癌症患者？

3. 月经史

☐ 第一次月经是在什么时候？

☐ 月经周期是否规律？

☐ 痛经是否严重？

☐ 月经量是否过多或过少？

☐ 是否曾被诊断为不孕或曾接受相应治疗？

4. 怀孕史

☐ 是否怀孕过？是否流产过？流产次数是多少？

☐ 如果分娩过，则何时分娩的？采用了什么分娩法？

☐ 如果怀孕过，是否有不良妊娠史？

5. 避孕

☐ 是否正在避孕？

☐ 如果正在避孕，则采用了哪种避孕方法？

6. 生活习惯

☐ 是否经常运动？

☐ 是否经常吃素食或按糖尿病式等特殊菜单进食？

☐ 是否正养着宠物？

☐ 是否吸烟？（一天 ___ 根）

☐ 是否饮酒？

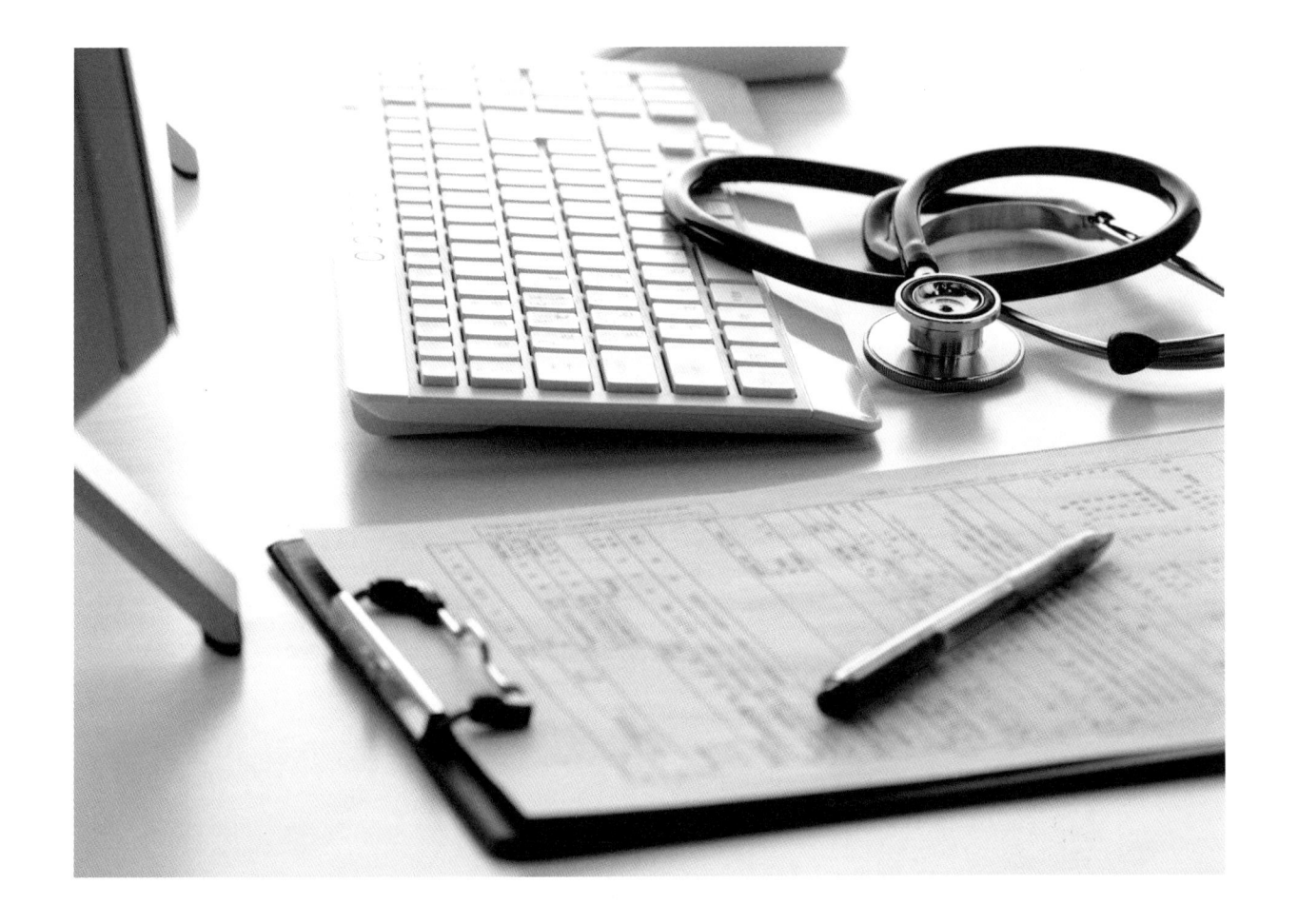

02 为怀孕做日常生活调整

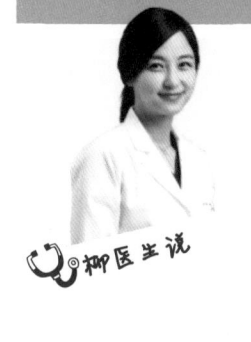

柳医生说

为了怀孕要做哪些实际的准备呢？为了能顺顺利利地怀上宝宝，为了能平平安安地怀孕和分娩，我们首先要调整平时的生活习惯。虽然大家都很清楚这一点，可想在一夜之间改掉已经伴随了我们数年乃至数十年的小习惯绝非易事。但是如果你正在备孕，为了能够顺利怀孕和分娩，更为了你的宝宝能够健康成长，请慢慢开始努力吧。

应养成怎样的生活习惯

养成健康的饮食习惯

为了均衡摄取必需营养素，建议养成健康的饮食习惯。也建议根据需要服用复合维生素。尤其是在怀孕前后服用叶酸，会对怀孕有很大的帮助。叶酸和复合维生素有利于

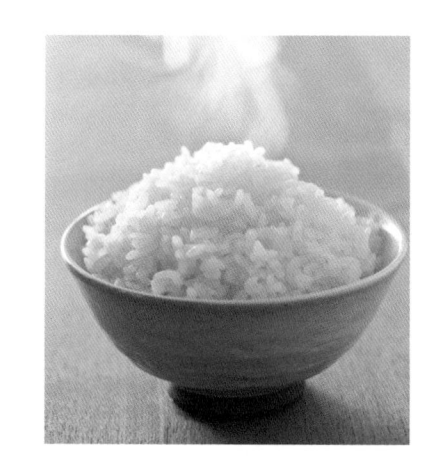

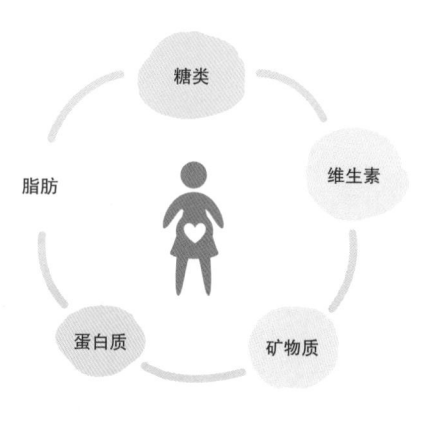

糖类

维生素

脂肪

矿物质

蛋白质

丹麦的一项研究结果表明：受精卵着床前后，多种维生素摄取不足与低体重儿（出生体重低于 2.5 kg 的新生儿）和早产现象有相关性。不仅如此，维生素与低体重儿和早产现象间的相互性还与女性开始补充维生素的时期及体重有关。

与从怀孕前就开始充分补充维生素和矿物质的孕妇相比，晚些补充维生素和矿物质的孕妇产出低体重儿或早产儿的概率更高。也就是说，越早补充维生素和矿物质，就越能给怀孕带来积极的效果。

受精和着床。因此，平时要均衡饮食，以保证维生素和矿物质供给充足。总之，开始备孕之后，为了给身体供给充足的维生素和矿物质，需要养成健康的饮食习惯。如果有需要的话，可以服用复合维生素和其他营养补充剂。

每周 3 次、每次 30 分钟以上的有氧运动

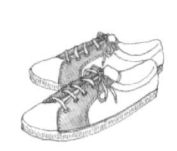

夫妻双方有必要一起做有氧运动，因为有氧运动不仅可

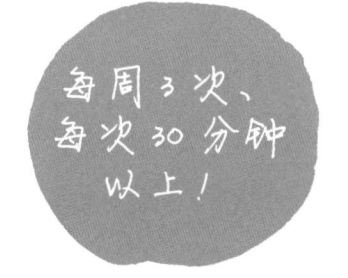
每周3次、每次30分钟以上！

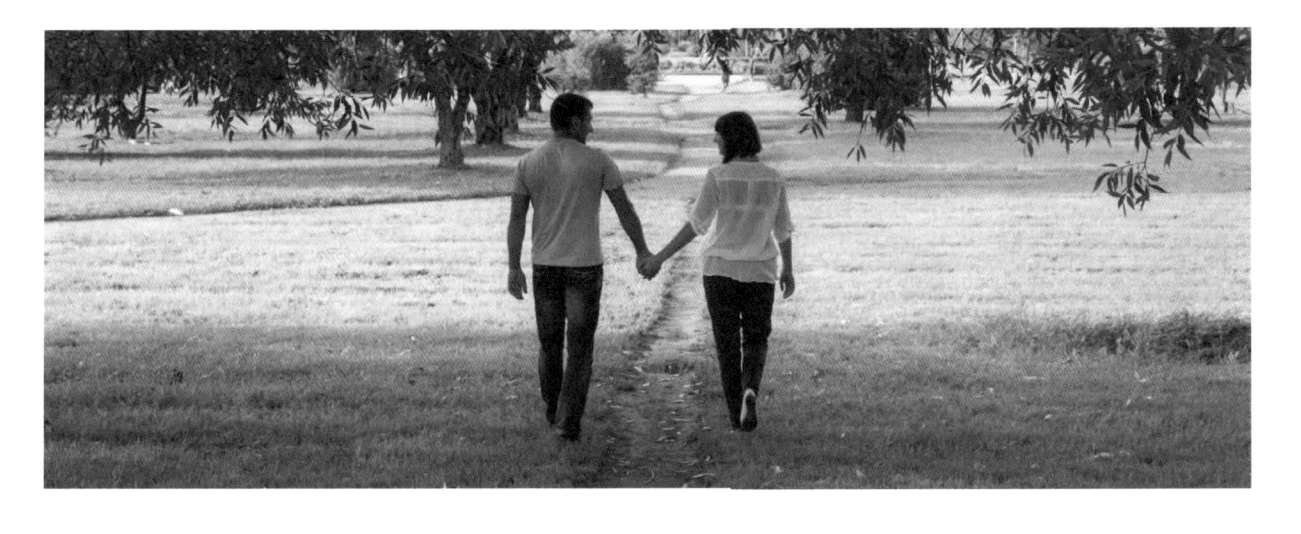

以有效改善血液循环和内分泌平衡，而且可以提高男性的生精能力、女性的排卵能力和受精卵的着床能力。

若成功怀孕，女性体内的血流量会急剧增加，肺功能也会出现相应的变化。女性在怀孕前进行有氧运动，可以增强心血管和心肺的功能，以应对怀孕这一过程对这些器官的考验。不仅如此，适量运动还可以调节体重，增加肌肉量，预防孕期体重突然飙升。如果你正在备孕，请从现在开始进行每周 3 次、每次 30 分钟以上的有氧运动吧。

避免接触有害物质

如果你计划怀孕，那么怀孕前应远离烟、酒精及抗生素等不利于怀孕的物质。从精子与卵子完成受精后约 17 天，即孕 4 周中期开始，宝宝的各器官开始分化。实际上，

如果不是有计划地怀孕，那么在这个时期我们一般不会去确认是否怀孕。因为一般来说，只有在过了预估经期日 1～2 周后月经还是没有来时，我们才会开始验孕，所以确定已怀孕时，通常已经怀孕 5～6 周了。因此，如果计划怀孕，那么最好在排卵期前就开始远离烟、酒精及抗生素等不利于怀孕的物质。

合理控制体重

与怀孕前体重正常的女性相比，怀孕前体重偏高的女性在孕期发生妊娠期高血压疾病、妊娠期糖尿病等妊娠合并症的概率更高。此外，女性由于在怀孕时不能减肥，并且体内激素分泌会发生变化，故怀孕时想控制体重则是难上加难。换句话说，女性怀孕后即使吃得很少，身体也会迅速长胖；即使想做运动，由于下腹部已凸起成形，能做的运动方

肥胖女性与正常体重女性怀孕后出现不良状况的概率

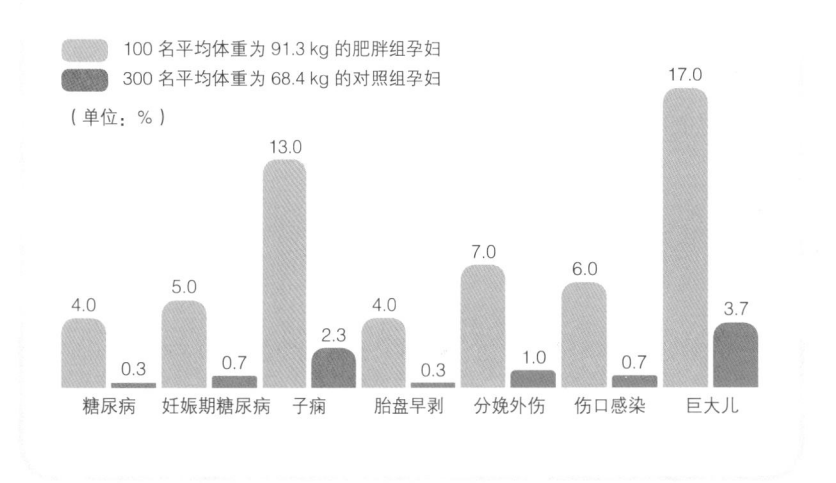

■ 100 名平均体重为 91.3 kg 的肥胖组孕妇
■ 300 名平均体重为 68.4 kg 的对照组孕妇

（单位：%）

项目	肥胖组	对照组
糖尿病	4.0	0.3
妊娠期糖尿病	5.0	0.7
子痫	13.0	2.3
胎盘早剥	4.0	0.3
分娩外伤	7.0	1.0
伤口感染	6.0	0.7
巨大儿	17.0	3.7

出处：《产科学》第 4 版，韩国妇产科学会

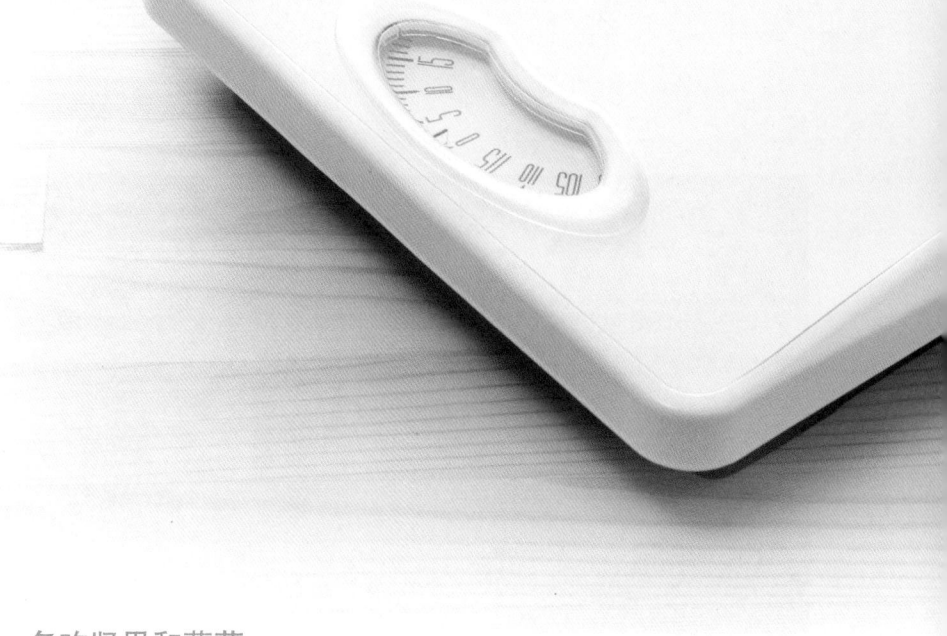

式及运动量会受到很大的限制。因此，女性在怀孕前，在身体还完全只与自己有关时，就要通过调整饮食习惯和做运动来积极防患于未然。如果怀孕了，此时我们的身体已不再仅仅与自己有关，也关系着肚里的宝宝。为了孕期的幸福和宝宝的健康，从现在开始努力控制体重吧。

应养成怎样的饮食习惯

少喝咖啡

咖啡会影响子宫血流量，妨碍受精卵顺利着床，故计划怀孕的女性或孕妇应尽量少喝咖啡。如果你有喝咖啡的习惯，请从现在开始改喝白开水或矿泉水。

多吃坚果和蔬菜

坚果富含与生殖激素相关的脂溶性维生素和不饱和脂肪酸，多吃坚果有利于提高生殖能力。请从现在开始养成多吃坚果和蔬菜的好习惯吧。

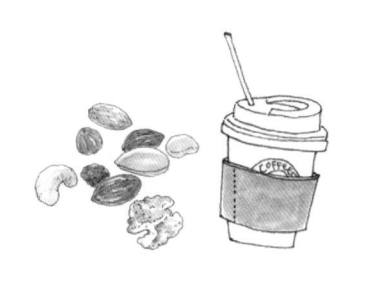

服用叶酸

叶酸不仅可以预防胎儿发生神经管缺陷等先天畸形，还有利于受精卵顺利着床。因此，如果你正在备孕，那么服用叶酸是必不可少的。从怀孕前 3 个月开始，建议每天服用叶酸 400 μg。

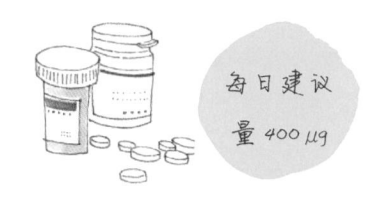

每日建议量 400 μg

少吃快餐和零食

大多数女性会在孕早期因为妊娠反应受不少罪。但是在孕 16 周以后，受日益见长的食欲和激素的影响，孕妇的体重会快速增长。如果再像怀孕前一样以吃快餐为主、常吃甜食和夜宵等，则不利于怀孕。请在怀孕前检查自己的饮食习惯，并努力养成健康的饮食习惯。

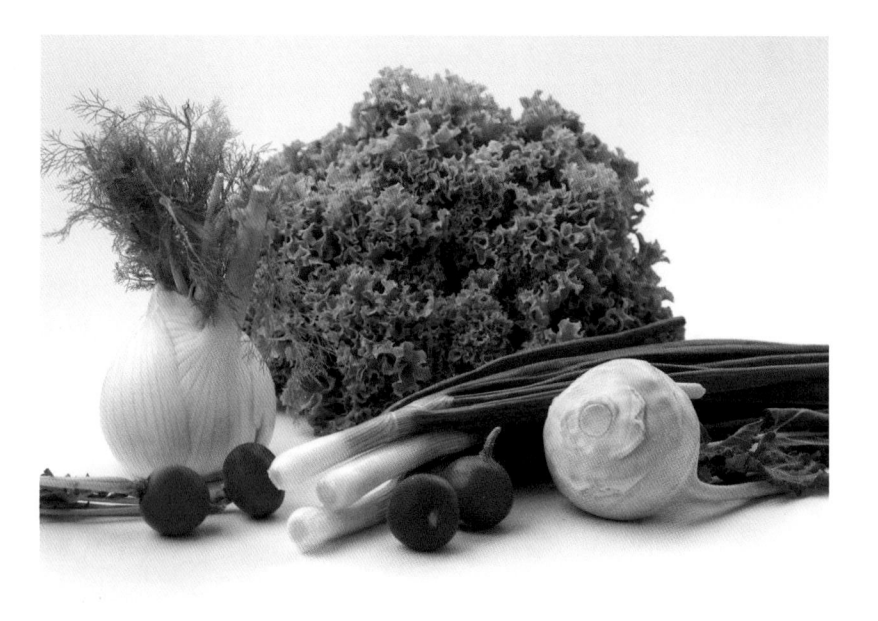

Tips | 叶酸

Q：叶酸是否可以预防胎儿畸形？

A：叶酸不仅参与细胞内 DNA 的合成，还有益于人体内发生的各种生理反应。孕期红细胞增殖、胎儿组织形成等变化，会使母体血液中的叶酸含量降低，而胎儿的神经管是在精子与卵子完成受精后 28 天（孕 6 周）内形成的，因此在知道怀孕事实前，胎儿极有可能已经发生神经管缺陷。母体血液中的叶酸含量低于 200 μg，极有可能使胎儿发生神经管缺陷，具体可能表现为无脑畸形和脊柱裂等疾病；还会导致胎儿心脏畸形、面部畸形及胎盘早剥、复发性流产等；此外，也有可能限制母体内的红细胞增殖，从而导致巨幼细胞性贫血。

Q：叶酸是否可以通过食物摄入？

A：虽然绿叶菜、土豆、酵母、干豆、橙子、坚果等食物富含叶酸，但这些食物的叶酸吸收率都不超过 50%。而且叶酸不耐热，食物的加工过程会使 50% 以上的叶酸流失。因此，育龄女性仅通过食物摄取叶酸是不够的，有必要再额外服用叶酸。

● 食物中的叶酸含量（μg／100g）

菠菜 196.2
西蓝花 210　　茼蒿 190
蕨菜 130
葱 120　　豆芽 105
　　　　　　　　韭菜 100
花椰菜 94
莴苣 73

吸收率不到 50%

加工后至少有 50% 流失

最终被人体吸收的量是多少？

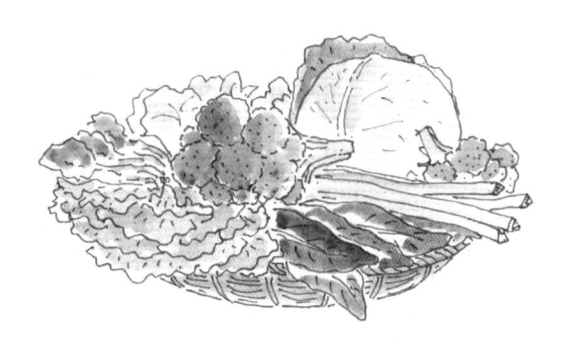

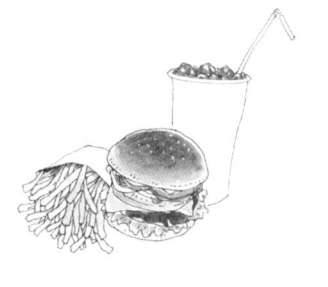

生活习惯
—养成健康的饮食习惯
—每周 3 次、每次 30 分钟以上的有氧运动
—避免接触有害物质
—合理控制体重

饮食习惯
—少喝咖啡
—多吃坚果和蔬菜
—服用叶酸
—少吃快餐和零食

孕前检查

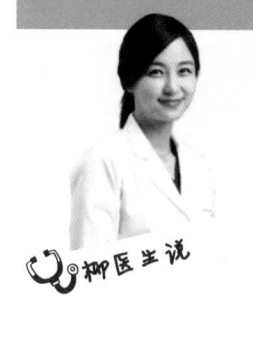
柳医生说

　　不知你是否听说过"孕前检查"或"产前检查"？孕前检查是指夫妻双方准备怀孕前到医院进行身体检查，以保证生育出健康的宝宝。产前检查是指通过产前的全面检查来发现目前存在的问题，因为等到宝宝出生后再检查出某些疾病的话，往往为时已晚了。若做好孕前检查及产前检查，就可以避免孕妇和宝宝患某些疾病。

为什么要做这么多项孕前检查

宫颈癌筛查

　　宫颈位于子宫下部，上端与子宫体相连，下端深入阴道。宫颈是子宫内外的临界区，位于宫颈处的细胞增殖与凋亡活跃，且易受外部接触、激素、疾病等影响。因此，建议年满20岁且有性生活的女性每年都做一次宫颈检查。计划怀孕前的近一年内，建议女方去医院做一次宫颈癌筛查。

子宫超声检查

　　借助超声检查可以观察到子宫及子宫附件的形态。子宫的形态是否正常、子宫

输卵管　　子宫

输卵管壶腹

子宫内

输卵管漏斗部

输卵管伞端　　卵巢

宫颈

阴道

- 子宫形态是否正常?
- 子宫内膜是否有病变?
- 子宫肌层内是否有病变?
- 卵巢内是否有肿瘤?

每年做一次
宫颈检查!

Q：接种宫颈癌疫苗是否有副作用？

A：无论何种疫苗都有副作用。事实上，与其他疫苗相比，宫颈癌疫苗的副作用明显偏少。虽然最近很多新闻媒体对于宫颈癌疫苗的副作用仍有所争论，但实际上该疫苗的副作用还不足以让人忧虑。与副作用相比，预防作用更显著。因此，妇产科专家建议接种该疫苗。

Q：接种疫苗是否百分之百能预防宫颈癌？

A：人乳头瘤病毒（HPV）是引起宫颈癌的原因之一。目前市场上流通的宫颈癌疫苗理论上能预防70%左右导致宫颈癌的病毒。也有部分已发表的文章称，宫颈癌疫苗的实际预防率能更高。为了预防宫颈癌，建议接种人乳头瘤病毒疫苗。建议在第一次性生活前，即相对而言较年轻时就接种该疫苗。但宫颈癌本身是不能百分之百预防的，因此即使接种了人乳头瘤病毒疫苗，也还是要做宫颈癌的例行筛查。

Q：是否有必要对宫颈癌疫苗有所顾虑？

A：2013年秋季，新闻报道了关于宫颈癌疫苗副作用的事例，世界一片哗然。日本在几年前就将宫颈癌疫苗列入"国家必须预防接种志愿事业NIP"中，志愿为13～16岁女性接种该疫苗。因此，日本宫颈癌疫苗的接种数多达550万例。其中有350多例出现肢体麻痹、发痒等严重症状，导致问题的副作用是急性播散性脑脊髓炎、吉兰－巴雷综合征（GBS）、复合性区域疼痛综合征这三种。有些报道提出了关于宫颈癌疫苗安全性的问题，并称必须调查其副作用是否和疫苗有关联。由于此类报道，全世界范围内引发了一场关于宫颈癌疫苗安全性的讨论。2013年7月，世界卫生组织（WHO）的下属组织——全球疫苗安全咨询委员会（GACVS）发表声明称HPV疫苗无问题。2014年，世界妇产与不孕症争议大会（COGI）研究了此前报道的所有HPV疫苗疑似病例，最后得出了继续接种该疫苗会更加有利的结论，并称此前报道的有异常反应的疑似病例中，没有1例是与接种该疫苗有关的。目前，韩国妇产科建议接种HPV疫苗，因为接种该疫苗所获得的益处更大，且至今为止还没有明确有致命副作用的事例报道。

Q：正打算怀孕，也可以注射宫颈癌疫苗吗？

A：针对人乳头瘤病毒疫苗的安全性问题，目前还在进行多方面的调查研究。但是，由于孕期接种人乳头瘤病毒疫苗的安全性还未得到确证，所以不建议孕妇接种该疫苗。因此，备孕6个月前可以接种该疫苗，如果希望马上怀孕，则建议在分娩后再接种。

Q：宫颈癌疫苗的种类有很多，它们有什么不同吗？

A*：目前在我们国内应用较广泛的宫颈癌疫苗是葛兰素史克（GSK）公司生产的希瑞适（Cervarix）与默沙东公司生产的佳达修（Gardasil）。这两种疫苗对引起宫颈癌的HPV 16、18型具有极佳的免疫效果，能预防80%～90%的宫颈癌。疫苗的效果可以持续至少20年。希瑞适和佳达修采用的都是三针免疫程序。希瑞适按0-1-6月程序接种，作为一种二价疫苗，它能有效预防感染HPV 16、18型。此外，它对HPV 45、33、31型等宫颈癌高危人乳头瘤病毒也有保守预防效果。佳达修则按0-2-6月程序接种，作为一种四价疫苗，它除了对HPV 16、18型有预防效果以外，对HPV 6、11型也有预防效果。佳达修不仅能预防宫颈癌，还能预防外阴癌、阴道癌、尖锐湿疣等。这两种疫苗都能有效预防感染与宫颈癌密切相关的HPV 16、18型，且抗体的维持时间也相似。因此，女性只需根据自身意愿选择接种这两种疫苗中的一种即可。

目前，九价HPV疫苗佳达修9首先被批准用于16~26岁女性接种，可对HPV 6、11、16、18、31、33、45、52、58型进行预防，能预防90%的宫颈癌。

今年，我国首个国产重组人乳头瘤疫苗馨可宁（Cecolin）获批上市，它是二价疫苗，能有效预防感染HPV 16、18型。

即使接种了疫苗，也建议定期做宫颈癌筛查。

疫苗	希瑞适	佳达修	佳达修9
接种程序	0-1-6月	0-2-6月	0-2-6个月
疫苗类型	二价疫苗	四价疫苗	九价疫苗
可预防的HPV	16、18型	6、11、16、18型	6、11、16、18、31、33、45、52、58型

内膜与子宫肌层内是否有病变、卵巢内是否有肿瘤等，这些情况都可以通过超声检查确认。

风疹抗体检查*

风疹对怀孕有很大影响。若孕妇在孕期患风疹，风疹病毒可以通过胎盘感染宝宝，宝宝将患先天性风疹综合征。最好在备孕前的 1 ~ 3 个月做风疹抗体检查。若检查出体内无风疹抗体，则建议做风疹抗体的预防接种，接种后 1 个月内需要避孕。

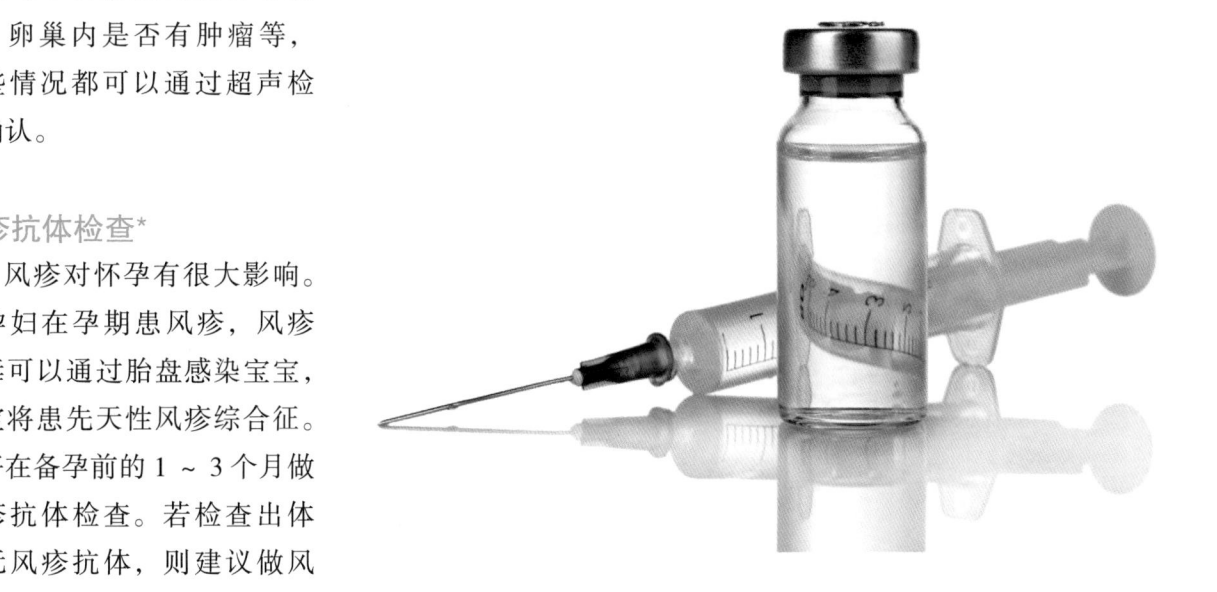

避孕

1 个月

风疹抗体
预防接种

甲型肝炎抗体检查*

甲型肝炎主要通过食物、水等介质传播，因此很容易发生集体感染事件。甲型肝炎流行主要发生在经济条件较落后或卫生状况较差的国家与地区。我国曾是甲型肝炎的高度地方性流行区，但随着甲型肝炎疫苗的免疫接种、卫生条件的改善和民众防病意识的增强，我国正在向甲型肝炎中度或低度地方性流行区转变。但是，在如今良好卫生环境下长大的 20 ~ 30 岁年轻人中大部分体内没有携带甲型肝炎抗体，他们若接触了甲型肝炎病毒，则很可能会患上甲型肝炎。

和乙型肝炎、丙型肝炎不同，甲型肝炎会引起急性肝炎，严重的则会造成肝功能不全。孕妇免疫力低，易感染甲型肝炎，因此需格外注意。甲型肝炎有大约 4 周的潜伏期，因此前期患者常不会出现特别的症状。女性在孕期患上甲型肝炎是不会直接引起胎儿畸形等问题的，但有报告显示部分孕妇在孕早期会出现阵痛、胎儿胆汁淤积等问题。为了拥有一段幸福的孕期，请提前确认体内是否有甲型肝炎抗体。若检查结果显示体内无甲型肝炎抗体，则建议接种甲型肝炎疫苗。

乙型肝炎抗体检查*

孕妇的乙型肝炎感染状态与新生儿发生宫内感染情况有直接关系。女性在怀孕前必须确认自己是否有感染乙型肝炎的病史，体内是否有抗体。若检查结果显示体内无乙型肝炎抗体，则建议接种乙型肝炎疫

	甲型肝炎	乙型肝炎
传播途径	经口传播 （通过食物、水等传播）	经血液、性接触及母婴垂直传播
是否为慢性	非慢性 （有可能引起急性肝炎）	慢性 （感染后永久携带病毒）

Tips | 风疹*

Q：风疹真有这么危险吗？

A：风疹病毒属于 RNA 病毒，可通过呼吸道传播。感染风疹的孕妇可能会出现低热、轻微头痛、斑疹、眼睛充血、关节痛等症状。目前还没有药物能够治愈风疹。换句话说，风疹是病毒性疾病，不是简单地通过一两次抗生素的使用就能治愈的疾病。患者只能通过对症治疗、提高免疫力以达到自我恢复，一边观察，一边等病情好转，但可以使用抗炎剂和抗组胺剂来缓解部分症状。

若女性在孕期患上风疹，会导致新生儿患先天性风疹综合征，这类患儿可出现耳聋、白内障、心脏畸形、小头症、智力障碍、骨骼异常、肝脾损伤等多种严重障碍。

随着风疹检测系统的健全与完善，检测技术不断提高，再加上风疹疫苗的使用，风疹疫情并不多见。然而女性在孕期感染风疹会引发致命的后果，因此女性应在怀孕前确认体内是否有风疹抗体。若检查结果显示体内无风疹抗体，则建议接种风疹疫苗。需要注意的是，风疹疫苗采用了具有活性的病毒，因此女性接种风疹疫苗后应避孕 1 个月左右。

Q：注射风疹疫苗后一定要避孕 3 个月吗？

A：风疹疫苗接种是将具有活性的低浓度风疹病毒注射入体内，诱导人体自身产生风疹抗体的过程。虽然其注射量小，但在注射后由于风疹病毒进入体内，身体的免疫力会迅速下降，接种者就会感染风疹。接种风疹疫苗时女性若没有处于孕期，仅会出现伴有低热的感冒等一些副作用；若处于孕期，进入孕妇体内的风疹病毒可能会影响胎儿。

因此，注射风疹疫苗后人体需要一段时间来抵抗风疹病毒。这段时间主要是为了避免直接感染风疹，通常是 1 个月左右。虽然过去建议避孕 6 个月，之后又建议避孕 3 个月，但是目前普遍建议只要避孕 1 个月左右就可以了。

Q：怀孕前必须接种风疹疫苗吗？

A：风疹在我国属于丙类传染病，可通过接种风疹疫苗来预防。但即使接种了风疹疫苗，某些人体内仍可能没有风疹抗体。因此，首先要确认自己体内是否有足够的风疹抗体。若检查结果显示体内有足够的风疹抗体，即使在孕期接触了风疹病毒，基本上该病毒也不可能侵入身体内部。但若未检出风疹抗体，则建议接种风疹疫苗，并在怀孕前使体内产生足够的风疹抗体。

Q：在哪里做风疹抗体检查和疫苗接种？

A：可以去妇产科、内科等能做血液检查的临床科室检查体内是否有风疹抗体。风疹抗体检查已被列为孕前检查项目之一，可以去医院的妇产科、内科等地方检查。若检查结果显示体内无风疹抗体，则建议尽快接种风疹疫苗。

Q：确认怀孕后才发现体内无风疹抗体，该怎么办？

A：自古以来，女性在孕期感染风疹病毒都是一件很可怕的事情：虽然对于孕妇来说可能只是出现简单的感冒症状，但对于胎儿来说则会引发先天性风疹综合征，带来多种严重障碍。不过，也不能说女性在孕期感染风疹病毒就一定会有这样的后果，感染时期不同，预后会有较大差异。孕妇感染风疹病毒的时间在孕 12 周之前时，胎儿患先天性风疹综合征的概率在 80% 以上，但在孕 12 ~ 16 周时，这个概率降至 50%，而在孕 20 周以后，则胎儿几乎不受影响。人感染风疹病毒后一般不会表现出斑疹等临床症状，很多情况下是无临床症状的。是否患风疹只能通过血清检查确认。事实上，由于很难从尿液、血液、呼吸道的飞沫分泌物中直接检测到风疹病毒，风疹只能通过检测感染病毒后增加的免疫球蛋白来确诊。已经怀孕但没有风疹抗体的孕妇，建议在孕中期通过血液检查确认自己是否在易感期或危险期感染上了风疹病毒。

胎儿患先天性风疹综合征的概率

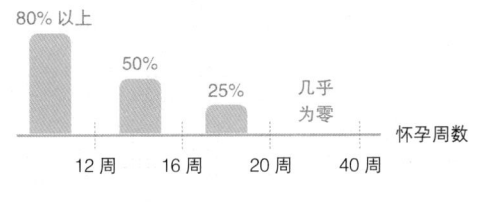

苗，该疫苗需接种 3 次。孕期也是可以接种乙型肝炎疫苗的。

贫血检查

可以通过血红蛋白测定来确诊。贫血是反映整体身体状态的一项指标。如果贫血，就有必要留意身体的基本健康状态。孕期贫血会引起胎儿生长受限，还与多种孕期特有的疾病有关。

尿检

肾脏疾病对怀孕有很大影响，可以通过尿液检测来确诊。肾脏会将孕期增多的血液适当过滤并以尿液形式排出。过多的血液会给肾脏造成负担，肾脏原先就有问题的人在孕期要

格外小心。肾脏疾病还与妊娠期高血压疾病有关。

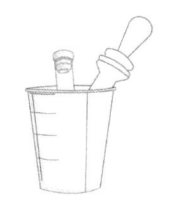

艾滋病、梅毒检查

通过性接触传播的代表性传染病有艾滋病和梅毒，它们均会给胎儿带来致命后果，因此女性怀孕前务必要确认是否患有艾滋病和梅毒。孕妇感染艾滋病后会将病毒传染给胎儿，使胎儿患上先天性艾滋病。梅毒也会通过胎盘传染给胎儿，使胎儿患上先天性梅毒。这类胎儿的预后情况根据其母亲在孕期接触梅毒的时间不同而有所差别。

流产、死产、早产的概率可能会有所上升。此外，胎儿也可能出现发育滞缓、听力障碍、视觉障碍、机能低下、肝脾损伤等多种全身性疾病，因此患有性病的女性在怀孕前需及时治疗。

成人性病检查

若骨盆内有病变，如输卵管间质部、卵巢的炎症会使骨盆内发生粘连，最终导致输卵管蠕动能力低下，妨碍受精卵着床及怀孕。部分性病还与早期自然流产有关。因此，如果经常因阴道炎或白带异常而不适，在怀孕前需要进行更为细致而彻底的检查。

甲状腺功能检查

甲状腺激素是与女性的排卵、月经等有很大关联的激素。甲状腺功能减退是引起排卵障碍的因素之一，而甲状腺功能亢进则与妊娠剧吐（孕期过度呕吐）、自然流产等有关。此外，甲状腺激素分泌异常还会影响胎儿的发育。因此，备孕前最好检查一下甲状腺功能。

水痘抗体检查

人们常认为只要患过一次水痘，就能获得终身免疫。

首次感染水痘 – 带状疱疹（varicella–herpes zoster），会出现斑疹、感冒等症状。得过

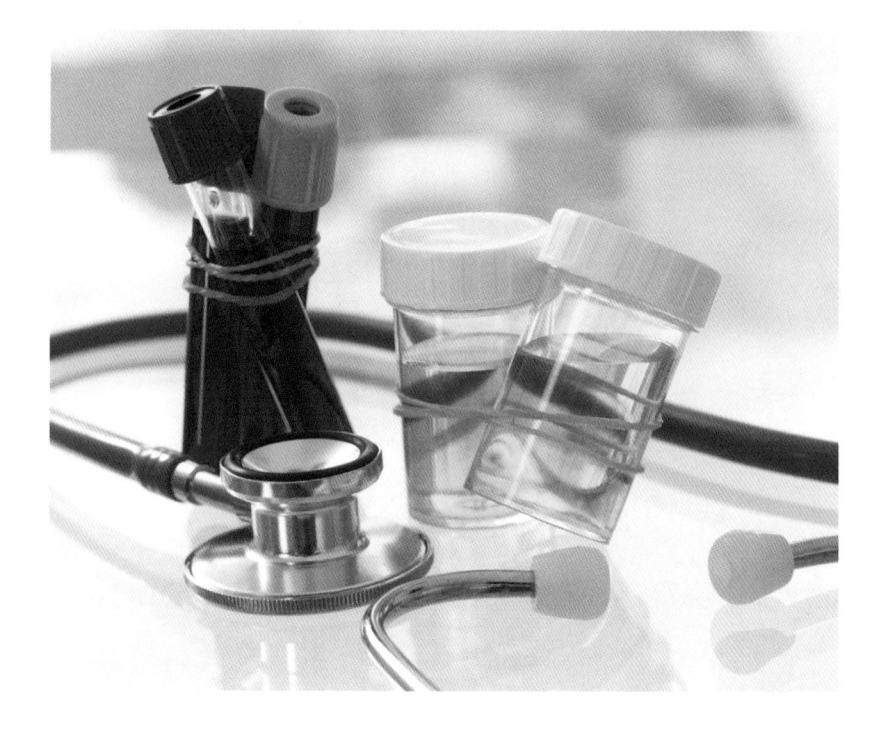

一次水痘以后，我们的身体就会拥有相应的免疫力，之后就不会再得水痘了。但引起水痘的病毒则会潜伏在我们体内的神经节中，有可能会以皮疹（如水疱）的形式再发，并伴随着带状疱疹。

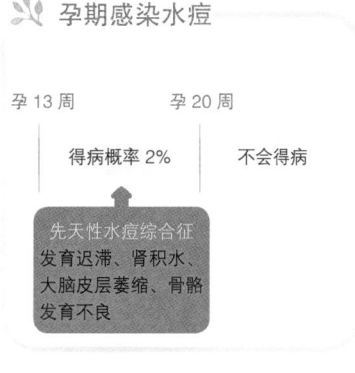

孕期感染水痘

孕 13 周	孕 20 周
得病概率 2%	不会得病

先天性水痘综合征
发育迟滞、肾积水、大脑皮层萎缩、骨骼发育不良

水痘和孕妇

孕妇感染水痘的情况是很少见的。因为大部分成人已在小时候得过水痘，而且大部分得过水痘的人已有免疫力，所以没有必要再特意做水痘抗体的检查。但是对于小时候没有得过水痘的女性来说，孕期免疫力会急速下降，因此要格外小心。女性在孕期得水痘也会对胎儿造成影响。若孕妇在孕 13 ~ 20 周时得水痘，胎儿得先天性水痘综合征的概率是2%。而在孕 20 周以后，即使孕妇感染了水痘，胎儿也不会得先天性水痘综合征。若胎儿得先天性水痘综合征，则会出现发育迟滞、肾积水、大脑皮

层萎缩、骨骼发育不良等症状，且死产的危险性很高。

水痘预防接种

若检查出无水痘抗体，必须接种水痘疫苗。水痘疫苗共需接种 2 次。水痘疫苗接种是将具有活性的病毒注射入体内，因此接种疫苗后需要避孕 1 个月左右（约 4 周）。

其他检查

建议再检查一下肝功能、肾功能、血糖等，以全面了

解身体状况。只有身体健康，我们才能生出健康的宝宝。

检查名称	检查重要性
宫颈癌筛查	★★★★★
子宫超声检查	★★★★★
风疹抗体检查	★★★★★
甲型肝炎抗体检查	★★★★★
乙型肝炎抗体检查	★★★☆
贫血检查	★★★★★
尿检	★★★★★
艾滋病、梅毒检查	★★★★★
成人性病检查	★★☆
甲状腺功能检查	★★★★☆
水痘抗体检查	★★★

Tips │ 备孕前接种的疫苗

风疹、水痘疫苗	若无抗体，则建议接种	接种后需避孕 1 个月左右
甲型肝炎、乙型肝炎疫苗	若无抗体，则建议接种	接种后无须避孕
宫颈癌疫苗	共需接种 3 次，历时 6 个月；建议在备孕前 6 个月左右接种	若计划马上要怀孕，建议在宝宝出生后再接种；孕期不能接种

在接种宫颈癌疫苗的过程中发现怀孕，则需要推迟怀孕计划，先注射疫苗。偶尔也有在不知道已经怀孕的情况下接种宫颈癌疫苗的事例，目前来看，这对胎儿没有直接危害，因此也无须担忧，可以继续妊娠，但需要严密监测胎儿生长发育情况。另外，哺乳期也可以接种宫颈癌疫苗。

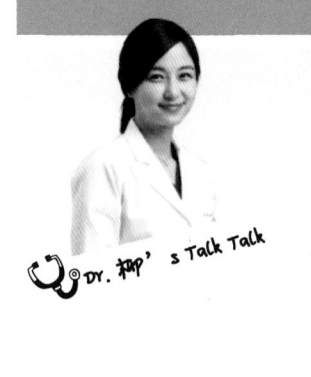

04 ▶▶ 备孕爸爸的努力

Dr. 柳' s Talk Talk

有一项研究结果出人意料：与1940年相比，1990年男性精液中所含的精子数减少了将近一半（6000万）。环境污染等自然生态的恶化与现代人的精神压力增加是其主要原因。尤其是通过吸烟、酗酒的方式来释放压力的男性，相对而言，他们的精子数和精子活跃度会下降得更厉害。如果只有女性参与备孕是远远不够的，只有拥有"超级精子"，女性才可以成功受孕，因此爸爸们的努力也是必不可少的。

如何产生"超级精子"

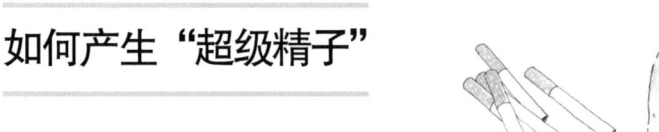

少喝酒

摄入过量酒精会引起睾丸机能异常和萎缩，使得精子数量减少和活跃度下降。不仅如此，形态异常的精子变多，最终可能会造成畸形儿。

少吸烟

烟会损伤精子的头部。吸烟男性与不吸烟男性相比，前者的精子头部呈有孔的形态，不如后者紧密。精子头部异常表示其DNA有损伤。

这种已经损伤的精子即使遇到了卵子，也无法识别，总会左右游离，偏失方向。损伤的精子数不断增多，会引起男性授精能力下降，从而导致不育。

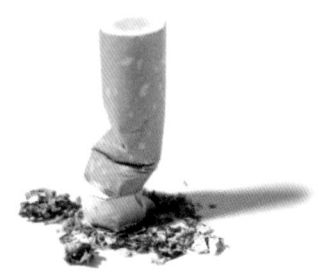

控制体重

肥胖会抑制精子生成。欧洲一项以500名苏格兰男子为调查对象的研究结果显示：60%的肥胖男性的精液量偏少，40%的肥胖男性的精子异常概率比正常男性稍高。这表

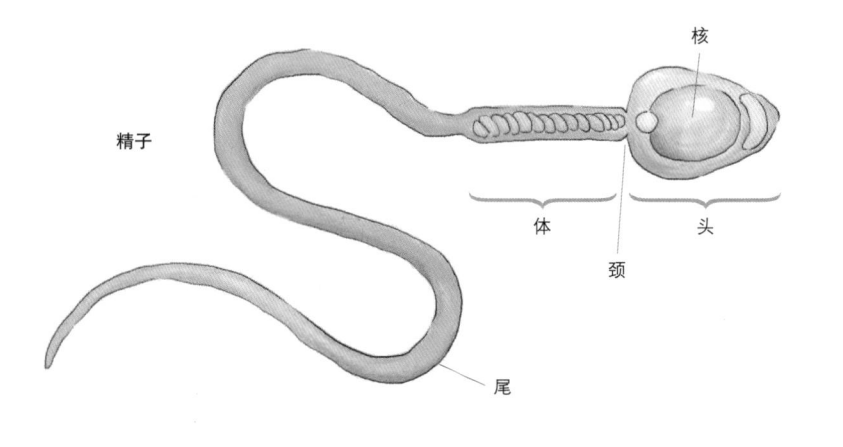

精子

核

体　　头

颈

尾

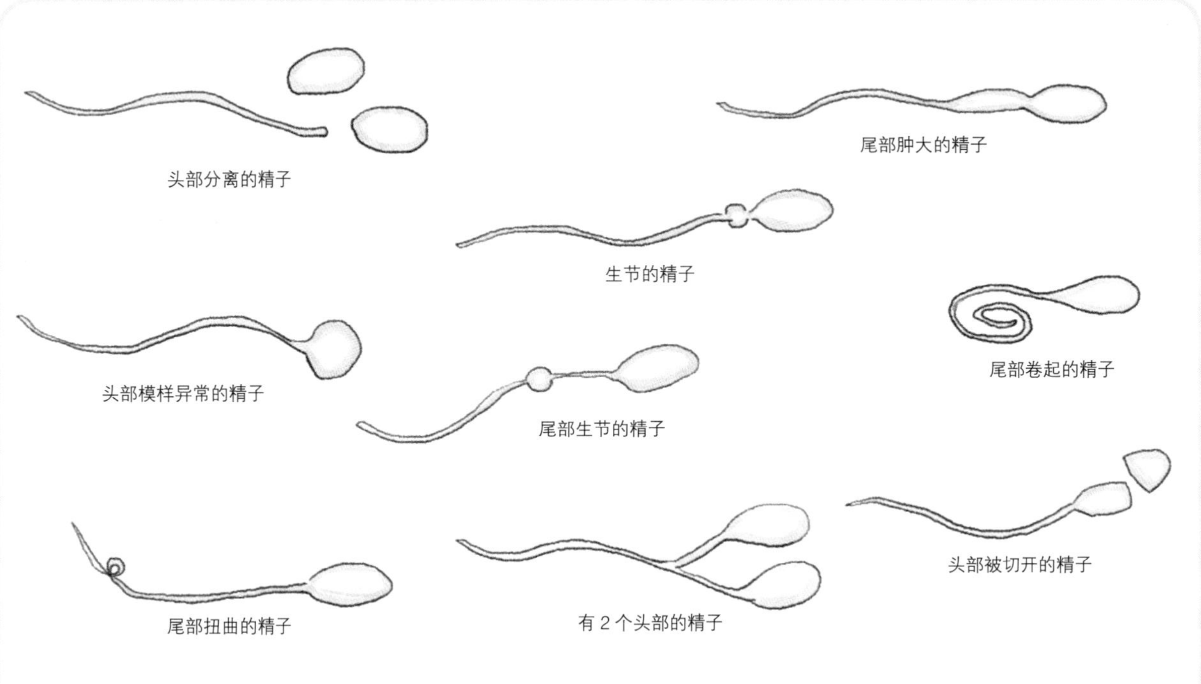

头部分离的精子

尾部肿大的精子

生节的精子

头部模样异常的精子

尾部卷起的精子

尾部生节的精子

尾部扭曲的精子

有2个头部的精子

头部被切开的精子

带损伤的精子

明过量的脂肪组织会使雄激素不能发挥正常作用，最终妨碍精子的生成。

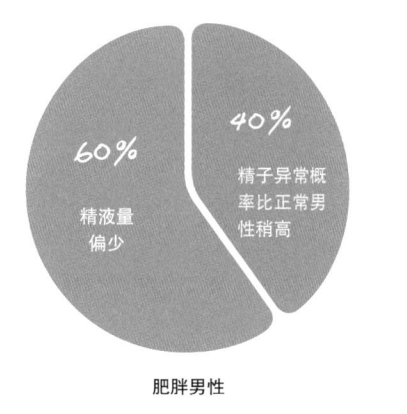

60%
精液量
偏少

40%
精子异常概
率比正常男
性稍高

肥胖男性

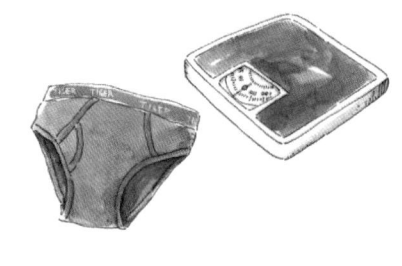

不要夹腿

睾丸的适宜温度稍微低于正常体温，应维持在33～35℃。睾丸温度高于36℃时，雄激素不能正常生成，从而不能正常发挥作用。常穿三角裤、紧身裤这类与身体紧紧相贴的裤子，或一直维持夹腿坐的姿势，对睾丸的健康非常不利。常去蒸桑拿也不是一个好习惯。

减少压力

面对巨大的压力时，我们体内与压力相关的激素会增加。该类激素会破坏性激素的平衡，阻碍精子的生成。此外，巨大的压力本身也会使精子数减少及精子活跃度降低。

从6个月前开始实行

前面所列的5项要求提前6个月开始实行。如果现在已经有了当爸爸的决心，那就需要调整生活习惯至少6个月。因为精子生成需要约90天，即3个月，所以男性要在6个月前开始慢慢努力，经过3个月的恢复期，才可以达到生成健康的"超级精子"的理想状态。

05 ▶▶ 排卵和怀孕

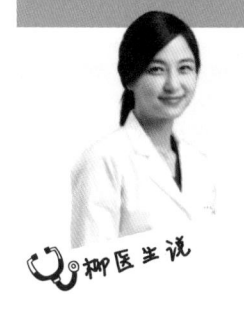

柳医生说

即使有几次试图怀孕而失败的经历，也不要气馁。虽然准确计算排卵日很重要，但更重要的是要在可能排卵的日子里积极地进行性生活。这不是为了怀孕而进行的机械式的性生活，而是出于真心、互相珍爱而进行的活动。

只有知道排卵日才有可能怀孕

正确认识排卵

排卵就是卵泡破裂，卵子排出，继而移动至输卵管的现象。包含卵子的卵泡在卵巢中沉睡，等待排卵的信号，从下丘脑1个月接受1次排卵信号后开始准备。被选择的优势卵泡渐渐变大，达到一定大小后开始排卵。

了解月经周期

排卵后若不怀孕，2周左右（约14天）后就会进入经期。排卵日到来月经的第一天的这

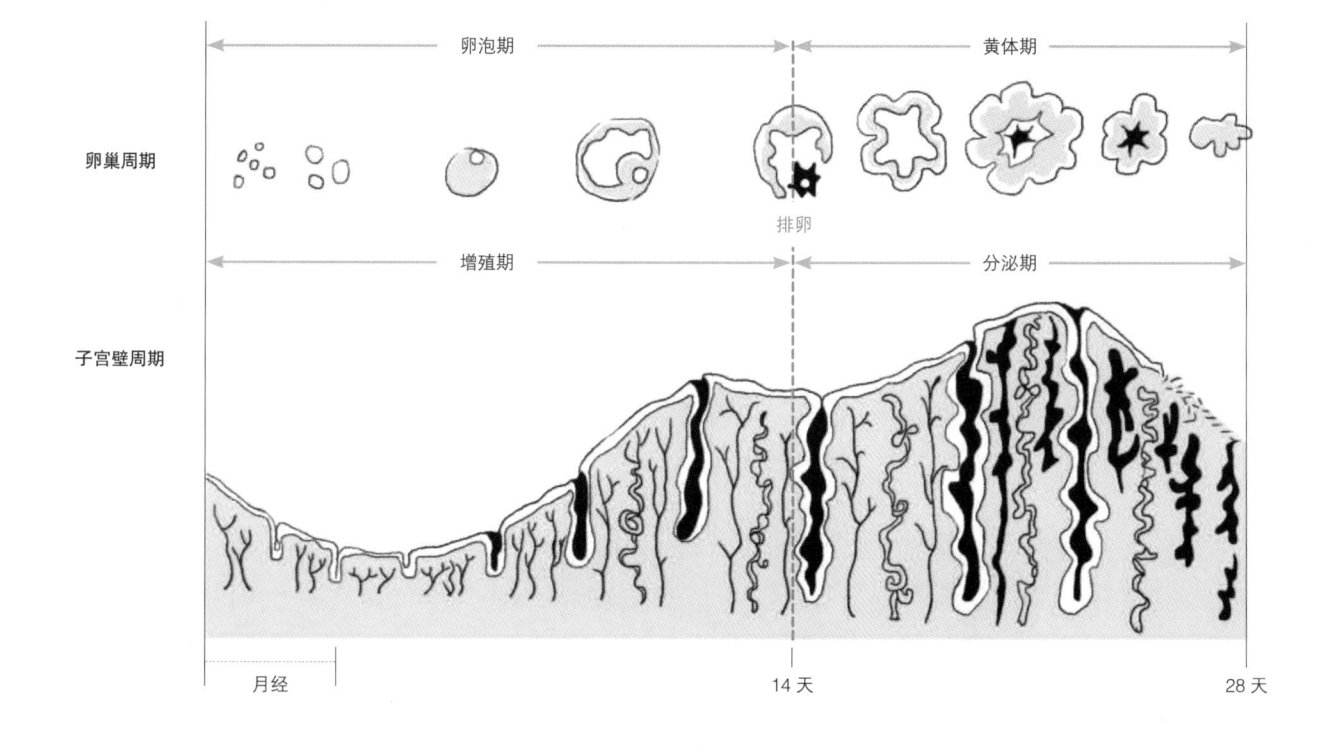

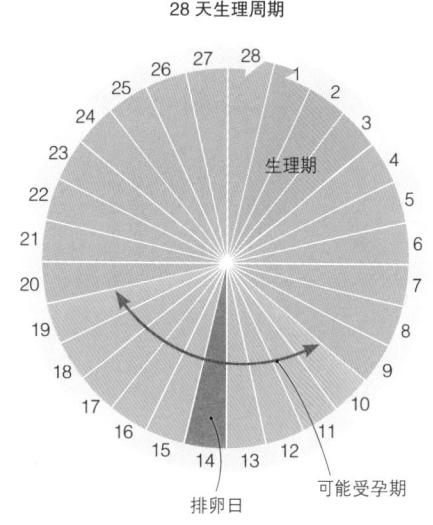

28 天生理周期

生理期

排卵日　可能受孕期

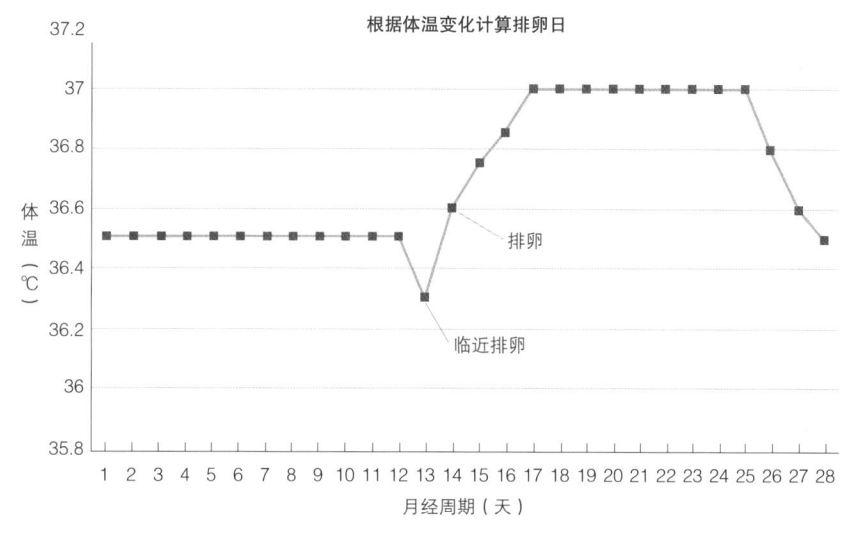

根据体温变化计算排卵日

体温（℃）

排卵

临近排卵

月经周期（天）

14 天是相对确定的，而排卵的时间则因人而异。月经周期为 28 天且比较规律的人，通常会在来月经后 14 天左右顺利排卵。而对于月经周期不规律的人来说，排卵时间也是不规律的。若经期结束后马上开始排卵，那么其月经周期就会变短；若经期结束后排卵推迟，那么其月经周期就会变长。

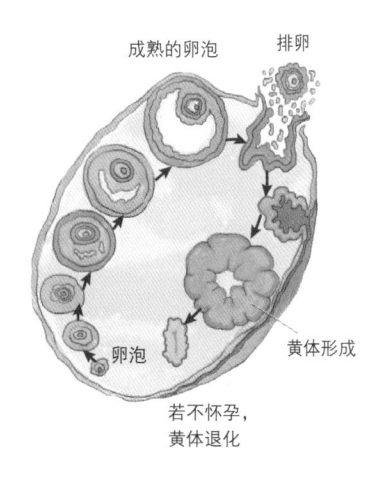

成熟的卵泡　排卵

卵泡

黄体形成

若不怀孕，黄体退化

需要去妇产科检查的情况

正常的月经周期为 21 ~ 35 天。如果最近的月经周期太短或超过 35 天，很不规律，那就有必要通过检查来确认排卵是否存在问题。准备排卵的信号是从下丘脑发出的。是发出信号的体系出现了问题，还是卵巢对正常的排卵信号没有反应，又或者是卵巢的机能减弱了，这些问题只有经过妇产科检查才能解答。

推算排卵日的方法

根据体温推测

卵子从卵泡排出后，剩余的外壳部位会分泌出黄体酮。

受精后黄体酮就会用于维持妊娠，帮助胎儿生长。黄体酮具有升高体温的作用，因此排卵后受黄体酮的影响，平均体温会上升 0.5℃ 左右。在预估的排卵日突然体温下降了 0.3℃ 以上，意味着临近排卵时间。一般在排卵 2 天左右后，体温会比平时高 0.35℃ 左右。排卵后的 14 天黄体酮在持续分泌，为妊娠做准备。若妊娠不成功，黄体酮就会减少，月经就会来，同时体温会下降。

如果你的月经周期不规律，请确认体温持续上升的时间。若平均 14 天的黄体期缩减至 10 天以内的话，受精卵着床较难，易导致不孕。

优点： 可以自行推算，比较方便。

缺点： 体温会根据个人的身体状况而有所改变，因此不推荐单用这一方法。这种排卵推算法要求必须在保证每日6小时充足睡眠后于早上一起床就测自己的体温。在预计要排卵的时期体温下降的话，意味着即将排卵；之后体温又上升的话，则意味着排卵结束。

血液检查

通过血液检查，可以确认血液中的雌激素浓度。卵泡在准备排卵时会增大，相应的血液中雌激素的浓度也会上升。也就是说，通过测量血液中雌激素的浓度，可以推测出准备排卵的时间及排卵的进程。

缺点： 必须经常抽血。受与排卵相关的其他因素的影响，这种检查并不是100%准确的，需要再结合超声检查。

子宫内膜组织检查

检查排卵后正常的黄体期内子宫内膜情况。该检查是在黄体期间，即体温上升

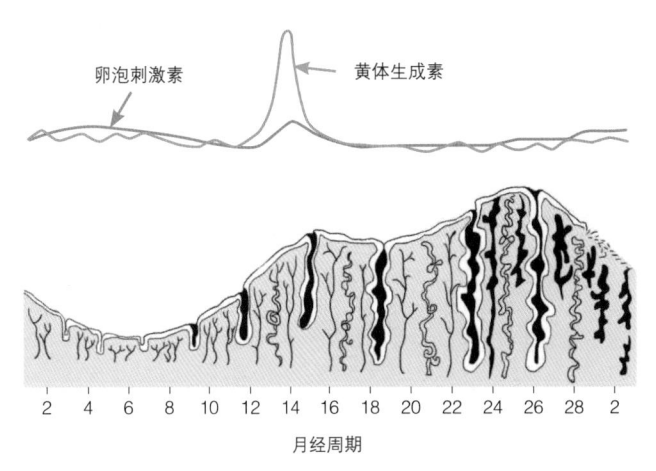

卵泡刺激素　　　　黄体生成素

月经周期

的7天前后进行的。该检查不单是为了确定排卵的日期，更是为了确认是否为无排卵性异常子宫出血。

利用排卵试纸

下丘脑会分泌两种与排卵相关的激素，一种是促进卵泡生长直至排卵的激素——卵泡刺激素，另一种是对增大的卵泡给予直接刺激，促使排卵开始的激素——黄体生成素（luteotropic hormone, LH）。黄体生成素的半衰期非常短，它作为一种不稳定的激素存

在于血液内。黄体生成素的量达到最多时，女性会在平均36～48小时后开始排卵。利用排卵试纸检测尿液中是否存在这种激素，可以间接推测出排卵的日期。若检测结果显示为阳性，则意味着尿液中存在黄体生成素，女性会在检测

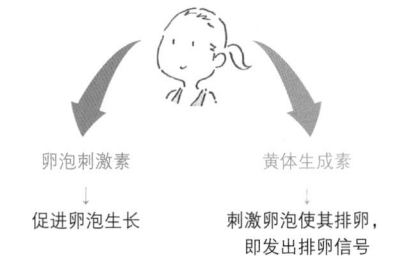

卵泡刺激素　　　　黄体生成素
促进卵泡生长　　　刺激卵泡使其排卵，即发出排卵信号

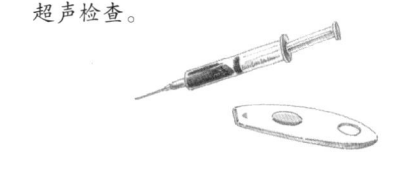

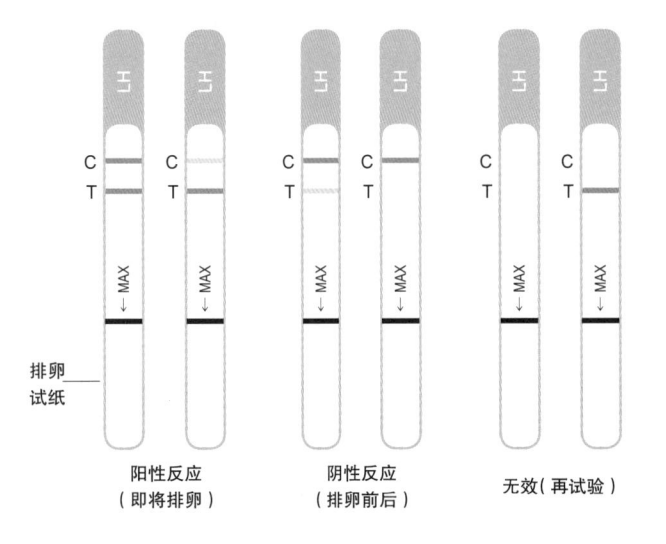

排卵试纸

阳性反应（即将排卵）　　　阴性反应（排卵前后）　　　无效（再试验）

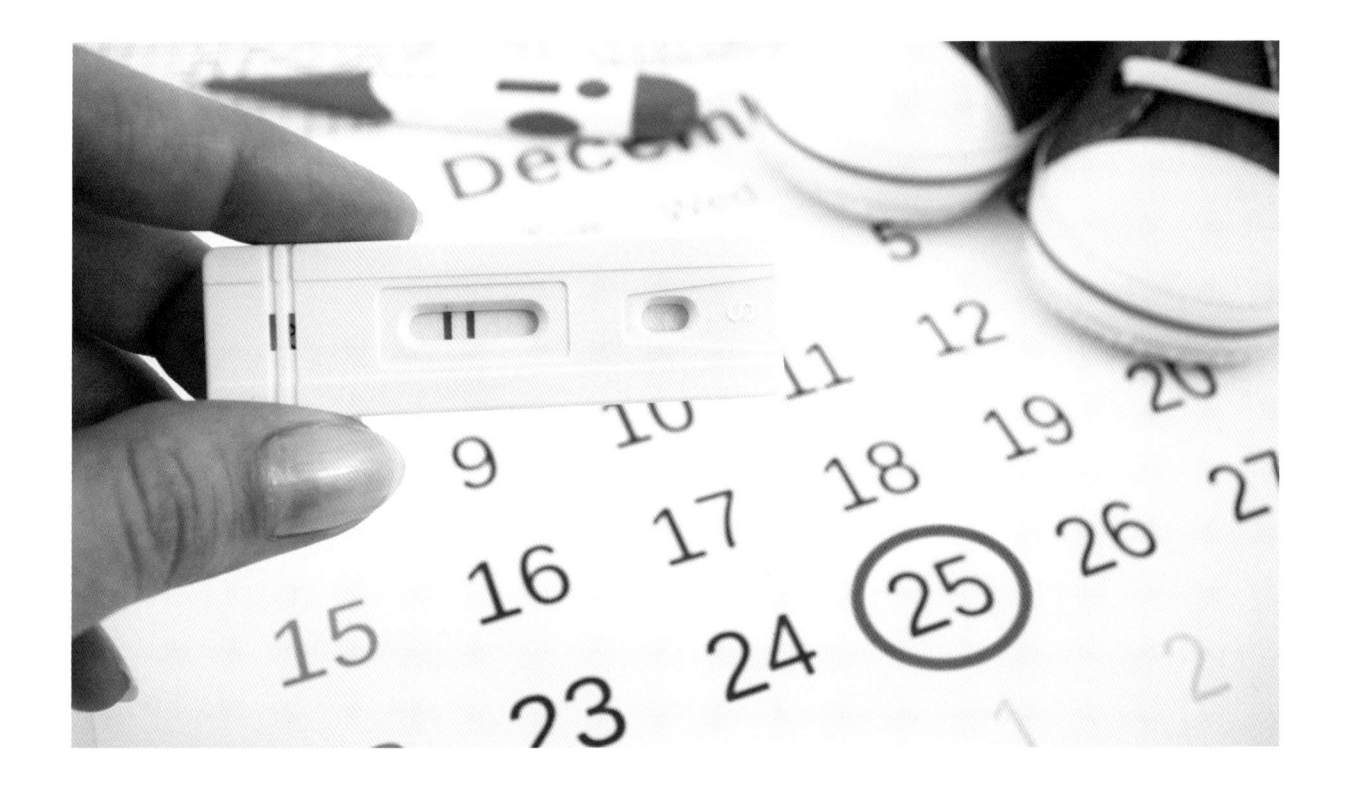

出该激素 36 ~ 48 小时后开始排卵。

优点： 简便，只需检测尿液。

缺点： 这种推算排卵日的方法是难以完全准确预测出具体在什么时候首次出现黄体生成素的。在分泌黄体生成素之后，排卵不成功或排卵时间比预估的晚的情况偶尔也是存在的。

参考： 如果想利用排卵试纸推测排卵日，那么在预估的排卵期间需要每天测试晨起时第一次排出的尿液。检测结果最初为阴性，后来变为阳性，那么可以推测在出现阳性结果 36 ~ 48 小时后会开始排卵。

通过超声检查直接确认

去妇产科直接观察准备排卵的卵泡增大过程。通过超声可以观察到：平均增大至直径 20 ~ 22 mm 的卵泡会开始排卵，排卵后它会皱缩，相对而言，此时盆腔内会有更多液体。

优点： 可以直接用肉眼观察到卵泡增大以及排卵后的样子，比较准确。

缺点： 每次都需要去医院做超声检查。

Tips │ 无排卵性异常子宫出血

子宫内膜在排卵前受雌激素的影响，会渐渐变厚，在达到某种厚度后卵泡就会开始排卵。排卵后形成黄体，分泌出黄体生成素。为使精卵顺利着床，黄体生成素保护子宫内膜使之成为稳定而又坚固的组织。但是，如果没有成功受孕，黄体生成素就会急速减少。保护子宫内膜的黄体生成素的急速减少使子宫内膜坏死并脱落下来。

若排卵没有正常进行，保护子宫内膜的黄体生成素没有正常分泌，子宫内膜就会变得不稳定，一部分会脱落下来，称为无排卵性异常子宫出血。

Q：什么样的情况可以诊断为不孕（育）症？

A：不孕（育）症是一种由多种病因导致的生育障碍状态，是生育期夫妇的生殖健康不良事件。女性无避孕性生活至少12个月而未孕称为不孕症，对男性则称为不育症。

Q：如果患不孕症，应该去什么医院？

A：大部分人觉得妇产科和不孕不育门诊不同，其实它们是一样的。妇产科针对不孕专门设立的门诊就叫作不孕不育门诊。一般妇产科都可以诊治不孕症患者。

Q：有什么治疗方法吗？

A：如果患不孕症，首先得去妇产科做所有的基本检查。如果存在可能引起不孕的问题，那就要先解决这些问题。如果所有可能引起不孕的问题都已经解决却还是不能自然怀孕的话，那就要考虑服用促排卵剂。诱导排卵后仍不能怀孕的话，可以进行人工授精。若仍不成功，还可以培育试管婴儿。

不孕的原因

一般大家都把不孕的责任归在女性身上，但实际上问题出在男性身上的可能性有40%，甚至原因不明的情况也有10%左右。

女性的原因
· 激素异常：排卵障碍、月经周期不规律
· 输卵管异常：梗阻、周围粘连
· 子宫异常：宫腔粘连、畸形
· 腹腔内异常：子宫内膜异位症、盆腔炎导致的粘连

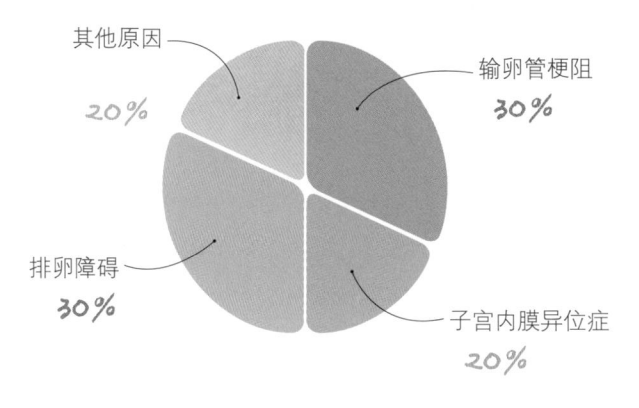

其他原因
20%

输卵管梗阻
30%

排卵障碍
30%

子宫内膜异位症
20%

男性的原因
· 精液异常：少、弱精子症，无精子症，畸形精子症等
· 其他：精原细胞瘤、性功能障碍、性器官畸形、输精管阻塞

女性方面的检查
1.激素检测
激素检测是针对卵巢的功能和与排卵相关的激素水平的检测。在月经来潮后的2～3天，抽取血液进行检测。

2.子宫输卵管造影
往子宫内注射造影剂，以确认是否存在输卵管梗阻、子宫畸形、宫腔粘连等问题。应在月经干净后3～7天无任何禁忌证时进行，术前3天禁止性生活。

3.诊断性腹腔镜
如果怀疑是输卵管病变或腹腔内病变，可以借助腹腔镜检查进行精密的观察。如果有粘连或输卵管梗阻的情况，也可以进行相应的治疗。

男性方面的检查
1.精液分析
3～7天内不能有性生活。将用手淫法获取的精液放入医院给的容器内，通常30分钟内就可以出检查结果。

2.特殊检查
精液分析结果不好时进行特殊检查。检查项目有试管婴儿特殊精液检查、激素检测、睾丸活体组织检查、抗精子抗体检查等。

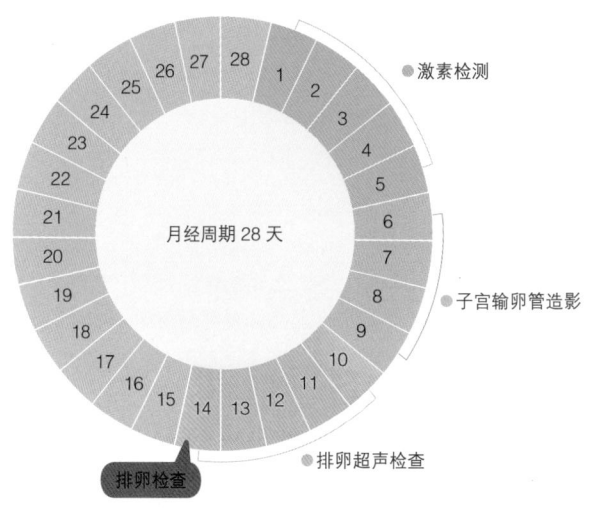

● 激素检测

月经周期28天

● 子宫输卵管造影

● 排卵超声检查

排卵检查

Tips │ 人工授精和试管婴儿

● 人工授精

人工授精 (artificial insemination, AI) 是将精子通过非性交方式注入女性生殖道内，使女性受孕的一种技术。根据授精部位可将人工授精分为宫腔内人工授精、宫颈管内人工授精、阴道内人工授精、输卵管内人工授精及直接经腹腔内人工授精等，目前临床上以前两者最为常用。

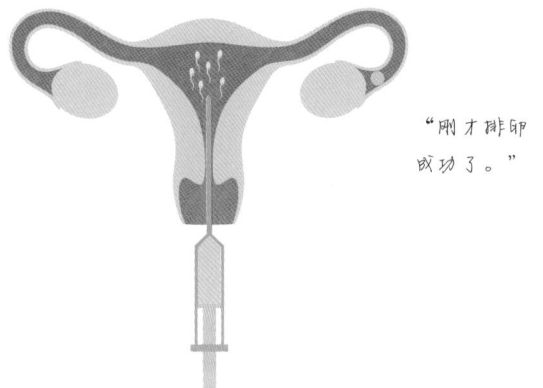

"刚才排卵成功了。"

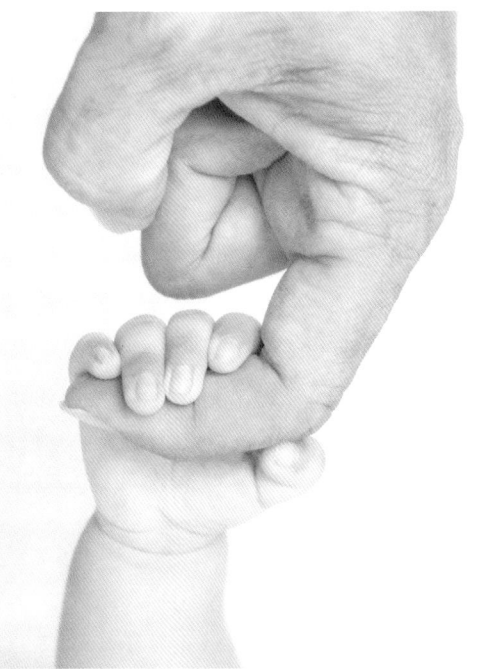

● 试管婴儿

体外受精-胚胎移植(in vitro fertilization and embryo transfer, IVF-ET) 技术指从女性卵巢内取出卵子，在体外与精子发生受精并培养 3 ~ 5 日，再将发育至卵裂球期或囊胚期阶段的胚胎移植到宫腔内，使其着床发育成胎儿的全过程，俗称试管婴儿。胚胎如果在女性子宫内顺利生存，则移植手术成功；如果不能生存，则移植手术失败。输卵管有问题的人可以尝试试管婴儿。

相对而言，试管婴儿成功率较高。但是，该技术需要从女性的体内取出卵子，而取卵子的过程是需要付出很多努力的。因此，建议先试行更自然、更容易的方法，在这之后还是不能怀孕的话，再尝试试管婴儿。

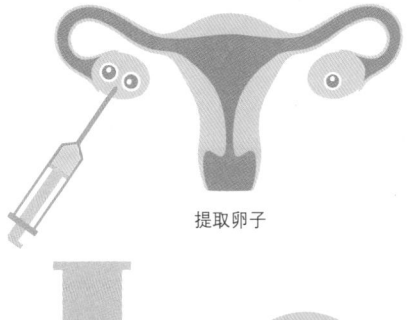

提取卵子

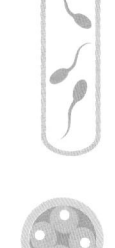

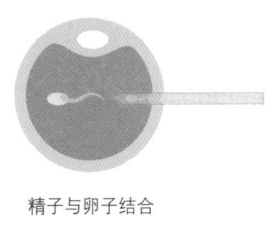

精子与卵子结合

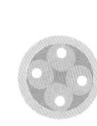

培育胚胎

胚胎移植

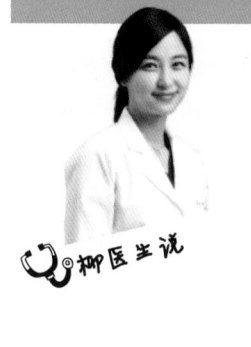

06 ▶▶ 怀孕和药物

柳医生说

在医学不是很发达的20世纪80年代之前，由孕期服用药物不当导致胎儿畸形的事例有很多。不过，最近对育龄女性有致命性伤害的药物，也就是那些会给胎儿造成很坏影响的药物基本已不再生产，也不再销售了。随着医学的快速发展，这些有害药物已被更为安全有效的药物代替。我们不应该完全抵制药物，但在服用药物时请谨遵医嘱。

药物会对胎儿造成影响吗

孕期服用药物

大部分药物不会对胎儿造成直接影响，实际上，引发畸形儿或其他综合征的案例只是少数。也就是说，因为在孕期服用药物而给胎儿带来致命后果的案例是很少的。虽然在孕期服用药物不会对胎儿造成很大的直接影响，但也很难完全保证安全性。

一般来说，大部分药物属于C类药物（参考下页图表）。孕期需要药物治疗时，会选择使用分类标准中的B、C类药物。虽然患有癫痫等疾病的孕妇服用癫痫药后有可能生出畸形儿，但若不服用药物，会给胎儿带来更为严重的后果，即吃了药不一定会生出畸形儿，而若对所患的疾病放任不管，反倒可能更加危险。因此，在孕期患上疾病的话，请先去妇产科，与医生商谈后再行治疗，应尽量少服用药物或减少药物的服用剂量。

熟悉禁忌药物

孕期不能服用的药物很少，但因为某些药物有服用后对胎儿造成很坏影响的案例，所以这类药物会被归类为妊娠禁忌药物。除了这些已经被报道有坏影响和副作用的药物，大部分药物虽然没被报道出有特别的问题，但也不能百分之百保证是安全的。虽然动物试验表明这些药物是安全的，但是由于其结果不是直接以孕妇为研究对象而获得的，故孕

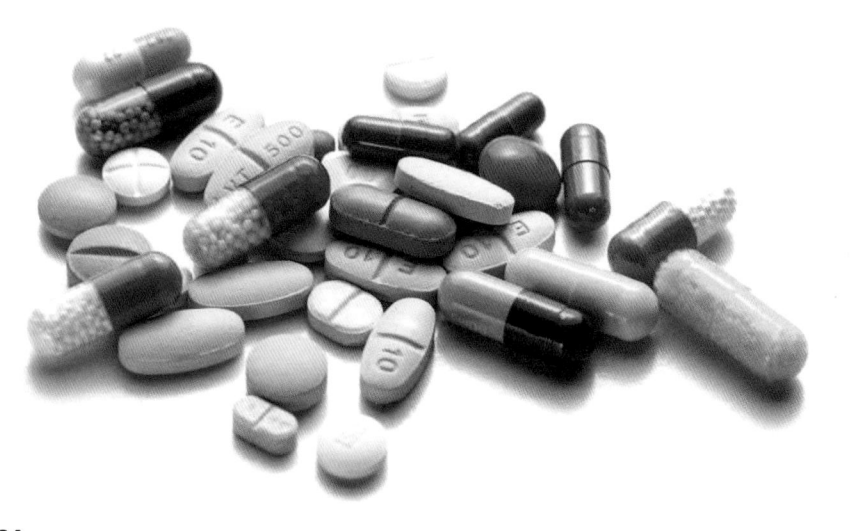

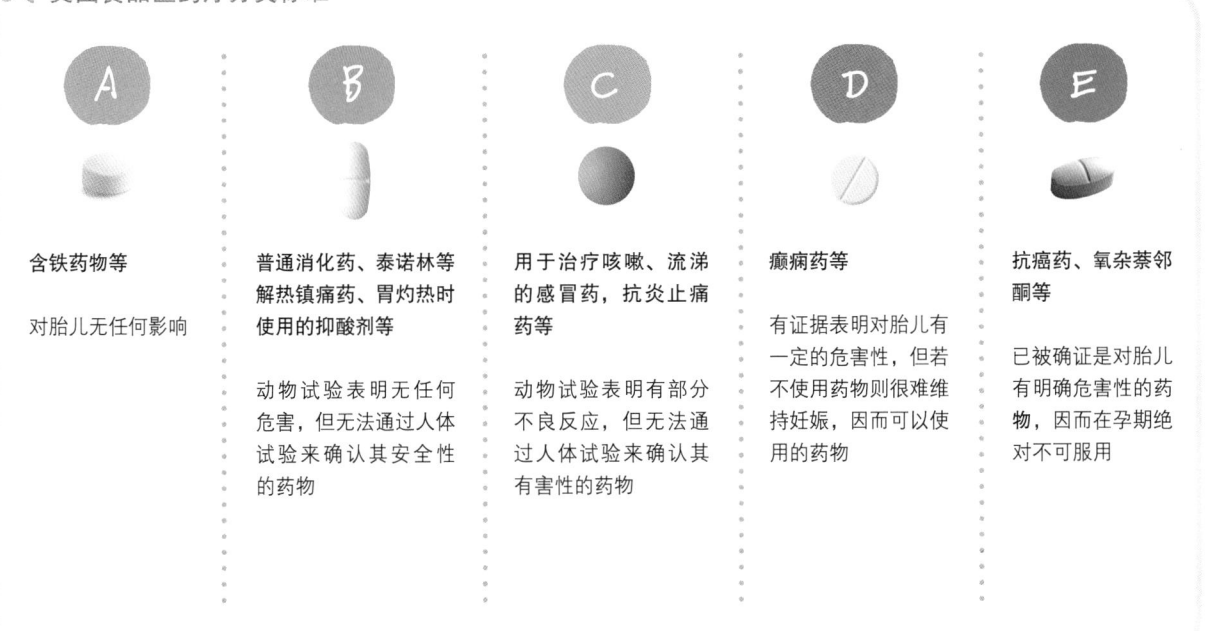

美国食品医药厅分类标准

A	B	C	D	E
含铁药物等	普通消化药、泰诺林等解热镇痛药、胃灼热时使用的抑酸剂等	用于治疗咳嗽、流涕的感冒药，抗炎止痛药等	癫痫药等	抗癌药、氧杂萘邻酮等
对胎儿无任何影响	动物试验表明无任何危害，但无法通过人体试验来确认其安全性的药物	动物试验表明有部分不良反应，但无法通过人体试验来确认其有害性的药物	有证据表明对胎儿有一定的危害性，但若不使用药物则很难维持妊娠，因而可以使用的药物	已被确证是对胎儿有明确危害性的药物，因而在孕期绝对不可服用

妇应根据需要谨慎服用。而且，在胎儿发育最为敏感的时期——孕早期（孕 3 ~ 12 周），孕妇应尽可能限制服用药物。如果确实有必要，请选择在药理学上已有明确作用及副作用记载的药物，并在最短时期内服用最少剂量。

是否有需要注意的药物

正确认识感冒药

感冒是由病毒引起的疾病。事实上，药物是不能完全杀死病毒的，身体的恢复最终只能靠自身的免疫系统。因此，我们平时吃的感冒药只是一些为了缓解咳嗽、咳痰等症状的保守治疗药物，并不是一定要服用的。感冒时首先应用一些辅助方法。但是，如果出现高热或身体状况非常糟糕的话，由于病毒入侵，体内炎症加剧，应服用一些合适的药物来进行治疗。如果咳嗽反复不停、流涕严重的话，可以服用一些在妊娠期能安全使用的药物。

请先去妇产科咨询后再适当服用医生开的处方药。市面上流行的感冒药一般都是综合感冒药，可能由抗组胺药、活血药、镇咳药、祛痰药、解热药等制成，还可能有酒精、咖啡因等添加剂。

流涕、打喷嚏：抗组胺药

治疗流涕、打喷嚏时使用的抗组胺药对孕妇来说是相对安全的，孕期可以使用。感冒药大多都是安全的，但至今没有报道过任何一项以孕妇为研究对象的 C 类药物的准确研究。

咳痰：镇咳祛痰药

虽然目前还没有报道显示在孕期服用镇咳祛痰药有很大危害性，但大部分镇咳祛痰药都属于 C 类药物，需要谨慎使用。

鼻塞：活血药

虽然目前还没有在临床应用治疗鼻塞的活血药后致畸的报道，但这类活血药在动物试验中有致畸的情况发生。而且由于活血药本身能引起血管收缩，减轻鼻黏膜的增厚程度，缓解鼻塞症状，故在孕期长期使用有可能引起胎儿的供血血管收缩，阻碍胎儿正常生长。因此，孕期应尽可能少服用活血药。另外，至今还没有服用鼻塞药1周内的治疗方法直接导致畸形儿的报道。

因此，孕期可以使用的感冒药有很多，即使不知道已经怀孕而服用了感冒药，大多数情况下也无大碍。

正确认识阿司匹林*

阿司匹林（aspirin）是强力解热镇痛药。目前认为，对于一些特殊的孕妇，应用小剂量的阿司匹林是安全的，所以它并不是绝对禁止使用的。但具体应用时，必须结合孕妇的实际情况。

正确认识泰诺林

由对乙酰氨基酚（acetaminophen）制成的泰诺林，在孕期使用不会诱发畸形儿。泰诺林没有类似阿司匹林的副作用，是使用最广泛的解热镇痛药。

正确认识消炎药

非类固醇消炎药物布洛芬

（ibuprofen）、萘普生（naproxen）、酮洛芬（ketoprofen）等可以缓解炎症，因镇痛效果强而常被使用。虽然这些药物在孕期服用不会直接影响胎儿，但是在孕28周以后的孕晚期服用，有可能引起胎儿动脉导管早闭，因此要限制使用。

正确认识避孕药

过去人们认为孕早期服用避孕药会引起胎儿先天缺陷，但是最近的研究结果表明避孕药与胎儿先天畸形无关。不过，在胎儿生殖器官分化的孕12～14周时服用避孕药，会导致胎儿的外部生殖器模糊不清。避孕药与这种难以辨别男女的畸形有关。不知道已经怀孕的情况下无意间吃了避孕药，一般不会出现很大的问题，但是确认怀孕后必须停止服用

避孕药。

正确认识抗抑郁药

最近使用最多的氟西汀（fluoxetine）、帕罗西汀（paroxetine）、舍曲林（sertraline）等选择性5-羟色胺再摄取抑制剂（selective serotonin reuptake inhibitor，SSRI）类抗抑郁药不会诱发严重的胎儿畸形。但是，长期服用这类药物的话，不能排除畸形儿的发生，因此如果必须使用抗抑郁药，则需要精神科与妇产科的共同诊断。

正确认识止吐药

常被用于治疗孕早期呕吐的甲氧氯普胺（metoclopramide）属于不会引起胎儿畸形的B类药物。维生素B_6也是能有效治疗妊娠呕吐的药物，在孕期

已确认会引起胎儿畸形的药物

ACE 抑制剂 ACE inhibitor	锂 lithium
雄激素 androgen	甲巯咪唑 methimazole
白消安 busulfan	氨甲蝶呤 methotrexate
卡马西平 carbamazepine	米索前列醇 misoprostol
可卡因 cocaine	苯妥英钠 phenytoin sodium
香豆素 coumarin	放射性物质 radioactive substance
环磷酰胺 cyclophosphamide	碘酒 iodine
达那唑 danazol	链霉素 streptomycin
己烯雌酚 (diethylstilbestrol,DES)	他莫昔芬 tamoxifen
乙醇 ethanol	沙利度胺 thalidomide
苯壬四烯酯 etretinate	维A酸 tretinoin
异维A酸 isotretinoin	三甲双酮 trimethadione
卡那霉素 kanamycin	丙戊酸 valproic acid

行为畸胎学的英文为behavioral teratology，它研究的并不是结构性畸形，可以把它看作是研究神经精神方面及行动发展方面问题的学科。

服用同样不会引起胎儿畸形。

正确认识抑酸剂

常被用于治疗胃灼热的抑酸剂——铝制剂和镁制剂没有诱发胎儿畸形的危险性，属于可以安全使用的 B 类药物。另外，胃酸抑制剂（H2-receptor antagonist）——西咪替丁（cimetidine）、雷尼替丁（ranitidine）等也属于 B 类药物，可以安全使用。

正确认识抗生素

抗生素是细菌感染时使用的药物，有许多种。最常用的青霉素类（penicillins）、头孢菌素类（cephalosporins）等，它们没有诱发胎儿畸形的危险，可以在孕期使用。氨基糖苷类药物（aminoglycosides）具有毒转移性，因而孕期需要限制使用。而四环素类药物（tetracyclines）可能与胎儿的牙齿变色有关，孕期也需要限制使用，但在胎儿牙齿发育前的孕早期使用，不会对胎儿造成不良影响。也就是说，服用对胎儿有毒性的药物的时间和剂量不同，结果也会不同。因此，在接受抗生素治疗时，需要告诉医生自己已怀孕的事实，并根据情况选择合适的药物。

止泻药

止泻药属于 C 类药物。腹泻严重的情况下可以使用。

便秘药

便秘药有大便润滑剂和肠道运动促进剂两种。大部分大便润滑剂属于 B 类药物，因此在孕期可以使用。促进肠道运动的便秘药属于 C 类药物，虽然在孕期可以使用，但如果使用不合理，会诱发宫缩，导致早产，因此需要咨询妇产科医生后再服用。

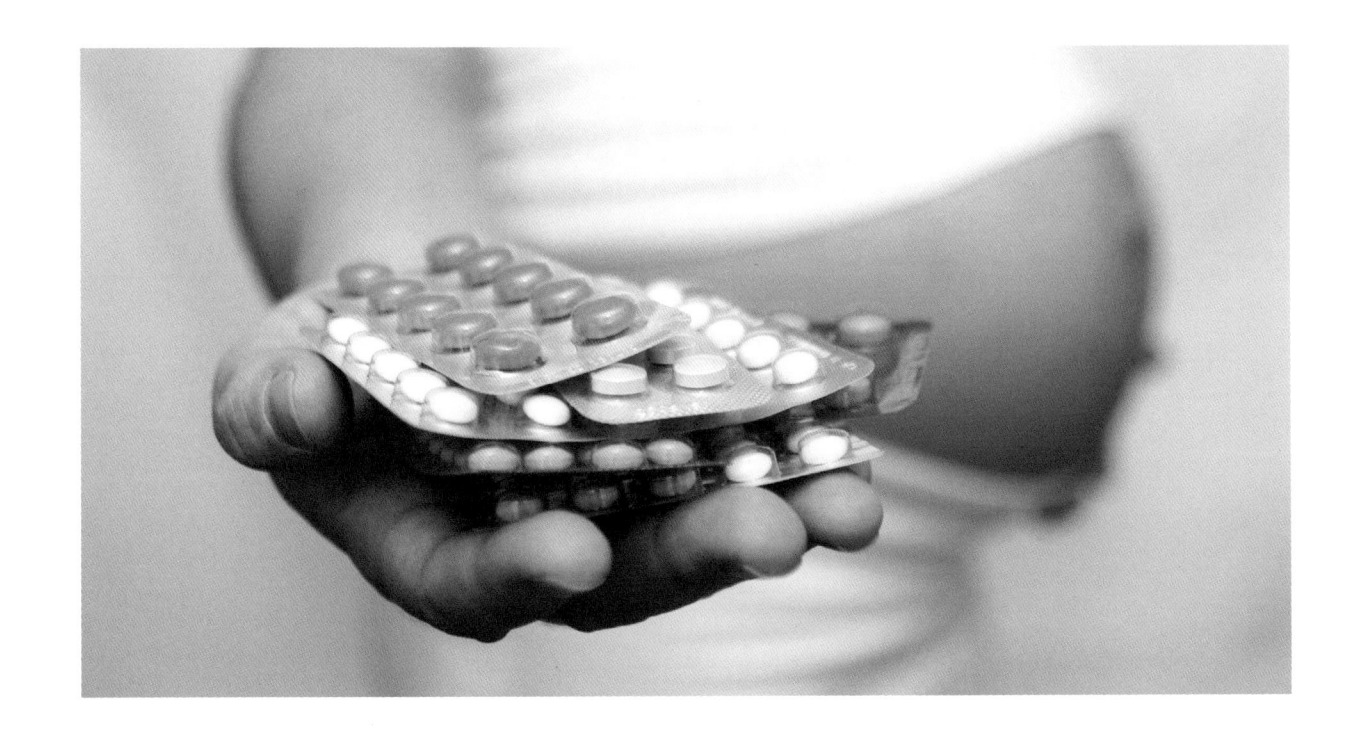

07 ▶▶

高龄妊娠

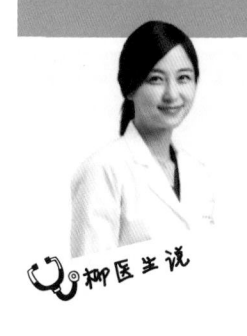

柳医生说

随着结婚年龄的推迟，女性首次怀孕的年龄自然相应变晚了。过去女性到 20～25 岁就结婚了，而现在很多要到 30～35 岁才结婚。现如今 35 岁以后才怀孕已不再是什么新鲜事了。高龄妊娠的情况时有发生。通常我们将年龄在 35 岁以上的产妇称为高龄产妇。把高龄妊娠单独拎出来讲是有原因的，从社会学的角度看，35 岁以后怀孕不算太晚，但从生物学的角度看，这时候怀孕就明显偏晚了。

高龄妊娠现象日益增多

高龄妊娠带来的问题是自然现象

从社会学的角度看，人们对待初婚年龄的推迟和高龄妊娠的看法正在发生改变。但是，如果从生物学角度看，高龄妊娠带来的问题以及其危险性依旧是存在的。随着岁月的流逝，我们的身体在慢慢衰老，这是

高龄妊娠：怀孕的时候年龄超过 35 岁

一个既定的无法阻止的事实。女性在 40 岁以后，胃癌、乳腺癌的发病率急速上升；而在 50 岁以后，高血压、糖尿病等的发病率也会急速上升。同时，高龄妊娠带来的问题也是自然衰老的一部分。

高龄妊娠需格外注意

高龄妊娠并不是一种病，也不是一个可以避免的简单问题。伴随着身体的不断衰老，我们全身各个脏器都会越来越脆弱，因而高龄妊娠需要格外注意。换句话说，个人的努力和管理，在一定程度上可以使怀孕和分娩更顺利。为此，我们需要更了解开始变脆弱的身体以及妊娠时特别的注意事项和管理方法。高龄孕妇会由于反

青春期卵细胞约 30 万个

↓

一生会排出的卵细胞 400 余个

↓

年轻的子宫排出的卵细胞 VS 长久处于休眠期的卵细胞

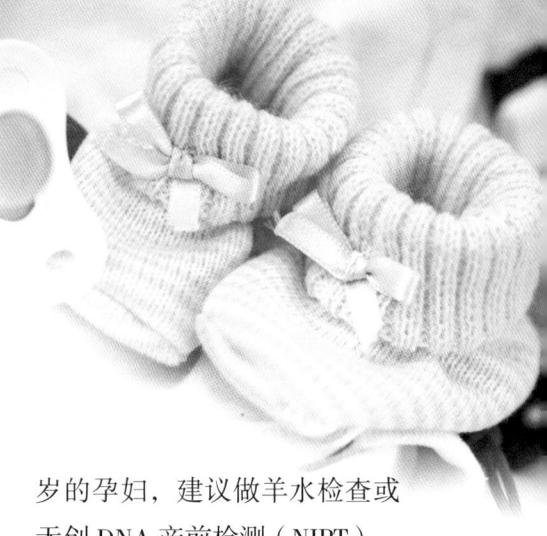

应迟钝和一些消极反应，出现各种妊娠综合征。高龄孕妇们不仅需要有事先预防综合征并能进行有效管理的智慧和耐心，还需要为此付出努力。她们需要准确地知道怀孕已经进行到哪个阶段、在这个阶段会出现哪些问题，并做好切实的准备和管理工作。通过努力，我们可以更加顺利地怀孕与分娩。

请了解高龄妊娠的危险

唐氏综合征

卵细胞的数量在女性胎儿期就已经确定了。卵细胞经历休眠期后，到青春期开始活跃，并每个月排一次。青春期的女性有约 30 万个卵细胞，其中会被排出的卵细胞有 400 多个。女性年轻时排出的卵细胞相对健康，而长期处于休眠期的卵细胞，尤其是 40 岁以后排出的卵细胞，其大部分机能已经减退。这些机能低下的卵细胞会导致胎儿细胞发生染色体不分离的现象，最终使染色体异常的疾病，如唐氏综合征的发病率增加。

正常人的染色体是成对出现的，而唐氏综合征患者的 21 号染色体由于异常分离变成了 3 条。这种染色体不分离现象的发生率随着产妇年龄的增加而增加。统计表明，35 岁以上的产妇生出唐氏综合征宝宝的概率急剧增加。因此，超过 35 岁的孕妇，建议做羊水检查或无创 DNA 产前检测（NIPT）。（NIPT 参考第 164 页）

自然流产

自然流产最常见的原因是染色体异常。卵子和精子相遇后形成受精卵，此后受精卵进行细胞分裂，若出现有遗传缺陷的染色体，受精卵或囊胚会难以进行正常的发育和生长。因此，如果孕妇和其丈夫的年龄较大，那么孕早期发生自然流产的概率就会较大。不仅如此，随着孕妇年龄的增加，其卵巢与子宫的血供也会减少，血液和激素不能得到正常供给，从而不能为受精卵的着床和生长发育提供良好的环境。这也会导致孕早期发生自然流产的概率变大。

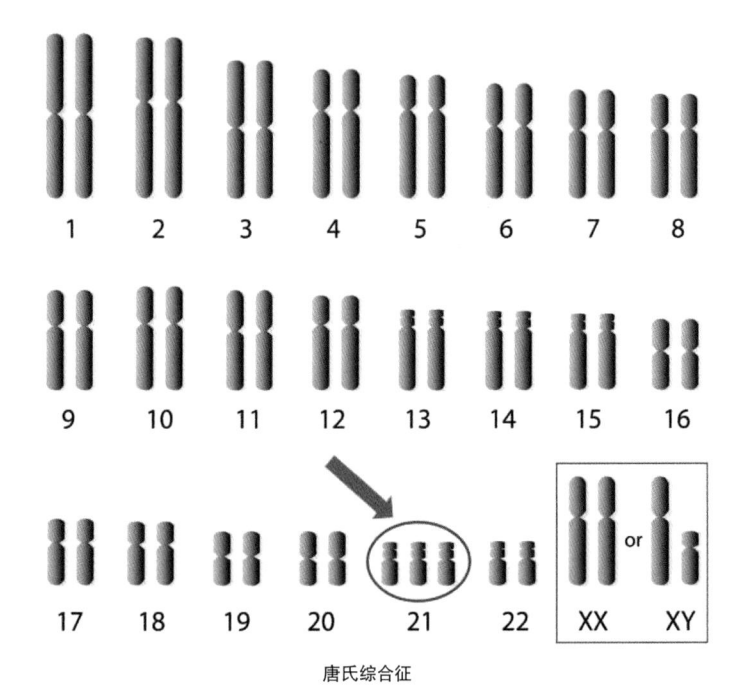

唐氏综合征

年龄与自然流产率

孕妇年龄	自然流产率
30 岁以下	7%~15%
31~34 岁	8%~21%
35~39 岁	17%~28%
40 岁以上	34%~52%

妊娠期糖尿病（GDM）

妊娠期糖尿病是指女性在孕期不能正常调节血糖，而血液持续处于高血糖状态的病症。孕中、晚期，孕妇对胰岛素的敏感性下降，故身体对胰岛素的需求量相应增加。胰岛素分泌受限的孕妇因不能代偿这一生理变化而出现血糖升高，患上GDM，或原有的糖尿病加重。糖尿病和妊娠期糖尿病是发病率会随年龄增长而升高的代谢性疾病。孕妇年龄越大，发生妊娠期糖尿病的概率就越大，因此需要特别注意这个问题。

妊娠期高血压疾病

妊娠期高血压疾病是指女性在妊娠期由于血管壁的内皮细胞发生变化，而出现血管内血浆流失的病症，即血管内的血浆相对减少，血压上升，出现全身性的浮肿。由于血管内本应有的血浆减少了，通过胎盘流向胎儿的血液量也减少了，胎儿在子宫内生长迟缓。同时，孕妇体内流向肾、脑、肝等器官的血液量也减少了，从而引发各类病症，严重时可能危及生命。孕妇年龄越大，发生由非正常血管内皮细胞变化引起的妊娠期高血压疾病的概率就越大。

剖宫产率增加

产妇年龄越大，首胎分娩时难产的概率就越大。随着产妇年龄的增长，其骨骼间的结缔组织——韧带变得越来越松弛、没有弹性，导致分娩不能顺利进行。而且，年龄越大体力消耗越快，所以高龄产妇容易在分娩时因没有足够的力气将胎儿娩出而难产。此外，孕期特有的疾病（妊娠期糖尿病、妊娠期高血压疾病等）也是剖宫产率增加的原因。

产妇年龄与染色体异常及孕期特有疾病的发病率

分娩时产妇的年龄	20岁	25岁	30岁	35岁	40岁	45岁
唐氏综合征的发病率	0.06%	0.08%	0.11%	0.26%	0.94%	3.33%
其他染色体异常的发病率	0.19%	0.21%	0.26%	0.52%	1.52%	4.76%

韩国妇产科学会

	34岁以下（4331名）	发病率（%）	35岁以上（1741名）	发病率（%）
妊娠期高血压疾病	80	1.85	36	2.07
妊娠期糖尿病	155	3.58	132	7.78
前置胎盘	80	1.85	48	2.76
胎盘粘连	31	0.72	21	1.21
胎盘早剥	11	0.25	3	0.17
子宫收缩乏力	24	0.55	22	1.26
早产	280	6.47	112	6.43
胎儿宫内死亡	23	0.53	12	0.69

与年龄相关的孕期特有疾病的发病率

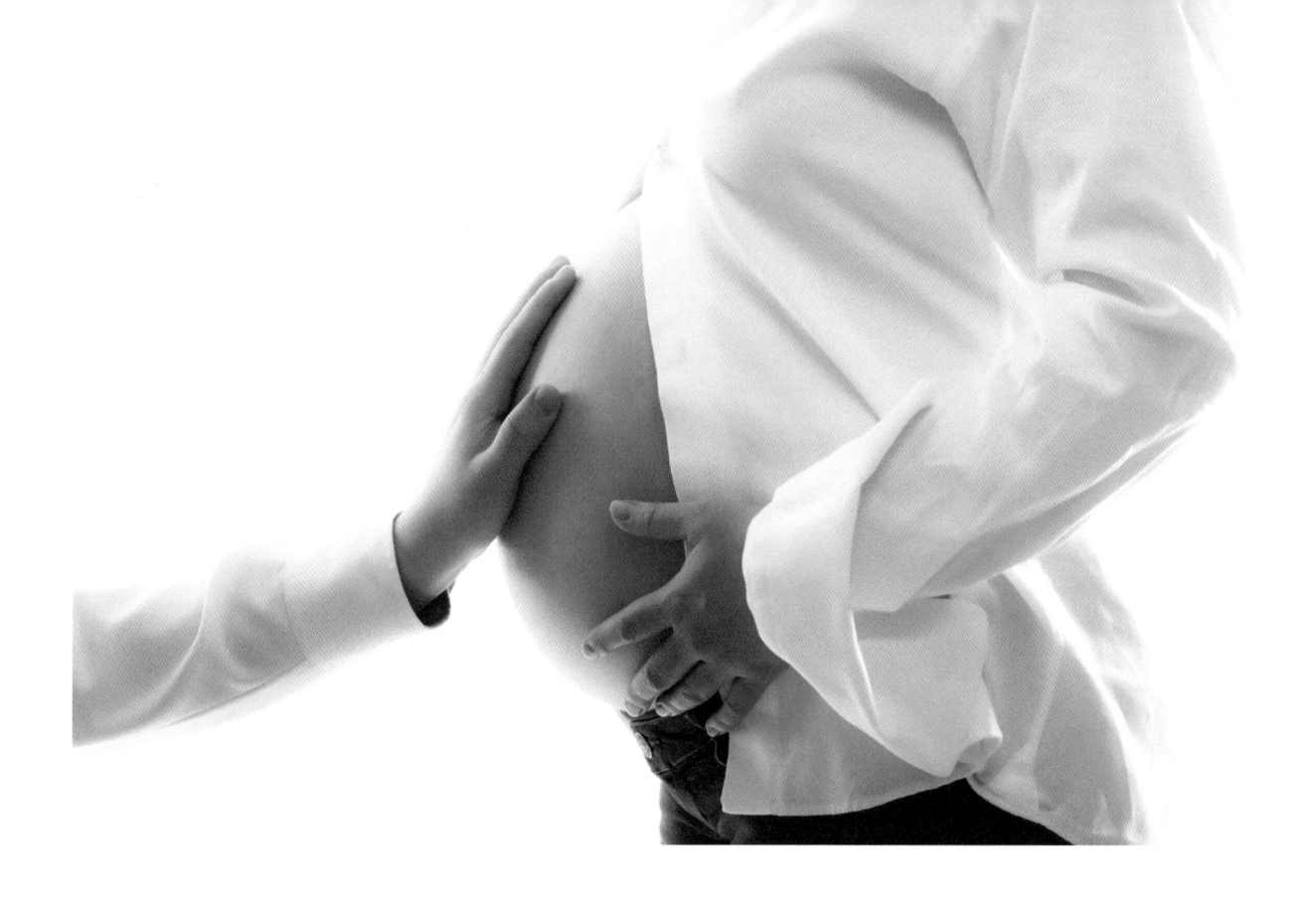

围产期产妇和宝宝的死亡率增加

产妇年龄越大，产后出血、难产的概率就越高。高龄产妇发生妊娠期糖尿病、妊娠期高血压疾病的概率较高，导致产妇和宝宝的死亡率增加。

先天性畸形

产妇的年龄超过35岁后，其卵细胞的机能会明显减弱。女性体内的卵细胞在她出生时就已经形成，高龄产妇卵巢内的卵细胞因为经历了太久的休眠期，在排出后可能无法进行正常的细胞分裂，导致受精卵染色体异常，因此胎儿畸形的概率较高。与此相同，爸爸的年龄也影响胎儿畸形的概率。40岁以上的男性生育的孩子，

出现常染色体显性遗传病的危险性更大。细微的染色体缺陷是卵细胞和精子都会发生的自然衰老现象。

请了解高龄妊娠的 10 条健康建议

1. 每周做 3 次有氧运动

适当强度的有氧运动可以使孕妇的心血管功能更强大，从而可以顺利应对孕期血流动力的迅速变化。有氧运动能增强体力，有利于顺产，同时也有利于调节孕期体重，预防妊娠期糖尿病和妊娠期高血压疾病。但一开始运动强度不宜过大，应慢慢地增加强度。每位

孕妇的身体状态都是不同的，因此请与医生充分商谈后再开始做适量的有氧运动。

2. 服用叶酸

叶酸是一种水溶性维生素，有利于受精卵顺利着床、神经管分化和造血等。建议有怀孕计划的女性，从怀孕 3 个月前每天服用叶酸 400 µg。高龄孕妇由于血液循环能力低下，常有激素分泌不足的现象，因此更应该服用叶酸。但高龄孕妇的每日叶酸摄入量并不一定要多于 400 µg。请坚持每天服用叶酸，使受精卵能顺利着床，使胎儿能正常发育。

3. 服用钙剂

孕妇的年龄与妊娠期高血

压疾病的发病率具有密切的关系。目前，还没有能完全预测与预防妊娠期高血压疾病的方法。但有研究表明，让服用钙剂较少的妊娠期高血压疾病患者坚持服用钙剂后，其妊娠期高血压疾病的症状得到了改善。韩国公民每日钙的平均摄取量为 496 mg，未达到建议量（1000 mg）的一半。坚持服用钙剂可以最大限度地降低妊娠期高血压疾病的发病率。对于已发病的患者来说，服用钙剂也有利于减轻症状。

4. 远离糖类

随着年龄的增长，女性内分泌机能会减退，因此孕妇年龄的增加与妊娠期糖尿病的发病率上升有一定的相关性。妊

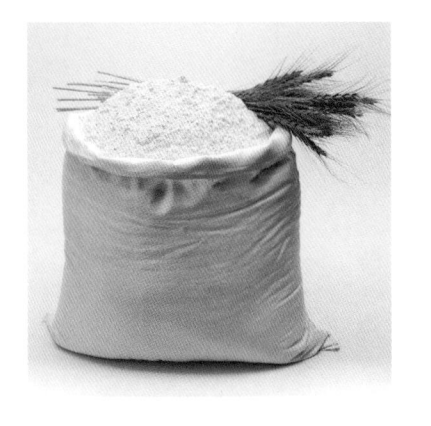

娠期糖尿病是由孕期体内激素水平发生变化，不能正常调节血糖引起的。与复合糖类相比，精细糖类——也就是经过加工的糖类更易引起血糖的急速变化。孕妇的血糖调节能力本来就因为怀孕变得很弱，这些精细糖类的摄入更是雪上加霜。因此，请高龄孕妇尽可能远离由精细糖类制成的面食、糖果，

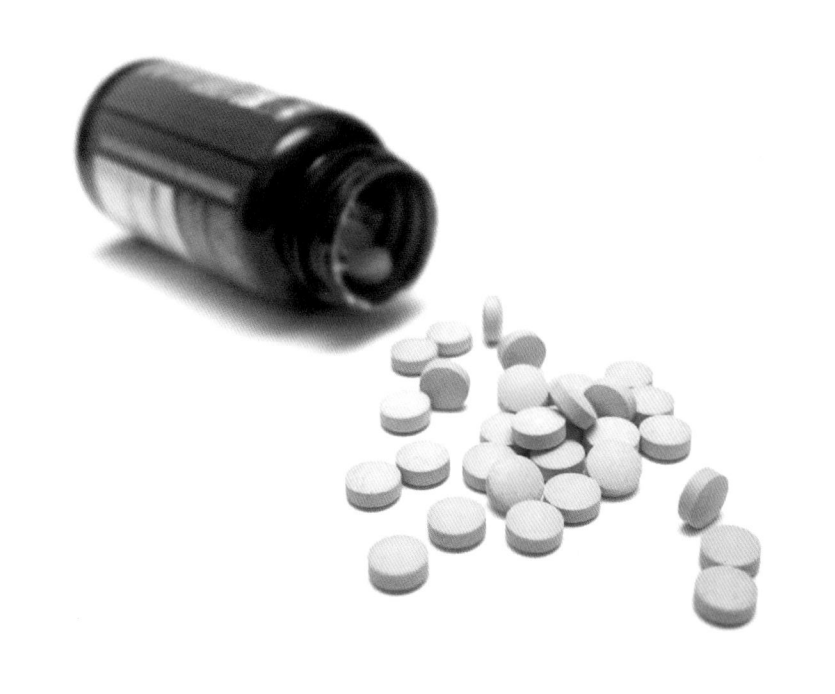

使孕期血糖维持在正常水平。血糖调节严重失常的妊娠期糖尿病患者还有可能并发胎肺发育迟缓、羊水过多、死产等孕期特有的疾病。

5. 远离糖分较高的水果

水果由于富含维生素和纤维素，常被无条件认为是对身体有益的食物。怀孕后因为肚子变得很胀，有很多孕妇喜欢用水果来代替饭，而甜的水果往往富含单糖。孕妇的身体对单糖较敏感，单糖会使血糖快速上升。而随着孕妇年龄的增长，身体不能有效应对大量摄入单糖导致的血糖急速上升。因此，糖分含量较高的水果只能用来调节心情或尝尝味道，应尽量少食。请记住，蔬菜比水果富含更多的维生素和纤维素。

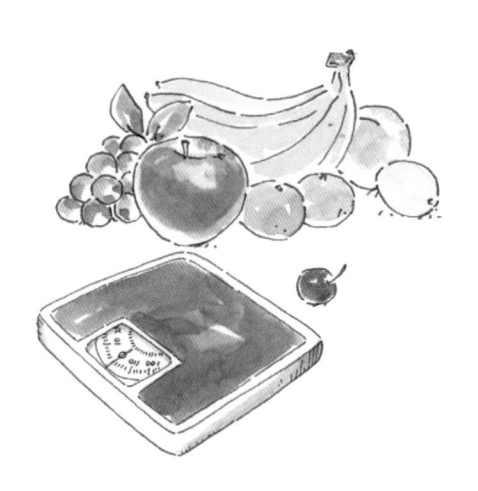

6. 切实做好体重管理

只有控制好体重，才可以预防妊娠期糖尿病和妊娠期高血压疾病。体重增加过多，会

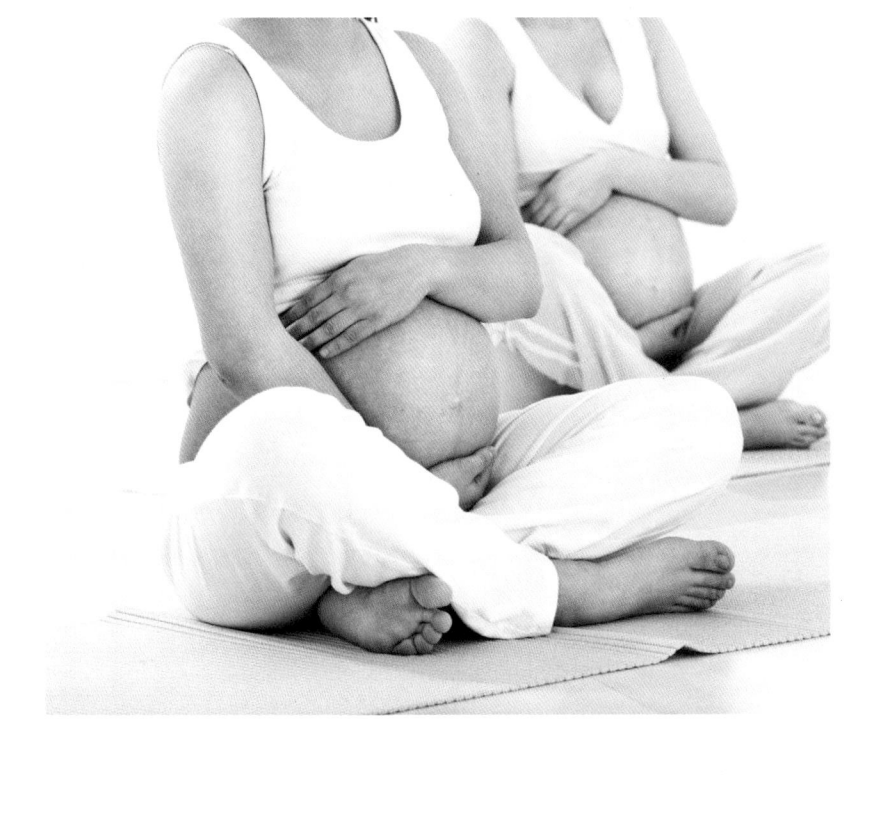

胎儿的情况，才能够做好充分准备，明智应对异常情况。

10. 保持积极的心态

现在高龄妊娠已不再是什么奇特的事情了。40岁以上的初产妇在快速增多，她们中的大部分都能顺利地产下健康宝宝。虽然随着年龄的增加，孕妇的身体会相应地出现很多变化，但是通过适当的管理和应对措施，大部分高龄女性都能顺利地怀孕和分娩。40周的怀孕时间，说短很短，说长也很长，请坚信"我可以的"，并保持积极的心态，只有这样才能挺过这段辛苦的时期。

使分娩产道变窄。高龄产妇在分娩时容易体力透支，没有足够的力气将胎儿娩出体外。产道变窄的话，危险性更高。为了能够顺产，孕妇要注意控制体重，不能增重过多。

7. 坚持做松弛骨盆的姿势或孕妇瑜伽

年龄变大后，身体的柔韧性会降低，请勤做一些运动来放松韧带。孕妇瑜伽可以锻炼全身的柔韧性，坚持做有利于顺产。

8. 充分服用铁剂

高龄产妇由于发生孕期特有疾病的概率较高，故难产和剖宫产的概率也会较高，且产后出血的概率也会增加。生产过程中的出血量非常大，没有亲身经历是很难相信的。为了避免胎儿或新生儿过度缺血而死亡，孕妇平时应坚持服用铁剂。是否切实做好贫血预防管理关系到怀孕、分娩的预后。请在空腹时，每日服用30 mg以上的铁剂。

9. 做好产前畸形儿检查

35岁以上的孕妇出现染色体异常疾病如唐氏综合征的概率较高，而且畸形儿的发生率与孕妇的年龄相关。只有了解

高龄孕妇的营养食谱
牛奶
糙米拌饭
炒卷心菜、西蓝花
用柠檬、蜂蜜调味的沙拉（用橄榄油、蜂蜜、柠檬汁做调料）

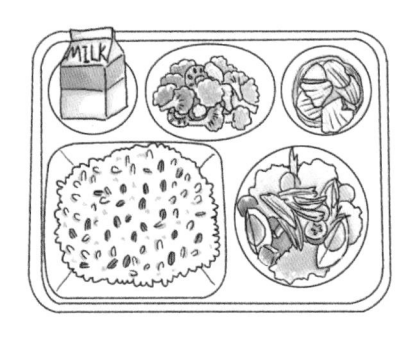

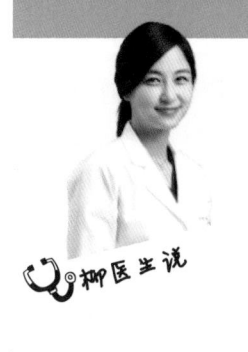

08 ▶▶▶

孕妇的体重管理

女性怀孕后比怀孕前更容易发胖，孕期即使没有怎么吃，也会很快发胖的。怀孕时腹中的宝宝是最重要的，那么，对于渐渐圆润的孕妇而言，体重真的可以放任不管吗？孕妇肥胖真的没关系吗？一定程度的肥胖是一种自然而美丽的变化，但体重增加过多，对腹中的宝宝以及孕妇本身都会造成危害。那么，孕妇应该怎样管理体重呢？

柳医生说

应该怎样管理体重

孕妇的身体在悄然改变

孕妇的身体内有一套可以使胎儿体重增加的神秘系统，它是通过胎盘分泌的激素运作的。这种激素可以识别胎儿的生长发育，并察觉到应该给予胎儿更多的能量，从而改变孕妇的身体，因为孕妇的身体是胎儿能量的来源。

为了更好地孕育胎儿，孕妇即使只吃一点儿，其体内的血糖也会升高。为了以防万一，孕妇的身体有储存糖的趋势。也就是说，孕妇的身体会使血液维持在高糖的状态，并将糖输送给胎儿。

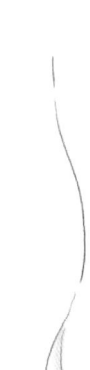

9个月
8个月
7个月
6个月
5个月
4个月
3个月
10个月

Tips ｜ 孕早期与孕晚期的子宫大小对比

与孕早期相比，孕晚期孕妇的肚子凸起得更明显。其间子宫的大小和质量会有什么变化呢？

	长 度	质 量	体 积
孕早期	约 7 cm	60~70 g	约 10 ml
孕晚期	约 36 cm	约 1000 g	约 5 L
对比两个时期	5 倍	15 倍	500~1000 倍

营养过剩

以前因为物质匮乏等因素没什么吃的，女性怀孕后也很难获得充足的营养，因而饭后血糖急速上升这种变化对当时的孕妇而言是适当的，这也是保护胎儿的一种表现。但是，现在情况不同了。在食材丰富多样的今日，这种血糖变化反而对孕妇不好。因为摄入的营养超出了身体所需，血糖上升过度并居高不下，通过胎盘输送给胎儿的能量也过多了。

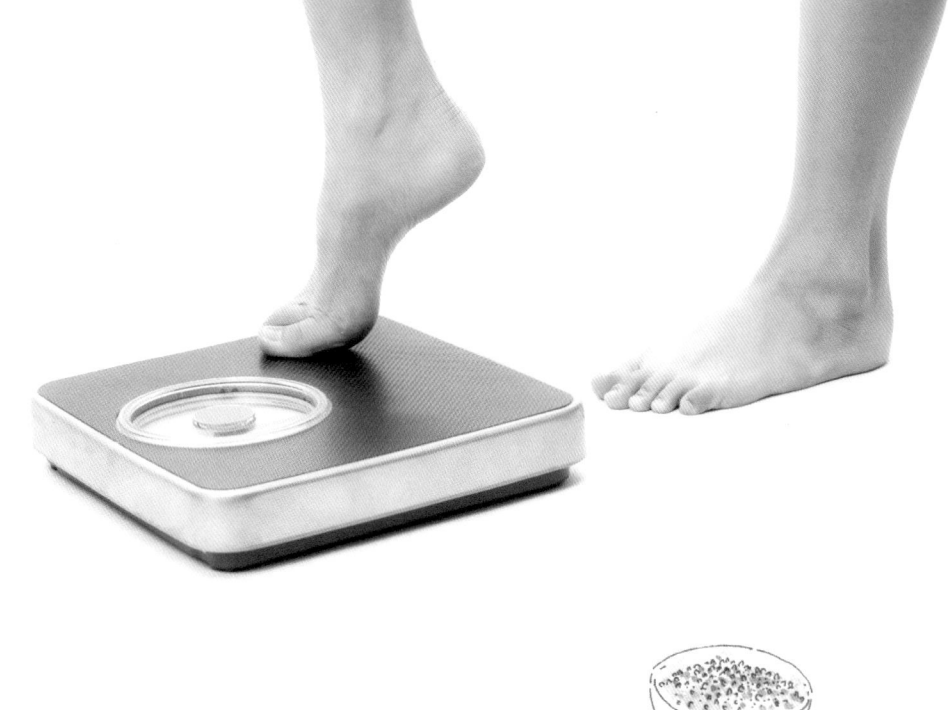

注意妊娠期糖尿病

妊娠期糖尿病并不是因为孕妇身体胖或有家族史才出现的。妊娠期糖尿病是指孕妇的身体受胎盘分泌激素的影响，像糖尿病患者一样血糖上升后不能自动恢复正常的状态。即使是未患有妊娠期糖尿病的孕妇，怀孕 20 周以后身体也会变得对糖异常敏感，因而此时需格外注意。孕妇进食后，其血糖会比未怀孕时上升得高，摄入的食物一部分会用于血糖的正常上升，剩下的会全部转换为脂肪囤积下来。这就是孕妇即使没有吃得特别多也还是会发胖的原因。经过加工的糖类就是一类容易导致孕妇血糖偏高的食物，因而孕妇需要格外注意这类食物。

注意甜食

两顿饭之间最好不要吃饼干、面包、巧克力、曲奇等食物。很多人想着自己都已经怀孕了，或担心宝宝会挨饿，因而不会拒绝朋友拿来的面包、曲奇等。但是，这些食物往往是胎儿不需要的。

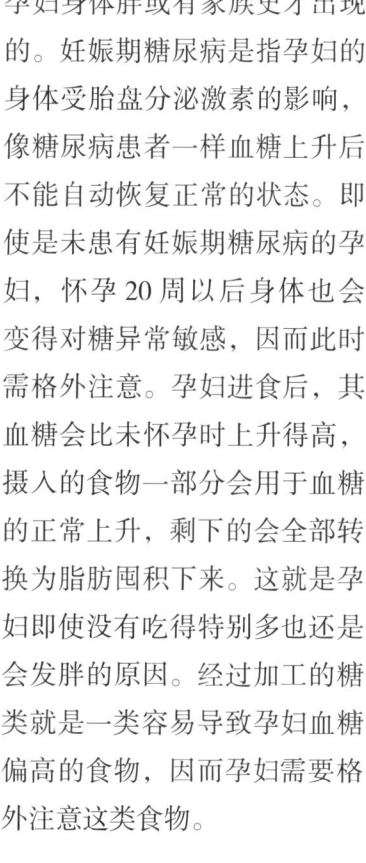

管理饮食生活

请多吃糙米或五谷饭来代替白米饭，多吃蔬菜来代替甜的水果。饮食要以优质蛋白和富含维生素的蔬菜为主。不管是为了腹中的宝宝，还是为了产后管理，孕妇要尽可能减少面食等的摄入量，少吃零食，多吃蔬菜。

做好心理准备

怀孕时比怀孕前更难控制饮食及食欲，孕妇即使吃得少也很容易发胖。和怀孕前相比，怀孕后控制体重更加艰难。孕期的努力不仅和产后恢复有密切关系，也会影响之后的怀孕和分娩。请下定决心，根据一份健康又瘦身的食谱来管理饮食吧。

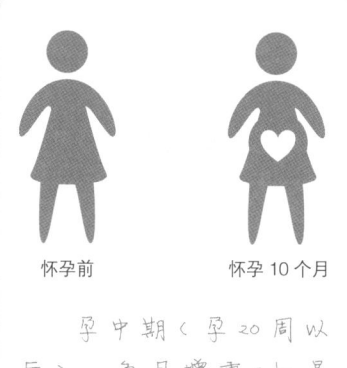

怀孕前　　　　怀孕 10 个月

孕中期（孕 20 周以后），每月增重 2 kg 是正常的。请努力避免每月增重超过 3 kg。

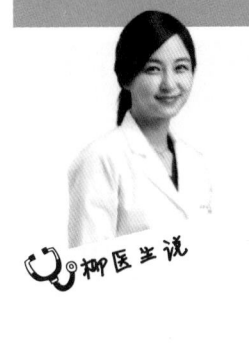

09

怀孕和饮食

柳医生说

你是不是常听人说怀孕时哪怕吃苹果，也应该挑长得好看的吃？因为你不是一个人吃，所以要格外注意。门诊时经常会遇到这样的孕妇：喜欢吃辣的孕妇好奇吃辣的嗜好是否会遗传给宝宝，喜欢吃比萨和汉堡的孕妇好奇腹中的宝宝是否也喜欢吃比萨和汉堡。现在我们就来聊一聊，怀孕时吃的东西为什么那么重要，它们会对腹中的宝宝造成什么影响。

食物会对腹中的宝宝造成什么影响

咖啡

怀孕后由于孕吐等因素，有些人更是难以抵抗咖啡的诱惑。目前，还没有因孕期摄入咖啡而导致畸形儿的报道。但是，摄入过量的咖啡因与胎儿发育迟缓及流产有关。关于每日咖啡因的允许摄入量，有200 mg到500 mg不等的各种建议。摄入过多咖啡因可能会引起胎儿中枢神经系统发育异常、心血管疾病及自然流产等现象。一杯普通的速溶咖啡含咖啡因60～70 mg，现磨咖啡则含咖啡因70 mg。除了咖啡、绿茶、巧克力、可乐等也含有咖啡因，食用前要注意其中的咖啡因含量。但也不要觉得通过咖啡等食物摄入的咖啡因只要低于200 mg就是安全的而放心多吃。母体摄入的咖啡因会通过胎盘输送给胎儿。成人的大脑中有血脑屏障这一防御墙，即使遭遇有毒物质入侵，脑细胞受血脑屏障的保护也不会轻易受损。但是胎儿因血脑屏障还未发育完全，易被有毒物质侵害。由母体输送给胎儿的咖啡因越多，胎儿脑细胞受到的损伤就越严重。因此，孕妇应尽量少接触咖啡因，请慢慢将咖啡的量从一杯减到半杯，从半杯减到一两口。

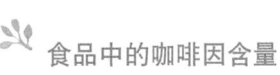

食品中的咖啡因含量

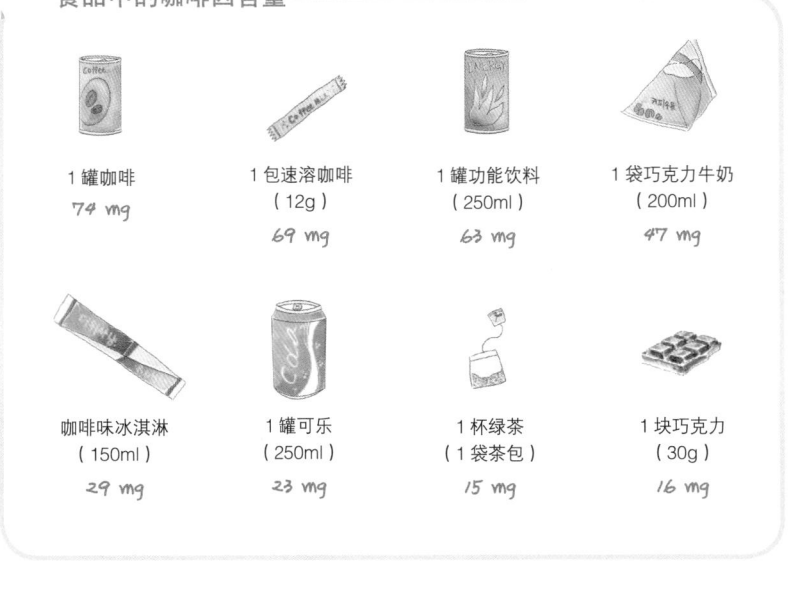

1罐咖啡
74 mg

1包速溶咖啡
（12g）
69 mg

1罐功能饮料
（250ml）
63 mg

1袋巧克力牛奶
（200ml）
47 mg

咖啡味冰淇淋
（150ml）
29 mg

1罐可乐
（250ml）
23 mg

1杯绿茶
（1袋茶包）
15 mg

1块巧克力
（30g）
16 mg

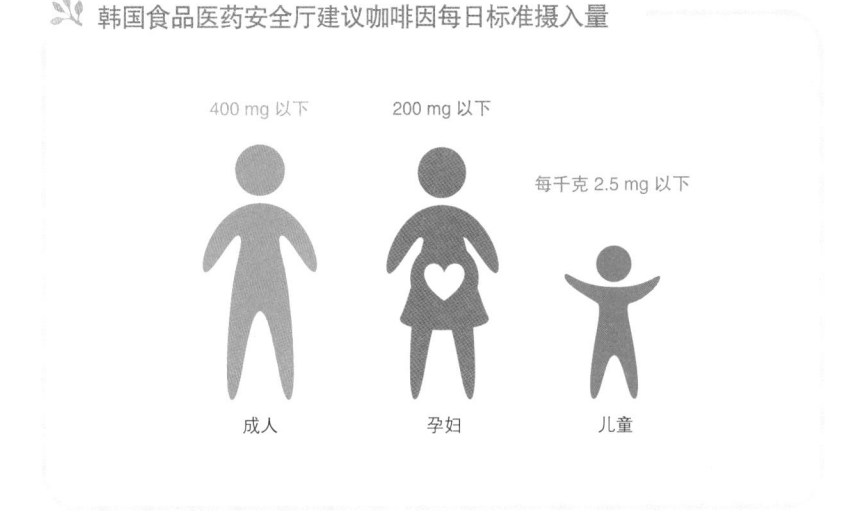

韩国食品医药安全厅建议咖啡因每日标准摄入量

400 mg 以下　　　200 mg 以下

每千克 2.5 mg 以下

成人　　　孕妇　　　儿童

人工调味料

最近人们对人工调味料的关注度有所提升，但事实上还没有直接证据可以证明人工调味料的使用与畸形儿的形成有关。对于常在雪碧、可乐等食品中添加的甜味剂阿斯巴甜，美国食品药品监督管理局（FDA）规定，孕期及哺乳期的女性每日摄入量不得超过50 mg/kg。糖精属于致癌物，女性在怀孕时常摄入糖精会危

害胎儿，所以应格外小心。虽然到目前为止人工调味料未被查实有明确的毒性，但它们会增加钠的摄入量。由于它们还未被确认是安全的，应尽量限制使用。

那些必须远离的食物背后的真相

生鱼片

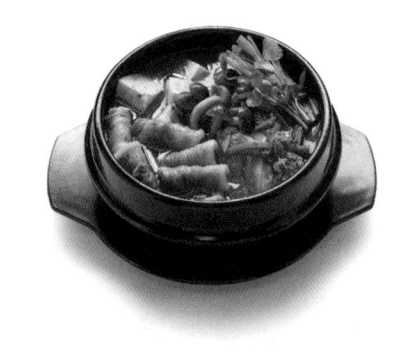

在医院常被问及这些问题："可以吃生鱼片吗？""我去吃自助餐时吃过几片生鱼片，没关系吗？"那么，怀孕时到底可不可以吃生鱼片呢？我的回答是：要看情况。虽然有时候孕妇可以吃生鱼片，但是有些注意事项值得关注。

吃法及管理

事实上，吃生鱼片常是引起食物中毒和寄生虫感染的原因之一。食物中毒，顾名思义就是由食物引起的微生物感染及由微生物产生的有毒物质引发的具有感染性的病毒性疾病。引起食物中毒的细菌在温度较高的夏季能够快速增殖，因此在夏季，那些容易腐败而尚未变质的食物一定要煮熟后再吃。因为大部分能引起食物中毒的细菌可通过高温加热灭活。尤其是感染了肝吸虫等寄生虫的淡水鱼，孕妇应尽量远离。

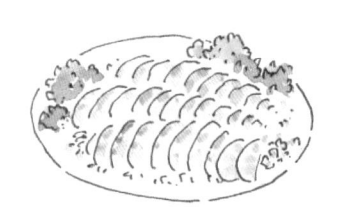

那么在温度较低的秋冬季就可以吃生鱼片了吗？鱼身上有很多寄生虫或细菌，它们大部分存在于内脏、鳞片、鳃等部位。鱼的肉质部位几乎没有寄生虫或细菌，但是常通过刮鱼鳞、切内脏的刀及砧板被污染。因此，刮鱼鳞、切内脏的刀及砧板要注意单独使用，且平日要切实做好消毒工作。像这样的卫生管理工作，如果做得不到位的话，引起食物中毒的细菌等微生物就会转移到我

们吃的生鱼片上，因此我们应该去卫生管理工作做得好的餐厅就餐。原本存在于内脏中的寄生虫在鱼死后（即鱼的新鲜度下降后）会转移到肉质部位，因此鱼要选择新鲜的。

生金枪鱼片

金枪鱼等大型鱼类属于食物链的上层，这也意味着其体内汞含量较高。建议每周吃金枪鱼类生鱼片的次数不要超过一次。

生鱼片寿司

很多人在怀孕后忌讳吃生鱼片寿司。其实生鱼片寿司和生鱼片一样，只要是在卫生状况较好的餐厅里吃的，就不会有什么大问题。

薏米

薏米作为谷物中的一种，深受男女老少的喜爱。薏米富含蛋白质、铁、钾、钙、维生素 A、B 族维生素、锗等各类营养素。但是从古至今一直流传着孕妇不能吃薏米的说法，

这到底是为什么呢？

食欲低下

薏米能带来饱腹感，因此会降低食欲。多数孕妇会在孕早期害喜，导致营养不足，因此那些能降低食欲的食物还是少吃为妙。

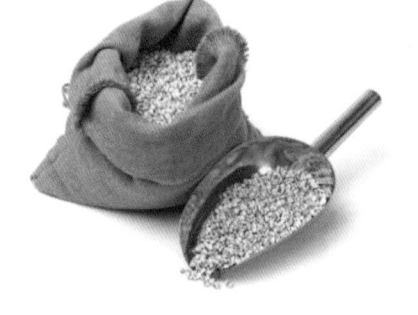

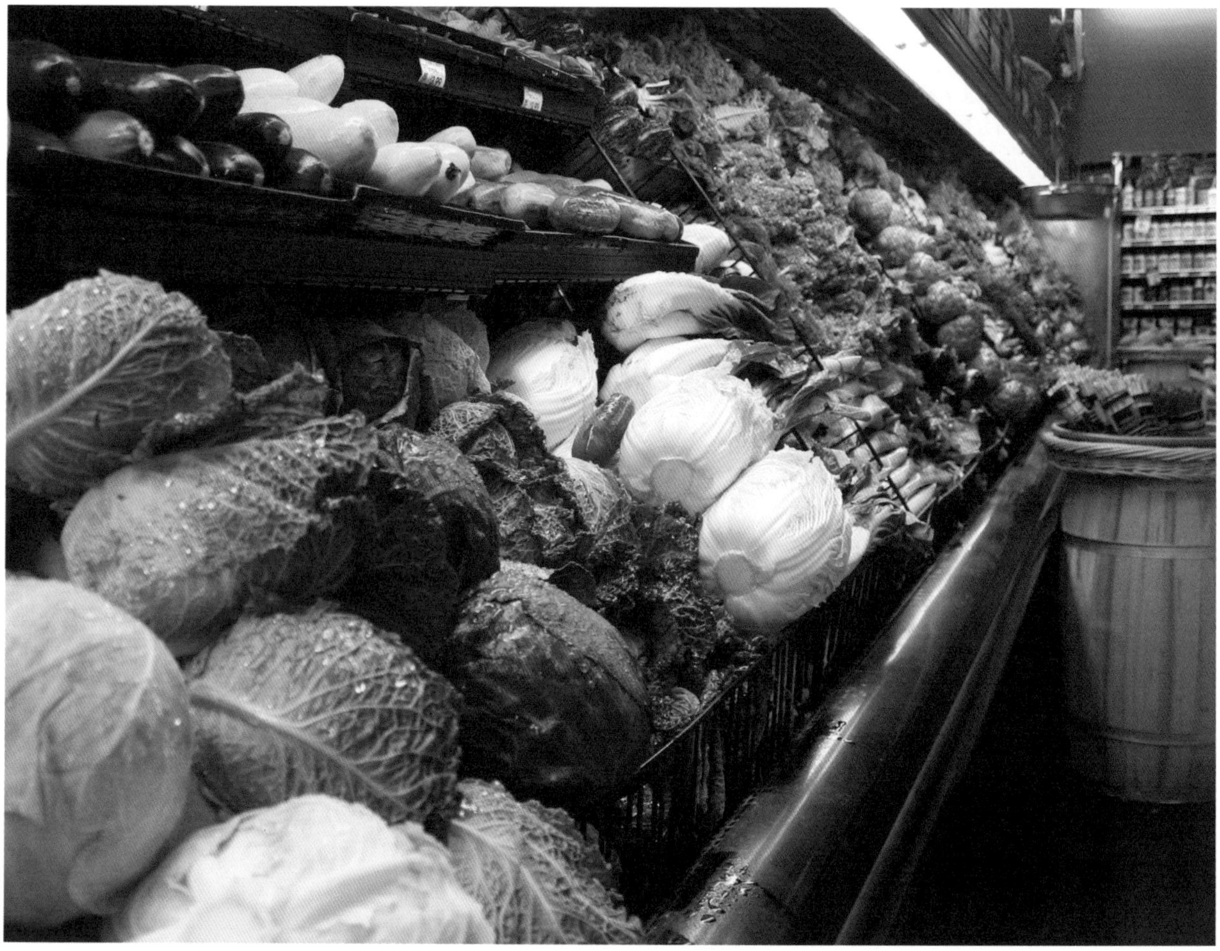

引起便秘

薏米会使肠道功能不好的人的肠道不适感加重，甚至引起便秘。女性怀孕后很容易由于肠道功能低下、服用铁剂等而便秘。薏米会加重便秘，因此要引起注意。

利尿作用

薏米有较强的利尿作用。怀孕后服用利尿剂会对母胎循环带来较恶劣的影响，一定要留意。薏米的利尿作用会导致流入胎儿的血量减少，对胎儿造成不良影响。但是，女性在孕期没有绝对的禁物。虽然薏米的这些特性导致从很久前就有薏米对怀孕有害的说法，但孕期偶尔吃次薏米且分量不多的话，并不会造成太大的问题。

菠萝

在东南亚和南美地区，流传着多吃菠萝会引起流产的说法。菠萝是一种具有代表性的热带水果，它是在未成熟状态下采摘下来的，需储藏至自然成熟后才能食用。未成熟的菠萝含有较多的酸和草酸钙，会给口腔黏膜及牙齿带来损伤。它还含有一种蛋白水解酶——菠

孕妇没有绝对不能吃的水果，但要注意不能多吃。人们常认为水果对身体有好处、不会令人发胖，因此即使时间很晚了，也会毫无心理负担地吃很多水果。但是，水果中的糖含量是相当高的，孕妇最应该要注意的就是糖类的摄入量。而且水果具有酸性物质，对口腔和牙齿都有不良影响，因此孕妇吃水果要特别小心。

建议孕妇适量地吃各种水果。

为了胎儿的健康，建议孕妇用蔬菜代替水果以补充维生素。蔬菜富含纤维素，且热量较低。而且与水果相比，蔬菜含有更多的维生素。

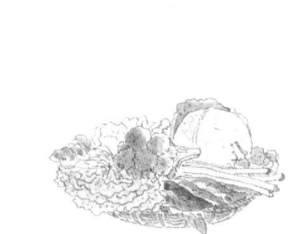

萝蛋白酶，空腹时食用菠萝会刺激胃黏膜。女性怀孕后牙齿变得脆弱，易患牙周炎、牙龈炎，因此如果每天都吃菠萝的话，牙齿当然会出现问题。但是少吃的话牙齿不会出现问题，故把菠萝称作是孕妇的禁物是不切实际的。

柿子

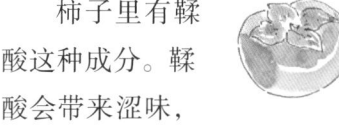

柿子里有鞣酸这种成分。鞣酸会带来涩味，常存在于红茶、绿茶等中，是妨碍铁吸收的代表性物质。铁的吸收对孕妇来说是至关重要的，但柿子会妨碍铁的吸收，因而孕妇不可以吃柿子的说法就这样流传开了。实际上，只要吃的量不多，就不会有太大的问题。

红豆

长辈们有时会劝说孕妇不要吃红豆，但是红豆真的不可以吃吗？红豆有利尿作用，即红豆会使小便量增多，从而导致孕妇血管内的血液量相对减少，这也意味着输向胎儿的血液量会减少，因此孕妇尽量不要多吃红豆这类有较强利尿作用的食物。但是孕妇想吃红豆的时候仍然可以适当吃点，因为并不是说只吃一点红豆就马上会出现严重的问题。

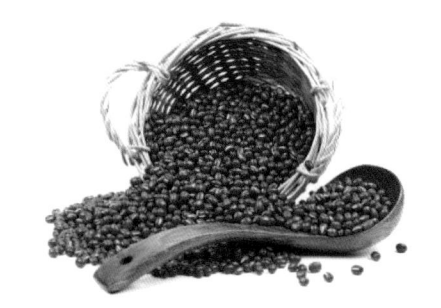

10

怀孕与营养剂

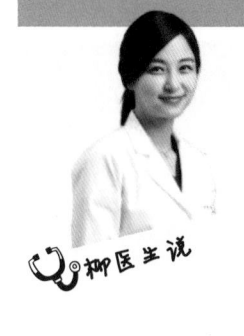
柳医生说

怀孕期间，让肚子里宝宝健康的最大的秘诀不是摄入各类营养剂或补充剂，而是养成健康的饮食习惯。如果日常饮食以速食快餐或加工精制的糖等为主，那么孕妇即使摄入再好的营养剂或补充剂，都很难顺利地度过孕期。女性在怀孕期间不仅要摄入营养剂或补充剂，更要在健康的食物上花心思。

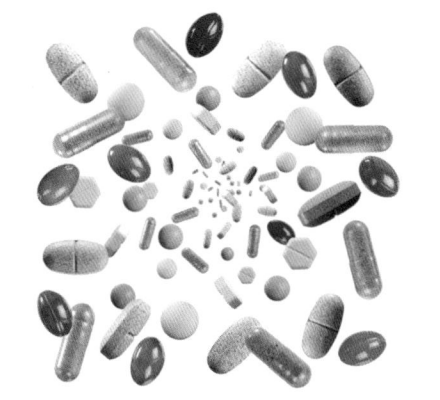

叶酸的每日需求量 600 μg

通过叶酸单一制剂或叶酸复合维生素补充 400 μg

通过食物摄入 200 μg

受精卵着床前后至孕 3 月期间叶酸的需要量

应该吃哪些营养剂

服用叶酸

孕早期（孕 12 周前）的女性需要适量补充叶酸。叶酸是一种水溶性维生素，与核酸、红细胞的生成以及胎儿、胎盘的生长有关。受精卵着床前后到孕 3 月期间的叶酸缺乏与胎儿的神经管缺陷等先天性疾病有关。叶酸的每日需求量为 600 μg。我们平常吃的米饭、面食等谷物及绿叶蔬菜都含有丰富的叶酸，平均有 200 μg 叶酸是通过食物摄入的。因此，建议准备怀孕或孕早期的女性每日摄取 400 μg 的叶酸。如果是曾分娩出有神经管缺陷宝宝的女性，每日需要摄入上述量

10 倍的叶酸，即 4 mg。孕早期或计划怀孕的女性，请服用叶酸单一制剂或含有叶酸的复合制剂，且必须保证每日摄入的叶酸量在 400 μg 以上。

摄入铁剂

孕妇在孕 4 月后就需要服用铁剂。铁是孕期最重要的营养素之一，是必须要摄取的。孕中期以后孕妇总共需要的铁量为 1000 mg，其中用于孕妇血液增加的量为 500 mg，用于胎儿与胎盘形成的量为 300 mg，剩余部分则被排出。通常来说，服用铁剂会伴随恶心、呕吐、

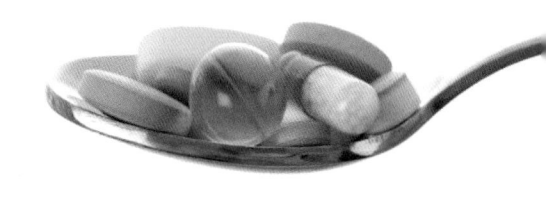

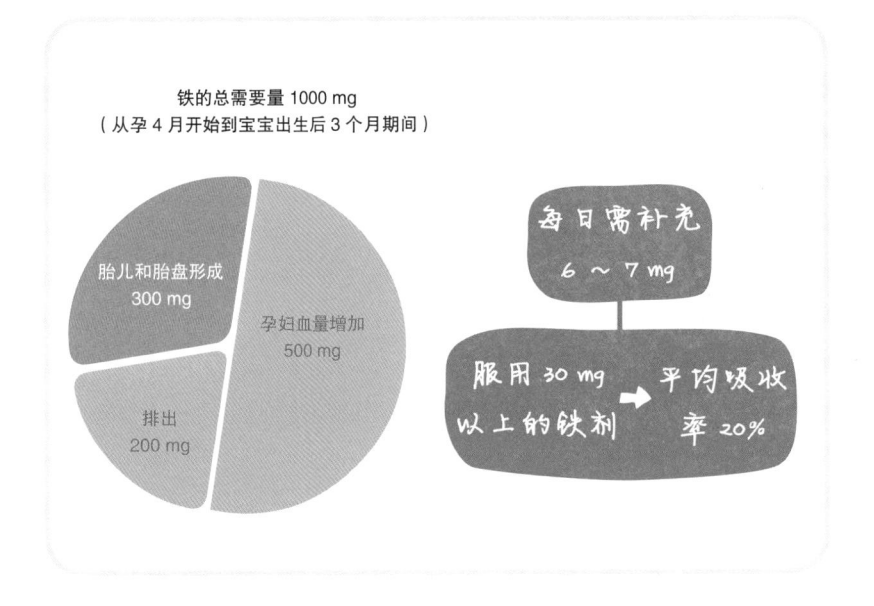

铁的总需要量 1000 mg
（从孕 4 月开始到宝宝出生后 3 个月期间）

胎儿和胎盘形成
300 mg

孕妇血量增加
500 mg

排出
200 mg

每日需补充
6 ~ 7 mg

服用 30 mg
以上的铁剂 → 平均吸收
率 20%

3 个月时。铁剂有片剂、口服液等多种形态，请找一种最容易服用且口感最佳的制剂来服用。不同铁剂的副作用（恶心、呕吐、便秘）因人而异，因此孕妇要选择一种最适合自己的铁剂来服用。

摄入维生素 D

维生素 D 是一种可以借助太阳光自然合成的，并且有利于钙被骨骼吸收的脂溶性维生素。但是即使暴露在阳光中，由于各人的皮肤类型不同、皮

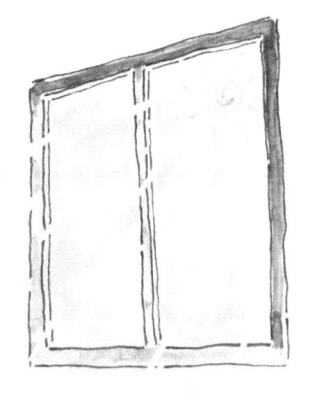

便秘等胃肠疾病，因而孕早期的孕妇不建议服用铁剂。实际上，随着血浆的大量增加，建议孕妇在孕 16 周后，即在孕 4 月后，服用铁剂。孕 4 月后，孕妇总共需要的铁量为 1000 mg，因此孕妇平均每日需要补充 6 ~ 7 mg 的铁，而单纯依靠食物摄入足够的铁是很困难的。

铁剂的吸收率很低，平均吸收率为 20%，因此孕妇最好服用含铁 30 mg 以上的铁剂。

铁剂有两种，一种是只含有铁的制剂，另一种是还含有其他营养素的复合制剂。维生素 C 有利于铁的吸收，而钙会阻碍铁的吸收，因此服用复合制剂时需考虑这些因素。

铁剂需要从孕 4 月前后开始服用，一直服用到宝宝出生

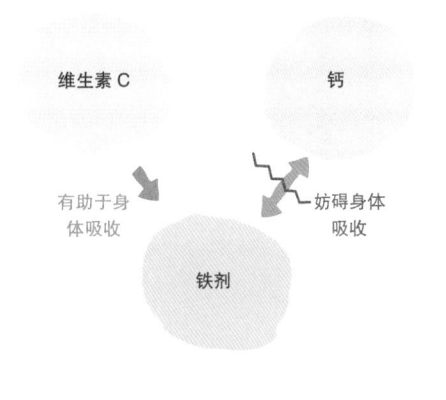

维生素 C

钙

有助于身体吸收

妨碍身体吸收

铁剂

Tips | 维生素 D

● 维生素 D 的主要功能

·保证人体骨骼健康的重要营养素
·调节血液中钙的浓度
·调节上皮细胞、免疫细胞等的增殖与分化
·与肌肉、骨骼相关
·参与激素（如胰岛素）合成
·参与血压调节

● 维生素 D 的检查时期

·怀孕前及孕早期做血液检查时
·怀孕期间为筛查畸形儿做血液检查时

血液中维生素 D 浓度（ng/ml）	建议摄取量（IU）
20 以下（贫乏）	2000
20~30（不足）	1000
30~100（充分）	800

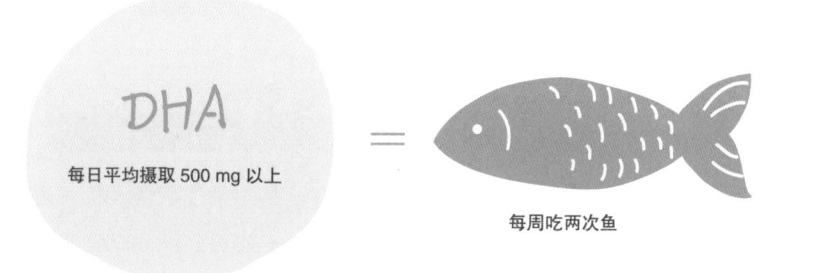

肤状态不同、太阳的季节性纬度变化等因素，大部分人都不能得到充足的阳光供给。孕期维生素不足会影响胎儿骨骼的形成及肌肉发育，还与妊娠期高血压疾病、早期流产有关。母乳中的维生素 D 含量低于 25 IU/L 且宝宝只喝母乳时，需要给宝宝再额外补充维生素 D。血液中维生素 D 的正常浓度为 30 IU/L。准备怀孕或已经怀孕的女性，需要确认自己体内的维生素 D 浓度是否正常，再根据检查结果适量补充维生素 D。可以服用维生素 D 单一制剂，也可以服用含维生素 D 的复合制剂。

服用 Ω-3 制剂

富含二十二碳六烯酸（DHA）的 Ω-3 制剂有利于胎儿的脑发育。Ω-3 是一组多不饱和脂肪酸，主要包括 α-亚麻酸、DHA、二十碳五烯酸（EPA）3 种不饱和脂肪酸。其中 DHA 有利于宝宝生理功能的发育，能有效预防妊娠期高血压疾病、早产。从孕晚期（孕 28 周后至胎儿娩出）到宝宝出生后 24 个月，这一时期宝宝的脑部发育活动非常活跃，非常需要用于宝宝脑部发育的 DHA，因而要在这个时期适当补充 DHA。美国营养协会于 1999 年表明孕期及哺乳期女性对 DHA 的每日最少需要量为 300 mg。

DHA

每日平均摄取 500 mg 以上

＝

每周吃两次鱼

正确服用营养剂的时间

早上空腹：铁剂、维生素 C、叶酸

与铁剂同时服用效果更好的营养剂：
维生素 C

需要与铁剂错开时间服用的营养剂：
钙剂（时间间隔 2～3 小时）

与钙剂同时服用效果更好的营养剂：
维生素 D

铁剂 ♥ 维生素 C

钙剂 ♥ 维生素 D

铁剂 ⟷ 钙剂
间隔 2～3 小时

DHA 在肉类、乳制品、谷物等食物中含量很少，大量存在于含脂肪较多的鱼类体内。以平均每周吃两次左右鱼的孕妇为研究对象的实验表明，她们平均每天摄入的 DHA 有 500 mg 以上。因此，通过额外服用 Ω-3，或保持每周吃两次左右鱼的健康饮食习惯，孕妇就可以获得充足的 DHA。从远洋海域捕捉的大型鱼体内汞含量较高，建议孕妇每周只能吃两次这类鱼。同时由于 Ω-3 中的 EPA 具有抑制凝血的作用，要注意每日服用的 EPA 和 DHA 不能超过 4 g，建议在临近分娩的孕 36 周前后中断服用。

✿ 不同时间所需的营养剂

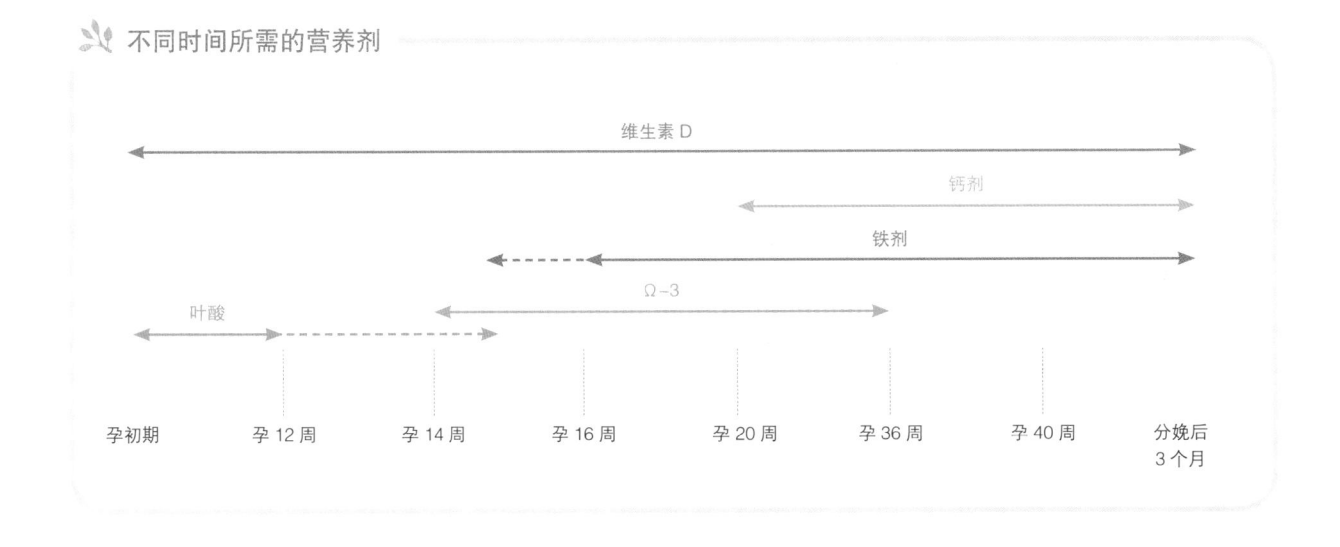

| 维生素 D | | | | | | | |
| 叶酸 | | Ω-3 | | | 铁剂 | 钙剂 | |

| 孕初期 | 孕 12 周 | 孕 14 周 | 孕 16 周 | 孕 20 周 | 孕 36 周 | 孕 40 周 | 分娩后
3 个月 |

摄入复合维生素

　　如果难以维持均衡的饮食，那就一定要服用复合维生素。女性怀孕后对营养素和维生素的需求量增加了。市面上有各种妊娠用复合维生素，与叶酸或铁剂不同的是，复合维生素的效果与优势目前还不明确。因此，不建议所有孕妇都服用复合维生素，只建议通过饮食不能摄入充足营养素的孕妇、吸烟孕妇、素食孕妇、服药的孕妇等属于孕妇中的高危人群服用复合维生素。复合维生素含有脂溶性维生素，这点需要格外注意，因为过量服用维生素 A、维生素 D、维生素 E、维生素 K 等脂溶性维生素，会出现副作用。尤其是维生素 A，如果每天的服用量超过 10000 IU，就有引起畸形儿的潜在危险，因此每天的服用量应低于这个值。

摄入钙剂

　　并不是说女性怀孕后就要增加钙的摄入量。如果每天都能摄入充足的钙（1000 mg），那么女性在怀孕后就不需要再额外补充钙。但是对于基本摄入量不足的女性，怀孕后额外补充钙是非常有益的。研究结果表明，与没有服用钙剂的孕妇相比，服用钙剂的孕妇出现妊娠期高血压疾病时症状较轻，发病时间也有推迟的倾向，并且很少发生能引起严重痉挛的癫痫。如果不方便服用钙剂，可以努力多吃富含钙的牛奶、奶酪、鳗鱼、豆腐等食物。

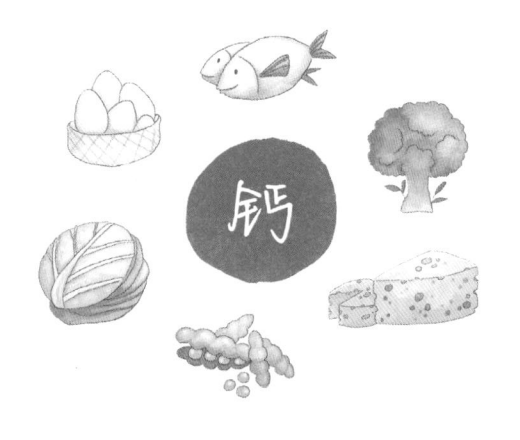

11

怀孕和蛀牙治疗

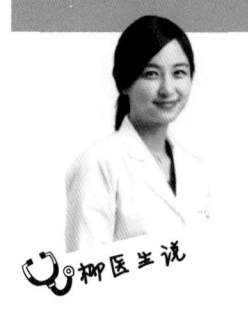

柳医生说

女性怀孕后常会出现牙龈炎、牙周炎、蛀牙等口腔疾病。有人说是因为胎儿抢走了母体内的钙，才导致孕妇常常出现这类问题。其实不然，怀孕后雌激素的分泌量增加了，导致孕妇的口腔环境也发生了变化，这才是孕妇易发生口腔疾病的主要原因。但是，女性怀孕后发生的蛀牙或牙周病会使身体内的炎性物质增加。孕妇身体内的炎症反应对胎儿有害，因此如果有蛀牙，一定要及时治疗。

这是孕妇常患的疾病

妊娠期牙龈炎

牙龈发肿的妊娠期牙龈炎是一种常见的妊娠期疾病，孕妇的发病率在50%以上。该病从孕2~3月开始发作，在孕8月左右时最为严重。虽然该病会在产后2~3个月有所好转，但若在孕期对其放任不管的话，它有可能会发展为牙周炎，因此建议发病的孕妇最好去牙科接受治疗。

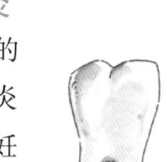

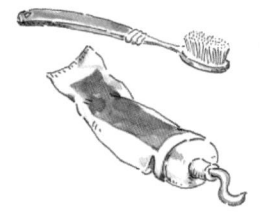

孕妇发生牙周炎的原因是其口腔内的正常细菌分布发生了改变，血管壁变得脆弱，因此即使口腔受到的刺激很轻微，孕妇也会出现牙龈发肿的症状，且易出现炎症反应。

牙齿腐蚀

孕妇由于受慢性疲劳所困，很容易忽视口腔管理。而且，孕早期频繁孕吐更会加速牙齿损伤。频繁呕吐会使口腔

牙釉质
牙龈
牙本质
牙髓
牙骨质
牙槽骨
根管

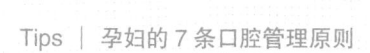

Tips | 孕妇的7条口腔管理原则

1. 使用没有合成表面活性剂、磨损度低的牙膏。如果牙龈充血加重，牙齿变得脆弱，请换用刷毛柔软的牙刷。

2. 定期洗牙，减少牙结石。

3. 每日刷牙3次，于饭后3分钟内进行，每次3分钟。最需要花心思的是去除牙齿与牙齿间

的结石。此外，睡觉时牙齿的腐蚀活动活跃，因此睡前一定要刷牙。

4. 建议使用牙线。

5. 尽量改善紧张的生活状态。

6. 建议食用黄绿色蔬菜、糙米、水果等。

7. 远离刺激性食物。

接触到很多胃酸，导致口腔环境呈酸性，牙齿易受损。此外，喜欢吃巧克力和其他糖类食物的人发生蛀牙的概率也较高。

口腔干燥和口臭

由于怀孕后的激素变化、疲劳、压力等，孕妇的口腔会变得干燥，从而引起口臭。约44%的孕妇有这样的情况。牙菌斑的增加与齿苔、白舌苔、舌苔增厚有关。因此，平时的口腔管理是很重要的，即使是在孕期，也请保持每年洗一次牙的习惯。

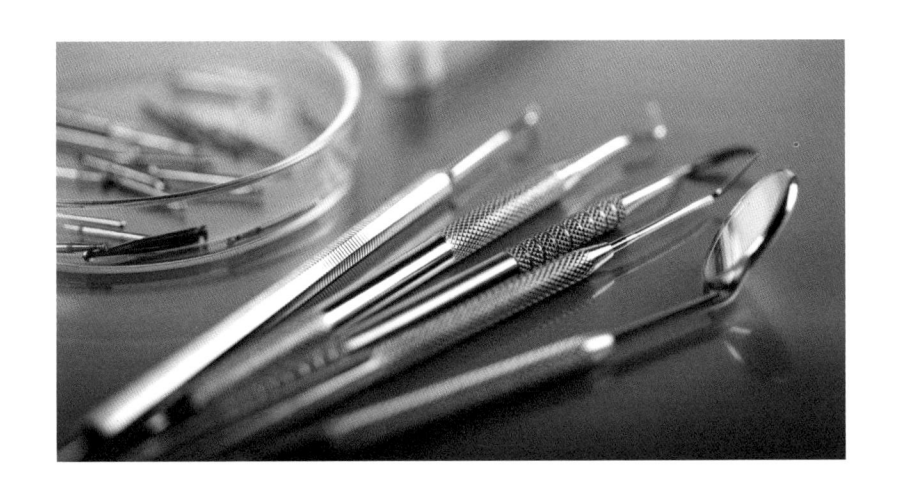

分娩后牙齿会发凉吗

牙齿发凉

以前，刚生完宝宝的女性是不让刷牙的。除了不让洗澡、不让洗头，竟然还不让刷牙，你是不是觉得这也太过分了？但是如果分娩后的你像往常那样刷牙的话，可能会发出这样的惊叫："啊，牙齿好凉！"分娩后牙齿为什么会发凉呢？刚生完宝宝的女性真的不能刷

牙吗？

牙齿构造导致的问题

牙齿的最外侧是坚硬的牙釉质。牙齿内有牙本质，根部由牙龈覆盖，与牙床相连。女性怀孕后，受激素变化的影响，牙龈易浮肿，这种状况会一直持续到分娩以后。牙冠与牙龈的界限部位露出，甚至牙根部位也露出的话，就会导致感觉过敏，即吹风、喝冷水或刷牙时，会有凉的感觉。孕期

前后错误的刷牙习惯、过度咬合会导致牙齿细微碎裂，孕吐会导致口腔常处于酸性环境，这些都会使牙齿损伤情况更加严重。但若为了避免牙齿发凉而选择不刷牙，蛀牙或炎症反倒会加重，从而会加速牙齿损伤。由于孕期牙龈易浮肿、感觉过敏等症状可能会变严重，此时孕妇更要正确刷牙，做好口腔管理。

牙齿发凉的3个原因

1. 蛀牙导致的牙齿损伤。
2. 牙龈有炎症。
3. 牙根露出过多。

Tips | 孕期牙齿管理

1. 选择能有效应对牙齿发凉的抗敏感牙膏或少含磨损剂的牙膏。
2. 用柔软的硅胶材质的孕妇专用牙刷刷牙。
3. 不要左右刷牙，而应上下刷牙，并养成习惯。
4. 饭后一定要刷牙。
5. 吃坚硬的食物会加重牙齿的损伤，产后最好远离这些食物。
6. 在摄入碳酸饮料之类的有较强酸性的食物后，先用水轻轻漱口，1小时后再刷牙。
7. 改掉紧咬牙和磨牙的习惯。

12 ▶▶

怀孕和抽烟

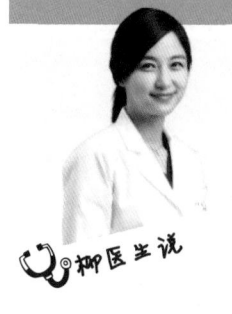

柳医生说

孕妇抽烟到底会给胎儿带来怎样的影响呢？虽然我们每个人都知道吸烟有百害而无一利，但事实上吸烟者要想一下子就将烟戒掉是非常困难的。如果怀孕前曾是吸烟者，那么怀孕后该注意什么呢？为了胎儿和自身的健康，是否存在有效戒烟的方法呢？下面就让我们一起来了解一下吧！

烟是绝对不能抽的吗

烟中的有害成分

烟中含有杀虫剂、除草剂、毒品等的原料尼古丁，防腐剂的原料萘酚，剧毒物氰化氢，工业用溶剂氨基甲酸乙酯，干电池的原料镉，致癌物苯并芘，脱漆剂的原料丙酮，火箭燃料甲醇，煤炭消毒剂的原料苯酚，打火机的原料丁烷，杀虫剂的原料DDT，催泪弹的原料甲醛，能引起煤气中毒的主要物质一氧化碳，混凝土的原料焦油等物质。

烟雾中的氰化物可导致胎儿大脑和心脏发育不全、腭裂、唇裂、智力低下等先天缺陷。有资料显示，孕期吸烟的孕妇分娩出缺陷儿的风险是不吸烟

一氧化碳（CO）：引起煤气中毒的主要物质 汽车尾气中的有毒气体

氰化氢：剧毒物

丙酮：脱漆剂

甲苯胺：制造染料

甲醛：催泪弹

氨：地板清洁剂

萘酚：防腐剂

氨基甲酸乙酯：工业用溶剂

甲醇：火箭燃料

砷：砒霜，白蚁药

嵌二萘：致癌物

丙酮：脱漆剂

二甲基亚硝胺：致癌物

苯酚：消毒剂

萘：樟脑丸

丁烷：打火机中的气体

尼古丁：杀虫剂、除草剂、毒品

钋210：放射线

镉：汽车蓄电池

DDT：杀虫剂

焦油：沥青原料

苯并芘：强力致癌物

氯乙烯：PVC原料

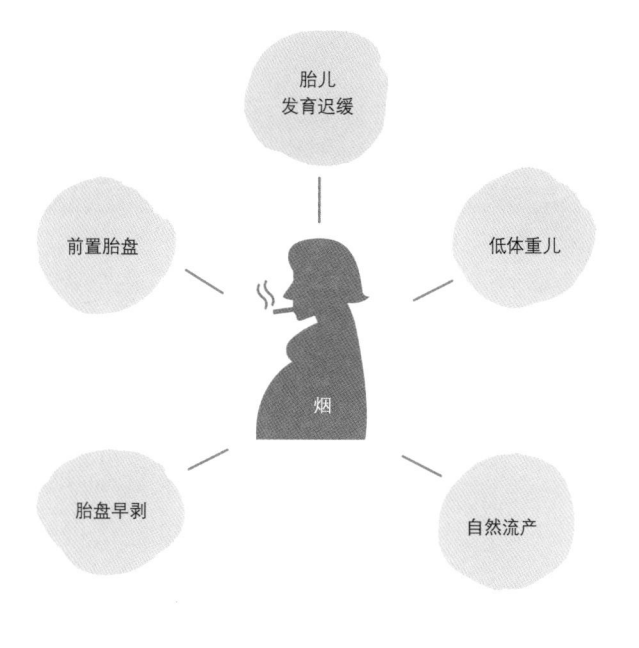

者的 2.5 倍。此外，二手烟会通过孕妇的呼吸道影响胎儿，因而要格外引起注意。

烟对胎儿的影响

烟会减少胎盘的血流量，导致胎儿发育迟缓、低体重等。此外，它还与前置胎盘、胎盘早剥、自然流产等有关。

避免与香烟接触

如果已经怀孕了，一夜间又很难将烟戒掉的话，那就尽量减少烟的吸入量。吸烟时，以致癌物为主的各种有害物质会传递给胎儿，并在胎儿体内累积。与一天吸 1 根烟相比，一天吸 2 根烟就多了 1 根烟的危害。即使是吸电子烟，也请尽量减少吸烟量，因为电子烟中也添加了少量的尼古丁。如果想将烟戒掉，那就用强大的意志来戒烟吧。

🌿 孕妇与胎儿吸的二手烟

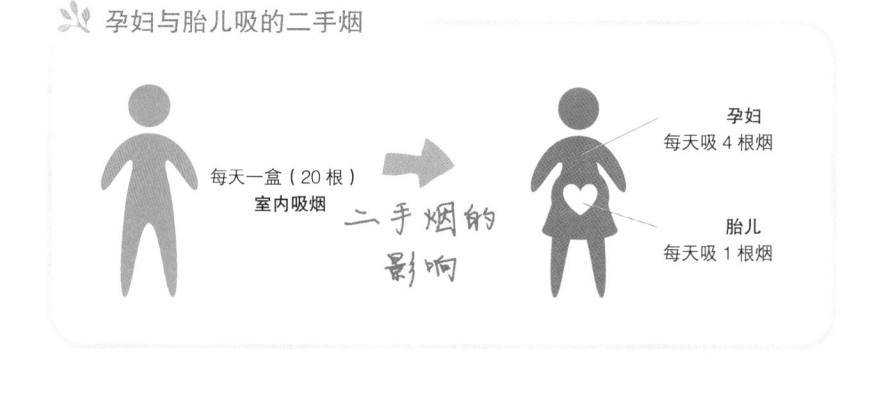

每天一盒（20 根）室内吸烟

二手烟的影响

孕妇每天吸 4 根烟

胎儿每天吸 1 根烟

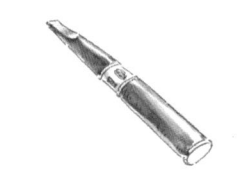

13 >>

怀孕和宠物

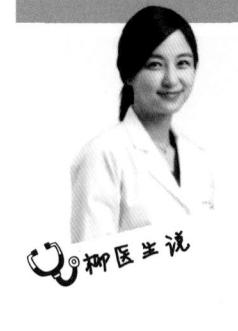

柳医生说

　　猫、狗等宠物俨然已是现代家庭中的成员之一。女性怀孕后，宠物对胎儿造成问题的情况并不多见。有的人担心弓形虫感染，但实际上人通过狗感染弓形虫的情况是很少见的。弓形虫主要寄生在猫身上，但平时只要对猫做好卫生管理工作，孕妇就没有必要担心弓形虫感染。而且因为有宠物的陪伴，孕妇紧张的心情可以得到缓解，所以没有必要把宠物交托给其他人或放弃饲养。

弓形虫病是什么病

感染弓形虫病

　　孕妇食用生肉或半生的肉类后有可能感染弓形虫病。弓形虫病还可能通过猫感染。孕妇感染弓形虫病后，有 50% 的概率会传染给胎儿，25% 左右的感染弓形虫病的胎儿出生后会出现症状。胎儿感染弓形虫病的概率随怀孕周数不同而不同。如果孕妇在孕 5 周左右感染弓形虫病，则胎儿的感染率低于 5%；如果孕妇在孕晚期感染弓形虫病，则胎儿的感染率高于 80%。但是在孕晚期感染的胎儿大部

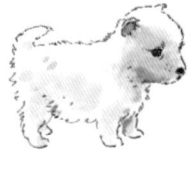

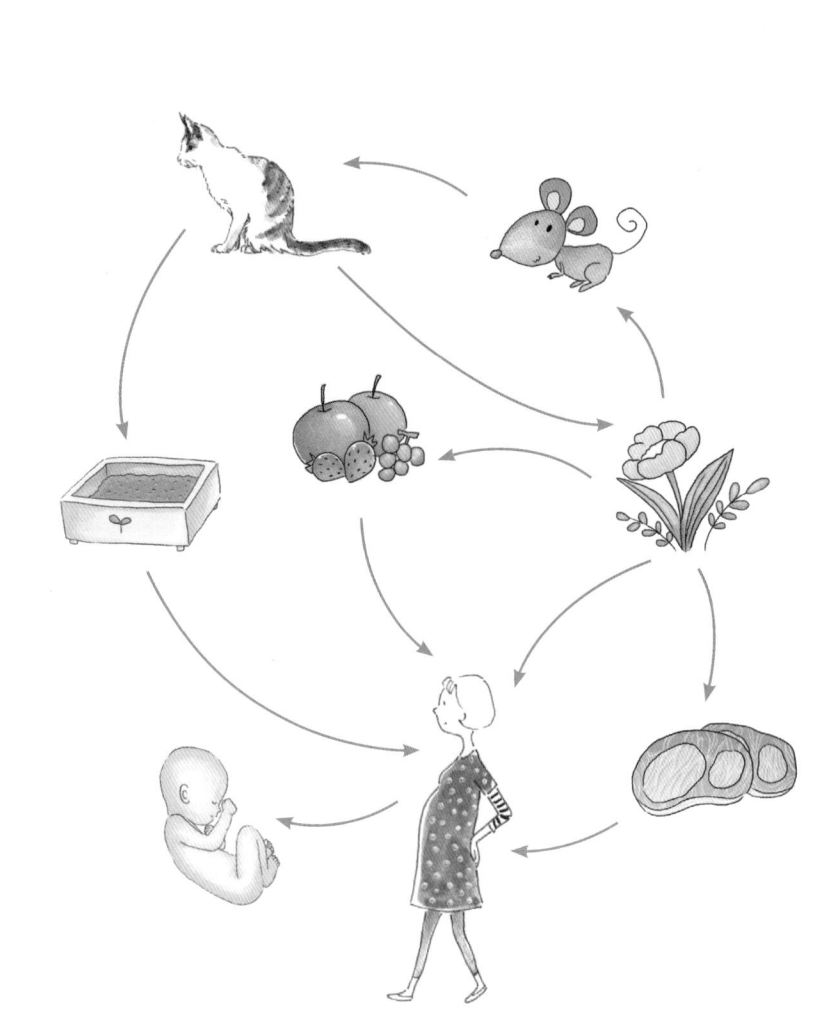

弓形虫病的感染途径

分都没有后遗症，而在孕早期感染的胎儿会出现严重的后遗症，即孕妇在孕早期感染弓形虫病会给胎儿带来更致命的影响。人体感染弓形虫病后会产生特异性抗体，可以终身免疫。但是孕期首次感染弓形虫病的话，有可能诱发胎儿先天性畸形，这是一个不容小觑的问题。

对猫进行预防接种和卫生管理

一般认为弓形虫与猫有很大关联。实际上，它不仅可以通过被猫的排泄物污染的水、土等传播，还可以通过未经烹饪的生肉传播，这些都需要引起注意。普通人感染了弓形虫病，可以简单地说是寄生虫感染，但如果孕妇感染了弓形虫病，就有可能引起胎儿先天性

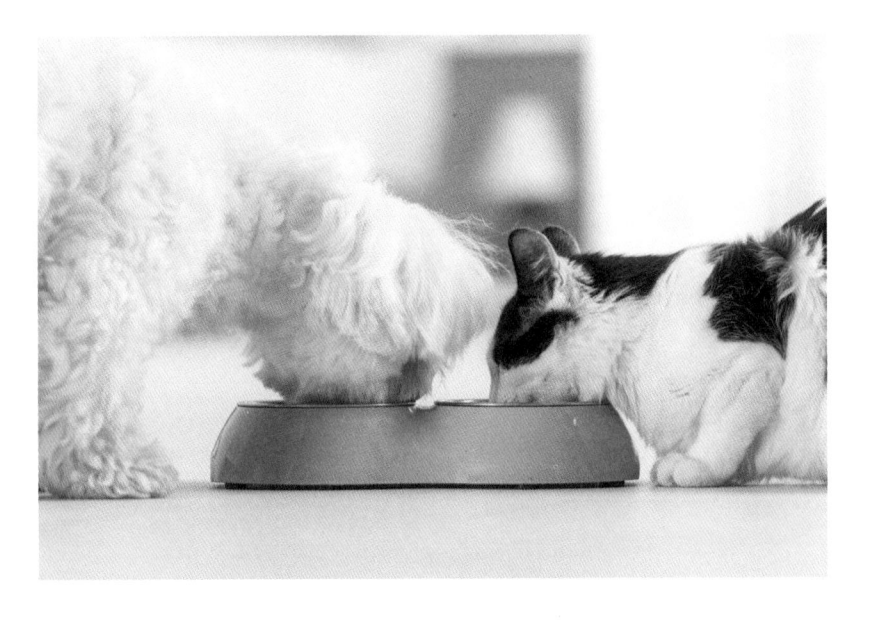

感染。如果胎儿感染了弓形虫病，就有可能出现体重低、肝脾肿大、贫血、小头症、大脑钙化等症状，还可能出现学习障碍或痉挛等长期性的后遗症。

在欧洲等地，确认女性是否有抵御弓形虫病的免疫力的检查是基本的产前检查项目之

一。但是在发病率不高的美国及韩国等国家，除免疫力严重偏低的艾滋病患者外，其他人并不一定要做这项检查。在中国，一般的妇产医院都可以做优生四项（TORCH）检查，备孕女性可以自主选择。因此，建议养猫或患弓形虫病概率较高的人群，检查一下体内是否有弓形虫抗体。如果存在抗体，就没有必要担心孕期会感染弓形虫病。总之，如果家里养着猫，并且计划怀孕的话，就要对猫进行预防接种，并做好卫生管理工作，还建议女性检查体内是否有弓形虫抗体。

孕期预防弓形虫病的方法
1.将水果和蔬菜洗干净后再食用，能削皮的尽量削皮。
2.避免食用未经烹制的肉类。
3.清理猫的排泄物时一定要戴上手套。
4.不要给猫吃生肉。
5.对猫进行预防接种。

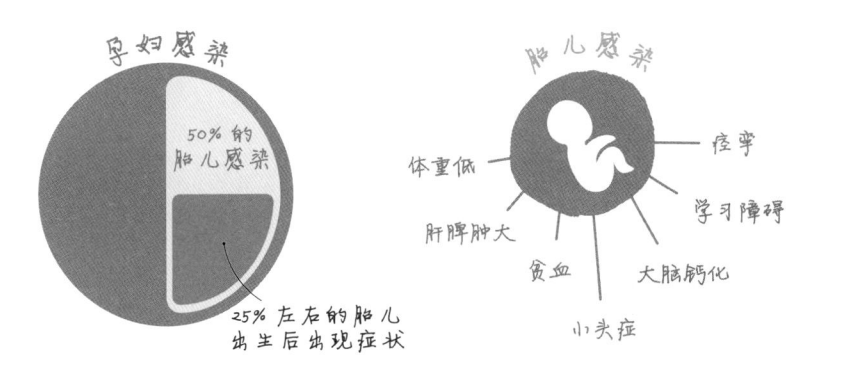

不同感染时期的症状

孕早期	孕中期	孕晚期
胎儿的感染率 低于5% ↓ 伴随严重的后遗症		胎儿的感染率 高于80% ↓ 几乎不会有后遗症

孕期的造型

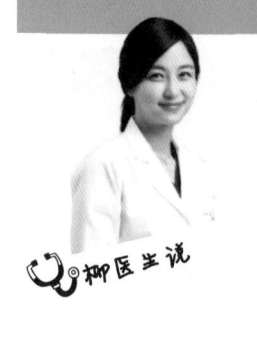

柳医生说

追求美其实不是自我炫耀或攀比的心理在作祟，而是人类的天性与原始欲求。在诊疗室内我常听到孕妇这样诉说她们的烦恼："怀孕后身体好累，脸也变得很肿，头发也不好打理，压力好大。我可以烫头发吗？"追求美的心理是很正常的，孕期更有追求美的权利。但是我们要选择一些不会对胎儿造成危害的方法来使自己变美。

了解头发管理方法

烫发

烫发的方式有很多，从利用药剂的基本烫发，到利用高温的定型烫发，再到同时利用药剂和高温的烫发，等等。随着技术的发展，烫发的方式也在不断增多。孕妇应尽量避免对头皮有较强刺激的烫发。从头发中间部位开始的烫发对胎儿没有太大的影响。但是孕期毛发会变得脆弱，比平常更容易受到损伤，所以此时烫发很难达到你想要的卷发效果，应考虑清楚这点后再选择是否继续烫发。

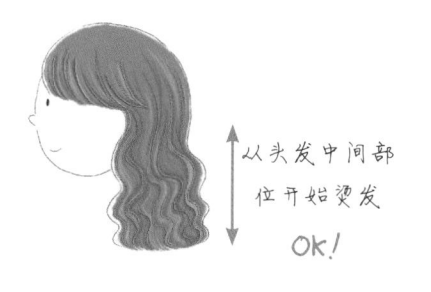

从头发中间部位开始烫发 Ok!

染发

虽然染色方法不同，使用的药剂和染色过程会很不一样，但基本上染色用的药剂里都有能改变头发色素成分的对羟基苯甲酸酯（paraben），paraben是引起胎儿畸形的有毒物质之一，因此需要引起注意。由于染色用的药剂会被皮肤吸收，再对腹中的胎儿造成影响，所以不建议将染发剂直接涂在头皮上。那么可以只染头发末端吗？与直接将染发剂涂在头皮上的染发方式相比，用这种方式进行染发的话，头皮吸收的paraben会少一些。但和烫发一样，孕期染发会加速头发损伤，而且很难染出你想要的颜色，所以应尽可能避免在孕期染发。

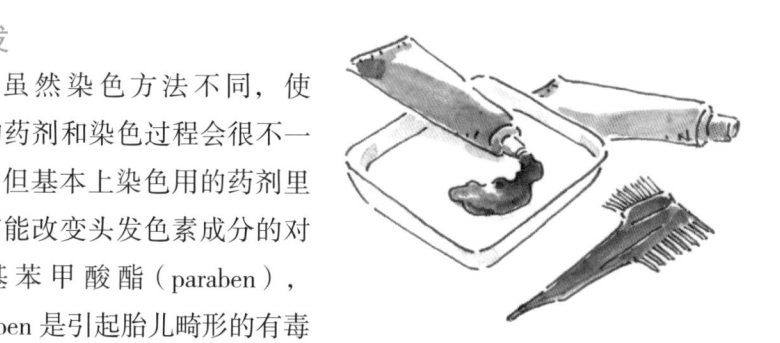

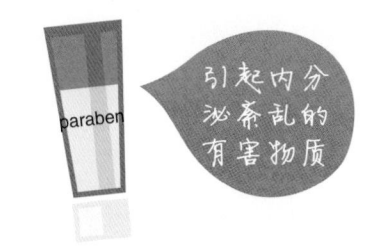

paraben

引起内分泌紊乱的有害物质

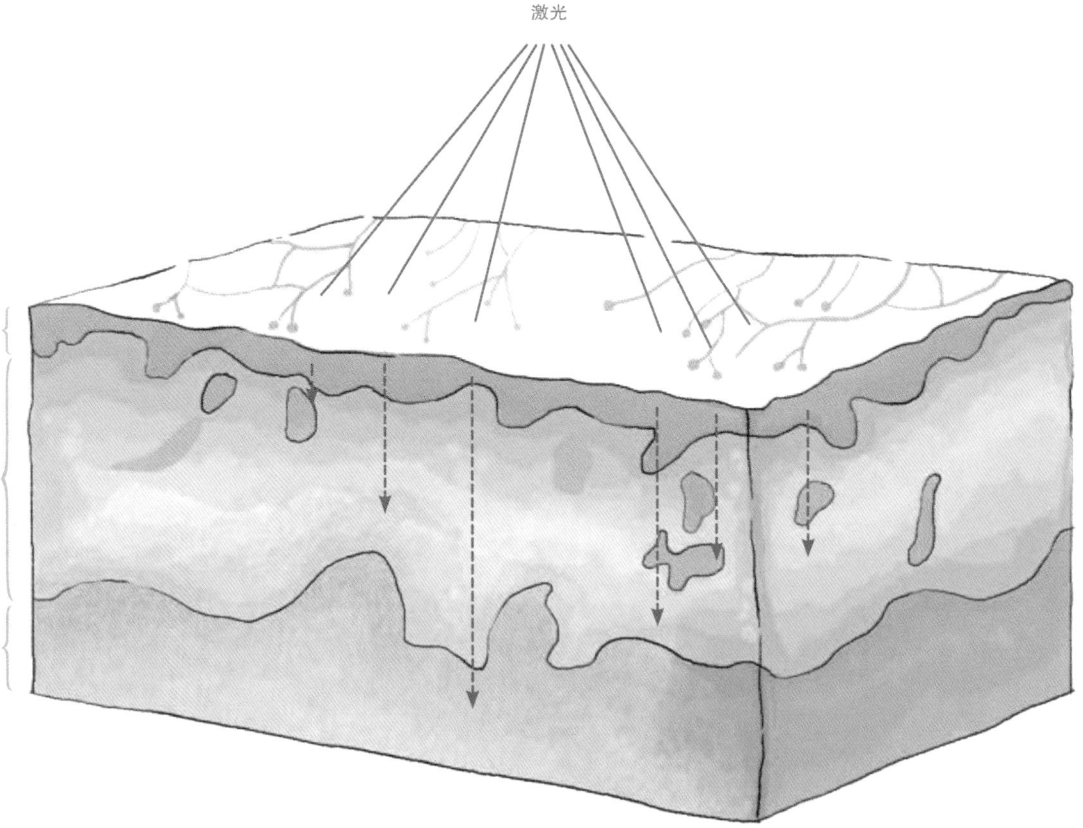

激光

表皮层

真皮层

皮下组织

了解皮肤管理方法

注射肉毒毒素

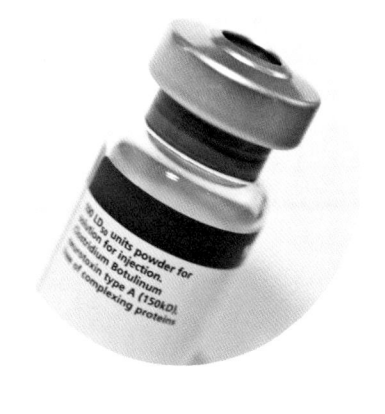

肉毒毒素是厌氧菌肉毒杆菌（clostridium botulinum）分泌的一种毒性物质，提炼后可用于医学。注射肉毒毒素的原理是抑制运动神经末梢部位的神经递质乙酰胆碱的释放，从而引起肌肉麻痹。过去它常用于脑瘫的治疗，最近多用于去皱、缩下巴、缩小腿等美容方面。肉毒毒素不会永久存在于体内，且不能通过血管注入，所以其全身性的副作用并不大。动物试验表明，肉毒毒素不会进入胎盘。但是，目前为止还没有女性在孕期及哺乳期注射肉毒毒素的准确研究结果，还不能预测它是否会对宝宝造成致命影响。也就是说，它很可能产生一些不引人注意的副作用，所以在孕期及哺乳期的女性尽量不要注射肉毒毒素。

皮肤激光手术

用于皮肤治疗的激光种类多样，故皮肤激光手术的目的和功效也各不相同。一般皮肤激光手术是将热能投射到皮肤上，皮肤内的黑色素细胞感应到热能后会被破坏，或者利用热能使皮肤出现损伤，以此促进皮肤再生。孕期受激素的影响，皮肤底层的细胞变得敏感。与怀孕前相比，怀孕后黑色素细胞容易反应过度，孕妇会出现长痣等皮肤问题。并且，随着皮脂分泌量的增加，皮肤免疫反应异常，有可能出现一些难以预料的结果。因此，对于激光手术，除了一定需要激光治疗的情况，一般都应推迟到分娩之后进行。

填充手术

填充手术是指将对人体无害的结缔组织等皮肤填料移植到人体相关部位，增加其饱满度的手术。由于填料是直接注入皮肤底层，大部分不会被吸收且不会造成全身性影响，所以很多人觉得孕期做填充手术没有太大的危害。但是，和注射肉毒毒素一样，孕期做填充手术到底会对胎儿造成怎样的影响，目前还没有相应的准确的试验与报告。作为妇产科医生，我反对女性在孕期做填充手术。因为孕期女性的身体会出现各种各样难以预测的

问题，而将填料注入皮肤底层后，身体可能会出现过敏、色素沉着、炎症、免疫反应等无法预测的问题，所以建议女性应等到孕期这一特殊时期结束，身体充分恢复以后再做这样的手术。

其他管理该怎样进行

按摩

按摩不仅可以促进血液循环，还可以有效缓解怀孕带来的紧张感与压力。但是，错误

的按摩方式有可能会诱发子宫收缩，因此按摩前要告诉按摩师自己已怀孕的事实，而且最好选择那些准确了解怀孕及女性身体，并接受过专业教育的按摩师。孕早期按摩时，精油的气味可能会使孕妇产生强烈的恶心感，请慎重选择按摩。孕中期以后长时间直直地躺着接受按摩的话，呼吸会变得急促，甚至还可能引起呼吸困难，因而按摩的时间最好控制在30分钟左右。

孕期按摩

—告知已经怀孕的事实
—选择专业的按摩师
—注意精油的气味
—时间控制在30分钟左右

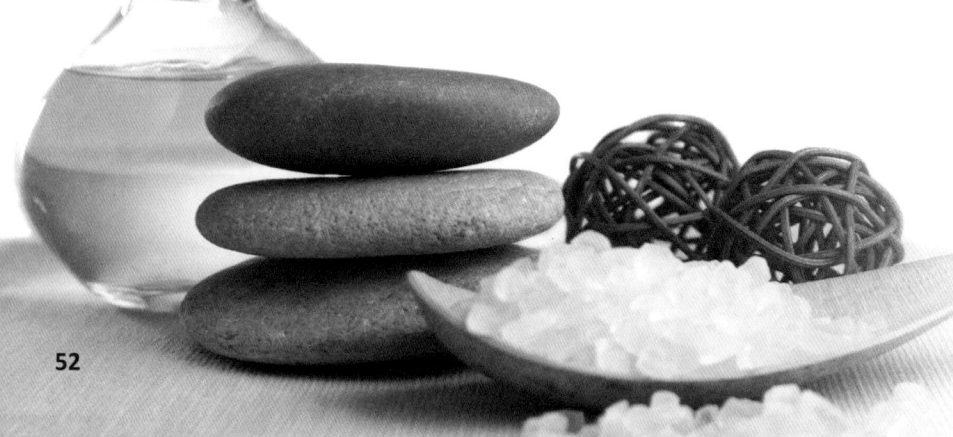

牙齿美白

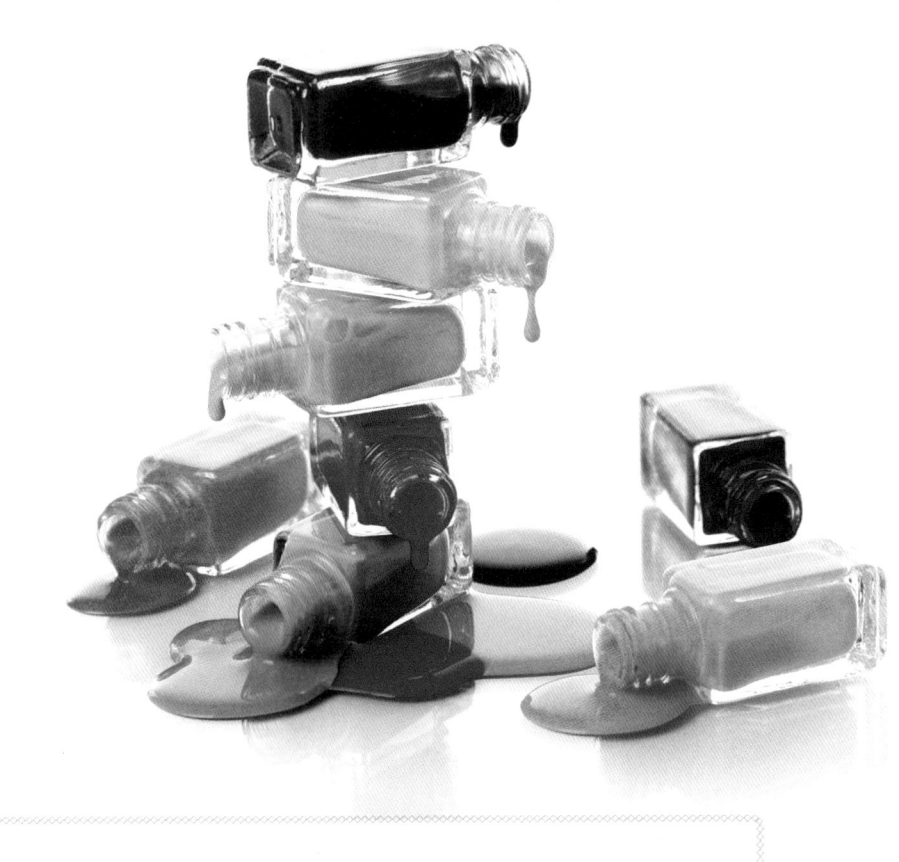

孕早期害喜导致的呕吐，会加快牙齿的腐蚀速度。再加上受雌激素的影响，口水的成分发生变化，这也会诱发牙龈炎、牙周炎。牙齿美白是指将变色的牙齿洗白的手术，主要使用15%的高浓度的过氧化氢。它的原理就是氧化牙釉质上的着色剂以达到美白的效果。孕期牙齿的腐蚀速度加快，此时做牙齿美白的话，可能会引起牙齿发凉和牙釉质损伤，而且停留在口中的牙齿美白药剂有可能进入喉咙的后部，因此建议孕妇不要做牙齿美白。

美甲*

指甲油、甲油清洗剂中多含有邻苯二甲酸盐等物质。虽经指甲吸收的量极少，但因其具有挥发性，可通过呼吸道进入体内。这些化学物质可能对人体的生殖功能造成不良影响，且可能影响日后宝宝的精神运动发育，因此建议孕妇尽量少做美甲。

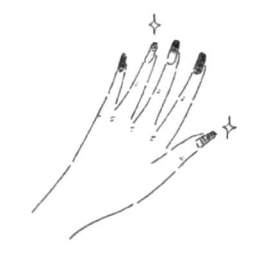

Tips | 孕期的脚气*

脚气，有的孕妇是原先就有的，还有的是怀孕后才有的。有的人说治疗脚气的药对肝不好，有的人说治疗脚气的药有毒……那么孕期到底该怎么治疗脚气呢？

脚气症状不同，服用药物的种类、剂量、时间、辅助性药物等也稍微不同。可以治疗由红色毛癣菌（trichophyton rubrum）等真菌引起的脚气的抗真菌剂有灰黄霉素（griseofulvin）、酮康唑（ketoconazole）、伊曲康唑（itraconazole）、盐酸特比萘芬（terbinafine hydrochloride）等。这些抗真菌剂中，盐酸特比萘芬属于B类药物，其余均为C类药物。

目前还没有女性在孕期服用这些抗真菌剂后出现胎儿畸形的案例或表明这些抗真菌剂对孕妇及胎儿有较大危害的报告，但是也无法绝对保证其在孕期使用是安全的。有报告称在孕早期服用氟康唑（fluconazole）等抗真菌剂，有可能会导致胎儿畸形。虽然剩余的药剂还未被准确表明服用多少剂量、服用多少时间以上会造成胎儿畸形，但是孕妇最好不要在孕早期服用任何抗真菌剂。而涂抹在皮肤上的药剂因被皮肤吸收的程度及剂量都非常细微，在孕期可以安心使用。如果有脚气，建议马上就近择医，及时涂药或借助其他方式辅助性治疗。

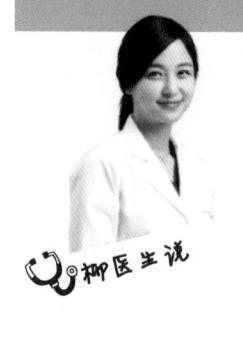

15 ▶▶ 怀孕和预防接种

女性怀孕后免疫力急剧下降, 小小的感冒都有可能发展成肺炎, 因此孕期生活很艰辛。流感流行时, 孕妇需特别谨慎。一部分原因是流感会对腹中的胎儿有所影响, 但更重要的原因是免疫力低下的孕妇稍有不慎就会感染肺炎, 甚至出现全身性的败血症。孕妇根据身体状态合理接种疫苗, 能有效保护孕妇和宝宝的健康。

柳医生说

孕期该怎样做预防接种

流感疫苗（流行性感冒疫苗）

与普通人相比, 孕妇的免疫力较低, 所以如果暴露在流感盛行的环境中, 孕妇比普通人更容易感染肺炎,

而且孕妇的恢复能力也较弱, 流感症状很难好转。

孕妇感染流感后, 其腹中的胎儿也会受到影响, 会出现异常宫缩、早产、低体重儿、胎儿死亡等并发症。因此, 无论怀孕多少周, 孕妇都应该接种流感疫苗。

流感疫苗有活性疫苗与

灭活疫苗两种。接种灭活疫苗是不会对孕妇和胎儿造成影响的。孕妇接种流感疫苗后, 不仅自己能得到保护, 而且体内产生的抗体可以通过胎盘传递给胎儿, 使6月龄以下的宝宝产生免疫力。

百日咳疫苗

百日咳是由百日咳杆菌（bordetella pertussis）引起的呼吸道疾病。百日咳患者的症状表现为咳嗽声很像小狗的哭喊声, 并伴随呕吐等。成人百日咳患者的常见症状为低热以及上呼吸道炎症, 因此百日咳和普通感冒一样很快就能好。但对未满1岁的宝宝来说, 百日咳带来的情况要严重得多, 可能会导致瞬间性的呼吸道狭窄、呼吸困难, 并发脑损伤,

> **Tips | 灭活疫苗和活性疫苗**
>
> 预防接种有的是直接接种有活性的病毒, 还有的则是接种失去活性的一部分病毒成分。如果孕妇接种的是有活性病毒的疫苗, 由于免疫力下降, 感染病毒后反而更容易对胎儿造成影响。因此, 孕妇禁止接种有活性的疫苗（其中最具代表性的是风疹疫苗和水痘疫苗）。而灭活疫苗只将菌株的一部分成分注入孕妇体内, 增强孕妇免疫力的同时不会对胎儿造成负面影响。根据孕妇的身体状态, 在孕期合理接种疫苗是保护孕妇和宝宝的屏障。关于安全性已被确证的预防疫苗, 孕妇需和主治医生商谈后再注射。尤其是流感疫苗, 建议孕妇或准备在流感季节怀孕的女性接种, 孕妇可在孕期任何阶段接种。

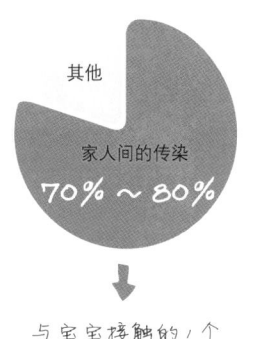

重则还会导致死亡。

百日咳的传播途径

百日咳主要通过飞沫、空气等途径传播。对百日咳缺乏特殊免疫力的成人是主要的传染源。实际上，大多数未满1岁的宝宝是从与之共同生活的成人那儿感染百日咳的，因此与宝宝一起生活的父母、爷爷奶奶、保姆等人最好都接种百日咳疫苗。从接种疫苗到产生抗体需要约4周的时间，所以周边的人最好在宝宝出生1个月前接种。

怀孕与百日咳疫苗

为了预防新生儿感染破伤风，从很久前就建议孕妇接受破伤风预防接种。现在市场上有可以同时预防破伤风、白喉和百日咳的疫苗，建议所有孕妇接种该疫苗。以前百日咳的发病率并不高，接种百日咳疫

苗只是单纯建议。但在2009年，美国百日咳患者暴增；2011年，韩国釜山百日咳患者也激增。针对百日咳预防接种，美国妇产科学会提出了如下建议事项："无论此前是否接种过白喉破伤风疫苗（Td）或百白破疫苗（Tdap），建议孕妇在孕27～36周时接受百日咳预防接种。"

孕妇如果接种了百日咳疫苗，就会产生抗体，这种抗体会通过胎盘传递给胎儿，可以保护6月龄以下宝宝免受百日咳杆菌感染。

目前，韩国和我国均还没有出台针对孕妇百日咳疫苗的准确方针。但如果参考美国妇产科学会给出的建议，建议孕妇在孕27～36周时接种百日咳疫苗。

未满1周岁的宝宝患百日咳的原因

其他

家人间的传染
70% ~ 80%

与宝宝接触的1个月前需接种疫苗

孕期出现带状疱疹

孕期出现带状疱疹会对胎儿造成影响吗？答案是：不会。带状疱疹是此前感染病毒后的再发症状，不会对胎儿造成影响。

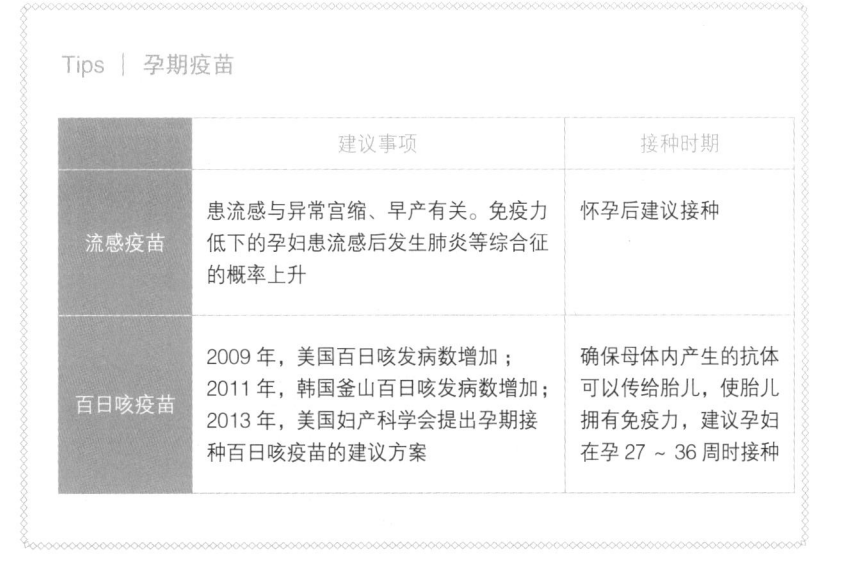

Tips	孕期疫苗		
		建议事项	接种时期
流感疫苗		患流感与异常宫缩、早产有关。免疫力低下的孕妇患流感后发生肺炎等综合征的概率上升	怀孕后建议接种
百日咳疫苗		2009年，美国百日咳发病数增加；2011年，韩国釜山百日咳发病数增加；2013年，美国妇产科学会提出孕期接种百日咳疫苗的建议方案	确保母体内产生的抗体可以传给胎儿，使胎儿拥有免疫力，建议孕妇在孕27～36周时接种

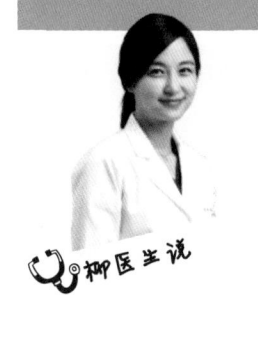

16

怀孕和运动

柳医生说

怀孕之后，除了体重增加以外，女性的身体还会发生各种变化。因为身体的这些变化，孕妇需要注意或改变自己的行为方式。运动是维持健康生活的必要条件之一。如果平常每天都有积极运动以保持身体健康，那么怀孕后是否需要停止运动呢？答案是：不需要，运动对孕妇也是很有必要的。但是在怀孕的不同时期，孕妇对一些事项要格外注意，并应适当改变运动强度，这样才可以顺利度过孕期。

孕妇应怎样做运动

降低运动强度

女性怀孕后，与胎儿发育有关的各项血液指标会发生变化。较大强度的运动会瞬间引起子宫收缩，给孕妇心脏增加负担。因此，女性怀孕后要降低运动强度，做一些不怎么累的运动。

做好准备活动和运动后的拉伸

孕妇的心脏要不停地运作，以同时为孕妇和胎儿供给血液，突然间的运动会给心脏带来负担。因此，运动前需要做准备活动，以免血液循环负荷过重。而且运动后还要做拉伸运动，这样可以慢慢放松紧张的肌肉。

少量多次

30分钟以上的运动会增加肌肉的疲劳感，还会使子宫收缩，造成胎盘血流动力学障碍。运动一段时间后，孕妇一定要停下来充分休息。

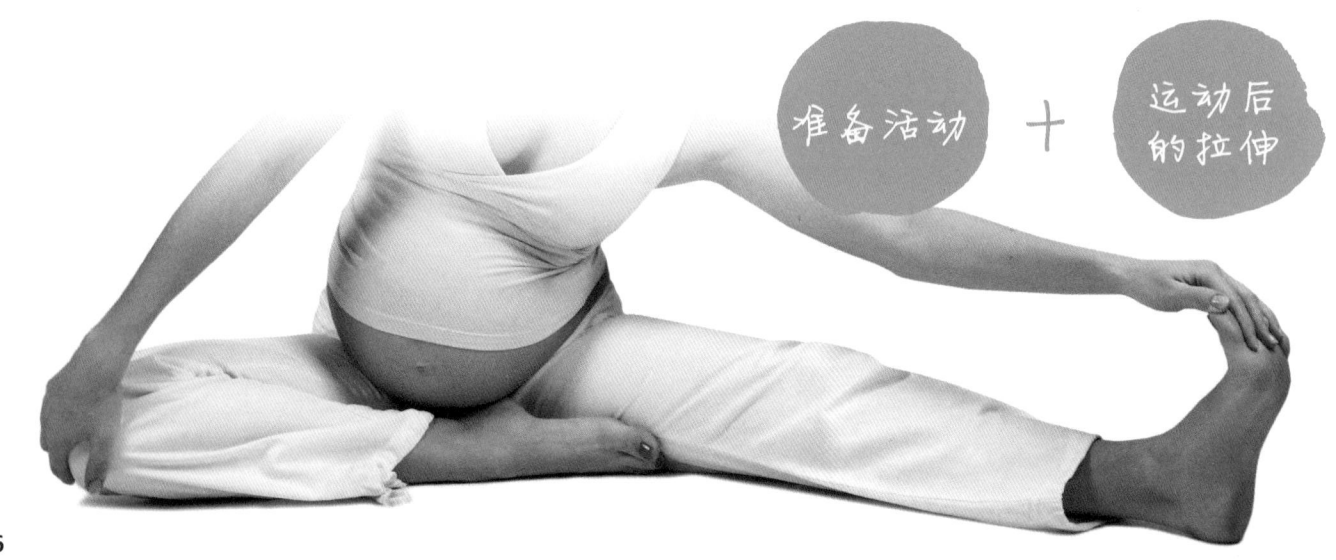

准备活动 ＋ 运动后的拉伸

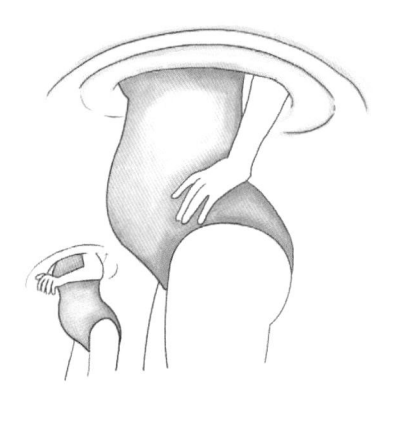

充分饮水

饮水可以充分补充运动时身体失去的水分。水可以协调新陈代谢，增加血流量。与运动后一下子饮用大量水相比，运动期间分次慢慢补充水分更好。

腹痛的话，请立即停止运动

孕期运动最值得注意的是：如果腹痛，必须马上停止运动。腹痛与子宫收缩有关。腹痛就说明运动强度过大，运动对子宫 – 胎盘循环造成了负面影响。所以，运动期间出现腹痛的话，请马上停止运动。

小心摔倒

孕中期，孕妇的肚子会明显凸起，其平衡感下降。再加上注意力下降，孕妇很容易在运动中失去平衡而摔倒，导致身体或脚踝受伤。此外，孕妇全身的关节都会变得松弛无力，故孕妇需要调整运动强度，减少对关节的损伤。

穿合适的鞋和衣服

不要穿太紧身的运动服，而应选择透气、舒适的服装。此外，为了保护负担日益加重的膝盖和脚踝，应选择有较好缓冲作用的鞋子。

听孕期运动讲座

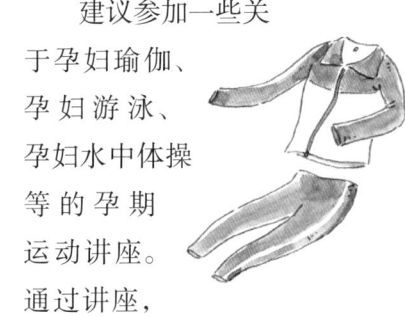

建议参加一些关于孕妇瑜伽、孕妇游泳、孕妇水中体操等的孕期运动讲座。通过讲座，孕妇可以知道一些孕期适用的运动方法，还能与其他孕妇一起做运动，增强认同感，得到理解与关爱。

运动会给胎儿带来怎样的影响

运动给胎儿带来的影响

临床研究结果表明，与不做运动的孕妇生出的新生儿相比，孕期每周做 3 次以上有氧运动的孕妇生出的新生儿的呼吸系统适应能力更强，且婴儿猝死综合征的发病率也更低。孕期做运动，不仅可以使孕妇和胎儿更加健康，还有利于顺产。运动并不一定要等所有条件都具备才进行。日常生活中可以随时做伸展运动，可以再多走一会儿、再多动一下，一有空就可以做运动。多做这样的日常运动，孕妇就可以更好地控制自己的身体，不用受变重的身体束缚。

Tips ｜ 适合自己且适量的运动的效果

1. 有助于调节体重。
2. 预防妊娠期糖尿病。
3. 预防胎儿体重过度增长。
4. 强化腰部肌肉，缓解腰疼。
5. 有助于睡眠。
6. 释放压力，转换心情。
7. 缓解浮肿。
8. 强化分娩时的肌肉，有助于顺产。
9. 有助于缓解便秘。
10. 有助于产后快速恢复。

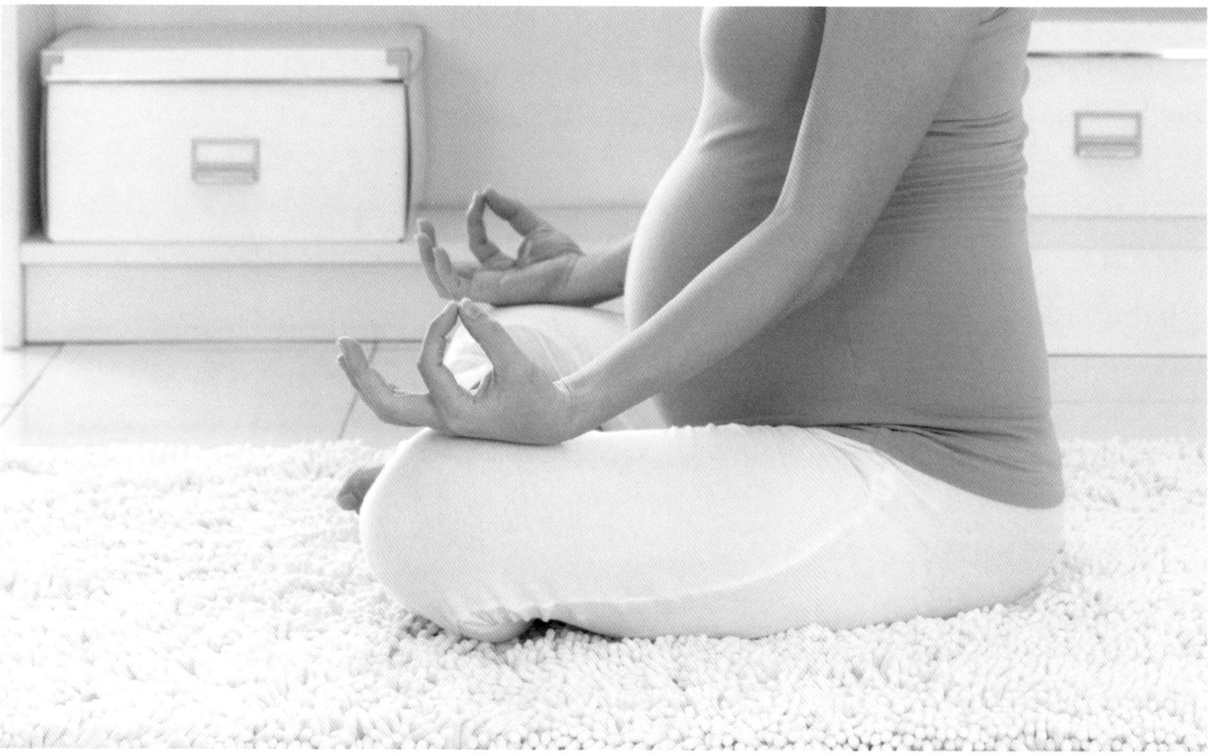

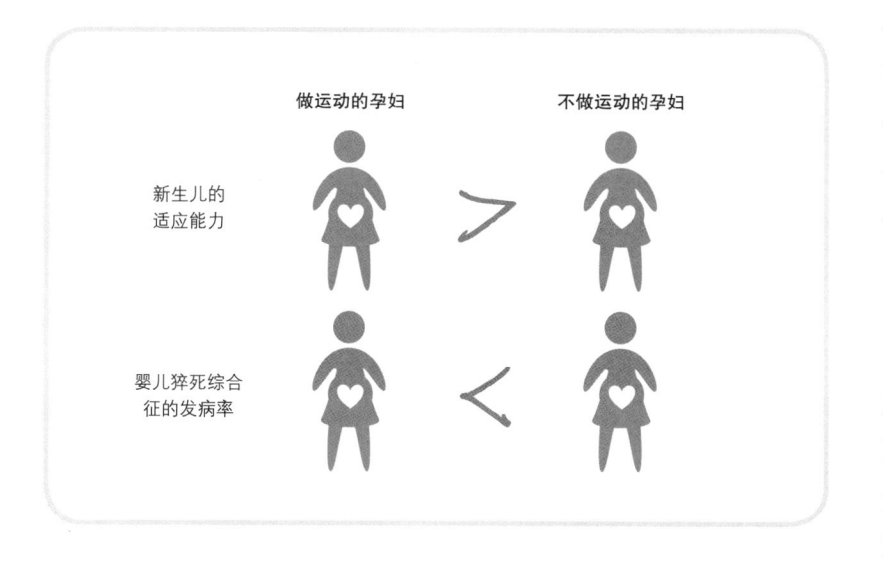

视情况运动

孕期状态及身体变化因人而异，所以孕妇最好先咨询主治医生，听取建议后再做适合自己的运动。有的孕妇做运动会适得其反，其运动方式和强度应有所限制。特别是胎盘不稳定的孕妇，以及因血液方面的变动而不能运动的孕妇，做运动时更应要有所限制。

做运动的孕妇　　不做运动的孕妇

新生儿的
适应能力　　　>

婴儿猝死综合
征的发病率　　<

有的孕妇不能做运动

患有妊娠期高血压疾病的孕妇

孕妇患妊娠期高血压疾病后，血压会异常升高，并伴有全身性血管内壁细胞的异常反应。而运动会给心血管系统造成负担，因此患有妊娠期高血压疾病的孕妇最好不要做运动。

多胎孕妇

与单胎孕妇相比，多胎孕妇的胎盘和胎儿的血液需求量更多，因而多胎孕妇的心血管负担更重。而有氧运动会对孕妇的心血管系统造成负担，因此多胎孕妇不能做剧烈运动，应先咨询主治医生后再进行适合自己的运动。

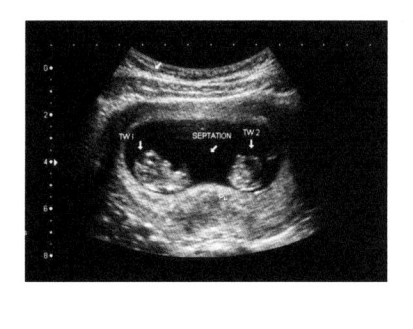

怀疑胎儿发育迟缓的孕妇

胎儿发育迟缓的原因是多样的。如果胎儿发育迟缓，孕妇进行有氧运动会加剧胎儿发育迟缓，所以孕妇一定要先咨询主治医生后再进行运动。

患有严重心脏疾病的孕妇

对于患有心脏疾病的孕妇而言，怀孕本身会给心脏带来较大的负担，而运动导致的急速血液变化更加会给心脏带来负面影响。

关于爬楼梯

临产时，为了诱导快速分娩，很多孕妇会借助于爬楼梯。但是，爬楼梯会给脚踝增加很大的负担，弄不好还会损伤脚踝、膝盖、腰等部位。慢慢地爬1～2层是可以的，但不要一下子就爬4层以上。而且下楼的时候也要格外留心，因为下楼比上楼更加辛苦。

Tips | 孕期不同阶段的运动

●孕早期

这一时期是容易不安、疲劳、敏感的时期。因此，与做剧烈运动相比，此时做一些可以安稳情绪的轻微运动更好。

—低强度的徒手体操
—慢慢走15～30分钟

●孕中期

这一时期虽然肚子稍稍凸起，但总体身体状态较佳。如果体重没有大幅增加，就可以更轻松地做运动，以更美好的心情度过每一天。孕妇的心脏和肺变得更强壮的话，腹中的宝宝也会更健康。

—运用腹部或舒展身体的有氧运动
—水中体操
—快走30～40分钟

●孕晚期

因为肚子变大，稍微运动过度，肚子就会紧绷，还有要往下掉的疼痛感。到了这一时期，孕妇的手、脚在早晚会变得很肿，腰会疼，骨盆处的骨头也有错位的不适感。这一时期，建议孕妇做一些可以放松身体、改善血液循环和浮肿的运动。

—瑜伽
—慢慢走30～40分钟

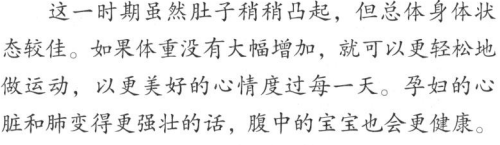

前置胎盘的孕妇

前置胎盘是一个很不稳定的状态，运动导致的子宫收缩会使胎盘变得更加不稳定。因此，前置胎盘的孕妇最好不要做运动。

阴道出血的孕妇

孕早期受精卵着床出血、担心突然流产，或孕中期以后也有阴道出血的情况时，最好有节制地运动。虽然出血的原因多种多样，但运动可能会加剧阴道出血。因此，在阴道出血症状缓解之前，孕妇不要随意做运动。

因为异常宫缩、宫颈长度较短而入院治疗的孕妇

因为异常宫缩或宫颈长度较短而入院治疗的孕妇，最好不要做运动。因为运动会刺激宫颈，恶化病情。

17

怀孕和流产

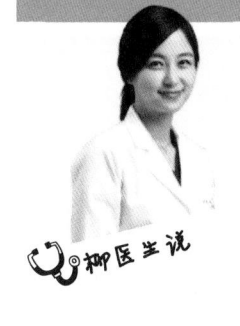

柳医生说

怀孕能给我们带来快乐与幸福，为我们开启崭新的人生。当我们因得知怀孕而感到幸福和激动时，有可能会突然听到这种消息："现在不能继续怀孕了""宝宝停止生长了""子宫出问题了"……为什么会出现这些状况呢？

为什么会流产

流产的原因

孕早期流产会给当事人及其家人带来巨大的伤害。"我是否做错了什么？""我的身体哪里出现了问题？""我是不是没考虑到什么？""为什么这种事情会发生在我身上？"……当事人的脑海会被这种疑问填满。

孕早期的自然流产并不能怪任何人。80%以上的自然流产发生在孕12周之前的孕早期，大部分是由染色体异常导致的。较弱的精子与较弱的卵子结合后形成的受精卵，因为无法适应环境而死亡。

自然流产

受精卵反复进行细胞分裂后形成胚胎，再形成提供营养成分的卵黄囊和变成身体的胚体，然后形成心脏和胎盘。每个过程步步紧扣，其间可能会出现问题。但是因为吃了不该吃的食物，或是因为某一行为或某一事件，而导致自然流产的情况是很少见的。

1次自然流产一般不会引起今后的复发性流产。但是如果有3次以上连续在孕早期出现自然流产，就要检查子宫内是否有不适宜怀孕的原因。而孕12周以后的自然流产则要从各方面寻找原因。

自然流产的危险因素

1. 夫妻年龄增加。
2. 饮酒。
3. 过量摄入咖啡因。
4. 吸烟。
5. 孕妇所患的疾病：糖尿病、细菌性疾病等。
6. 感染由解脲支原体、人型支原体、沙眼衣原体等引起的宫颈炎、风疹、梅毒、淋病、巨细胞病毒等。
7. 多次人工流产的经历。
8. 自然流产的经历。
9. 子宫畸形：子宫先天性畸形、宫腔粘连、子宫肌瘤。
10. 接触有毒物质：过量的放射线照射、麻醉气体。

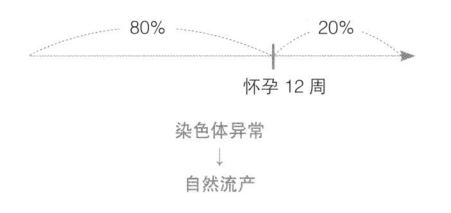

80%　　　　20%

怀孕12周

染色体异常
↓
自然流产

了解流产的种类

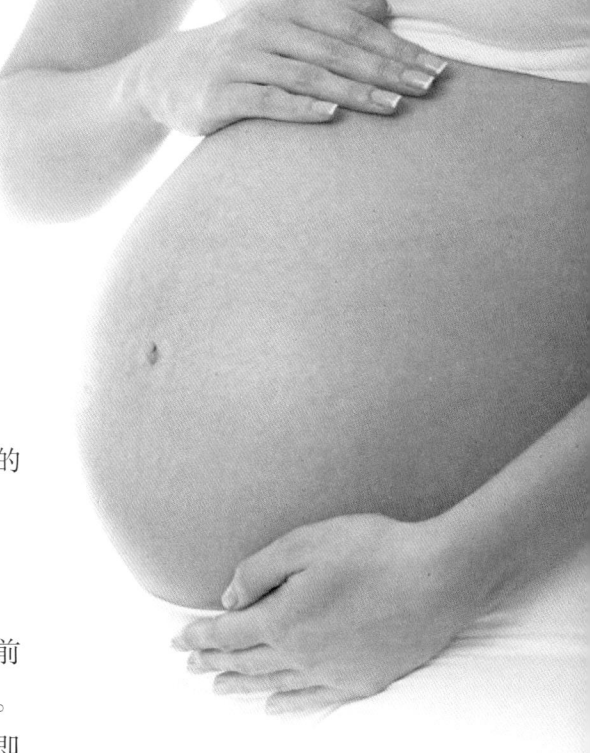

隐性流产（生化妊娠）

虽然形成了胚胎，但没有形成胚体。精子与卵子结合后，受精卵出现染色体异常，之后无法正常形成胚体，受精卵未成功着床。

稽留流产

虽然已形成胚体，但心脏在形成过程中停止生长。胚胎或胎儿已死亡滞留宫腔内未能及时自然排出者，称为稽留流产。这种情况下，心脏还未形成，或在能听到心跳声后心脏又突然停止跳动。

不全流产

胎儿已排出，但部分或全部胎盘组织等与怀孕相关的附属物仍留在子宫内，导致阴道出血。

先兆流产

支撑起胎盘的子宫内膜变得不稳定，子宫内膜的一部分脱落下来，导致阴道出血。经过治疗，这类孕妇最终能继续怀孕的占50%左右。

难免流产

胎膜破裂、宫口扩张等难以维持怀孕，流产不可避免。

这样的流产在孕早期或之后的任一时期都可能发生。

复发性流产*

3次或3次以上孕28周前的胎儿丢失称为复发性流产。最近认为连续发生2次流产即应引起重视并予评估。复发性流产的原因有很多，主要是细胞核异常、遗传学异常、免疫功能异常等，还有很多情况是原因不明的。

为了明确复发性流产的原因，女方要接受染色体检查、狼疮抗凝物的检测及抗心磷脂抗体检查，男方也要接受染色体检查。找到原因后，再进行治疗。孕早期接受适当的治疗之后，有80%以上的孕妇可以正常怀孕和分娩。

Tips │ 应对自然流产的态度

自然流产既不是女方的错，也不是男方的错，更不是其他任何人的错，是因为这个偶然降临的宝宝状态较差，难以出世，才不幸夭折的。下次宝宝一定会以健康的状态迎接这个世界的。有很多夫妇经历过一次自然流产后变得不安，还有些夫妇担心这样的不幸会发生在自己身上而变得不安。其实我们可以这样认为：宝宝出来迎接世界过程中的困难，需要宝宝自己来克服与面对，爸爸妈妈只要帮助他们、保护他们就好了。保持稳定的情绪、维持健康的饮食习惯和规律的生活作息，静静地等待宝宝自己跨越一个个难关来到我们面前。让我们以积极的心态做好为人父母的准备吧。

18

多胎妊娠

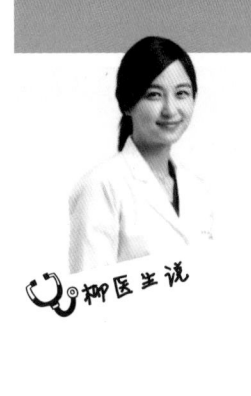

最近，随着高龄产妇的增加及辅助生殖技术的发展，多胎妊娠现象也在增加。双胞胎、三胞胎，甚至是四胞胎的情况屡见不鲜。一次性拥有多个可爱的宝宝是件非常幸福的事情，但相对的，怀孕的过程也会更加艰辛。那么，现在我们就来了解一下多胎妊娠的孕妇会经历哪些磨难吧。

怀了双胞胎

同卵双胞胎

同卵双胞胎，顾名思义，是由同一个受精卵一分为二，形成的两个胚胎。同卵双胞胎是由卵子在输卵管内移动滞缓导致的，或者是在借助辅助生殖技术修复受损受精卵的过程中，一个受精卵自然分化为两个受精卵而成的。同卵双胞胎随着原始受精卵分化为两个受精卵的时期不同，会出现形态上的不同。

约 2/3 的同卵双胞胎只有一个绒毛膜和两个羊膜，即医生常说的单绒双羊双胎，而约 1/3 的同卵双胞胎有两个绒毛膜和两个羊膜，即双绒双羊双胎。此外，极少数的同卵双胞胎（1% ~ 3%）只有一个绒毛膜和一个羊膜，即单绒单羊双胎。

异卵双胞胎

异卵双胞胎，顾名思义，是由两个不同的受精卵形成的两个胚胎，均为双绒双羊双胎。虽然他们同时受精、同时生长，但从遗传学角度看，他们和正常的兄弟姐妹一样，是两个单独的个体。异卵双胞胎可以显示出遗传特性和人种特性。在

同卵双胞胎和异卵双胞胎

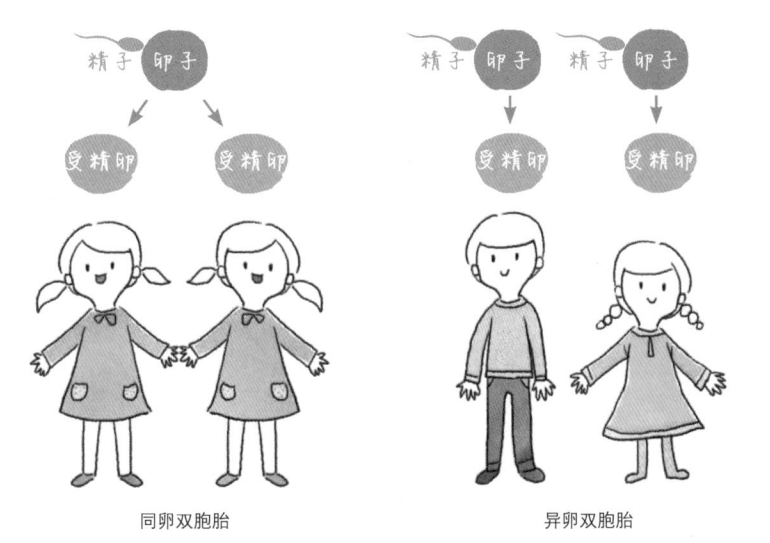

同卵双胞胎　　　　　　异卵双胞胎

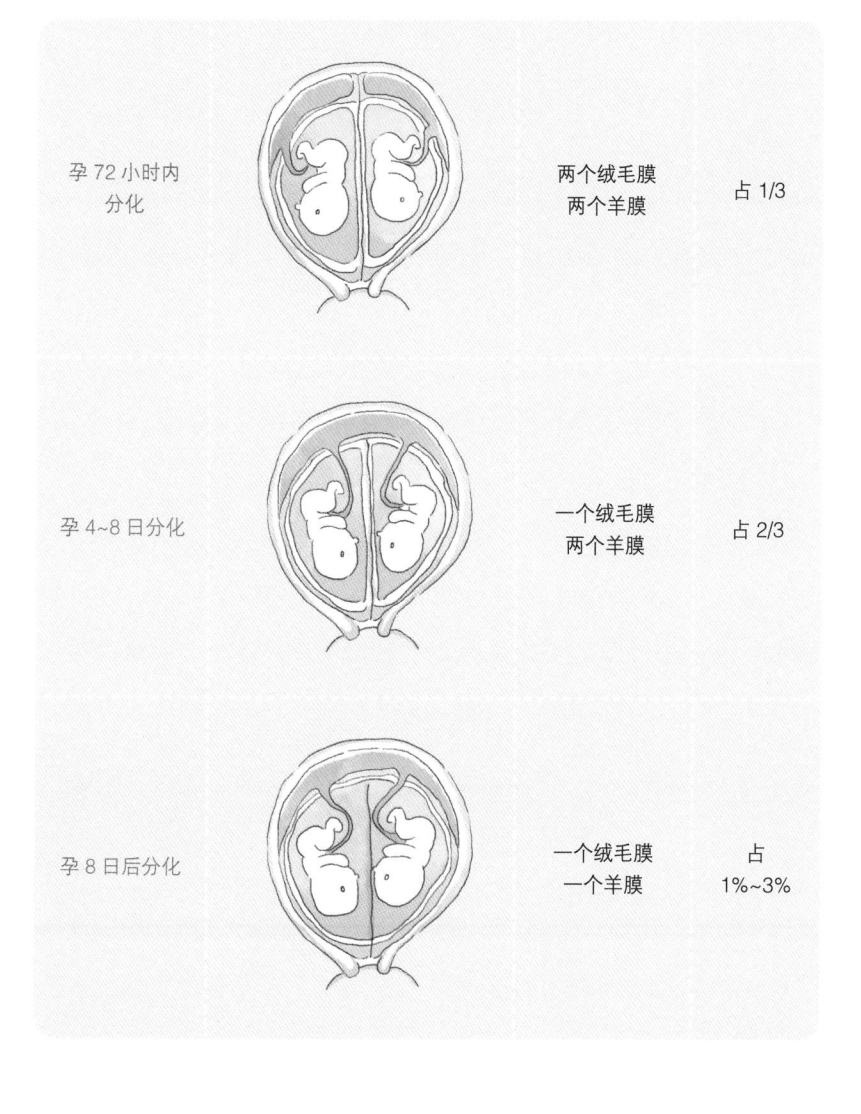

孕 72 小时内分化		两个绒毛膜 两个羊膜	占 1/3
孕 4~8 日分化		一个绒毛膜 两个羊膜	占 2/3
孕 8 日后分化		一个绒毛膜 一个羊膜	占 1%~3%

两个羊膜和一个羊膜的情况

如果只有一个羊膜，即一个保护膜内生长着两个胎儿，胎儿容易有拥挤感，也容易发生错位，因此这类胎儿出现并发症的概率很高。与此相比，如果两个胎儿各自拥有一个羊膜，这类胎儿出现并发症的概率就较低。因此，多胞胎的羊膜个数是至关重要的。

两个羊膜大部分是由孕 8 日内的分化决定的。如果有两个卵黄囊，基本上就意味着有两个羊膜，但准确的判断要到孕中期通过超声检查确定。

了解多胎妊娠的管理方法

最近的试管婴儿手术中，通过在试管中同时放入多个胚胎，可以形成异卵双胞胎、异卵三胞胎，甚至四胞胎及更多的多胞胎。

多胎孕妇用一个身体孕育多个宝宝。无论是对孕妇而言还是对宝宝们而言，多胎妊娠都是个不小的考验。尤其是只有一个绒毛膜和一个羊膜的情况，孕妇患妊娠期特有疾病的风险更高。

同卵双胞胎和异卵双胞胎

如果两个宝宝的性别不同，那他们肯定是异卵双胞胎。但如果是相同的性别，产前就没有办法可以明确区分他们是同卵双胞胎还是异卵双胞胎，但产后可以通过血液检查和基因检测获知。有两个胎盘，并不代表他们就一定是异卵双胞胎，同卵双胞胎同样可能有两个胎盘。

必需营养素

因为要孕育多个宝宝，所以大部分营养素要加倍摄取。单胎孕妇及多胎孕妇在孕早期的叶酸摄入量就很不同，单胎孕妇的叶酸摄入量

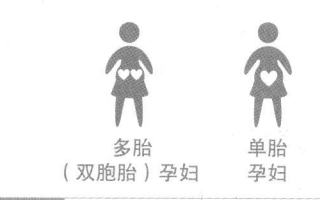

	多胎 （双胞胎）孕妇	单胎 孕妇
叶酸	1000 μg	400 μg
铁	60~100 mg	30 mg
总热量	600 kcal	300 kcal

为每日 400 μg，而多胎孕妇的叶酸摄入量为每日 1000 μg。与单胎孕妇相比，多胎（双胞胎）孕妇还要多摄入一些铁，每日需要摄入铁 60 ~ 100 mg，热量也要多摄入 300 kcal（1 kcal 约等于 4186 J），比怀孕前要多摄入 600 kcal。除此之外，蛋白质、矿物质、必需脂肪酸等的需求量也有所增多。

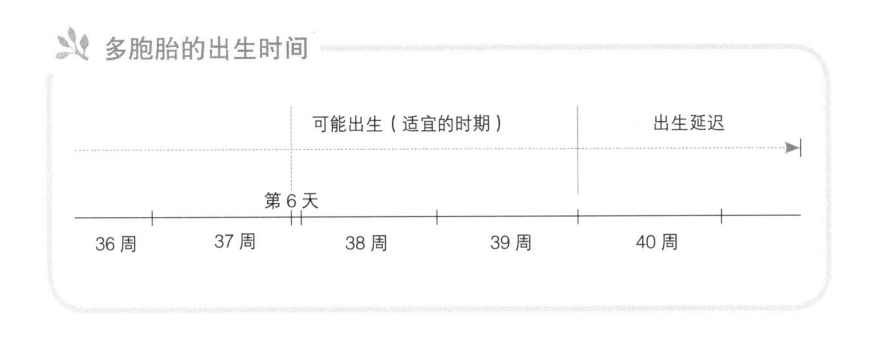

孕妇的身体

孕早期，与单胎孕妇相比，多胎孕妇的身体变化更加明显。如孕早期多胎孕妇的害喜情况更加严重。多胎导致对血液的需求量更多，所以多胎孕妇的贫血情况也更加严重。为了孕育多个宝宝，孕妇的心脏也要更加辛苦地运作。此外，多胎孕妇的肚子会凸起得更大，腹部的压迫症状（腰疼、肋骨疼痛、耻骨疼痛）也会更加严重。

孕期的并发症增多

多胎孕妇更容易贫血。39% 左右的多胎孕妇还会出现异常宫缩，20% 左右的多胎孕妇会患妊娠期高血压疾病。除此以外，早产、胎盘早剥等并发症的发病率也有所增长。分娩时，多胎孕妇还有可能出现子宫收缩乏力、胎盘粘连等状况，同时产后出血的情况也更容易发生。

多胞胎的出生时间

多胞胎很难像单胎儿一样在妈妈的肚子里老老实实待 10 个月即 40 周后才出来。因为孕晚期多胎孕妇的肚子会大到难以支撑的地步，胎盘也难以再保护住两个或两个以上的胎儿。大部分多胞胎会早产，其平均孕周数为 36.3 ±2.9 周。换句话说，孕 36 周加 6 天后的分娩都不算早产，这时可看作是多胞胎的正常出生时期。

异常宫缩和早产

多胎妊娠时，由异常宫缩引起的早产是新生儿发病率和死亡率上升的决定性因素。与单胎孕妇相比，多胎孕妇更有可能发生异常宫缩，更容易发生胎膜早破，因此多胎孕妇需要提前做好预防工作，尽量延迟分娩。临床上常通过卧床休息、抑制子宫收缩、使用糖皮质激素类药物促进胎肺发育成熟等方法，尽量减少多胞胎早产的可能性。如果只能早产，就尽量增强宝宝的肺功能。

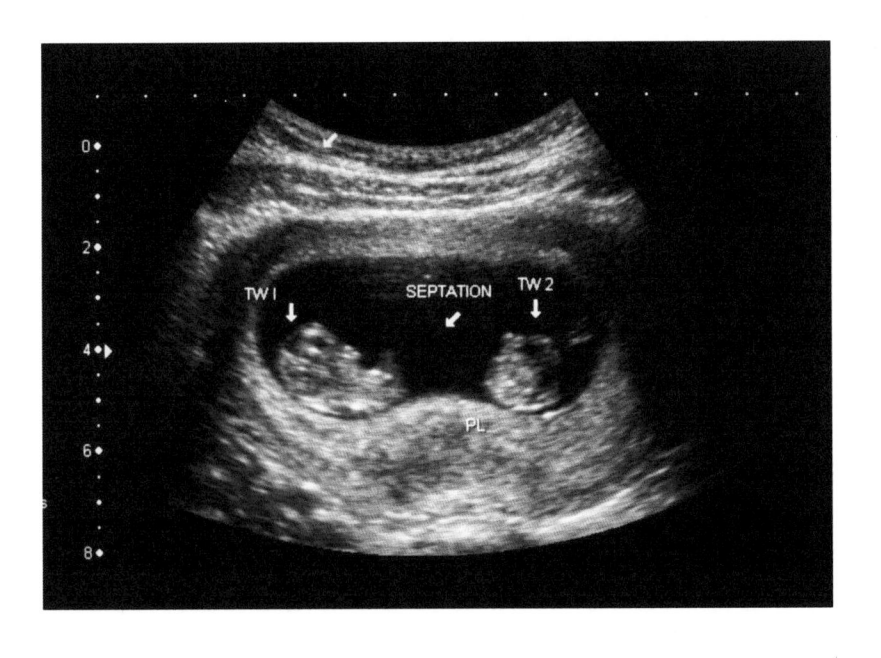

多胎妊娠无论是对孕妇而言还是对宝宝而言，都是一个不小的考验。多胎孕妇在孕期有可能会出现各种问题，最大的两个问题是选择性胎儿生长受限和双胎输血综合征。

选择性胎儿生长受限

选择性胎儿生长受限是单绒毛膜双胎常见的问题，指一个宝宝个头大、一个宝宝个头小（即体重差异较大）的情况。这是由胎盘供给的血液分配不均衡导致的，一个胎儿血液供给过量，另一个胎儿则血液供给不足。此外，遗传差异、子宫内空间狭小等因素也会导致双胞胎体重和羊水量不均。如果这种体重差异在孕早期就已经开始出现，到预产期时，胎儿的死亡率会较高。

双胎输血综合征

双胎输血综合征是只有一个绒毛膜的双胞胎可能发生的问题。在一个共有的胎盘内，动脉和静脉异常连接成一个通路，血液持续由一个胎儿流向另一个胎儿，形成一个异常的回路。这种现象及其产生的症状，被称为双胎输血综合征。血液输出端的胎儿出现低增长和贫血现象，而血液输入端的胎儿则出现红细胞增多症、血液过量，导致心脏难以承受负

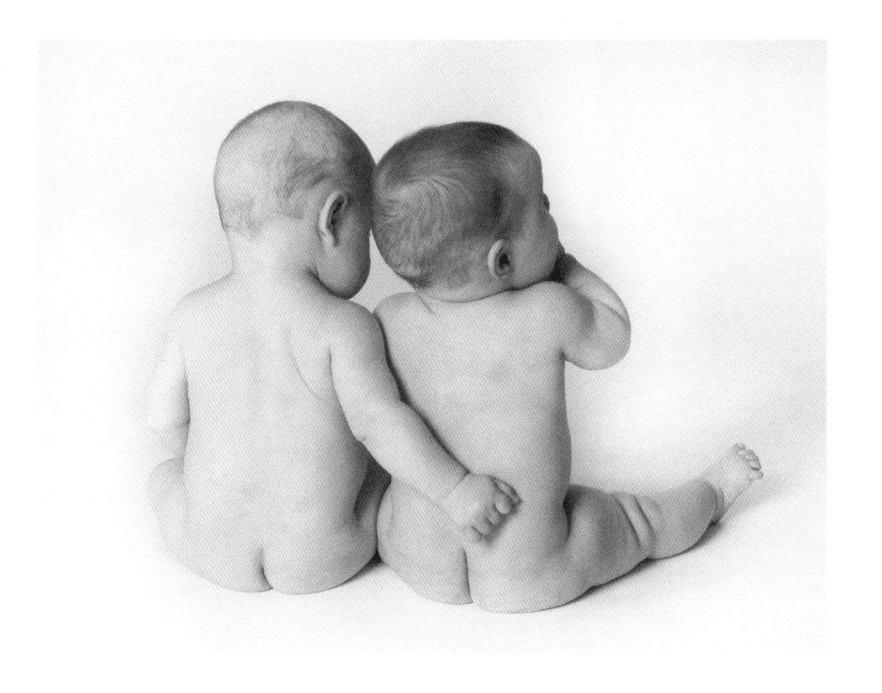

担，出现淤血性心功能衰竭。在只有一个绒毛膜的胎盘内，如果两个胎儿的羊水量或体重差异明显，那么当其中一个胎儿出现水肿时，就要怀疑可能是双胎输血综合征。

多胞胎是怎样出生的

多胞胎的分娩方式

多胎孕妇不仅怀孕过程异常艰辛，而且分娩过程更加危险。多胎孕妇分娩时出现胎盘早剥、异常胎位、子宫收缩乏力、产后出血等并发症的可能性也更高。由于存在以上这些危险，多胎孕妇要慎重选择分娩方式。虽然多胎孕妇仍然有顺产的机会，但和剖宫产相

比，顺产的不确定因素更多，因此大部分情况下建议选择剖宫产。（参考第 270 页）

可以顺产的胎位

双胞胎中的老大是指头的位置在更下方的胎儿。如果老大的胎位是头向下的，老二又不是非常大时，可以顺产。

顺产的不确定因素

在老大出来后、老二出来前的这段时间里，存在胎盘早剥、脐带脱垂、胎儿窘迫等各种变数。如果老二也能成功顺产就再好不过了，但一旦顺产失败，就只能进行紧急剖宫产把老二取出来。因此，双胎孕妇要和医生商量后再决定分娩方式。

19

羊水

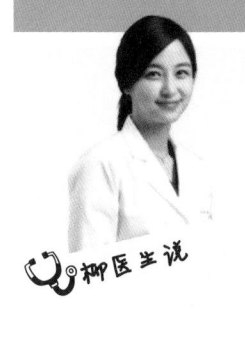

柳医生说

环绕胎儿的羊水在孕早期是由羊膜产生的。随着胎儿的生长发育，孕14周后，胎儿会通过自己吞咽羊水及排尿来维持体液平衡。孕中、晚期，羊水主要通过胎儿自身排尿供给。孕38周时羊水量最多，达1L左右，此后羊水量慢慢减少。羊水量受胎儿吞咽、排尿、呼吸运动等的影响，并与子宫、胎盘的血流量密切相关。

羊水多

羊水过多

羊水量达到 2 L 以上的情况称为羊水过多，此时羊水指数达到 25 cm 及以上。导致羊水过多的原因比较复杂。如果孕妇血糖持续上升，羊水内糖浓度上升，受渗透压作用的影响，水会持续渗入。胎儿不能正常吞咽羊水也会导致羊水过多。胎儿如果有严重的唇腭裂，

羊水指数（amniotic fluid index, AFI）

以脐水平线和腹白线为标志，将子宫分为四个象限，通过超声波分别测量各象限最大羊水池的最大垂直径线，四者之和为羊水指数。

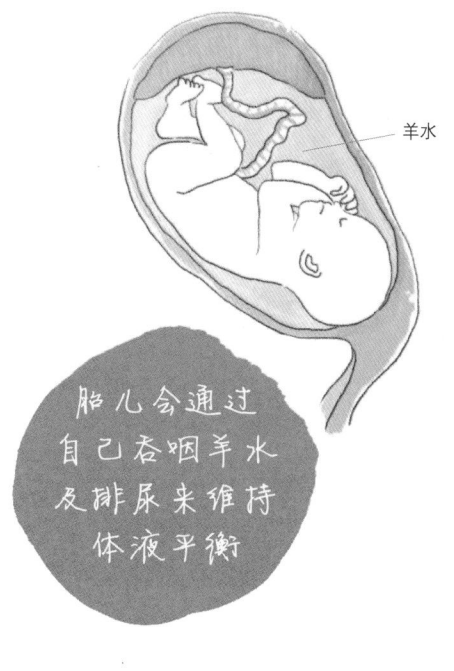

羊水

胎儿会通过自己吞咽羊水及排尿来维持体液平衡

或食管、十二指肠堵塞，则难以正常吞咽羊水。此外，像脊柱裂等神经组织裸露在皮肤之外的情况，同样也会引起羊水过多。

羊水过多的症状

羊水过多会引起异常宫缩、胎膜早破等症状，分娩时还可能导致胎盘早剥等现象。虽然孕期没有能有效调节羊水量的方法，但如果羊水过多导致孕妇严重呼吸困难，可以考虑将羊水直接抽出或用吲哚美辛减少羊水量。

羊水少

羊水过少

羊水量不足 300 ml 的情况称为羊水过少。此时，通过超声波检测几乎难以看到羊水池，羊水指数在 5 cm 以下。胎儿排尿功能异常、肾脏发育不全、尿路梗阻会导致羊水过少，

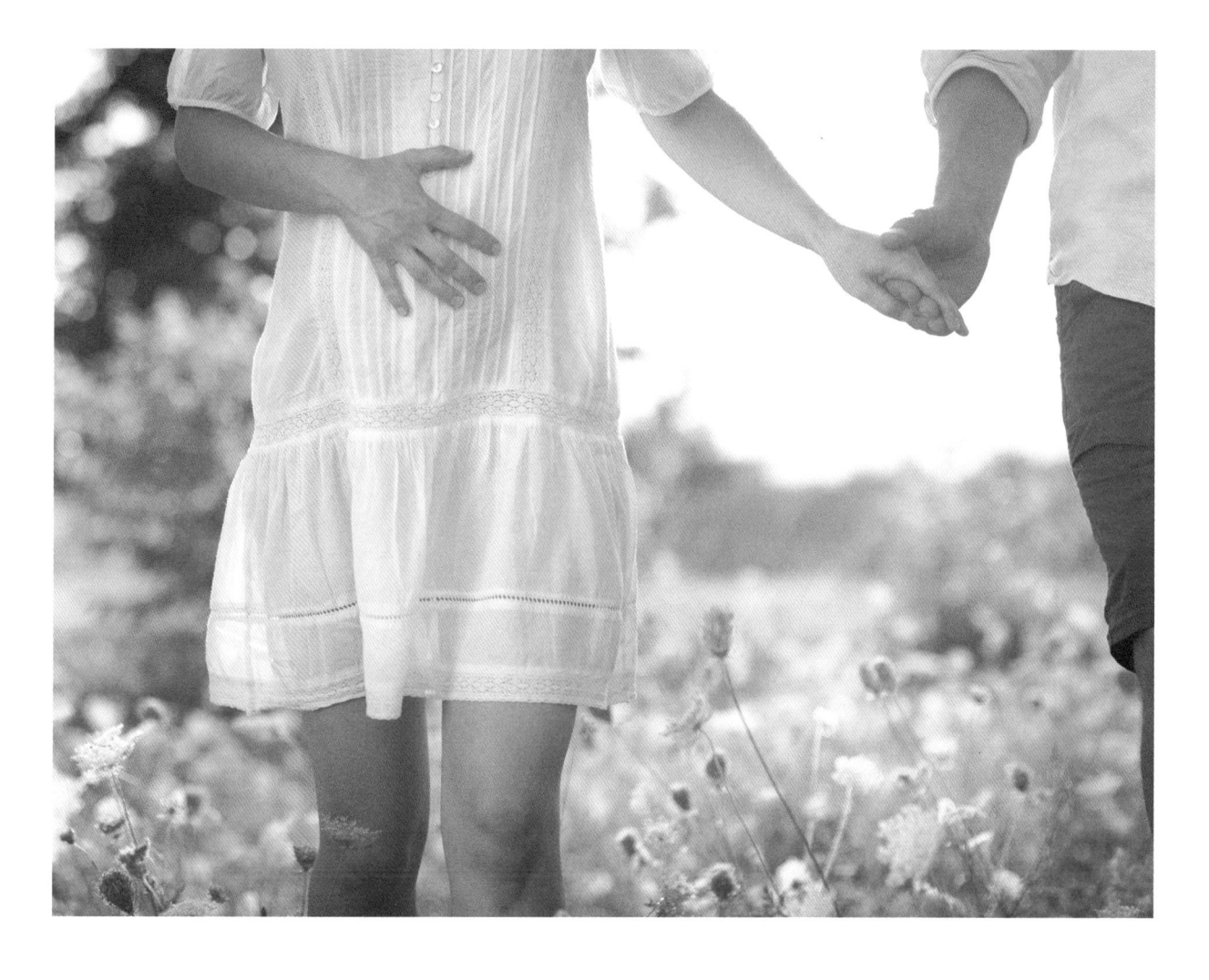

有时还由羊膜破裂后羊水外漏等情况导致。

孕早期羊水过少症

如果孕早期羊水过少，胎儿会受到压迫，可能会发生脸部和骨骼、肌肉的变形，难以形成正常的肺。此外，它还可能导致部分胎儿的四肢难以成形，这被称为Potter综合征。

孕晚期羊水过少症

到了孕期的最后一个月，羊水会自然减少。但如果羊水减少过多，就应该引起注意。因为此时羊水过少，会导致胎儿发育滞缓。如果怀疑羊水过少，就需要确认腹中的胎儿是否正常生长。如果检查发现胎儿生长出现障碍，胎儿心律异常，就要考虑立刻进行分娩。羊水过少导致胎儿心律异常或子宫内胎粪着色现象严重时，虽然可以考虑注入羊水，但其效果饱受争议。

羊水过多需要注意
—异常宫缩
—胎膜早破
—分娩时胎盘早剥

羊水过少需要注意（孕早期）
—脸部及骨骼、肌肉变形
—肺发育异常
—部分胎儿四肢生长障碍

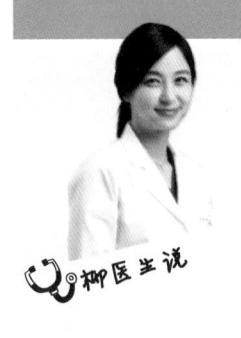

20 ▶▶ 胎儿和胎盘

柳医生说

孕期与胎儿紧密相关的就是胎盘了。胎盘介于胎儿和母体之间，为胎儿生长提供氧气及营养物质。由于胎盘内的毛细血管，胎儿与母体之间的氧气和营养物质交换得以进行。并且由于胎盘内激素的分泌，胎儿才得以正常生长。因此，胎盘对胎儿起着至关重要的作用。孕期可能会出现各种与胎盘有关的症状，现在就让我们来简单了解一下吧。

什么是前置胎盘

前置胎盘

前置胎盘（placenta previa）是指胎盘位于作为产道的子宫下段。如果胎盘堵住了整个子宫入口，则称之为完全性前置胎盘；如果胎盘只是堵住了部分子宫入口，则称之为部分性前置胎盘；如果胎盘的末端位于子宫入口的边缘，则称之为边缘性前置胎盘；如果胎盘的末端非常接近子宫入口但又没有触及，则称之为低置胎盘。

前置胎盘的症状

胎盘是将母体的血液传递给胎儿的重要部分。胎盘内包含许多血管，负责血液循环。

和位于子宫靠上部位时相比，胎盘位于子宫入口处时支撑胎盘的子宫肌肉更加弱，胎盘更不稳定。即从孕中期开始，随着子宫的日益增大，胎盘逐渐变得不稳定。如果子宫收缩，胎盘会变得更不稳定，会引起严重的阴道出血症状。

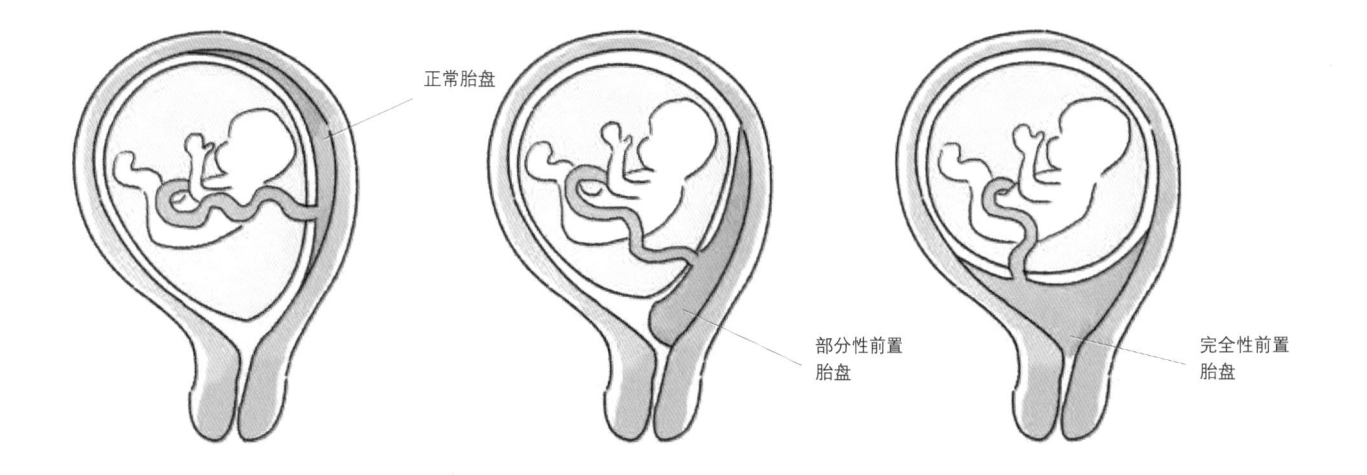

正常胎盘

部分性前置胎盘

完全性前置胎盘

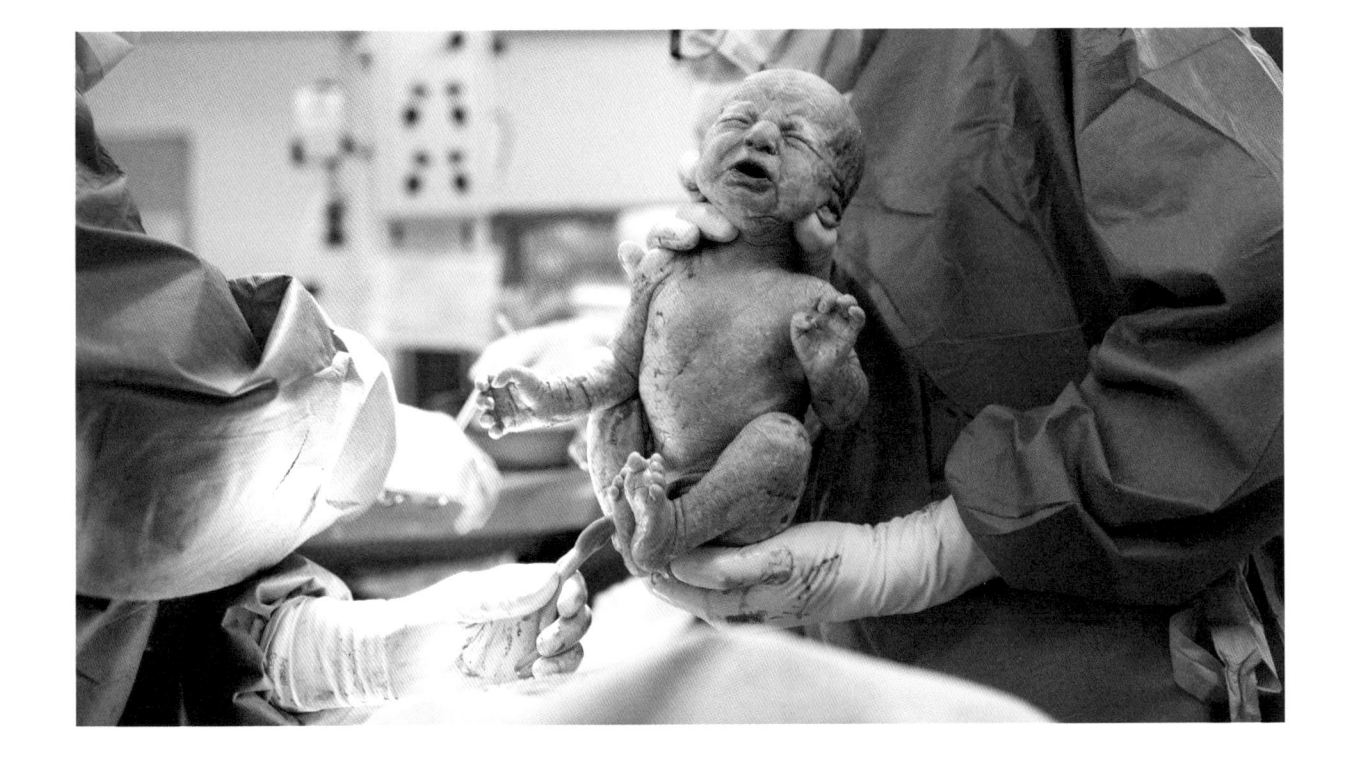

胎盘堵住整个子宫入口	完全性前置胎盘
胎盘堵住部分子宫入口	部分性前置胎盘
胎盘末端位于子宫入口的边缘	边缘性前置胎盘
胎盘末端非常接近子宫入口但又没有触及	低置胎盘

是否存在胎盘往上移动的情况？

有时会存在这样的情况：孕早期覆盖住产道的胎盘，到孕中期发生了移动，远离产道。孕中期覆盖住产道的胎盘，40%会一直覆盖产道直至分娩，而60%会慢慢远离产道。尤其是没有覆盖住产道、只是位于产道附近的低置胎盘，其移动的可能性就更大了。孕28周前后，最好确认一下胎盘和产道的位置。

前置胎盘的危险性

临产前夕，位置不稳定的胎盘出血后引起早产的情况时有发生，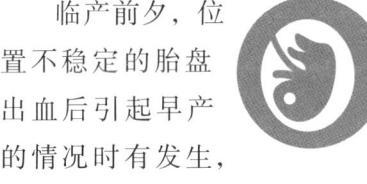且胎儿从产道娩出前，胎盘先脱落的胎盘早剥发生率也较高。不仅如此，分娩之后，胎盘不容易脱落，即有胎盘粘连，或胎盘脱落后，流血不止，引起产后大量出血的危险性也较高。为了控制产后出血，需要进行子宫动脉栓塞术。如果手术仍不能控制住产后出血，或胎盘粘连，又难以切除遗留的胎盘，那么很有可能需要手术切除整个子宫。

前置胎盘的管理方法

前置胎盘常会引起阴道出血，因而怀孕时需要格外注意。正常孕妇进行的孕期运动或过度的身体活动，对前置胎盘孕妇而言是非常有害的。无论何时，一旦阴道出血，前置胎盘的孕妇要马上去妇产科检查，仔细确认胎盘和胎儿的状态，且需要一直观察，直到阴道停止出血为止。如果阴道出血严重，胎儿心律异常或有胎盘剥离的征兆，就需要马上进行剖宫产。

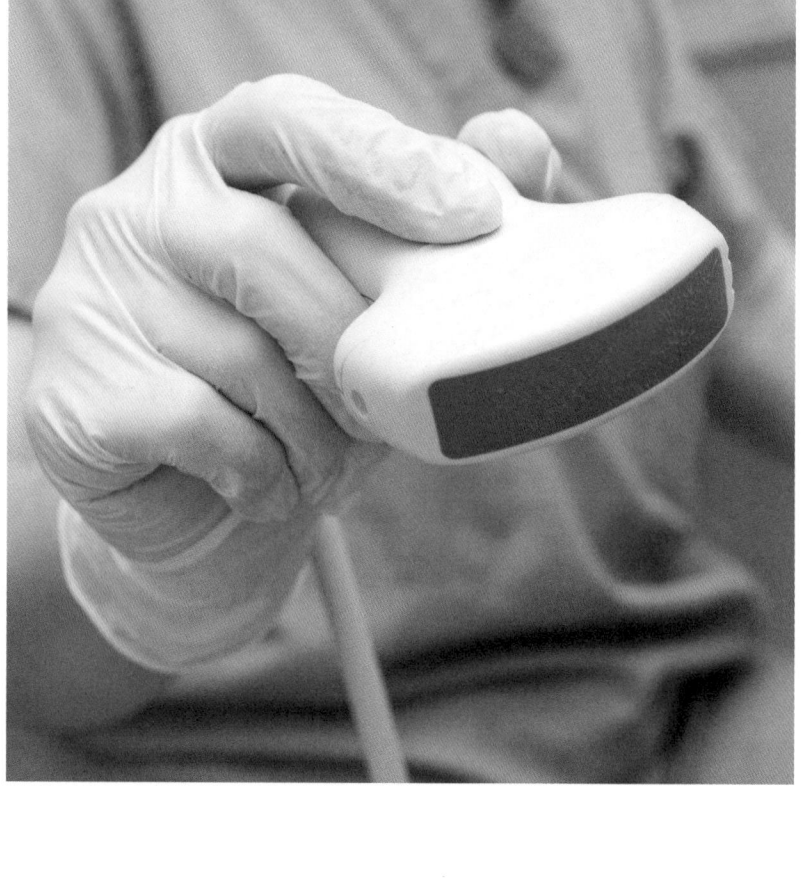

什么是胎盘早剥

胎盘早剥

正常情况下，胎盘是在胎儿出生以后脱落的。但是在胎儿娩出前胎盘就脱落的话，则称之为胎盘早剥。虽然难以准确知道胎盘早剥的原因，但这一现象较容易发生在高龄孕妇、有妊娠期高血压疾病的孕妇，以及吸烟孕妇身上。

胎盘早剥的症状

胎盘早剥分为部分胎盘早剥和全部胎盘早剥两种。部分胎盘早剥指胎盘只有部分是早期剥离的，这类孕妇阴道出血及腹部疼痛现象都不严重。而全部胎盘早剥的孕妇会突发腹部疼痛，并有较严重的阴道出血。

前置胎盘的分娩方式

前置胎盘的孕妇需采用剖宫产。阵痛导致的子宫收缩会最先使胎盘剥离，这会危及腹中宝宝的性命。目前剖宫产大多采用横切的方法，但如果胎盘位于膀胱壁的前方，则需要采用纵切的方法。

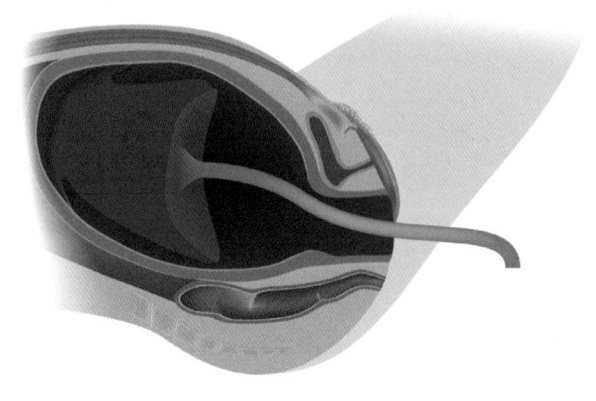

正常的分娩形式

胎盘早剥的危险性

胎盘早剥不仅会导致大量出血，威胁产妇的性命，更会导致腹中的胎儿缺氧，甚至死亡。

什么是胎盘植入

胎盘植入

胎盘一般在胎儿娩出后5分钟左右时从产妇子宫中自然分离。而胎盘植入是指胎盘过度侵入子宫肌层，在胎儿出来后不能自然与子宫分离的情况。

胎盘植入的种类

根据胎盘侵入肌肉的程度，胎盘植入可分为胎盘粘连（侵入子宫浅肌层）、胎盘植入（侵入子宫深肌层）和穿透性胎盘植入（穿透子宫壁到子宫浆膜层，甚至侵入子宫毗邻器官）。如果胎盘深深侵入肌层，会引起严重的产后大量出血现象。

胎盘植入的原因

虽然胎盘植入的准确原因还未知，但如果胎盘附着在之前剖宫产或刮宫手术的瘢痕处的话，就有可能发生胎盘植入。此外，无子宫手术史但胎盘位于产道附近的前置胎盘孕妇更容易发生胎盘植入。胎盘植入可以在产前通过超声检查提前观察到。通过彩色多普勒超声检查怀疑有胎盘植入风险的孕妇，分娩前需做好充分的准备。

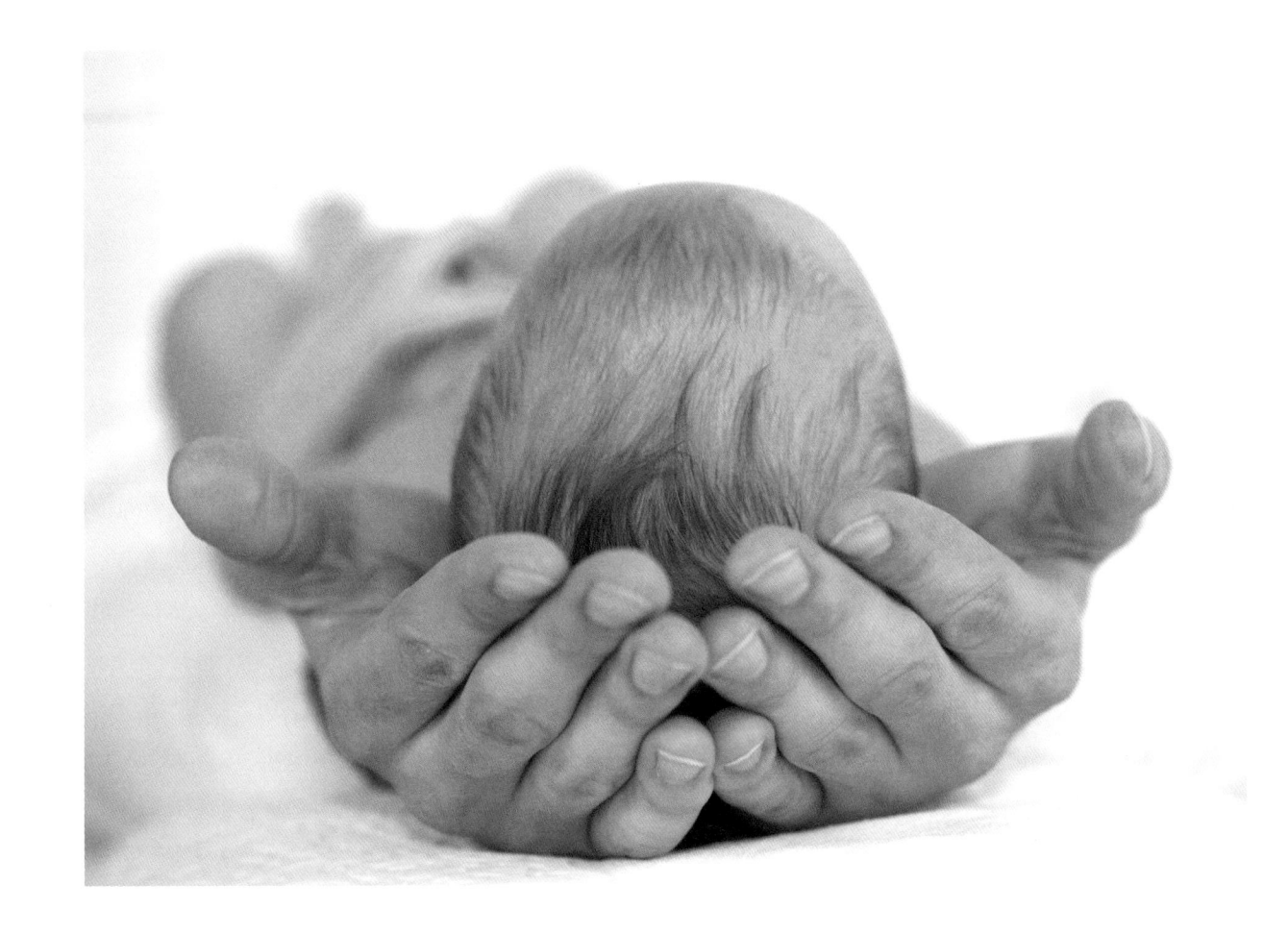

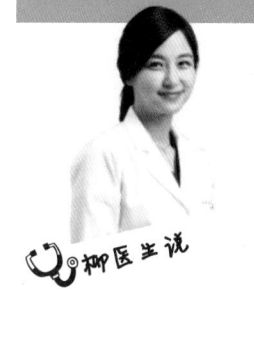

21

胎儿和脐带

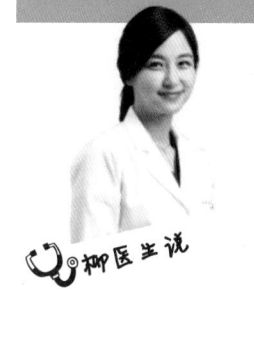

柳医生说

　　母体和胎儿是通过脐带相连的，似乎妈妈可以通过这条小小的脐带和胎儿进行交流。事实上，脐带确实起了桥梁的作用。母体的血液传送主胎盘后通过脐带传递给胎儿，在胎儿体内循环后再传递给母体。因此，脐带对于宝宝和妈妈来说，都意义非凡，也难怪有的人在宝宝出生以后，将连接妈妈和胎儿的脐带制作成图章保管起来。下面我们就一起来了解脐带的重要意义吧。

了解脐带

正常的脐带

　　正常的脐带是由两条脐动脉和一条脐静脉构成的。也就是说，含氧气和营养物质的血液由脐静脉传递给胎儿，而进行物质交换后排出的血液通过两条脐动脉到达胎盘。

单脐动脉儿

　　单脐动脉儿是指通过超声检查发现只有一条脐动脉的胎儿。有的是一开始就只有一条脐动脉，而有的是在生成第二条脐动脉的过程中，受种种因素的影响，最后只形成一条脐动脉。单脐动脉本身不会有太大问题，但胎儿畸形的概率会相对较高。如果是单脐动脉儿，则需要通过精密的检查确定胎儿是否畸形。畸形的胎儿中，50% 左右的胎儿染色体异常，20% 的胎儿在子宫内生长迟缓。而大部分没有畸形的单脐动脉儿基本上不会有太大问题，能够正常生长发育。

脐带绕颈

脐带绕颈对胎儿的影响

　　有一些孕妇担心胎儿拿脐带玩，担心胎儿会被脐带缠绕住。其实，有 1 次脐带绕颈经历的胎儿占 20% ~ 34%，有 2 次脐带绕颈经历的胎儿占 2.5% 左右。一般情况下，孕妇没有出现分娩阵痛时，脐带绕颈对

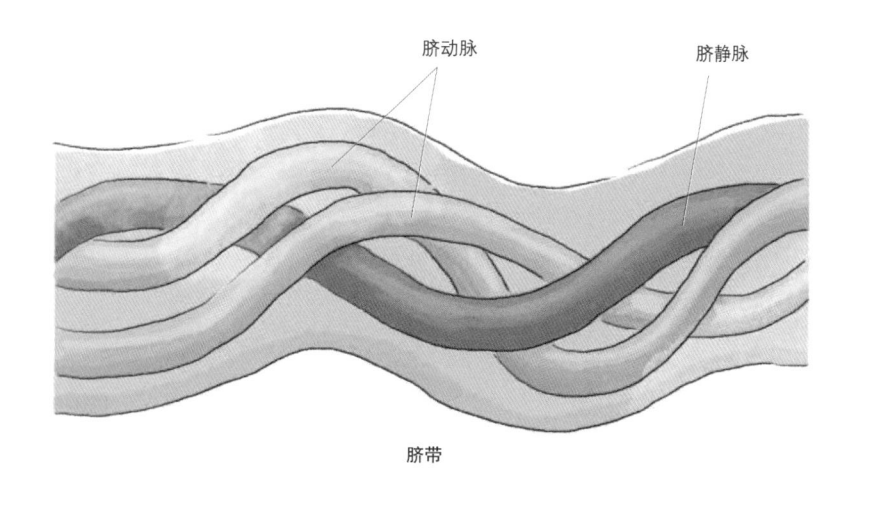

脐动脉　　　　　　　　脐静脉

脐带

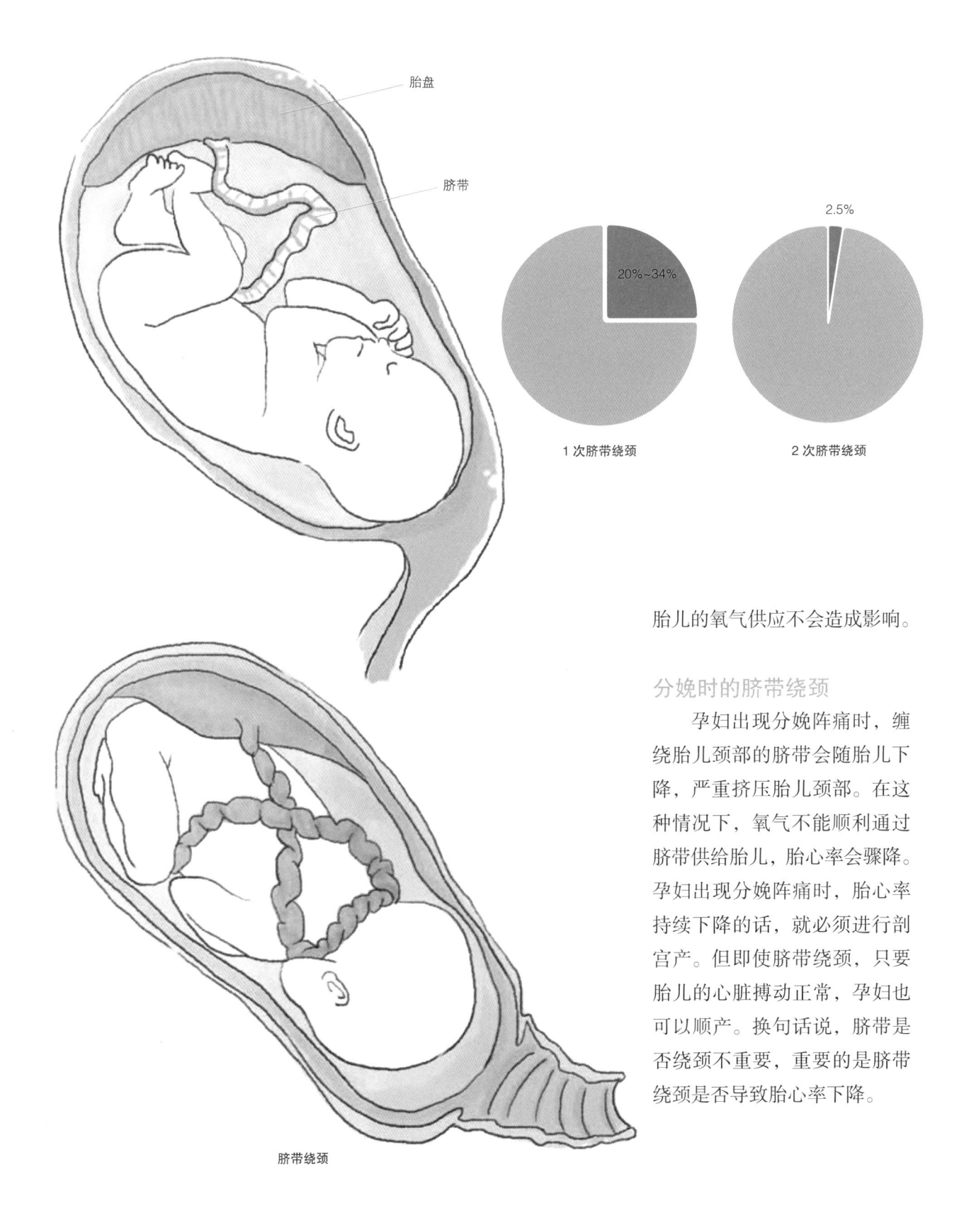

胎盘

脐带

20%~34%

2.5%

1 次脐带绕颈

2 次脐带绕颈

脐带绕颈

胎儿的氧气供应不会造成影响。

分娩时的脐带绕颈

孕妇出现分娩阵痛时，缠绕胎儿颈部的脐带会随胎儿下降，严重挤压胎儿颈部。在这种情况下，氧气不能顺利通过脐带供给胎儿，胎心率会骤降。孕妇出现分娩阵痛时，胎心率持续下降的话，就必须进行剖宫产。但即使脐带绕颈，只要胎儿的心脏搏动正常，孕妇也可以顺产。换句话说，脐带是否绕颈不重要，重要的是脐带绕颈是否导致胎心率下降。

22

怀孕和性生活

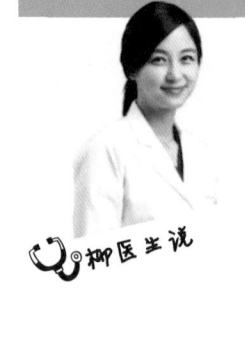

柳医生说

现在肚子里有宝宝了，所以接下来一年都不能过性生活了吗？怀孕期间夫妻双方只能握着手睡觉吗？不是的。怀孕期间没有必要禁欲，孕期也是可以过性生活的。性生活并不是孕期禁忌接触的有害行为，反而是夫妻间特别而又珍贵的情感交流行为。但是，孕期性生活有需要注意的地方。

孕期是否可以过性生活

孕早期要小心

孕早期，孕妇会惊讶于自己身体的变化，会变得不安。她们会担心这些变化是否正常，担心孕期是否会出什么问题。不管怎样，孕早期过性生活要小心。

怀孕后，受子宫血流变化和激素分泌的影响，孕妇的腹部偶尔会有不适感（如刺痛感等），有时还会有出血等各种症状。此时如果发生性行为，就等于是给正经历变化期的身体增加不确定因素。发生性行为后，孕妇会有短暂的腹痛，可能还会有阴道出血。当然，这些只是不适的症状而已，是不会马上引起流产的。但是，孕早期一直有子宫出血等子宫内膜不稳定状况时，尽量不要过性生活。

解决性欲降低的问题

孕早期，害喜导致的头晕、呕吐、疲劳感等会降低性欲。此外，受激素的影响，女性乳房急速增大，稍微触碰就会感觉疼痛，故在发生性行为时会

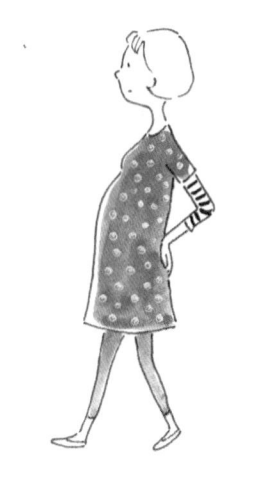

有疼痛感，从而导致夫妻双方关系疏远。如果害喜导致严重呕吐或头晕，那么与试图进行性行为相比，用手抚摸对方这样简单的肢体接触会更好。因为身体接触可以提升安全感，对孕妇有积极的效果。大部分害喜现象会在孕3月时结束，乳房压痛差不多也在这个时间好转，因而孕3月后孕妇的身

孕期性生活注意事项
—孕早期要小心
—解决性欲降低的问题
—理解怀孕引起的身体变化
—注意阴道出血
—掌握对胎儿的影响
—了解性生活后的宫缩
—了解感染的危险性
—掌握胎盘的位置

体状况会好转，此后可以过性生活。

理解怀孕引起的身体变化

有的孕妇会为日益凸起的肚子而羞愧，有的孕妇会因为急速上涨的体重而故意避开夫妻性行为。但是，怀孕后日益凸起的肚子会使女性拥有丰满与优美的曲线，因此怀孕后女性也要对自己的身材有自信。孕期如果丈夫压迫孕妇的肚子，孕妇常会有不适感，因而从孕中期开始，夫妻双方过性生活时不要用正常体位，而应改用不会压迫到孕妇肚子的交叉体位或后侧位等姿势。

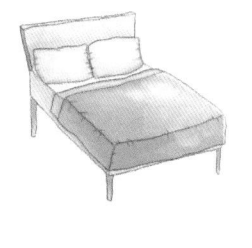

注意阴道出血

怀孕后受激素变化的影响，流向子宫和阴道壁的血液量急速增加，整个阴道壁变厚，阴道入口变窄，身体也和以往不同，开始变得敏感。血液量增加会使宫颈变得脆弱，很容易出血，因此性行为过程中阴茎插入过深，会引起宫颈出血。虽然这时出血量很少，也只是暂时性的，但孕妇会因此变得不安与焦虑。出血之后应该去医院做检查，且一定要告诉医生是在发生性行为后出的血。

宫颈部位的细胞会在孕晚期发生较大的变化，因此从孕中期开始，要尽量避免性行为过程中阴茎插入过深。

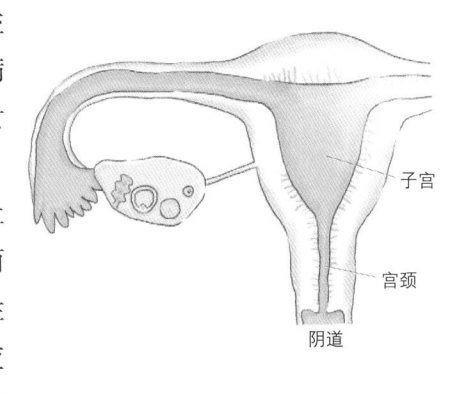

子宫

宫颈

阴道

掌握对胎儿的影响

有的孕妇担心胎儿能感知到父母正在发生性行为。宫颈位于子宫下部，长约3 cm，上端与子宫相接，下端深入阴道。在发生性行为时，即使阴茎直接触及宫颈，因为子宫内有许多羊水，且阴茎不可能触及胎儿，所以胎儿是不会知道父母正在发生性行为的。虽然一时的子宫收缩会导致小的晃动感，但不会对胎儿造成太大的压迫感。而且父母间自然的性行为反而会使胎儿获得安全感。要知道，父母的幸福指数越高，为胎儿营造的环境就越安全、越稳定。

了解性生活后的宫缩

相较未怀孕时，怀孕后女性更容易从性生活中获得快感，因为孕期子宫和阴道壁内会流入更多的血液。并且从孕中期开始，子宫下沉，更加压迫阴道，越到孕后期孕妇越容易在性生活中获得快感。快感会引起子宫收缩，但这种状况会在30分钟左右后变弱。这与先兆早产引起的子宫收缩是不同的。

在进行性行为时，如果阴茎插入过深、过分触碰宫颈，会导致宫颈发生一时性的痉挛和震颤，可直接引起子宫收缩。经过休息，大部分子宫收缩会好转。但如果子宫收缩的状况未见好转，请去医院就诊。

了解感染的危险性

性行为过程中的体液不会对怀孕造成任何影响。虽然精液中有与子宫收缩有关的前列腺素（prostaglandin），但由于量非常少，不会对子宫产生影响。除非丈夫有性病，否则不会因为接触丈夫的阴茎而发生细菌感染或胎儿宫内感染。如果还是有所担心，建议使用安全套。

掌握胎盘的位置

如果性行为过程中阴茎插入较深，严重刺激宫颈，会引起子宫收缩。不过在子宫收缩、放松的过程中，很少有胎盘整体剥离的情况发生。但是胎盘的位置较接近宫颈时，也就是胎盘低置时，子宫收缩有可能使胎盘的周边发生剥离。除此之外，受孕期激素的影响，宫颈细胞的黏液分泌量增加，宫颈变为赤红色，稍微触碰就有可能出血。因此，低置胎盘以及前置胎盘的孕妇要更加注意性行为的强度。从孕中期开始，愈加变重的子宫下沉，阴道的整体长度会变短，性行为过程中需要格外注意阴茎插入的深度。

孕期应采用怎样的性行为方式

注意阴茎插入的深度

性行为过程中要小心阴茎插入较深的后背体位和女性上位等姿势，尤其是在子宫变重、宫颈有下垂趋势后。因此，越到孕后期越要注意阴茎插入的深度。

避开压迫肚子的姿势

不能采用直接压迫孕妇肚子的姿势。

避开高强度性行为

在孕期，母爱比性欲更为重要。相对而言，孕期女性的性欲会降低。即使一动不动，孕妇也会感到疲惫。

由于不断累积的疲劳感会降低女性的性欲，所以尽量不要进行活动强度较大的性行为，而应用亲吻或安抚来进行情感交流及获取安全感。

不要刺激乳头

孕中期后，孕妇的乳房变得较大，有的孕妇还有乳汁流溢的情况。大力抓握乳房或用力按压乳房的话，孕妇会感到剧烈的疼痛，所以应改为轻轻抚摸。不仅如此，直接强烈刺激乳头会促进缩宫素的分泌，会使子宫剧烈收缩。因此，在进行性行为时，最好不要直接刺激乳头。

注意清洗身体

进行性行为前后应清洗身体。怀孕期间，阴道分泌物增加，孕妇患阴道炎的可能性也有所增加。因此，为了安全起见，进行性行为前后要清洗身体。

充分享受前戏

孕期女性的性欲下降，在进行性行为时，起到润滑剂作用的分泌物减少。在这种状态下勉强进行性行为会给阴道壁带来伤害，所以多花些精力在前戏上吧。

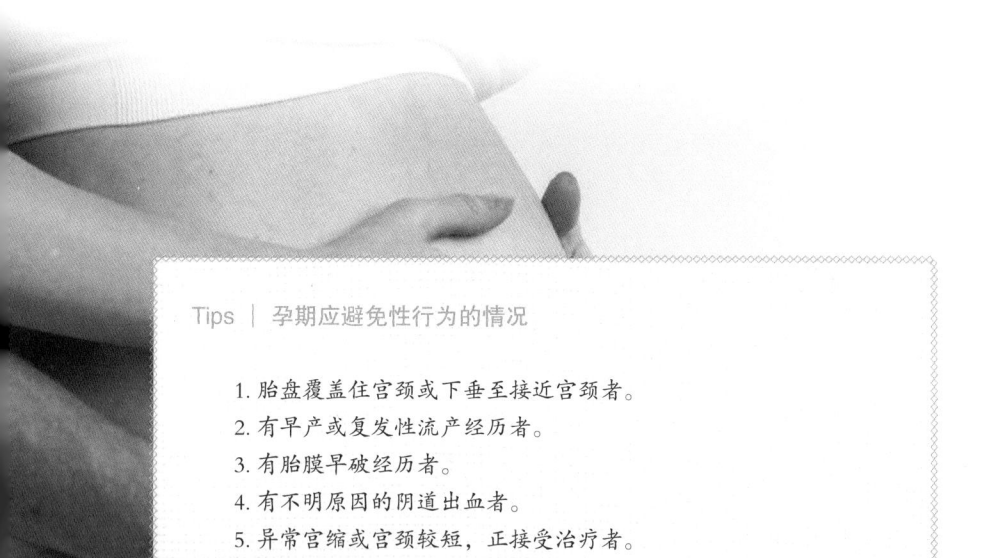

Tips | 孕期应避免性行为的情况

1. 胎盘覆盖住宫颈或下垂至接近宫颈者。
2. 有早产或复发性流产经历者。
3. 有胎膜早破经历者。
4. 有不明原因的阴道出血者。
5. 异常宫缩或宫颈较短，正接受治疗者。

找到合适的姿势

正常体位

妻子在下面张开双腿，丈夫从上面插入。

交叉体位

丈夫稍微扭转身体，双方的腿相互交叉。以这种姿势阴茎不会插入太深，对孕妇肚子造成的压迫感也会轻一些。

后侧体位

丈夫边从后面抱住妻子并插入。

前侧体位

丈夫斜躺着插入。这种姿势不会对孕妇的肚子造成压迫感，阴茎插入较浅。

女性上位

丈夫躺着，妻子位于丈夫的上面。以这种姿势阴茎插入较深，要引起注意。

屈腿体位

妻子撑着背躺着，小腿往上弯曲，丈夫从上面插入。以这种姿势阴茎插入较深，要引起注意。

后背体位

妻子趴着，屁股向后撅，丈夫从后面插入。以这种姿势阴茎插入较深，要引起注意。

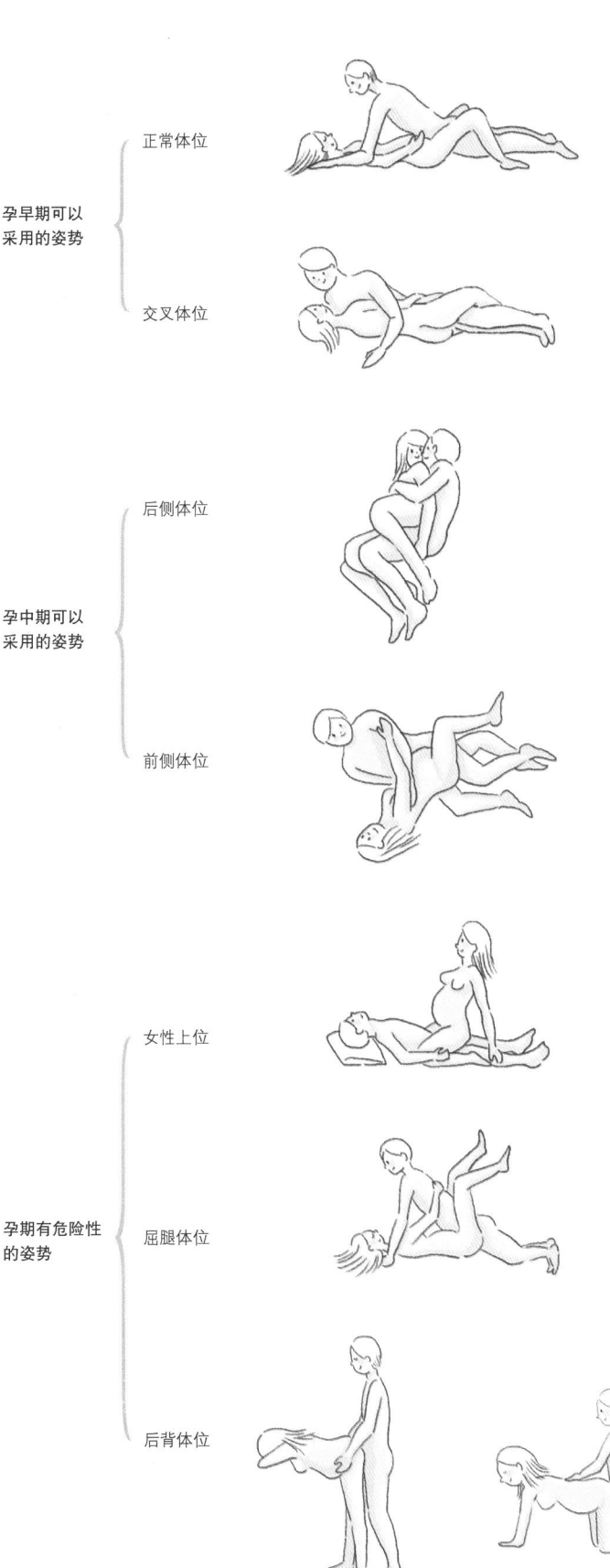

正常体位

孕早期可以采用的姿势

交叉体位

后侧体位

孕中期可以采用的姿势

前侧体位

女性上位

孕期有危险性的姿势

屈腿体位

后背体位

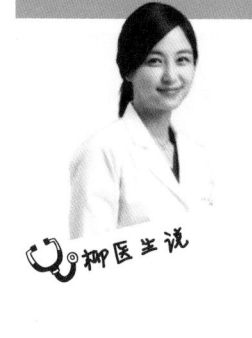

23

怀孕和旅行

女性怀孕后受激素分泌的影响，心情会起起伏伏，经常会产生去某地旅行的冲动，旅行也可以使怀孕后疲惫的身体以及紧张的心情得到放松。但是，在胎盘还不稳定的孕12周前以及临近分娩的时候，尽量不要出去旅行。而孕12周后到临产前这段时间，去近的地方旅行对调节心情是非常有好处的。

自驾游

不要自己开车

孕妇自己开车旅行是很危险的。因为怀孕后孕妇的专注力会有所下降，哪怕只是干坐着都会感到疲劳。尤其是孕晚期，如果开车过程中肚子与方向盘发生碰撞，会对胎儿造成直接影响，因此孕妇最好坐在后排，并系好安全带。而且安全带不要系在肚子上，应该系在骨盆上端，并调节安全带以免过紧。

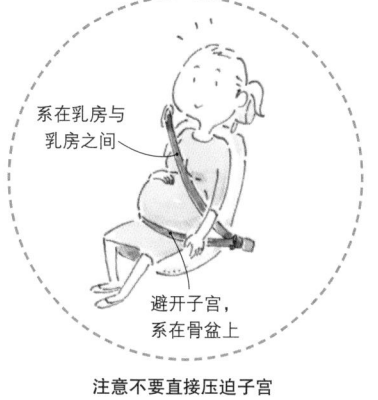

系在乳房与乳房之间

避开子宫，系在骨盆上

注意不要直接压迫子宫

注意中途休息

自驾游时，有的孕妇会出现以往不会有的晕车情况。而且长时间坐着的话，孕妇的脚和脚踝会肿，腿还会抽筋。因此，最好每隔1~2小时就停下来休息一下。车内浑浊的空气会让人头晕，因而中途要不定时地摇下车窗换气。衣服、手电筒、食物、水、纸巾等物品一定要收入背包或行李箱内。

坐飞机旅行

适合旅行的时期

孕12周后至孕36周前乘飞机旅行没有太大的问题。但由于孕期血液循环处于特殊状态，流向双腿的血液

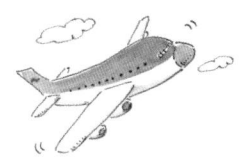

不易往上回流，有可能导致血液淤积。这些淤血会堵塞血管并引起血栓栓塞。如果飞行时间较长，则需要每隔1小时离开位置稍微走动以预防血栓栓塞。另外，多胎妊娠的孕妇、有早产史的孕妇、患妊娠期高血压疾病的孕妇、有流产风险的孕妇等，在选择飞机出行时需要格外慎重。

1. 孕早期因为正常害喜和妊娠剧吐（严重的害喜症状），孕妇可能不太适合驾车。孕妇因妊娠剧吐导致严重头晕或难以集中精力驾车时，不要太过勉强，而应该乘坐出租车或公交车。孕妇要视自己的身体状况决定是否亲自驾车。

2. 女性怀孕后注意力、判断力会下降，即使是驾驶经验丰富者，也要比平时更加注意，开车时要仔细观察周边情况。

3. 正确系安全带。如果安全带系得过紧，会压迫腹部，给胎儿带来负面影响，所以孕妇要正确系安全带。肩带不能紧贴脖子，应置于肩部，再经过双乳中间到达腹部侧面。腰带避开隆起的肚子，放在髋骨的最低位置，即耻骨联合处。

4. 不要关紧车窗或把暖气开得过大。如果汽车行驶过程中没有做好换气工作，孕妇会更容易产生疲惫感，还有可能出现呼吸困难。汽车行驶过程中，要养成中途开窗换气的习惯。

5. 开车时间不要超过 2 小时。长时间持续的驾驶姿势会加重腹部和腰部的负担，并有可能引起严重的腰疼。除此之外，还会加重双腿的浮肿症状，引起血液循环障碍。因此，孕妇如果开车的话，一定要每隔 1 小时就停下来休息 10 分钟，不要过度操劳。

6. 方向盘和肚子间要保持一定距离。因为急刹车或轻微的追尾事故都会使身体不自觉往前倾，所以方向盘和肚子间要保持一定距离，不要让肚子撞到方向盘。

7. 开车过程中发生的事故哪怕再小，事后也一定要去妇产科检查胎儿的状态。肚子被安全带压迫，或与方向盘、前座发生相撞等直接性冲击，都会影响胎盘。虽然大部分情况下，这些小小的事故不会对胎盘造成太大的危害，但偶尔会导致胎盘内血液淤积，甚至胎盘剥离。有时症状不会在事故后马上出现，而是在几天后才出现，因此孕妇一定要及时就医，确认胎儿的状况。

飞机上享有的优惠

乘飞机去旅行时，因为不同航空公司要求提交的文件材料可能不同，所以一定要提前告知自己怀孕的事实，并确认是否有相应的文件材料需要提交。虽然每个航空公司会稍有不同，但一般情况下都会为孕妇提供免排队购票服务。购票时如果有要求的话，航空公司会为孕妇提供专门的宽敞座位。安检时告诉他们自己是孕妇的话，也可以不做 X 线检查（虽然做 X 线检查不会对自身及胎儿造成太大影响）。同时航空公司会安排女性职员进行搜身，充分照顾到孕妇。

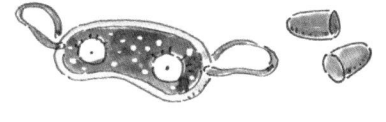

1. 由于长时间坐在较窄的空间里，双腿浮肿和腰疼会变严重。此外，血液循环能力减退，有引发血栓栓塞的危险。每隔 1 小时就应该起身去卫生间或在机舱内走动一下，之后再改变坐姿。

2. 有尿意时不要忍着。因为憋小便会给腹部带来不适感，尿液还会引起细菌感染。

3. 多喝水。孕期需要喝比平时更多的水，而且机舱内空气干燥，很容易引起脱水，所以孕妇要尽量多喝水，可以请乘务员提供水或自己携带水瓶以随时补充水分。

4. 为防止长时间空腹，应提前准备一些途中可以吃的小饼干等。

5. 在买机票时，应询问机内是否可以提供低盐餐或孕妇餐。如果孕妇有害喜现象的话，机内餐很可能不合口味，还可能引起消化不良，因此最好提前确认一下。

6. 提前准备好眼罩、枕头、耳塞等，以保证能在机舱内睡得安稳。

24 ▶▶

怀孕和工作

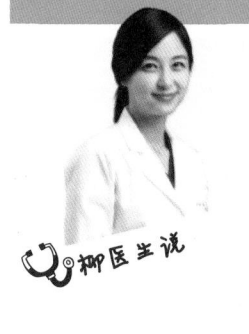

柳医生说

最近，家庭和社会对在职妈妈的关怀度越来越高。政府出台的针对怀孕的有关政策也在其中发挥了不小的作用（虽然依旧不足）。事实上，女性没必要因为怀孕而选择离职。但是，与工作量小的孕妇相比，工作量较大的孕妇发生异常宫缩、妊娠期高血压疾病等妊娠并发症的危险性更高。因此，在职孕妇非常有必要了解自己身体的变化以及可能会出现的症状。

好好利用产假*

了解产假制度

产假是指在职女性产期前后的休假待遇。根据我国国务院颁布的《女职工劳动保护特别规定》，女职工生育享受98天产假，其中产前可以休假15天；难产的，增加产假15天；生育多胞胎的，每多生育1个宝宝，增加产假15天。女职工怀孕未满4个月流产的，享受15天产假；怀孕满4个月流产的，享受42天产假。

了解配偶陪产假制度

陪产假，又名陪护假，即依法登记结婚的夫妻，女方在享受产假期间，男方享有一定时间看护、照料女方的权利。目前我国的劳动法等相关法律法规未对陪产假做出明确的规定，具体要看各省、自治区、直辖市的实际规定，一般都见于各地的计划生育条例。目前大多省份均相继修改了本地的计划生育条例，明确了本地的陪产假期限，但具体要看各地、各企业的实际操作。其中，最短的陪产假有7天，最长的有1个月之久。

了解育儿假制度

育儿假是指女职工产假期满后，经批准继续休假育儿的假期。目前我国没有育儿假规定。我国现行法律法规只规定女职工依法生育的应当享有产假。对于哺乳未满1周岁宝宝的女职工，用人单位不得延长劳动时间或者安排夜班劳动。用人单位应当在每天的劳动时间内为哺乳期女职工安排1小时哺乳时间；女职工生育多胞胎的，每多哺乳1个宝宝每天增加1小时哺乳时间。

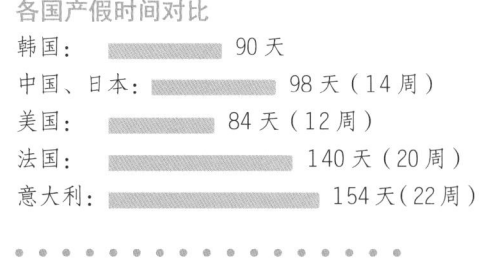

各国产假时间对比

韩国：90天
中国、日本：98天（14周）
美国：84天（12周）
法国：140天（20周）
意大利：154天（22周）

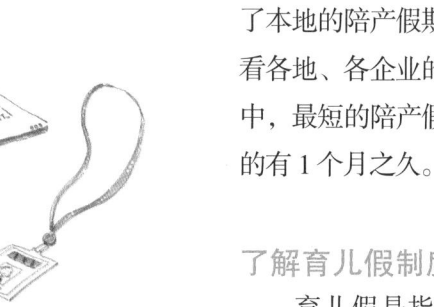

孕妇应该怎样生活

适当休息

本书的第二部分详细介绍了孕妇在不同时期应该怎样静养。孕妇应尽量减少工作压力，一有空就要适当休息。女性产后至少需要休息6周（一般是3个月左右），6周之后身体恢复到怀孕前的状态，那时就可以继续工作了。

调整上下班时间

尽量避开上下班高峰时段。在人员流动高峰的时段上下班，会增加身心的疲劳感，不利于身体健康。上班稍微早些，下班稍微晚些，尽量避开上下班时间，可减少身心的疲劳感。这样做虽然可能会辛苦些，但可以提前1小时上班，然后在公司休息30～40分钟。

准备便当

如果因为害喜而难以忍受某些食物的气味的话，请单独准备便当。作为零食的饼干、冰激凌等不仅对孕妇不好，对胎儿也是有害的。请准备以蔬菜为主的零食便当。

保持平和的心态

对女性来说，孕育新生命是一生中最重要的事情。这不是女性一个人的事情，是所有社会成员的事情。怀孕的这10个月，是女性最需要周边人帮助的时期。这一时期孕妇的工作效率会下降，体力也会下降，这不仅仅是孕妇自身的问题，更是我们社会的共同责任，是我们共同要面对的问题。孕妇没必要暗自苦恼，要接受怀孕带来的各种变化，并尽力而为。

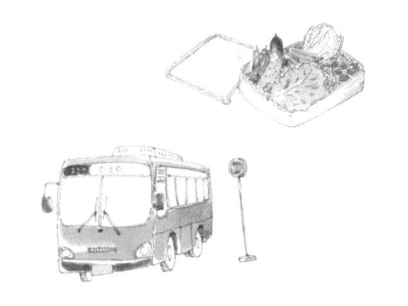

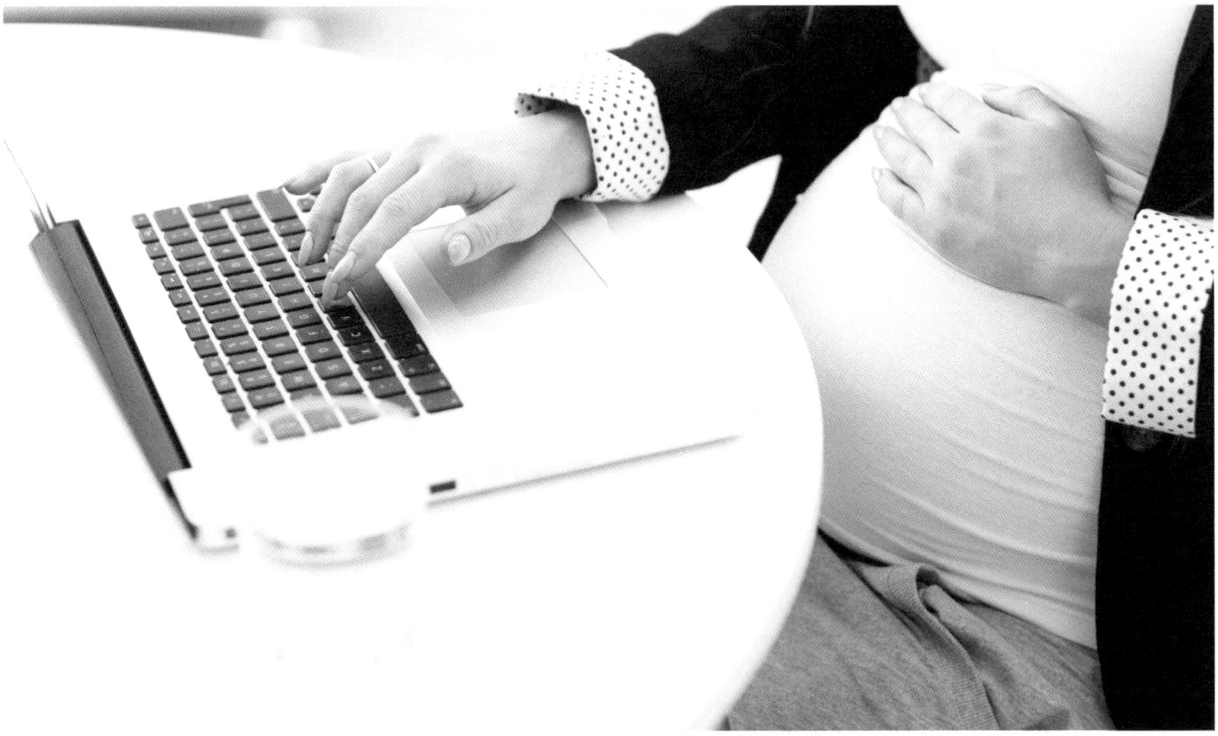

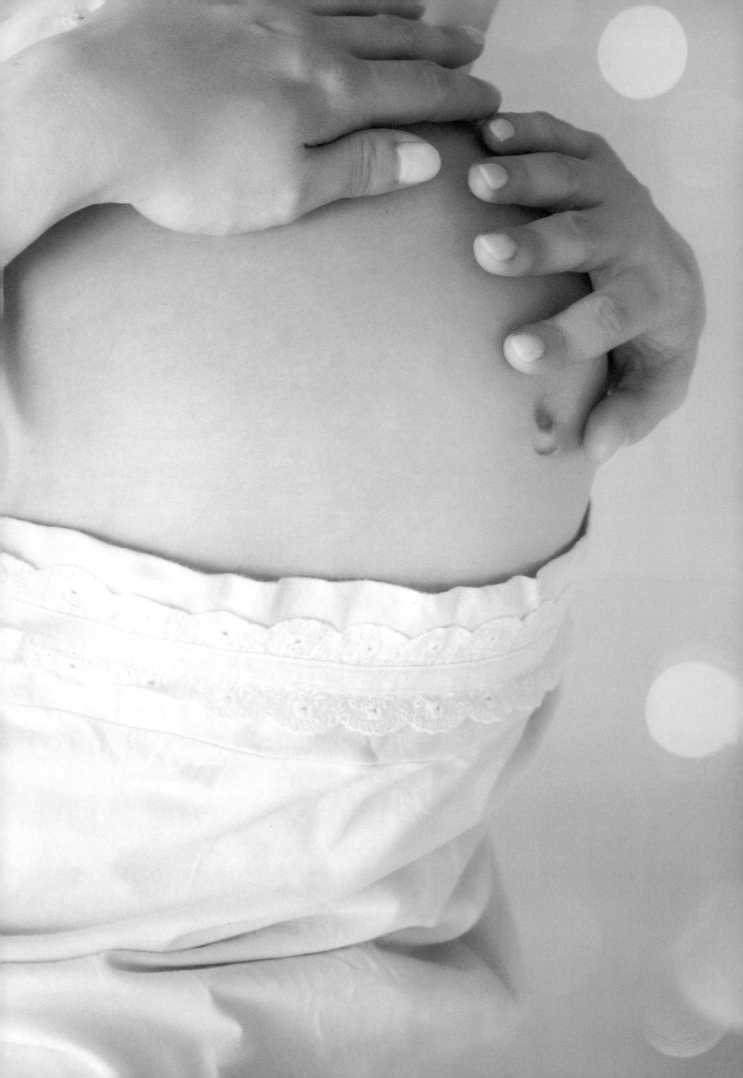

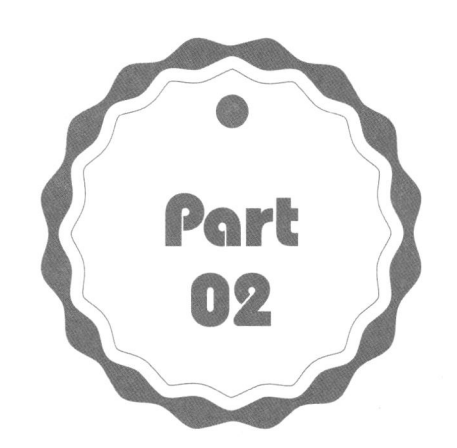

Part
02

孕期40周

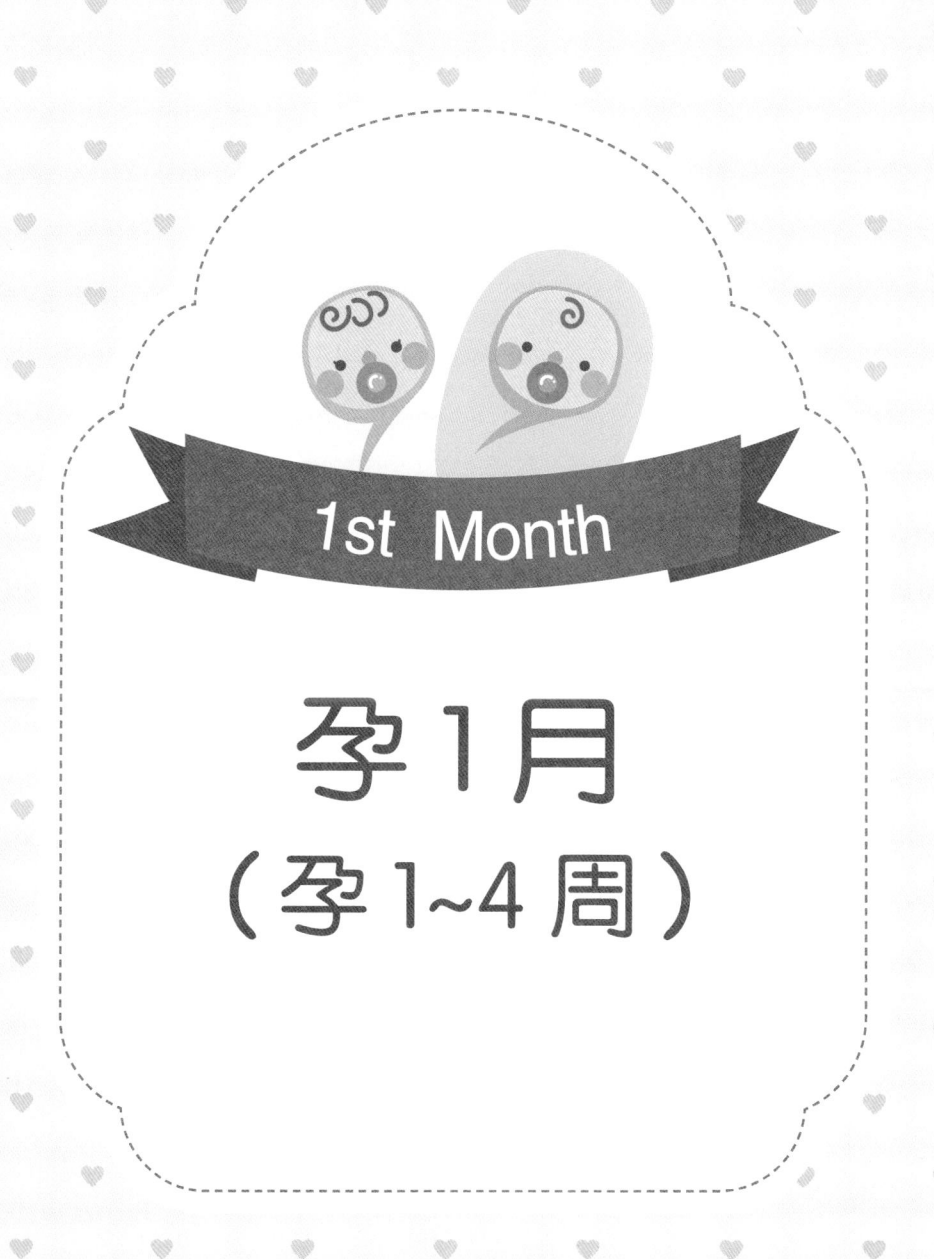

1st Month

孕1月
（孕1~4周）

01

确认怀孕

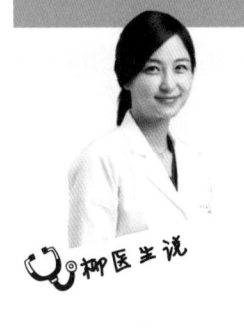

柳医生说

一说起怀孕，很多人的脑海中就会出现这样的场景：全家人围坐在桌子旁，女主角闻着平日爱吃的食物气味，突然干呕，然后跑向卫生间。瞬间全家人双眼发亮，露出了欣喜的表情。那么，怀孕后是否真的会在闻到某些食物气味后突然干呕呢？

察觉怀孕的信号

怀孕的信号

女性怀孕后疲劳感会增加，即使只是安静地坐着，也会有消化不良一样的腹胀和恶心感。腹部还有刺痛和焦灼感。经常有尿意，阴道会有乳白色、无气味的分泌物。另外，阴道黏膜颜色会变为深蓝色或赤红色。

怀孕的征兆
1. 不来月经。
2. 乳房有压痛感，且变大。
3. 皮肤色素沉积。
4. 阴道黏膜颜色改变。

验孕棒的原理

卵子和精子结合形成的受精卵在子宫内膜着床后，女性身体内开始分泌人绒毛膜促性腺激素，这种激素一部分会通过尿液排出体外。平均1ml孕妇的尿液就含有15 mIU以上的人绒毛膜促性腺激素，而验孕棒可以检测到这种激素，显示为呈两条线的阳性反应，即验孕棒在5分钟内显示两条线，就可以判断为阳性（怀孕了）。验孕棒显示两条线而实际却没有怀孕的可能性非常低。但是如果验孕棒沾有尿液并长期放置的话，结果就不是很准确了。

最明显的信号——有无月经

我们最先察觉到怀孕可能是因为月经迟迟不来。平日月经规律的女性，在月经预期日的5~7天后还没有来月经的话，就有必要确认下是否怀孕了。

可以
确认怀孕的方法
1. 使用验孕棒
2. 验血
3. 超声检查

确认怀孕

使用验孕棒

我们可以用验孕棒进行妊娠试验，以确定自己是否已经怀孕。验孕棒沾湿尿液后观察结果，如果 5 分钟内显示阳性，则表示怀孕。

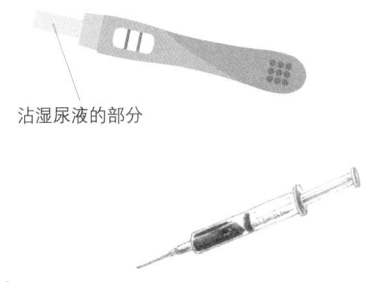

沾湿尿液的部分

验血

通过检测血液中的人绒毛膜促性腺激素，可以准确判断是否怀孕。在超声检查看不到孕囊时，验血是判断宫内孕和宫外孕的重要方法。一般情况下，当血液内人绒毛膜促性腺激素的浓度在 2000 ～ 3000 mIU/ml 时，可以通过超声检查观察到一个小圆块。验血后，结合人绒毛膜促性腺激素的浓度和超声检查结果，就可以判断是正常的宫内孕还是异常的宫外孕了。

Q: 月经一直没有来，但验孕棒显示为阴性是什么原因？

A: 验孕棒是通过检测尿液中的人绒毛膜促性腺激素来判断是否怀孕的。月经一直没有来，验孕棒显示为阴性，除验孕棒本身存在质量问题外，有可能是尿液太稀。也就是说，喝了很多水以后排出的尿或者是间隔时间很短的第二次尿液，可能因为其中的人绒毛膜促性腺激素浓度太低，导致结果显示为阴性。因此，为了使结果更加准确，最好用早晨第一次排出的尿液，即较浓的尿液来检测。如果结果显示为阴性，而月经又迟迟不来的话，几天后再用同样的方法检测尿液或去附近医院做检查。

超声检查

如果已经怀孕，则可以通过超声检查观察到子宫内的圆形孕囊。一般在孕 5 周左右

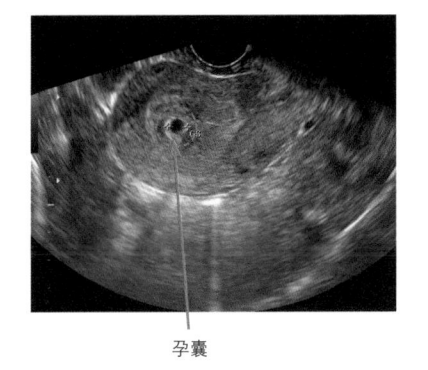

孕囊

Tips | 人绒毛膜促性腺激素

卵子和精子在输卵管结合后形成受精卵，受精卵反复进行细胞分裂，并移动到子宫内。进入子宫的受精卵会在合适的位置着床。着床后，与胎盘形成有关的组织开始分泌人绒毛膜促性腺激素。这种激素有利于胎盘在母亲子宫内生长，并促进黄体酮分泌以维持妊娠。人绒毛膜促性腺激素从着床日开始分泌，一天内迅速增至 2 倍以上，在孕 8 ～ 10 周时浓度达到最高，在孕 10 ～ 12 周时浓度开始下降，并在胎盘稳定生长的孕 16 周以后维持在较低浓度。血液中增加的人绒毛膜促性腺激素一部分会通过尿液排出体外，可以通过验孕棒检测到。

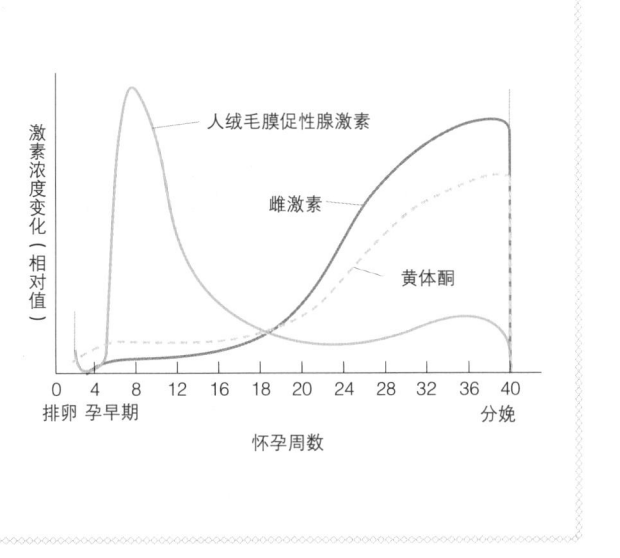

确认是否为宫外孕

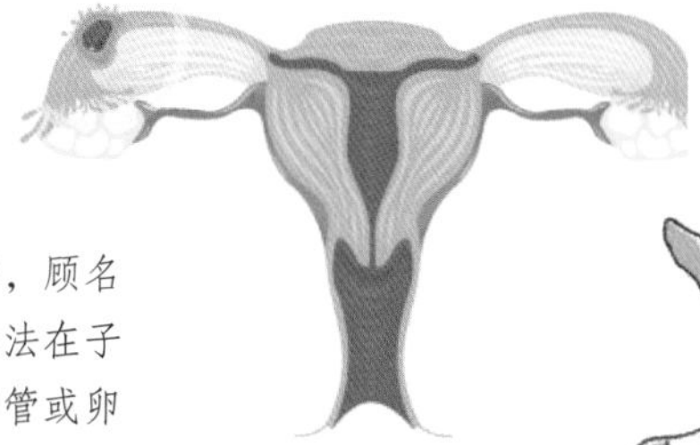

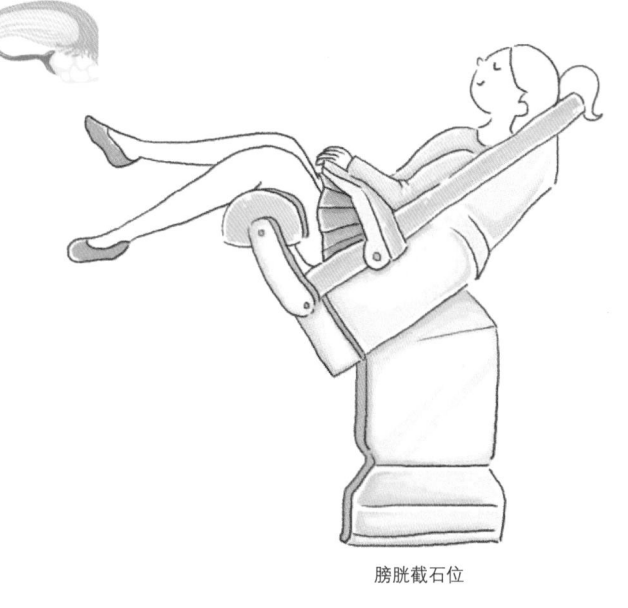

正常情况下，孕5周左右时，通过超声检查可以观察到子宫内的圆形孕囊。而宫外孕，顾名思义，就是在子宫外妊娠，无法在子宫内观察到孕囊，而是在输卵管或卵巢等子宫外的位置观察到孕囊。孕6周左右时，通过超声检查无法在子宫内观察到孕囊，并在输卵管和卵巢中也观察不到时，需要检测血液中人绒毛膜促性腺激素的浓度。如果其浓度为2000 ~ 3000 mIU/ml，一般可以在子宫内观察到孕囊。但如果是宫外孕的话，人绒毛膜促性腺激素的浓度较小，且无法在子宫内任何部位观察到孕囊。这种情况下要想观察到孕囊，通常需要比正常的宫内孕花费更长的时间。因为宫外孕的人绒毛膜促性腺激素是缓慢增加的，所以宫外孕需要借助血液检查和超声检查进行判断。

膀胱截石位

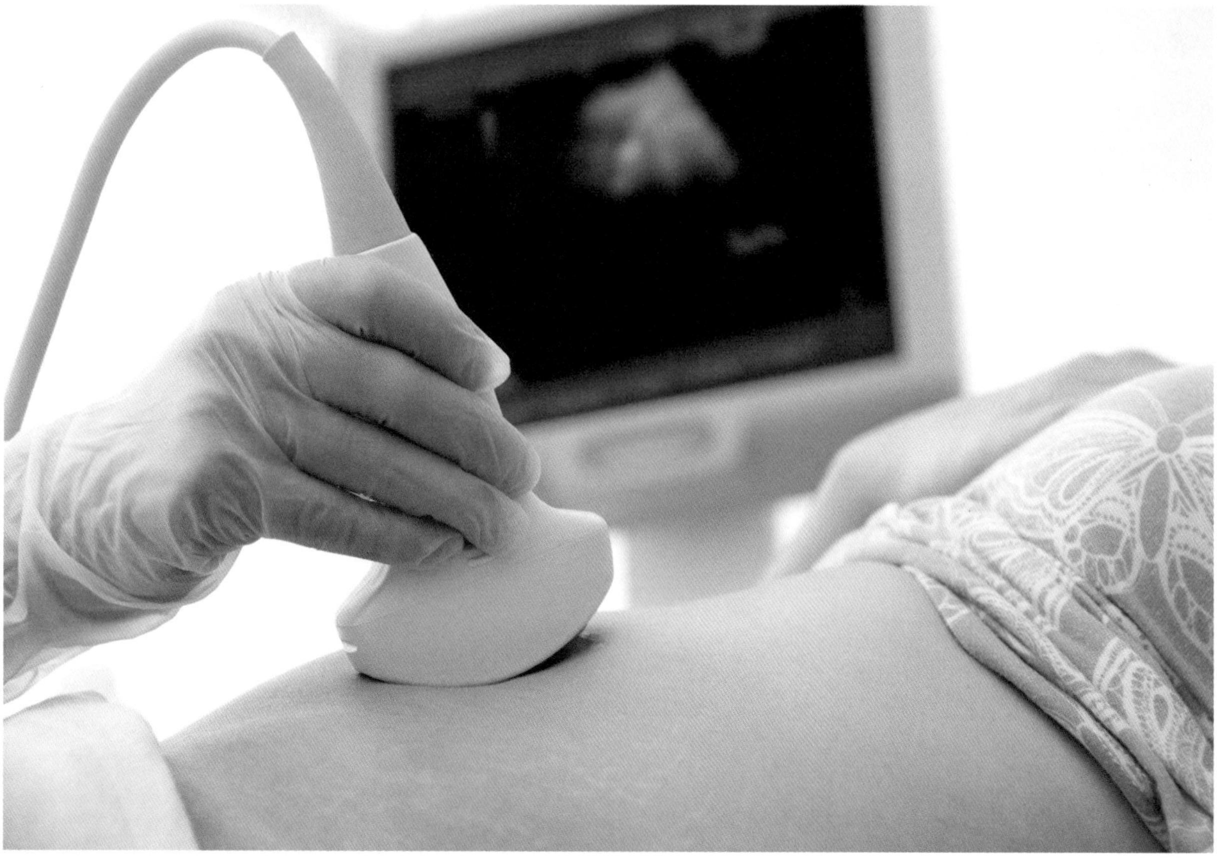

时，孕囊的直径为 1 cm 左右。人绒毛膜促性腺激素的浓度在 2000 ~ 3000 mIU/ml 时，可以通过超声检查观察到孕囊，但在孕 5 周前入院检查，一般是看不到孕囊的。

经阴道超声

做经阴道超声时，采用膀胱截石位，然后将探测仪插入阴道内。此时腹腔和盆腔内的液体会聚集到子宫后方，不仅便于观察子宫形态，还便于观察宫外孕、绒毛膜下出血等盆腔内的细微变化。在孕早期做检查，通常会采用经阴道超声。

腹部超声

做腹部超声时，孕妇平躺，医生将探测仪紧贴在孕妇肚子

上观察。孕早期到孕晚期都可以通过腹部超声确认胎儿的大小及羊水量。

超声种类

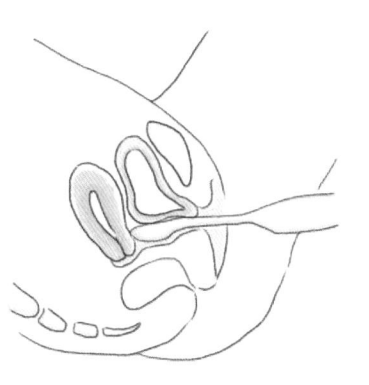
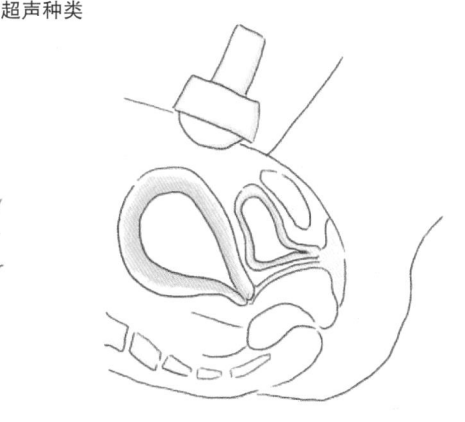

经阴道超声：
探测仪插入阴道内

腹部超声：
孕妇平躺，探测仪紧贴肚子

Tips ｜ 超声波

超声波是指频率高于 20000 赫兹的声波。超声波透过我们的身体时，声波的能量会被散射和吸收。散射的声波能量会被组织反射，经多次反射后转换为电信号，进而显示出组织的形状。超声检测时，吸收声波的液体显示为黑色，而反射声波的骨骼和脂肪组织则显示为白色。

孕期通过超声检查观察胎儿的形态与大小正是利用了这样的原理。与利用放射性同位素的 X 线、计算机体层成像（CT）等不同的是，超声检查是利用声波能量的检查，正常情况下不会对胎儿造成不良影响。

有的孕妇可能会担心超声检查会给胎儿带来危害。事实上超声检查不会给胎儿带来直接危害，但在孕早期借用超声听胎儿的心脏搏动，有可能会给胎儿带来轻微损害，所以这个时期可以减少超声检查的频率。

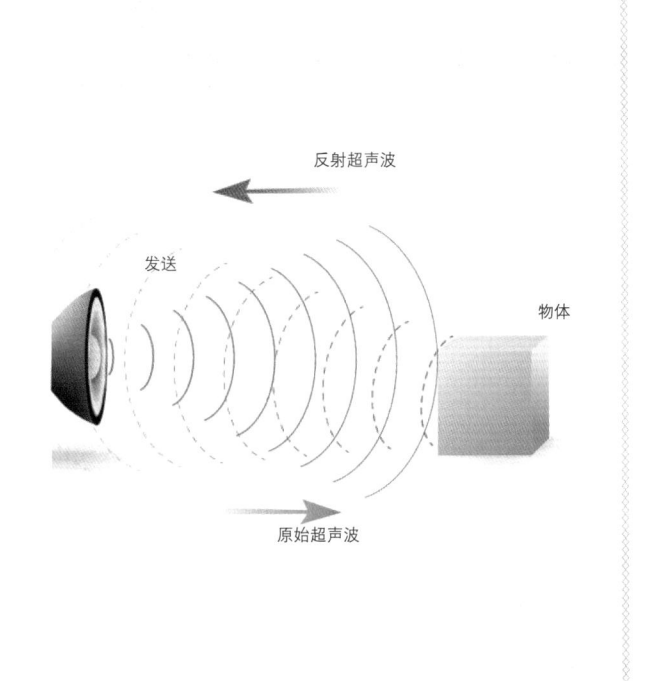

反射超声波

发送

物体

原始超声波

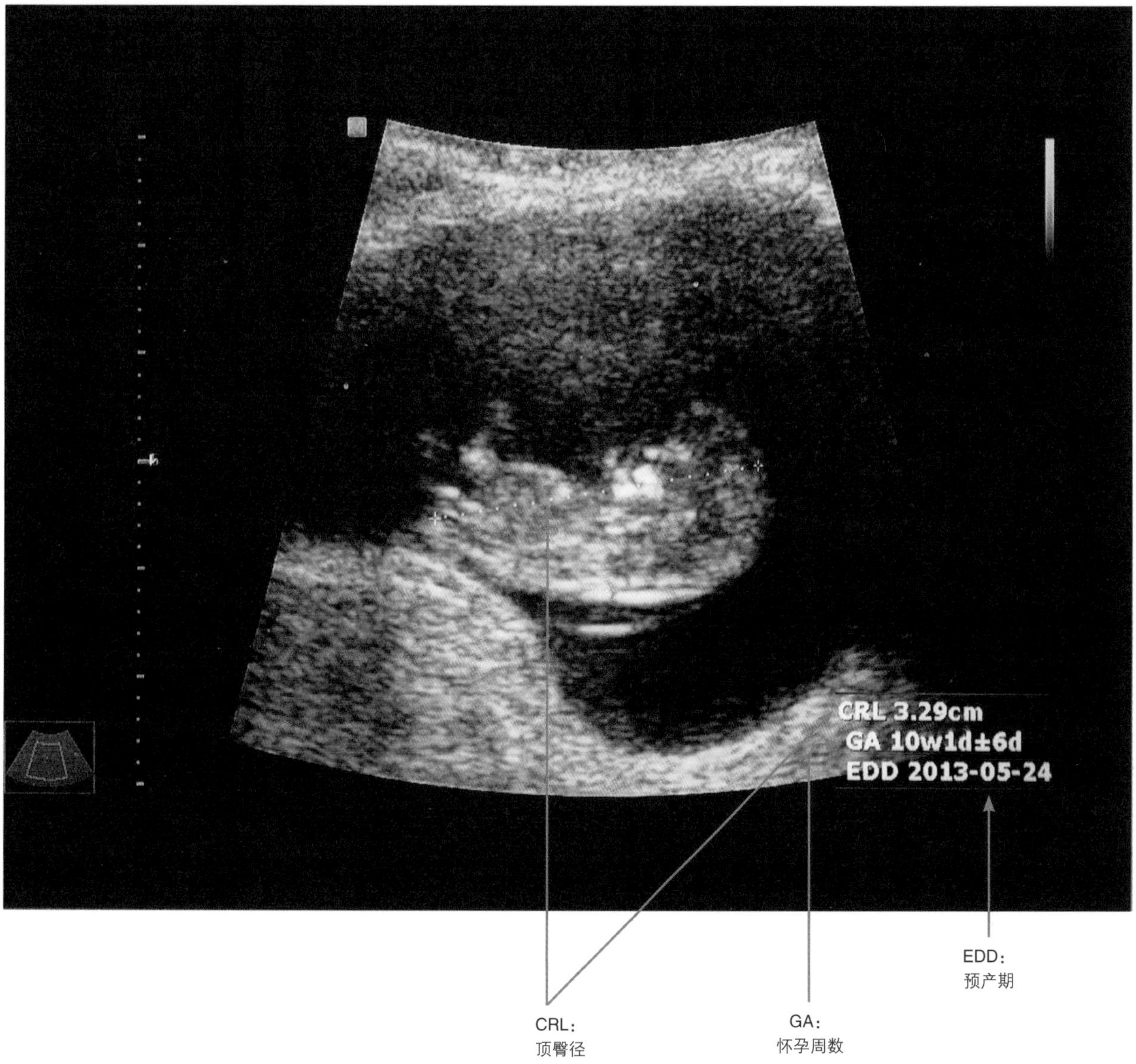

CRL 3.29cm
GA 10w1d±6d
EDD 2013-05-24

CRL:
顶臀径

GA:
怀孕周数

EDD:
预产期

CRL

　　胎儿的长度用
CRL 来表示，它是
指胎儿头部到臀部
的长度。

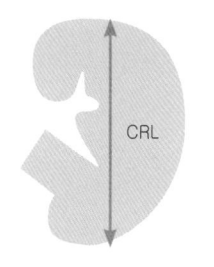

CRL

不同时期胎儿长度的测量

孕早期（孕 14 周之前）
测量头部到臀部的长度

孕中期及以后
测量双顶径
测量腹围　　　　　}　推测体重
测量股骨长度

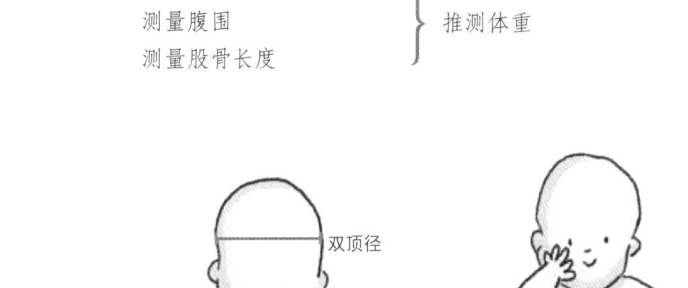

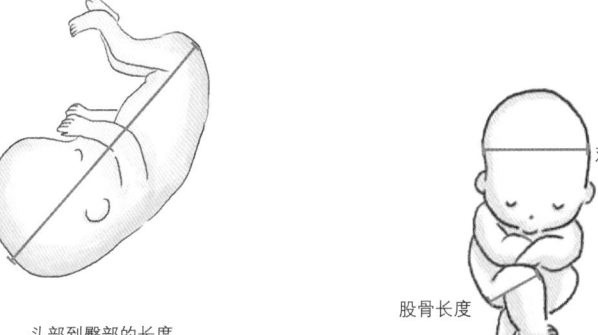

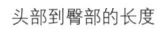

头部到臀部的长度

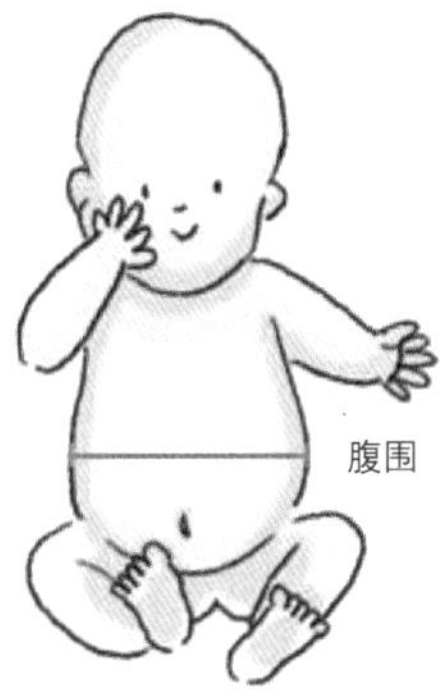

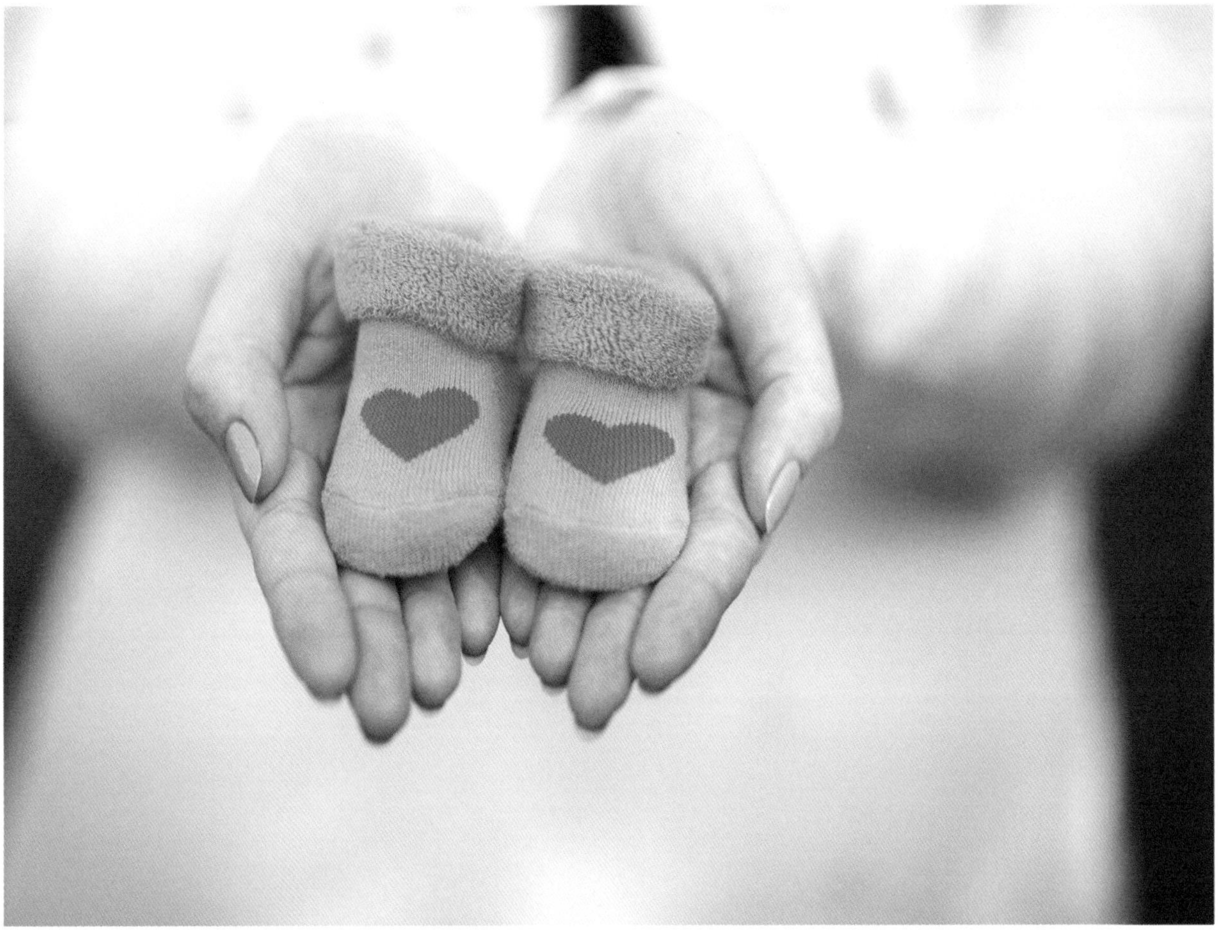

去妇产科

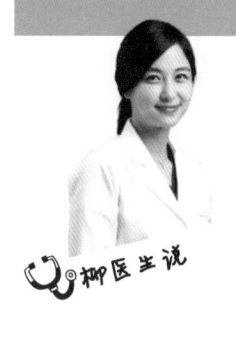

柳医生说

当验孕棒清晰地显示为两条线，身体发出各种信号表明是怀孕的时候，估计你还是会迫不及待地想要去医院确认，听到"您已经怀孕了"这句话吧。但是，就这样直接去妇产科真的好吗？还是应该慢悠悠的，等有空了再去呢？我的回答是：不能去得太早，当然也不能去得太晚。为什么呢？现在我们就来了解一下这其中的原因吧。

什么时候去妇产科好呢

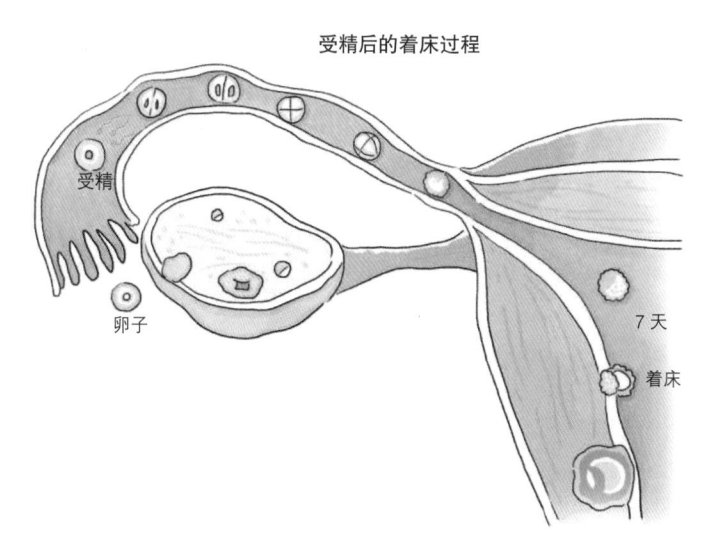

受精后的着床过程

受精

卵子

7 天

着床

去妇产科最合适的时间

最合适的时间，是月经预期日后 1 ~ 2 周。一般当我们看到验孕棒上显示两条线时，我们会急迫地想去妇产科看一下自己体内的孕囊。但是马上去医院还难以看到孕囊，也常常会被告知 1 周后再来观察。

发现孕囊

一般情况下，受精卵在形成 5 天后才会移动到子宫内，并开始着床。

受精卵不断进行细胞分裂，形成孕囊，而孕囊内会形成卵黄囊和胎儿。这一过程一

般在受精卵着床后 2 ~ 3 周内完成。因此，即使验孕棒显示两条线，仍有可能无法通过超声检查看到孕囊。只有在完成

受精 3 周以后，即孕 5 周以后才能通过超声检查观察到孕囊。

一般情况下，月经周期为 28 天的女性怀孕之后，在月

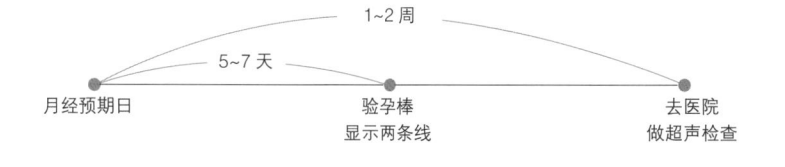

1~2 周

5~7 天

月经预期日　　　　　　验孕棒　　　　　　去医院
　　　　　　　　　显示两条线　　　　做超声检查

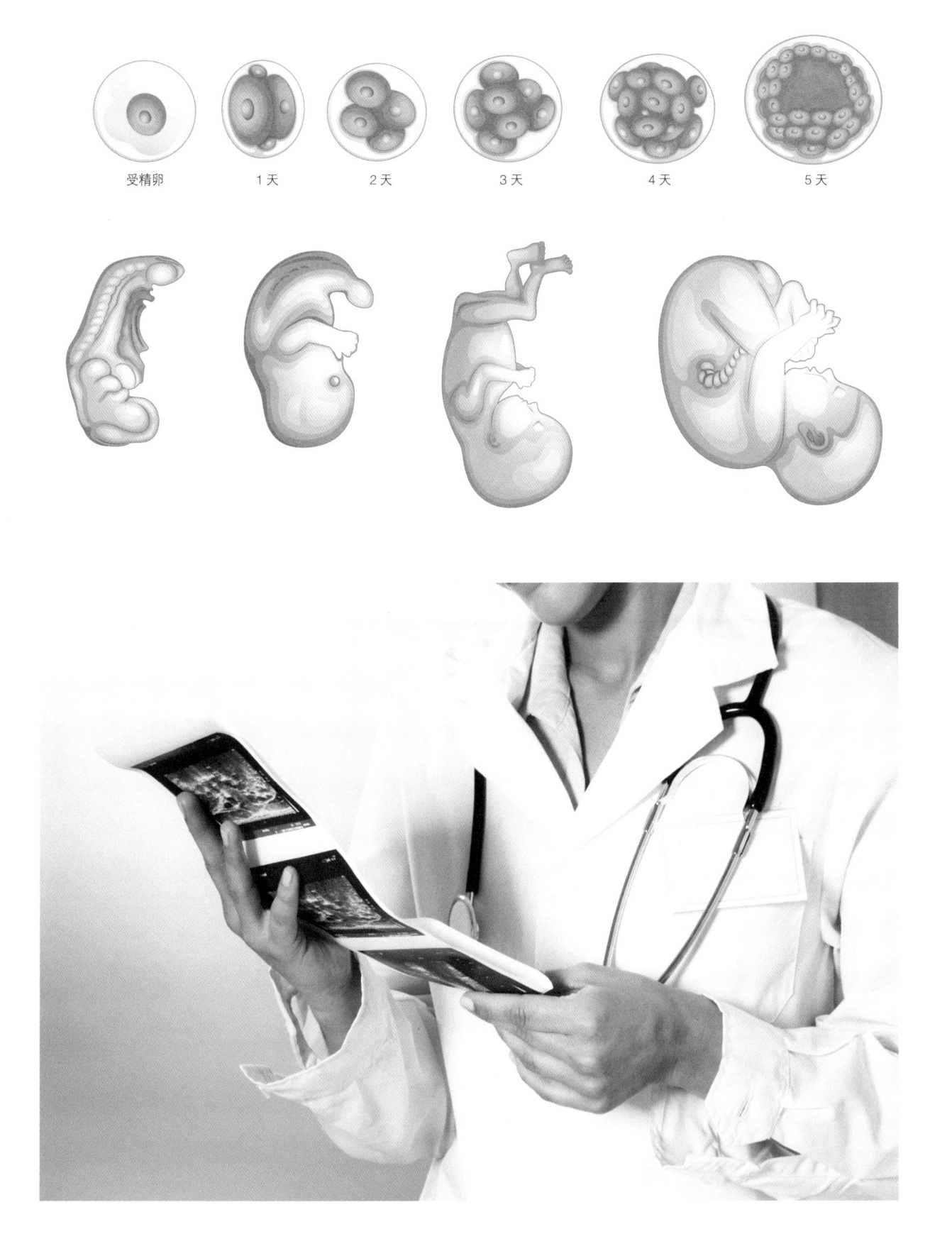

受精卵　　　1天　　　2天　　　3天　　　4天　　　5天

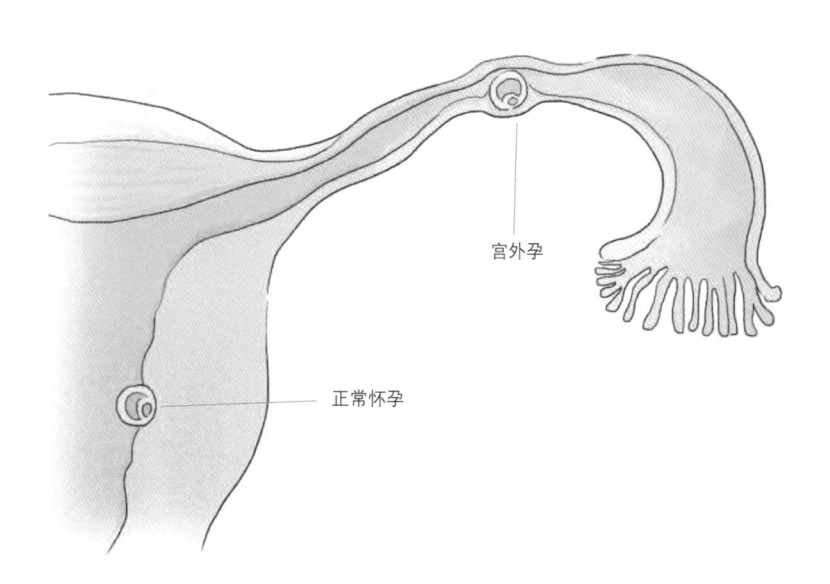

宫外孕

正常怀孕

经预期日的 1 周后去医院，就可以通过超声检查观察到子宫内黑色、圆形的孕囊，即建议在月经预期日后 1 ~ 2 周内去医院。

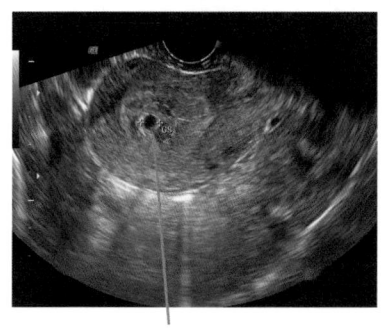

孕囊超声图像

孕囊

可能不是正常怀孕

宫外孕

怀孕后大部分情况下孕囊会向子宫内部移动并着床，但偶尔也会在子宫角或卵巢、输卵管等部位发生异常着床。这种情况就称作宫外孕。宫外孕和正常怀孕一样，会出现怀孕引起的各种身体变化，验孕棒也会在尿检中显示阳性。

宫外孕的危险性

宫外孕时，孕囊也会随怀孕周数的增加而渐渐变大，当达到一定程度时会导致输卵管或卵巢破裂。卵巢、输卵管破裂会在短时间内引起大量出血，腹腔内会瞬间充满血液，

伴随严重的腹痛、头晕、呕吐等症状，甚至引起休克。如果出血持续不止，孕妇会有生命危险。因此，如果月经迟迟不来的话，在月经预期日后 10 天内一定要用验孕棒检测，用验孕棒检测呈阳性后 2 周内一定要去附近医院确认是否为宫外孕。

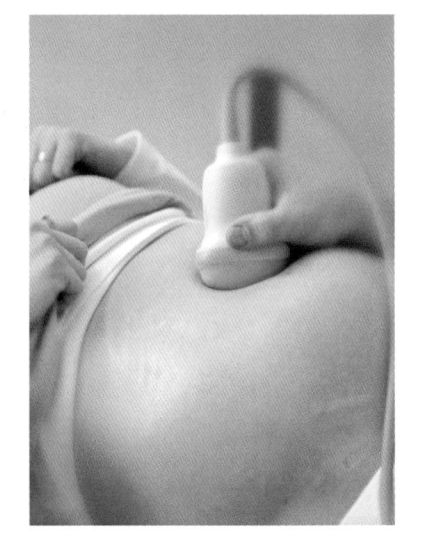

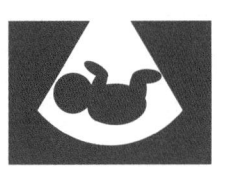

Tips | 去医院需要了解的事项

● 选择医院时需要考虑的事项

1. 确认是否为从确认怀孕开始到分娩为止都可以接受诊疗的医院

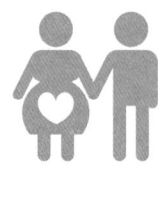

设置分娩室需要有较大的规模，因而有很多妇产医院没有设置分娩室。因此，提前向医院确认是否能提供分娩手术是至关重要的。

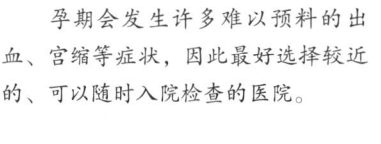

2. 考虑医院是否离自己的居住地较近

孕期会发生许多难以预料的出血、宫缩等症状，因此最好选择较近的、可以随时入院检查的医院。

3. 确认医院是否具有较好的应急处理能力

怀孕和分娩过程中的变数因人而异，其间会突发各种紧急状况，所以要选择365天24小时都能充分应对各种突发状况的医院。

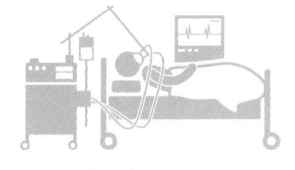

4. 寻找适合自己的医院

大医院拥有最先进的设备、最大的规模、最好的诊疗方法，还有顶尖的专家和医疗小组。但是，对那些没有特殊危险因素的普通产妇而言，大医院也意味着要经历各种不必要的检查。与一开始就无条件选择大医院相比，建议先去一般的医院检查。如果主治医生建议去大医院就诊的话，那就去大医院。

5. 去可以享受怀孕过程的医院

妇产科是解决怀孕和分娩问题的地方，可以说没有谁会比妇产科更加了解产妇和胎儿的状况了。选择医院时，最好选择既可以畅所欲言，又可以带来安全感、可以尽情享受怀孕过程的医院。

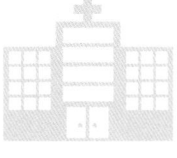
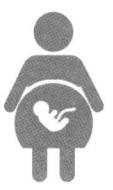

6. 必须是忠实于基础的医院

选择医院时，不要看医院是否有华丽的外观和设施，而应注重医院是否注重基础诊疗、是否认真听取产妇的意见、检查说明及治疗步骤等是否明确透明。忠实于基础的医院才是好医院。

● 产检需要考虑的事项

1. 如果可以预约，最好先预约再检查

每个医院的预约系统会有所不同，最好先预约再去医院检查。没有特殊状况的话，每到规定的时间就要去妇产科检查。孕早期间隔1～2周、孕中期间隔1个月、孕晚期间隔1～2周检查一次。请根据自己的时间安排，选择一个方便的时间，并做好预约。这样做可以定期确认胎儿的状态。不仅如此，提前预约也可以节省等待的时间。

2. 避开周六

虽然对忙于上班的职场孕妇来说，工作日去产检实在不便，但如果工作日方便的话，尽量选择工作日去医院。无论是哪个医院，周六来的孕妇总是格外多，所以周六去医院的话，等待的时间会相应变长。很多情况下受时间影响，孕妇既不能尽情地问，也不能尽情地说，而且看超声图像的时间也会变短。

3. 穿适合检查的服装

去妇产科要做阴道超声检查或下腹部超声检查。如果穿连衣裙，检查时就不得不把裙子从下往上掀，难以维持做超声检查的姿势。因此，最好穿上下分开的宽松的衣裤。

4. 平日有不适或疑问的话，要记录下来

去医院时，一般都是医生主导对话。这样就变成了医生问、孕妇答的模式，孕妇想问的问题不知不觉就被忘到脑后。因此，检查前最好先列出自己想要问的事项，检查时再一一询问医生。

03 怀孕周数及预产期推算

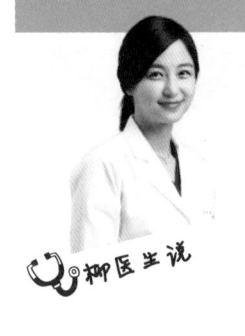

柳医生说

来医院就诊的孕妇常有这样的疑惑：蜜月期怀上宝宝符合正常的怀孕速度不？为什么大家会有这样的疑惑呢？那是因为很多人都不会计算怀孕周数。我们平日常说的怀孕周数并不是从受精日开始计算的，而是从将来会与精子结合成受精卵的卵子在卵泡中开始变大时开始计算的，所以时常会有人把怀孕周数算错。

推算怀孕周数和预产期

推算怀孕周数

怀孕的总时长从怀孕前最后一次月经的第一天开始算，大约是 280 天，即 40 周左右。例如，孕 6 周并不是受精后 6 周，而是受精后 4 周左右。月经开始的那天，也就是将来会与精子结合成受精卵的卵子所在的卵泡开始变大的第一天。从这天开始变大的卵泡大约在 2 周后排卵，并与精子结合，形成受精卵。也就是说，怀孕周数的计算是以将来会与精子结合成受精卵的卵子所在的卵泡初次开始活跃的那天为基准的。

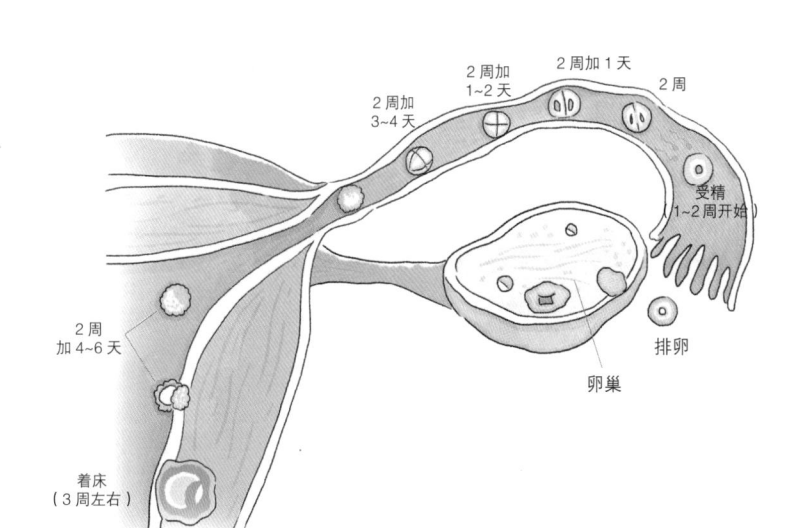

推算预产期

预产期是根据怀孕前最后一次月经的第一天的日期来推算的。预产期的日数是怀孕前最后一次月经的第一天的日数加 7，月份是怀孕前最后一次月经的月份加 9 或减 3。

对月经周期平均为 28 ～ 30 天且比较规律的孕妇来说，

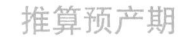

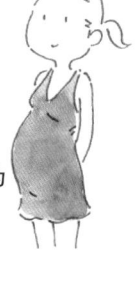

用这种方法推算出的预产期是比较准确的。但是对平时月经周期不规律的孕妇而言，这样推算出来的预产期与实际相比可能会有很大差距。最准确的方法是，通过超声检查测量胎儿的大小来推算预产期。

例：怀孕前最后一次月经为 8 月 20 日 ~ 25 日
月经的第一天：8 月 20 日

月：8-3=5（月）
日：20+7=27（日）
预产期：5 月 27 日

例：怀孕前最后一次月经为 1 月 30 日 ~ 2 月 4 日
月经的第一天：1 月 30 日

月：1+9=10（月）
日：30+7=37（日）（再减去 31 日，即到了下一个月）
预产期：11 月 6 日

了解怀孕阶段

怀孕的三个阶段

怀孕大致分为三个阶段，即孕早期、孕中期、孕晚期，每个阶段的注意事项和需要做的检查是不一样的。孕早期是指从怀孕前最后一次月经的第一天开始至孕 12 周，孕中期是指孕 13 ~ 27 周，孕晚期是指孕 28 ~ 40 周。

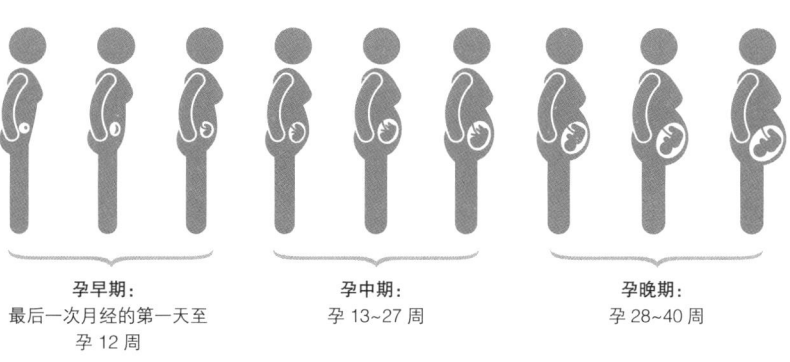

孕早期：
最后一次月经的第一天至孕 12 周

孕中期：
孕 13~27 周

孕晚期：
孕 28~40 周

🌿 **预产期表**（上面的日期为怀孕前最后一次月经的开始日，下面的日期为预产期）

	1	2	3	4	5	6	7	8	9	10	11	12	13	14	15	16	17	18	19	20	21	22	23	24	25	26	27	28	29	30	31	
1月	1	2	3	4	5	6	7	8	9	10	11	12	13	14	15	16	17	18	19	20	21	22	23	24	25	26	27	28	29	30	31	**1月**
10月	8	9	10	11	12	13	14	15	16	17	18	19	20	21	22	23	24	25	26	27	28	29	30	31	1	2	3	4	5	6	7	**11月**
2月	1	2	3	4	5	6	7	8	9	10	11	12	13	14	15	16	17	18	19	20	21	22	23	24	25	26	27	28				**2月**
11月	8	9	10	11	12	13	14	15	16	17	18	19	20	21	22	23	24	25	26	27	28	29	30	1	2	3	4	5				**12月**
3月	1	2	3	4	5	6	7	8	9	10	11	12	13	14	15	16	17	18	19	20	21	22	23	24	25	26	27	28	29	30	31	**3月**
12月	6	7	8	9	10	11	12	13	14	15	16	17	18	19	20	21	22	23	24	25	26	27	28	29	30	31	1	2	3	4	5	**1月**
4月	1	2	3	4	5	6	7	8	9	10	11	12	13	14	15	16	17	18	19	20	21	22	23	24	25	26	27	28	29	30		**4月**
1月	6	7	8	9	10	11	12	13	14	15	16	17	18	19	20	21	22	23	24	25	26	27	28	29	30	31	1	2	3	4		**2月**
5月	1	2	3	4	5	6	7	8	9	10	11	12	13	14	15	16	17	18	19	20	21	22	23	24	25	26	27	28	29	30	31	**5月**
2月	5	6	7	8	9	10	11	12	13	14	15	16	17	18	19	20	21	22	23	24	25	26	27	28	1	2	3	4	5	6	7	**3月**
6月	1	2	3	4	5	6	7	8	9	10	11	12	13	14	15	16	17	18	19	20	21	22	23	24	25	26	27	28	29	30		**6月**
3月	8	9	10	11	12	13	14	15	16	17	18	19	20	21	22	23	24	25	26	27	28	29	30	31	1	2	3	4	5	6		**4月**
7月	1	2	3	4	5	6	7	8	9	10	11	12	13	14	15	16	17	18	19	20	21	22	23	24	25	26	27	28	29	30	31	**7月**
4月	7	8	9	10	11	12	13	14	15	16	17	18	19	20	21	22	23	24	25	26	27	28	29	30	1	2	3	4	5	6	7	**5月**
8月	1	2	3	4	5	6	7	8	9	10	11	12	13	14	15	16	17	18	19	20	21	22	23	24	25	26	27	28	29	30	31	**8月**
5月	8	9	10	11	12	13	14	15	16	17	18	19	20	21	22	23	24	25	26	27	28	29	30	31	1	2	3	4	5	6	7	**6月**
9月	1	2	3	4	5	6	7	8	9	10	11	12	13	14	15	16	17	18	19	20	21	22	23	24	25	26	27	28	29	30		**9月**
6月	8	9	10	11	12	13	14	15	16	17	18	19	20	21	22	23	24	25	26	27	28	29	30	1	2	3	4	5	6	7		**7月**
10月	1	2	3	4	5	6	7	8	9	10	11	12	13	14	15	16	17	18	19	20	21	22	23	24	25	26	27	28	29	30	31	**10月**
7月	7	8	9	10	11	12	13	14	15	16	17	18	19	20	21	22	23	24	25	26	27	28	29	30	31	1	2	3	4	5	6	**8月**
11月	1	2	3	4	5	6	7	8	9	10	11	12	13	14	15	16	17	18	19	20	21	22	23	24	25	26	27	28	29	30		**11月**
8月	8	9	10	11	12	13	14	15	16	17	18	19	20	21	22	23	24	25	26	27	28	29	30	31	1	2	3	4	5	6		**9月**
12月	1	2	3	4	5	6	7	8	9	10	11	12	13	14	15	16	17	18	19	20	21	22	23	24	25	26	27	28	29	30	31	**12月**
9月	7	8	9	10	11	12	13	14	15	16	17	18	19	20	21	22	23	24	25	26	27	28	29	30	1	2	3	4	5	6	7	**10月**

04 确认怀孕后的担忧

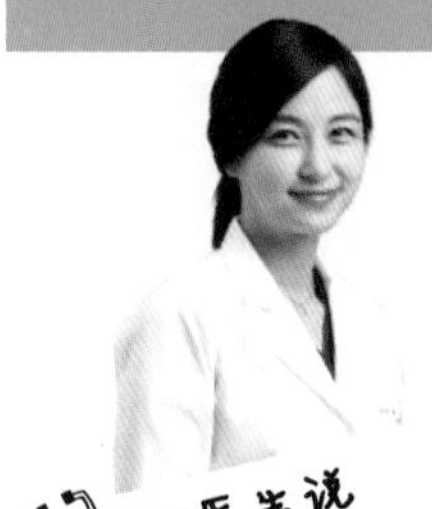

柳医生说

怀孕了，自己也要被人称作“妈妈”了。有的孕妇欣喜的同时常有这样的不安感：我是否可以做好呢？孕妇尤其会担心的是：怀孕前的一些行为会不会危害到胎儿呢？下面是我收集的一些孕妇最常问的问题，让我来一个一个进行解答。

其间喝了很多酒，有关系吗

孕早期饮酒

确认怀孕的瞬间，很多孕妇会想到之前在不知道已经怀孕的情况下做过的行为和吃过的东西，并异常惊愕。“公司聚餐”“和朋友喝酒了”等回忆，都会让孕妇笼罩在不安之中。

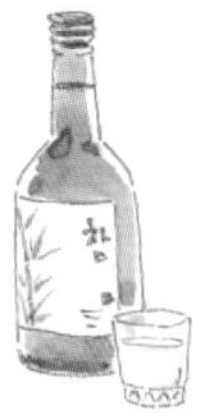

all or none 时期

卵子与精子结合后的1～2周属于all or none时期。也就是说在这一时期，有害的行为或物质在一定的量以内，基本不

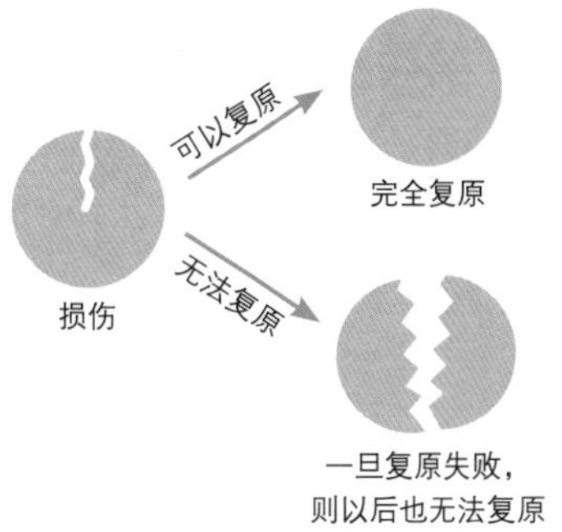

损伤
可以复原
完全复原
无法复原
一旦复原失败，
则以后也无法复原

受精卵不会维持损伤的状态

会对怀孕造成任何影响，但如果超过一定的量，后果会最大化。这个时期，受精卵正处于细胞分裂的时期，并为进入下一个阶段做准备。如果这个时期孕妇体内涌入大量有毒物质，细胞就会受到较大的损伤，无法继续生长，甚至死亡，最终导致流产。但如果有毒物质只是少量的，大部分正常的细胞会保护受损细胞并顺利进入下一阶段，部分细胞的受损并不会引起妊娠并发症或后遗症。所以，在排卵日前至无法确认是否怀孕的排卵日后1～2周内喝了酒后，如果验孕棒显示阳性，且通过超声检查可以观察到孕囊的话，那就比较幸运了，但是从这之后就不能再喝酒了。

可怕的胎儿酒精综合征

过度饮酒会给正准备在子宫内着床的受精卵造成伤害，并有可能致死。有的孕妇会这样问：“怀孕9个月了，喝一两杯红酒或啤酒没关系吧？”从确认怀孕的瞬间开始，任何酒都要禁止饮用。酒精是除遗传因素外最容易导致宝宝智力障碍的因素。孕期饮酒是引起胎儿发育滞缓、智力障碍、面

部畸形及神经系统畸形等胎儿酒精综合征的重要原因。除此之外，酒精还与肾脏、骨骼等的畸形发生有关。更糟糕的是，引发胎儿酒精综合征的最少酒精摄取量是无法知晓的，因而很难在产前检查出来。不仅每日少量饮酒会引发胎儿酒精综

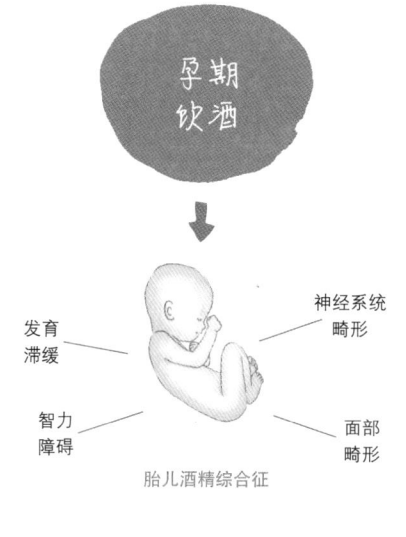

发育滞缓
智力障碍
神经系统畸形
面部畸形

胎儿酒精综合征

合征，偶尔过度饮酒也会导致同样的结果。有报告称，即使孕妇少量饮酒，也会导致胎儿酒精综合征和面部畸形、神经系统畸形等的发生。因此，孕妇一定要谨记，即使只喝一两杯酒也会对胎儿造成难以预料的伤害，孕期绝对不能喝酒。

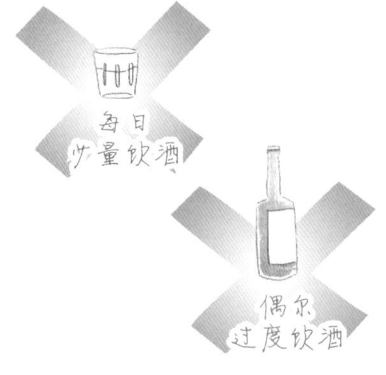

每日少量饮酒

偶尔过度饮酒

年龄很大了，怀孕没问题吗

高龄怀孕

现在的年轻人为了积累经验，大学毕业以后少则需要5年，多则需要10年左右的时间才能适应职场。他们计划到稳定的时期再结婚、生育，因而近年来初次怀孕的孕妇年龄从20多岁推迟到30岁以上，而超过35岁的高龄初产妇的比例也在不断上升。一般把年龄在35岁以上的产妇称为高龄产妇。

高龄产妇的担忧

高龄产妇易发生高血压、糖尿病，实施剖宫产，产下低体重儿，所生新生儿罹患疾病及死亡的概率更大。但这些并发症并不只是高龄产妇才会面临的，且并不是所有高龄产妇都会遇到的问题，这只是一些常见问题而已。因此，没有必要因为晚婚、晚育过程中可能发生的问题而犹豫。只要产前切实做好管理，定期检查，及时发现问题并积极配合治疗的话，很大程度上可以顺利完成怀孕和分娩。（高龄妊娠具体请参考第28页）

我做了X线检查，有关系吗

X线对胎儿的影响

很多孕妇会这样问："我不知道已经怀孕了，然后还做了X线检查，该怎么办？""孕25周了，但脚踝受伤了，可以做X线检查吗？"……做X线检查时受到放射线的透视，身体内的细胞会有一定的损伤，这会给腹内的胎儿带来致命的影响。

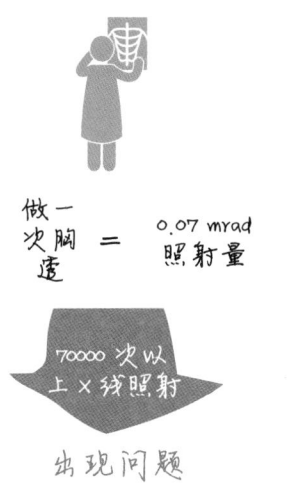

做一次胸透 = 0.07 mrad 照射量

70000次以上X线照射

出现问题

X线对胎儿的影响与孕妇拍摄时的孕周数及累计照射量有关。最糟糕的情况是孕妇在孕8～15周时做X线检查，因此孕25周前孕妇都应尽量避免

做 X 线检查。但还没有报告显示女性在孕 8 周前或孕 25 周后接触 X 线，生出畸形儿的概率会相对增加。而且放射线的累计照射量低于 5 rad 时，没有证据表明它会对胎儿造成影响。每做一次 X 线检查，我们的身体会接收到 0.07 mrad 左右的照射量。1 rad ＝ 1000 mrad，因此只有做 70000 次以上胸部 X 线检查才会出现问题。

接触 X 线

注意

OK◄———— 情况最 ————►OK
        为糟糕

孕 8 周　　孕 15 周　　孕 25 周

医院内使用的放射线拍摄种类及放射线的照射量
胸部 X 线 1 次：0.02 ～ 0.07 mrad
臀部关节 X 线 1 次：200 mrad
腹部 X 线 1 次：100 mrad
（静脉肾盂造影 IVP）1 次：1 rad
乳腺钼靶 1 次：7 ～ 20 mrad
腹部 CT / 腰椎 CT 1 次：3.5 rad

超声检查或磁共振断层扫描不会对胎儿造成影响。

在尚未确认已经怀孕的情况下拍摄一两次 X 线不会对胎儿造成直接危害。直接照射腹部的 X 线的一次照射量为 100 mrad。确认怀孕后只有到了迫不得已的时候才能做 X 线检查，并要穿好防放射线服，

Q：妊娠反应严重，没法吃叶酸，该怎么办呢？
A：孕早期，有时候服用叶酸会加重妊娠反应。如果服用叶酸后有严重的呕吐和恶心感的话，可以先暂停服用。我们平时吃的绿色蔬菜富含叶酸，所以如果不是此前有分娩过神经管缺陷或高度营养不良患儿的孕妇的话，即使不再单独服用叶酸也没有太大问题。服用叶酸并不是必须的，只是建议。

Q：怀孕第一阶段已经结束了，还有吃剩的叶酸该怎么处理呢？
A：叶酸是一种有助于造血的水溶性维生素，所以在怀孕第一阶段结束后，继续服用叶酸也是可以的，最好和铁剂一起服用。

让腹部接收到的放射线照射量最小化。

没有吃叶酸，该怎么办

服用叶酸

孕早期孕妇需要服用叶酸。叶酸是一种被称为 folic acid 的水溶性维生素。叶酸不仅与红细胞的生成有关，还与核酸的生成有关，并在神经递质如去甲肾上腺素及 5- 羟色胺的生成过程中起重要

无力　　疲劳

叶酸不足的孕妇

作用，因而叶酸在促进胎儿脑部发育和脊髓液的构成中起着至关重要的作用。如果叶酸不足，孕妇很容易感觉到疲劳或无力，还会导致胎儿出现脊柱裂、无脑畸形等神经管缺陷疾病及造血干细胞疾病。

慢性吸烟
＋
过度饮酒
＋
叶酸不足的饮食
↓
叶酸不足的状态
持续

叶酸的需求量

育龄女性平常每天的叶酸需求量为 400 μg 左右，孕期增加到 600 μg。一般来说从日常饮食中摄取的叶酸每天有 200 μg 左右，所以建议孕期每

天再摄取 400μg 的叶酸。

服用叶酸的时期

如果有怀孕计划，那么从怀孕前至少 1 个月到孕 12 周每天应服用叶酸 400μg。美国妇产科科学协会曾以之前有分娩过神经管缺陷患儿的女性为对象进行研究，从怀孕前 1 个月至孕 3 月她们一直在服用相当于普通人孕期需求量 10 倍的叶酸，结果显示她们产下神经管缺陷患儿的再发率降低了。因此，建议曾产下神经管缺陷患儿的高危人群增加叶酸

的摄入量至原先的 10 倍，即 4 mg。此外，慢性吸烟、滥饮酒精或营养不足等情况也会导致慢性叶酸匮乏，这类人也需要增加叶酸的摄入量。

叶酸的选择

孕期可以通过服用叶酸单一制剂或含有叶酸的复合维生素来补充叶酸。但如果服用复合维生素的话，需要先确认叶酸的含量。如果仅叶酸含量不足，不要加倍服用复合维生素，而应该再摄取叶酸单一制剂。

怀孕后大部分女性对维生

素的需求量增加，但如果过量摄取脂溶性维生素 A，反而会诱发畸形儿的形成。因此，如果服用复合维生素，请严格遵守服用方法。草莓、宽叶蔬菜、西蓝花等富含叶酸，多摄入这些新鲜的蔬果有利于胎儿的发育。

怀孕与叶酸

健康的女性一般不会因为在确认怀孕前没有及时摄取叶酸而出现问题。但是对于曾生育过神经管缺陷患儿的女性，建议在准备怀孕前服用叶酸。

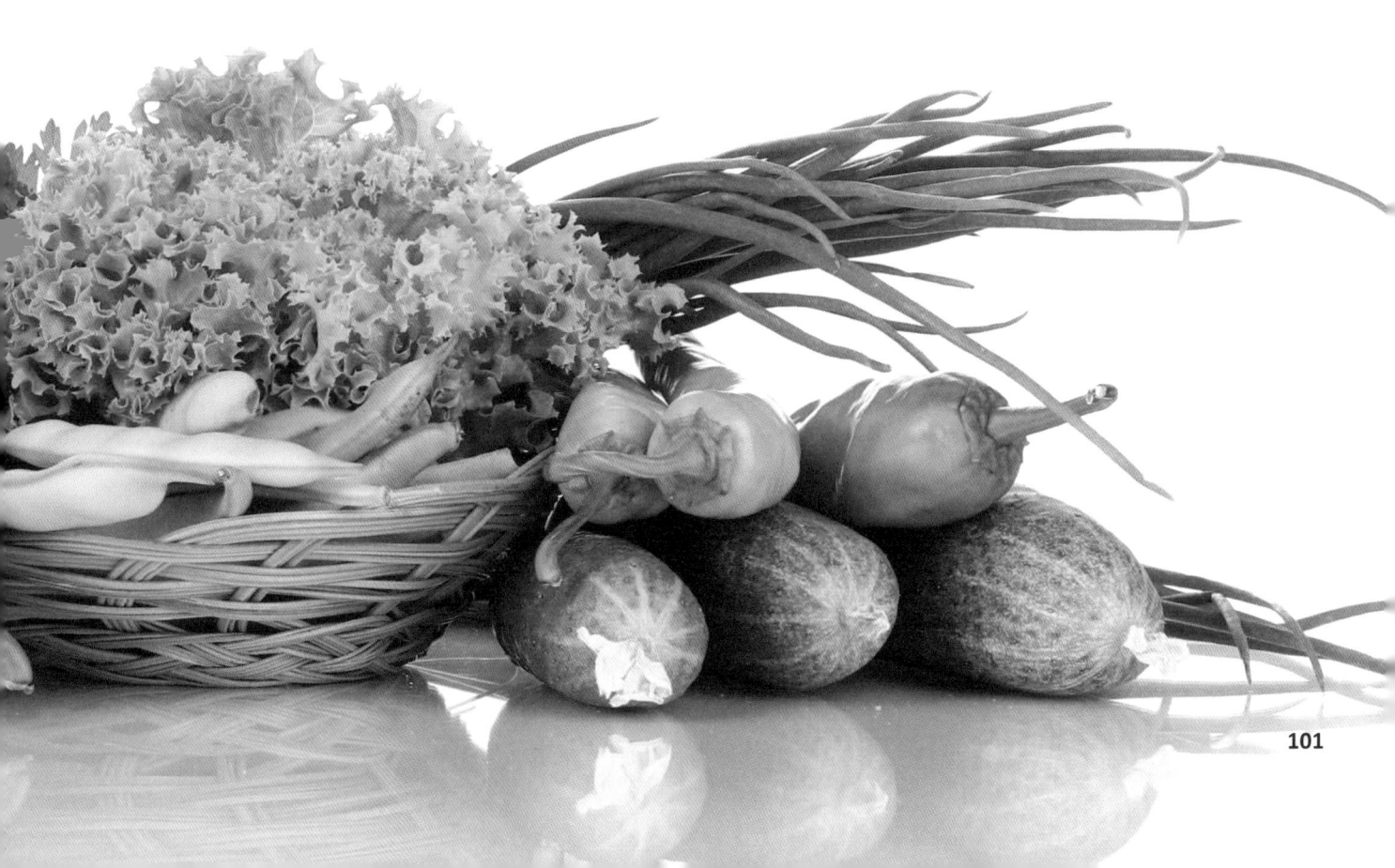

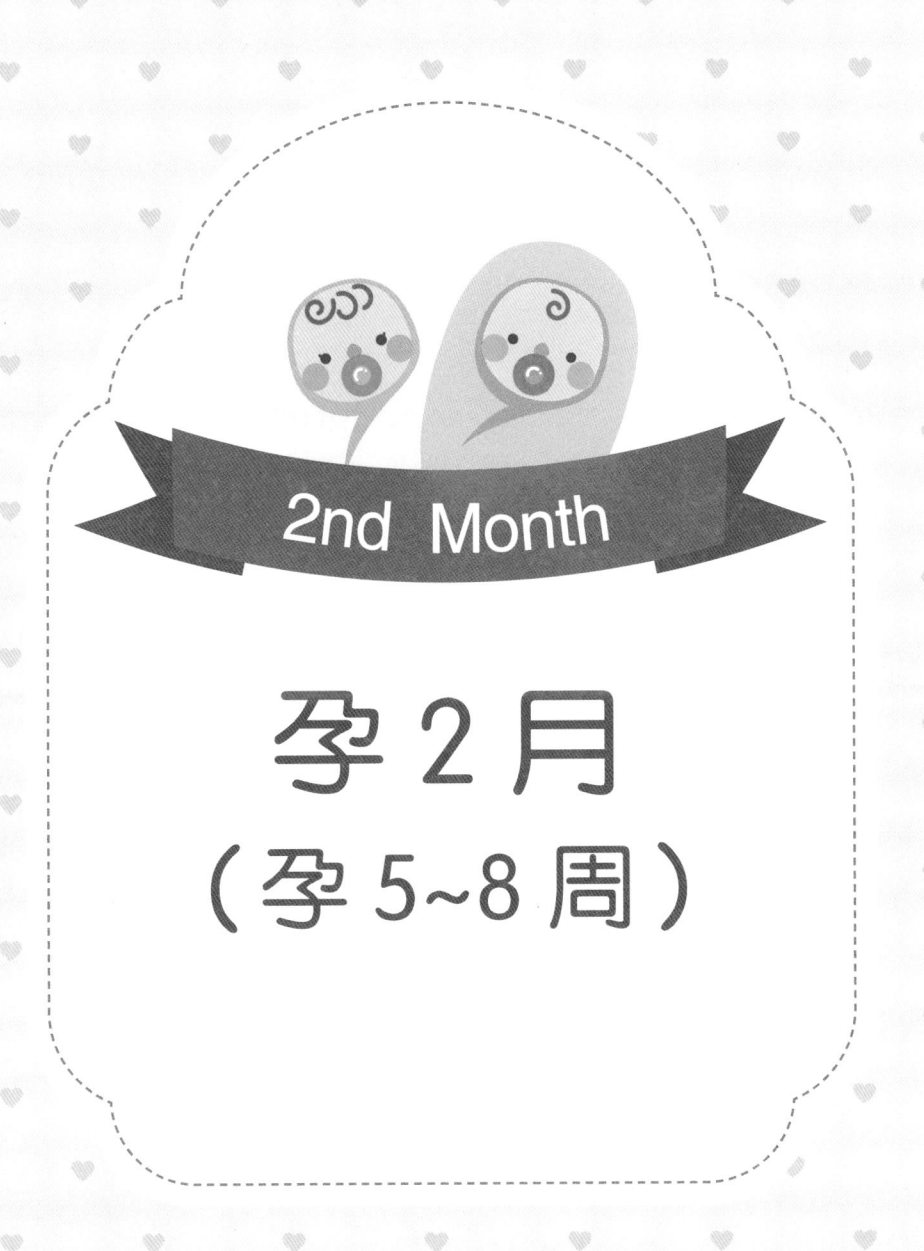

2nd Month

孕2月
（孕5~8周）

孕**2**月
（孕5~8周）

孕妈妈和胎儿

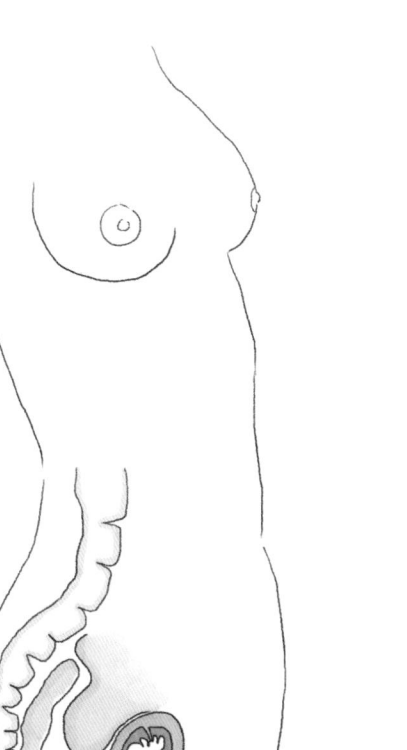

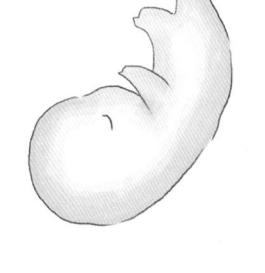

孕2月时，胎儿身长1.5～1.6cm，体重约1g

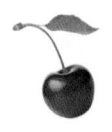

樱桃的长度

孕6周左右时可以在卵黄囊旁边看到一个小黑点模样的胎儿。
孕7周左右时胎儿的头和身体分开，且两者等长。

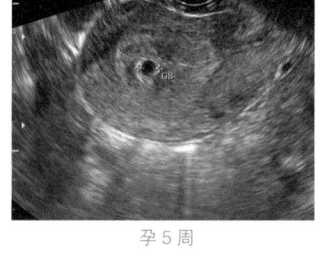
孕 5 周

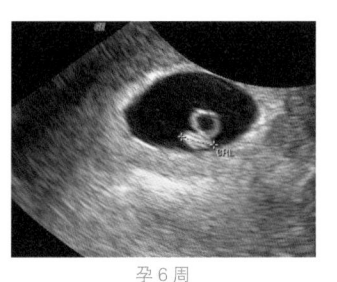
孕 6 周

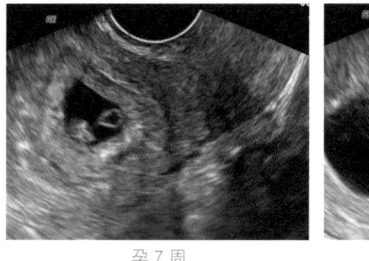
孕 7 周

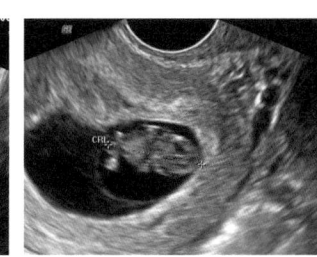
孕 8 周

从孕 6 周左右开始可以在卵黄囊旁边看到一个小黑点模样的胎儿。孕 6 ～ 7 周时，可以通过超声检查看到胎儿的心脏搏动，此时其心脏由两根血管组成，通过血管反复收缩来抽取血液，之后它才慢慢分化为成熟的心脏。

胎儿的形态像鱼儿一样，孕 7 周左右时头和身体开始分开，孕 8 周左右时头和身体分开得更加明显，还可以看到被称为"芽儿"的四肢部分。这时的胎儿看上去像小熊一样。80% 左右的神经细胞已形成，各器官也开始分化。仔细观察的话，还可以看到胎儿的头和身体在晃动。

孕 5 周

孕 5 周的胎儿

孕 5 周时，受精卵已顺利完成着床，细胞不断分裂，开始形成基本结构。这个时期，可以在子宫内膜处看到圆形的孕囊，还能看到白色的圆形结构。从这个时期起可以初步观察到卵黄囊旁边白色修长的胎儿。

胎儿的身长

孕 5 周时，胎儿身长 0.1 ～ 0.25 cm。这个时期由于胎儿还太小，所以很难凭肉眼识别。

孕 5 周时，胎儿身长 0.1 ～ 0.25 cm

孕 6 周

孕 6 周的胎儿

这个时期可以观察到孕囊、卵黄囊和胚胎，还可以看到胚胎周边的羊膜。胚胎期的胚胎平均每天能生长 0.1 cm 左右，若孕囊的直径为 1.6 cm 以上时还看不见胚胎的话，就要怀疑是否有异常。

这个时期还能通过超声检查看到胎儿的心脏搏动。其实此时胎儿的心脏还不成熟，由两根血管构成，通过血管反复收缩来抽取血液，此后心脏会渐渐发育成熟。当胚胎直径达到 0.15 ～ 0.3 cm 时，就开始可以看到心脏搏动了。有的情况下，胚胎直径即使长到 0.3 ～ 0.4 cm 时也还是看不到心脏搏动，但如果长到 0.5 cm 以上时还是不能观察到心脏搏动的话，就很有可能流产。

胎儿的身长

一般情况下，孕 6 周时，胎儿身长 0.3 ～ 0.5 cm。

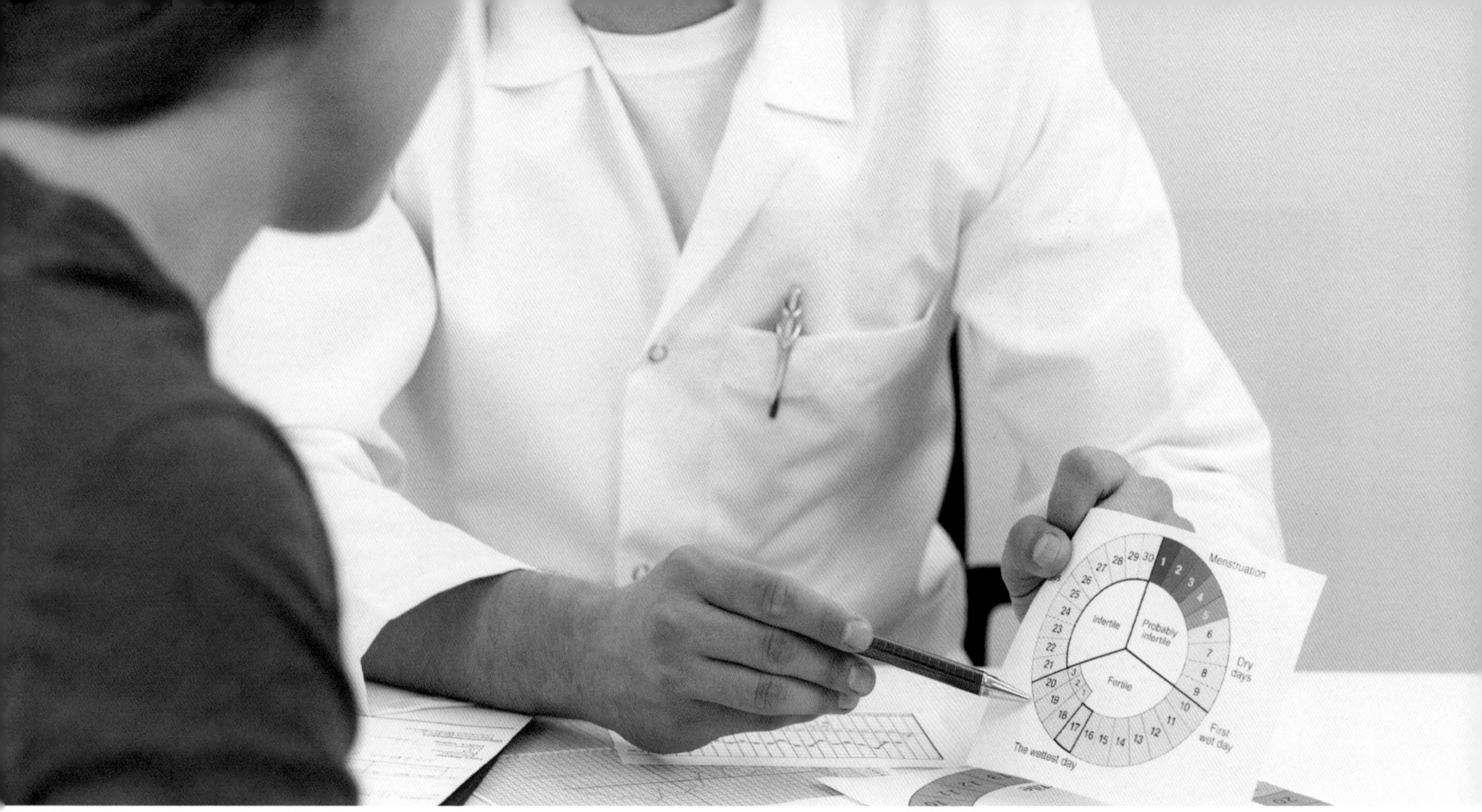

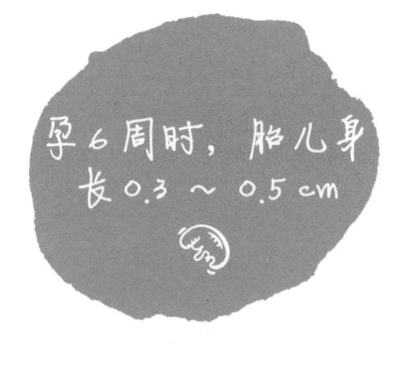

孕6周时，胎儿身长0.3～0.5cm

但如果在孕7周时仍不能通过超声检查观察到心脏搏动的话，就要怀疑是否流产了。

孕7周

孕7周的胎儿

在这个时期，胎儿从鱼儿模样开始渐渐变长，上面部分发育成圆形的头，下面部分发育成身体。

胎儿的脑部开始分化成左右两个半球，显现出两个小而圆的水泡模样。面部形态也渐渐形成，眼内开始生成晶状体。

卵黄囊

卵黄囊是孕囊中第一个在超声图像中显示的结构，孕5周后开始显现，孕10周左右时最大，能长至直径0.5～0.6cm，此后开始缩小，孕11～12周时从超声图像中消失。卵黄囊为胎儿传递初期所需的营养物质，通过造血功能供给血液，并与器官的形成有关。卵黄囊正常的直径为0.3～0.7cm，如果直径小于0.3cm或形状干瘪，则胎儿染色体异常或自然流产的可能性很高。

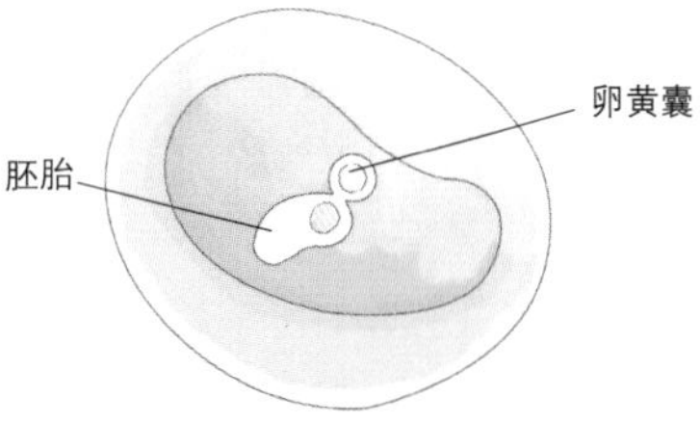

胚胎 —— 卵黄囊

胎儿的身长和体重

孕7周时，胎儿身长0.9～1.4cm，体重约1g。

孕7周时，胎儿身长0.9～1.4cm，体重约1g

孕8周

孕8周的胎儿

孕8周时，可以通过超声看到胎儿的头部和身体分开得更明显，圆形的头比身体看上去更大。胎儿开始长出四肢，

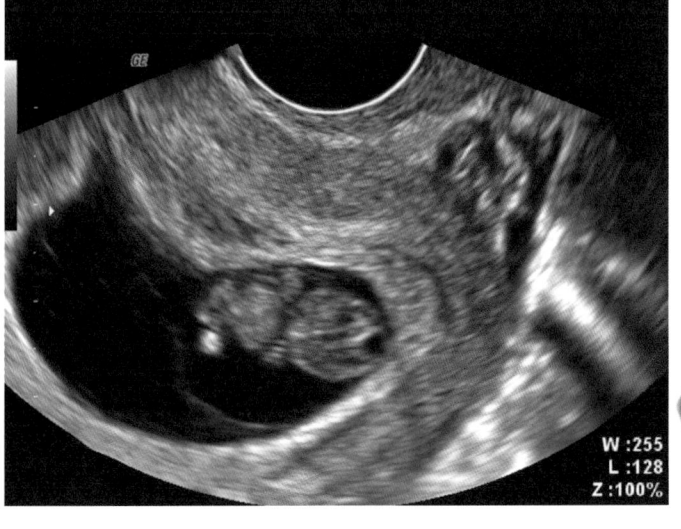

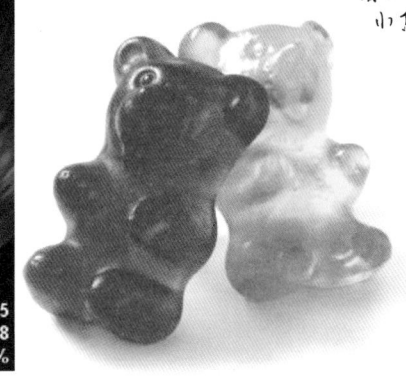

孕8周时，胎儿看上去像一块小熊半反糖

从这个时期开始能看到肘关节和手掌。

此时 80% 以上的神经细胞已形成，脑内的大脑半球开始变大，两个脑室内脉络交织，呈现出阴影区。调节肌肉的小脑也开始形成。面部渐渐清晰，耳朵、鼻尖、嘴唇也开始形成。肾脏开始产生尿液，心脏搏动更加活跃，增加至 160 ~ 170 次 / 分。通过超声可以看到胎儿挪动的样子。

胎儿的身长和体重

孕 8 周时，胎儿身长 1.5 ~ 1.6 cm，体重约 1 g。

孕8周时，胎儿身长 1.5 ~ 1.6 cm，体重约 1 g

测量胎儿长度

孕早期，由于发生细胞分裂的过程是一致的，所以这段时期胎儿的大小是一致的，不会因为遗传因素或宫内环境而有所差别。

胎儿的颅顶到臀底的长度为胎儿长度，常用顶臀径（CRL, crown rump length）来表示。

在孕 14 周之前，CRL 与胎儿的体重没有太大关联，而与怀孕周数有密切关系，因而孕早期常用 CRL 来反映胎儿的长度和发育状况。从孕中期开始，CRL 不再作为胎儿长度和发育状况的指标，此时全身体重更能反映胎儿的发育状况，所以要常去医院测量胎儿的体重。

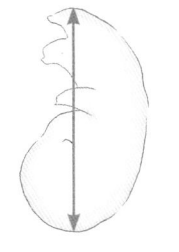

一般从孕 14 周开始，怀孕周数减去 3 ~ 4 基本就是对应周数时胎儿的身长。

怀孕周数 – （3 ~ 4）=胎儿的身长

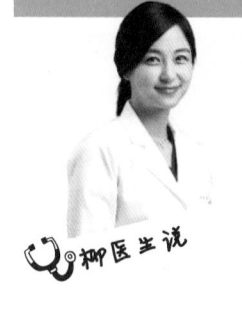

01 孕2月需要做的检查

确认怀孕后，需要尽早做产检，并切实做好产前管理。孕早期，通过各项检查可以了解孕妇的基本健康状况，并确认是否存在可能影响怀孕的因素。除了测体重、量血压、验血、验尿，孕早期需要做的检查具体还有哪些呢？

检查孕妇的基本身体状况

询问既往病史

询问既往病史是最基本的步骤，也是最重要的一个过程。医生可以根据询问得到的基本状况制订之后的治疗计划。医生在询问既往病史时，会问到右侧表格中的这些问题。

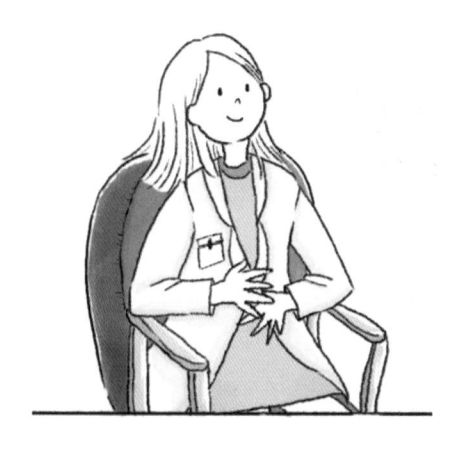

内 容		确 认
年龄		
职业（为了了解孕妇的活动程度）		
生理	怀孕前最后一次月经的开始日	
	平时的月经周期	
是否吸烟或饮酒		
之前的怀孕及分娩情况（之前怀孕过程中出现的问题）	是否为畸形儿、低体重儿、巨大儿，有无早产，分娩时的出血情况，是否有宫颈机能不全	
过敏史及过敏反应	包括对药物的过敏	
是否有内外科疾病	心血管疾病、心脏病、糖尿病、结核、梅毒、尿路感染等	
正在服用的药物		
家族病史	高血压、糖尿病、癫痫、遗传病、畸形、多胎妊娠	

测量体重

孕期每次去医院必不可少的检查项目就是测体重。为了管理孕期的体重变化，还要确认怀孕前的体重。孕期体重增加的趋势与妊娠期糖尿病及妊娠高血压疾病有很大的关联。

孕早期，体重不会因为怀孕而增加。如果这个时期体重增加较多，那么就要全面检查是否有不健康的饮食习惯，如果有就要及时纠正。

事实上，很多女性在孕早期反而会因为严重的妊娠反应而出现体重下降。这个时期体重下降不会对胎儿造成太大影响，因此无须担心。周边很多人都说：怀孕时就是要吃好喝好。但要强调的是，吃好喝好指的是均衡、适量地摄入优质营养素，而并不是指多吃多喝。

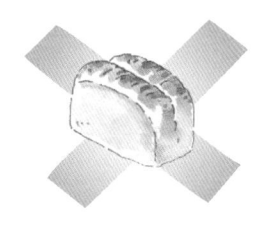

测血压

孕期每次去医院的必检项目除了测体重外，还有测血压。一般正常人的血压值为 120/80 mmHg，如果孕期血压在 140/90 mmHg 以上的话，就要仔细检查血压上升的原因。

血液检查

贫血检查

孕期从心脏流出的血液一部分用于维持胎儿的血液循环，一部分用于孕妇自身所需，所以总的血液需求量较怀孕前

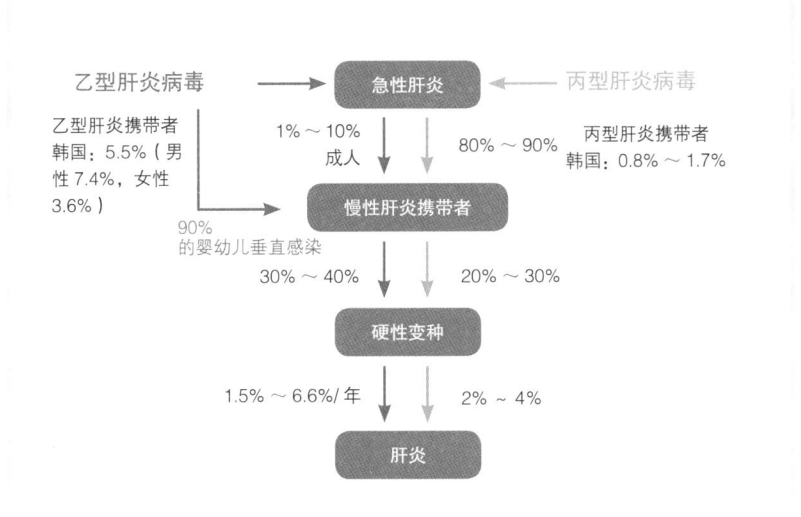

✿ 由病毒性感染引起的肝炎

乙型肝炎病毒 → 急性肝炎 ← 丙型肝炎病毒

乙型肝炎携带者韩国：5.5%（男性 7.4%，女性 3.6%）

1%～10% 成人　80%～90%　丙型肝炎携带者韩国：0.8%～1.7%

90% 的婴幼儿垂直感染

慢性肝炎携带者

30%～40%　20%～30%

硬性变种

1.5%～6.6%/年　2%～4%

肝炎

有所增加，从而导致孕妇在这个时期很容易出现贫血，其血红蛋白数值下降。因此，孕早期孕妇一定要仔细确认是否贫血、血小板是否减少、红细胞数值是否正常等。

血型检查（ABO & Rh 型）

为了提前应对各种可能出现的状况，一定要准确知道自己的血型。当母亲的血型是 Rh(−) 时，如果胎儿也是 Rh(−)，就不会有太大的问题，但如果胎儿的血型是 Rh(+)，那么一旦母亲和胎儿的血液相接触就会引起溶血现象。溶血现象只能在孕 28 周时给孕妇注射免疫球蛋白才能阻止，因此孕早期要通过血液检查确认血型。

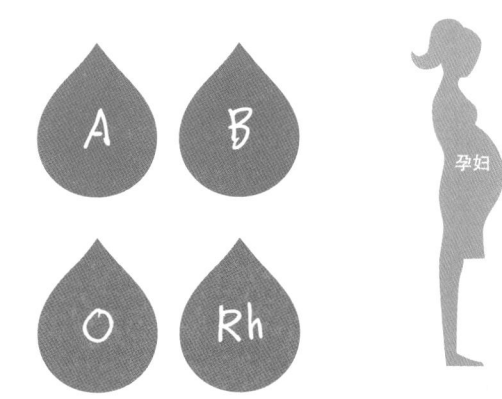

孕 28 周时需注射免疫球蛋白

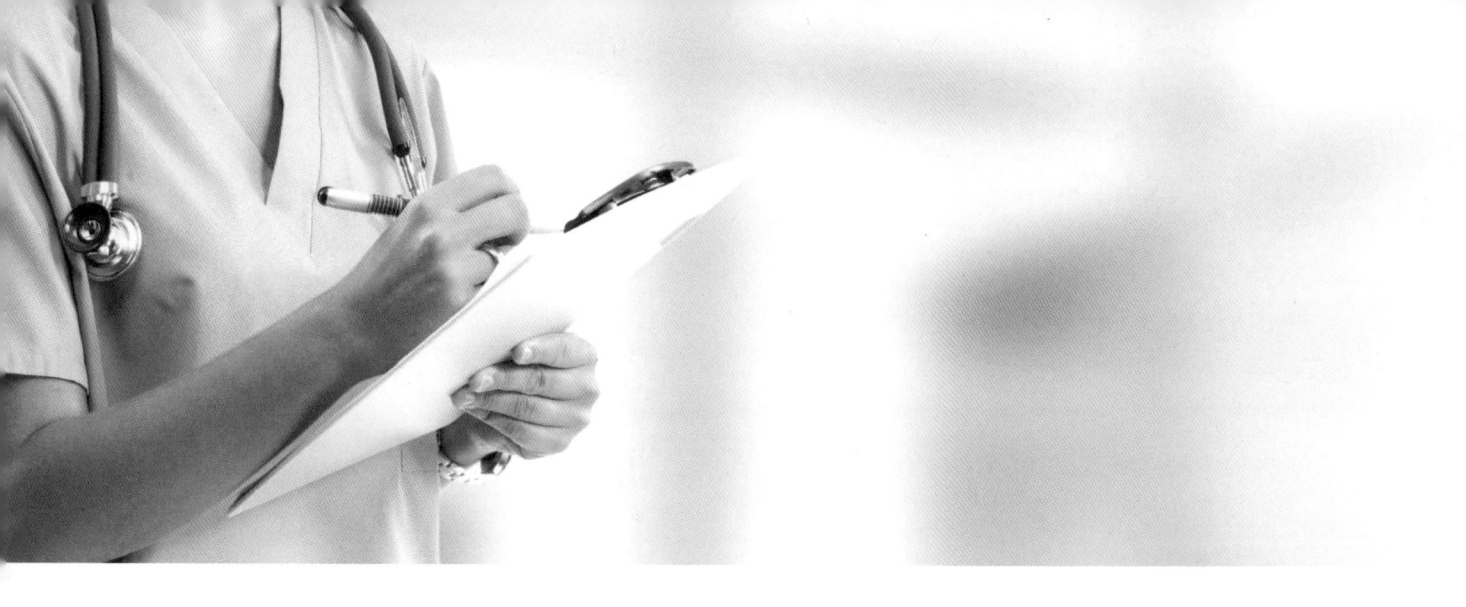

乙型肝炎检查（抗原／抗体检查）

在分娩过程中，乙型肝炎可能通过母体传染给胎儿，所以孕妇产前一定要先确认是否感染了乙型肝炎及是否有抗体。如果孕妇是乙型肝炎病毒的携带者，还要再确认下是否为有症状的乙型肝炎患者。如果孕妇没有乙型肝炎的症状，则没有什么大问题，但如果有症状，则建议孕妇每隔一段时间去内科就诊并服用抗病毒药物。如果孕妇是完全没有症状且只是单纯的乙型肝炎病毒携带者的话，孕期乙型肝炎病毒不会从母体传染给胎儿，但在分娩过程中可能会传染给胎儿，所以通常在分娩结束后即刻给宝宝注射免疫球蛋白，这样可以大大预防乙型肝炎的垂直传播。

风疹抗体检查

孕早期，如果孕妇感染了风疹病毒，则可能引发胎儿白内障、心脏病、听力障碍等严重先天性疾病，所以一定要仔细检查孕妇体内是否有风疹抗体。（请参考第 12 页"风疹抗体检查*"）

梅毒检查

孕妇需要提前检查是否有梅毒（syphilis）这类可以通过母体传染给胎儿的常见性病。如果孕妇有梅毒且没有接受治疗，则有 50% 可能会流产。如果梅毒传染给胎儿的话，则会出现肝脾肿大、腹水、胎儿水肿等多种异常现象。在确认怀孕后第一次产检时就要检查是否患有梅毒，如果显示阳性，就要接受青霉素治疗。

艾滋病检查

艾滋病会在分娩的过程中传染给胎儿，和梅毒一样，需要在确认怀孕后的第一次产检时检查是否患有艾滋病。

心脏功能检查

怀孕后增加的血液需求量会对心脏造成不小的负担，所以在确认怀孕后的第一次产检时需要确认孕妇的心脏功能。

甲状腺功能检查

如果孕妇有甲状腺疾病史或怀疑自己甲状腺功能异常的话，就要做甲状腺功能检查。最近，甲状腺功能异常的患者有所增多，因此做这个检查就显得更有必要了。甲状腺功能亢进会加重孕期妊娠反应，而甲状腺功能低下则与自然流产及胎儿发育等有关，所以需要仔细检查甲状腺功能是否异常。如果检查结果表明甲状腺功能亢进或低下，孕妇就要接受药物治疗。接受药物治疗后如果甲状腺功能恢复到正常范围，就不会对孕妇自身或胎儿造成任何负面影响。

尿检

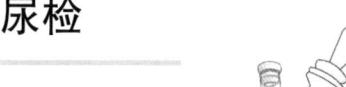
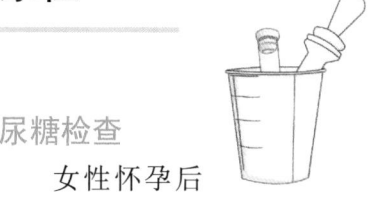

尿糖检查

女性怀孕后

即使没有患糖尿病，也常能在尿糖检查时显示阳性。可以根据血糖的数值及孕妇的身体状态，重新进行检查。

蛋白质检查

如果检查结果显示是蛋白尿，则意味着肾脏的滤过功能减弱。这种状况会在孕期恶化，并能引起妊娠期高血压疾病，因此需要提前检查是否有蛋白尿。

尿液检查

需要确认尿路系统是否被感染。检查结果显示单纯是孕期没有出现特别症状的细菌尿，原则上这类孕妇也要接受治疗。孕期女性的免疫力低下，一旦在尿液中检测出细菌，孕妇就要在引起更严重的感染前接受治疗。因此，尿液检查时需要确认其中是否有细菌及是否是脓尿。

宫颈检查

做宫颈检查的理由

在备孕的前一年，一定要仔细确认宫颈细胞是否有异常。和其他有炎症或异常的病变类似，孕期宫颈受激素的影响，会出现变红的症状，稍微触碰就会出血。因此，要鉴别宫颈

是因怀孕而形态有所异常还是存在疾病，只有这样才能给出适当的治疗方法。如果曾存在孕妇本人都不知道的宫颈病变，则根据具体情况，治疗方案及检查时期会有所不同。

宫颈癌并不是瞬间产生并马上扩散的肿瘤，只要宫颈癌的病变情况在一定程度以下，就可以维持妊娠。根据宫颈癌的病变情况，分娩的方法和治疗时期会有所不同。因此，在确认怀孕后，如果近一年内没有做过宫颈检查的话，那就一定要做一下。

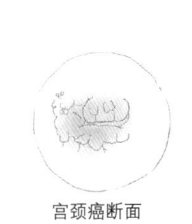
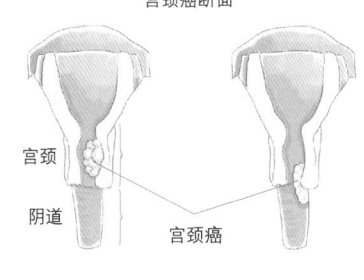

宫颈癌断面

宫颈

阴道

宫颈癌

- - - - - - - - - - - - - - -

宫颈柱状上皮外翻

为了促进宫颈柱状上皮的繁殖，孕期激素分泌旺盛。柱状上皮会分泌出很多物质，呈赤红色，稍微触碰宫颈就很容易出血。宫颈柱状上皮外翻是指肉眼可见的宫颈呈赤红色的症状。这是受激素分泌影响的正常生理现象，只要注意观察即可。

- - - - - - - - - - - - - - -

妇科诊察

常规检查

检查会阴是否有疾病。

内诊

通过内诊可以确认宫颈的硬度和长度、宫颈是否开大、子宫的大小、子宫及附件内有无肿块等情况。对高危人群进行选择性的性病检查可以确认其是否有细菌性疾病。细菌性疾病与异常宫缩及子宫内胎儿的感染有密切关系。如果确认有细菌感染，孕妇要接受药物治疗。在过去超声还未发达的时期，内诊是产检中最基本的项目之一。但是内诊结果一般包含了医生的个人意见，会存在一些偏差，所以建议做超声检查。目前只有一些特殊情况需要做内诊。

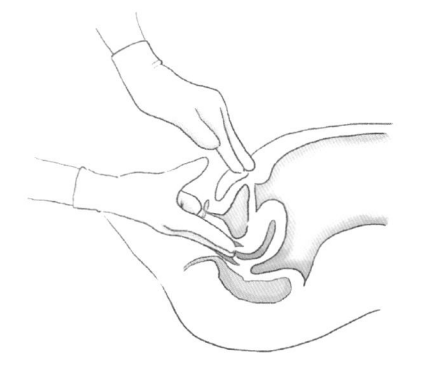

02

孕2月孕妇的身体状态

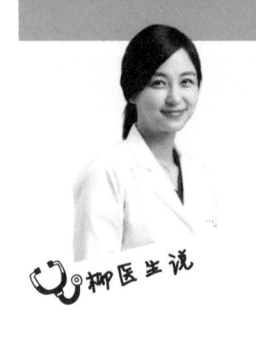

柳医生说

怀孕时，女性体内的激素发生了急剧的变化。在受精卵着床及胎盘形成的过程中，身体会分泌出人绒毛膜促性腺激素，这种激素有助于卵巢黄体分泌黄体酮。黄体酮在孕早期有助于受精卵着床及子宫内膜稳定。它可以使胎儿免遭母体免疫系统的排斥，有助于胎盘在子宫内的固定。

孕妇的身体变化

激素的变化

怀孕后，身体会分泌出人绒毛膜促性腺激素，它有助于卵巢黄体分泌黄体酮。黄体酮在孕早期有助于受精卵着床及子宫内膜稳定。除此之外，体内胎盘催乳素、

雌激素、皮质醇、醛固酮等类固醇激素的量也在急剧增加。受这些激素的影响，孕妇的身体发生了各种变化。

妊娠反应

被称作妊娠反应的恶心、呕吐症状在孕6周左右出现，一般在孕14～16周时好转。妊娠反应与胎盘形成过程中分

泌的人绒毛膜促性腺激素和雌激素有密切关联。妊娠反应的时间和程度因人而异。有的孕妇只是安静地待着都会感到疲劳，并伴随着好像在海上坐船的眩晕感。严重的情况下，孕妇还会把吃进的食物都吐出来。轻微的呕吐和头晕在孕期不会对胎儿造成任何影响。但如果呕吐严重导致脱水或电解

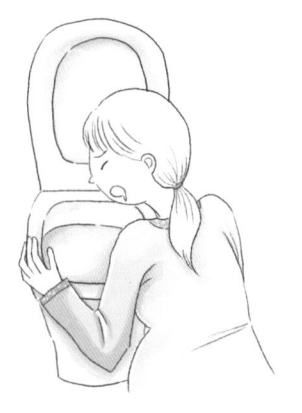

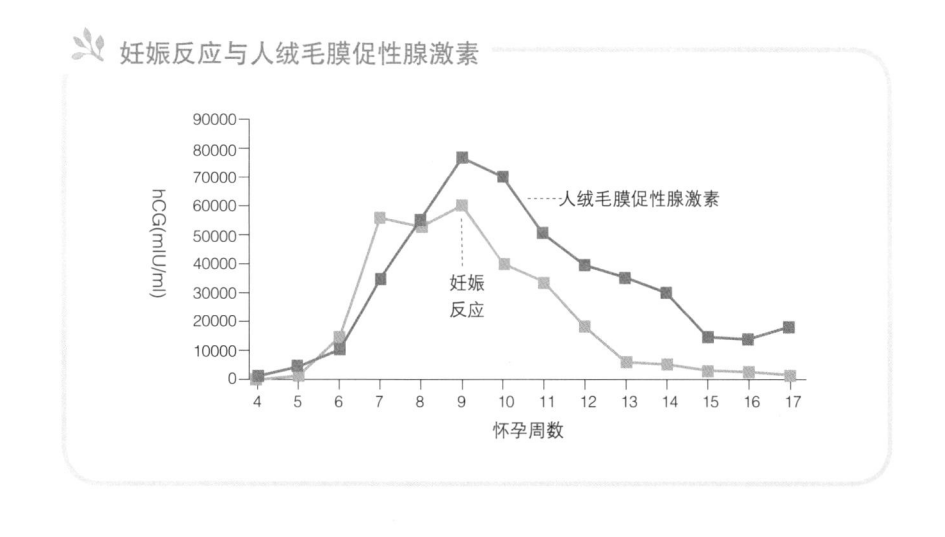

妊娠反应与人绒毛膜促性腺激素

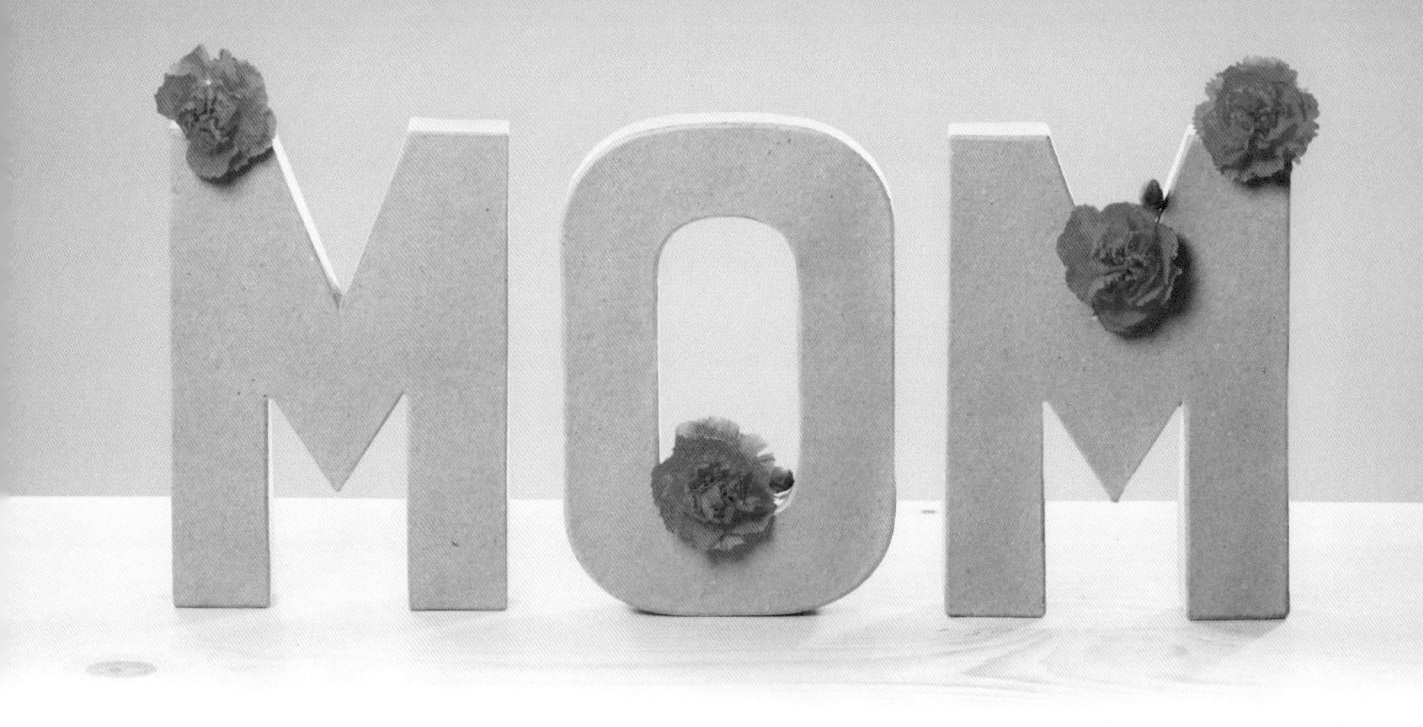

质失衡，则有可能对胎儿造成危害。如果妊娠反应严重，则需要到医院接受相关检查和输液治疗。妊娠反应严重，持续呕吐的话，牙齿的腐蚀速度也会加快，因此也要格外注意对牙齿的管理。

妊娠反应的时间

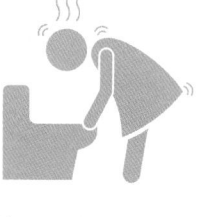

妊娠反应消失的时间因人而异。一般在孕14周前后开始好转，90%的妊娠反应出现在孕22周前。妊娠反应可能是慢慢消失的，也可能是某天突然消失的。有很多孕妇会在严重呕吐现象于一夜间消失后担心是不是胎儿出现了什么问题，于是非常担忧地去医院检查。虽然妊娠反应是孕

早期的症状，但它并不能反映胎儿的健康状况。这只是由怀孕导致的孕妇身体内的化学反应而已。

应对妊娠反应

虽然妊娠反应只是由怀孕引起的一种身体反应，但它会影响孕妇的心理状态。精神压力过大、过度忧郁或不安更会加重妊娠反应。妊娠反应只是怀孕过程中的一种常见症状而已。当我们的身体和心理都做好充分的准备后，妊娠反应会渐渐消失的。

腰痛

过度紧张、疲劳以及走路后可能会腰痛。怀孕前就有腰痛或肥胖的话，怀孕后腰痛的可能性更大。孕早期随着子宫的增大，子宫的位置发生了改

变，导致子宫压迫到血管及神经，进而引起腰痛。甚至一条腿或两侧腹股沟都可能会感到疼痛。

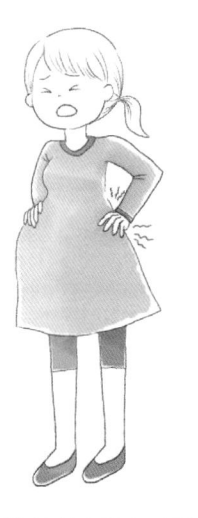

头痛

孕期头痛的具体原因不得而知，但是根据推测，孕期突然增加的血液需求量及激素变化可能会引起头痛。身体的疲劳及精神压力更会加重头痛。冥想或深呼吸有助于稳定情绪，缓解头痛。除此之外，可以多喝热水以促进血液循环，或轻轻按压额头、脖子、头两侧及后侧来缓解头痛。如果头痛严重到妨碍日常生活，就要服用以对乙酰氨基酚为主要成

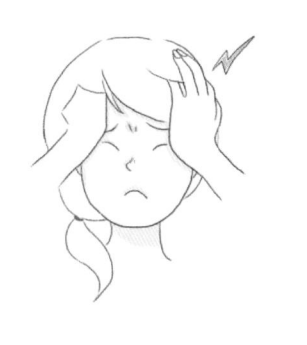

分的镇痛剂。该药不会对胎儿造成负面影响。请根据孕期头痛的程度和状况，和医生商谈后再服用处方药。

乳房疼痛

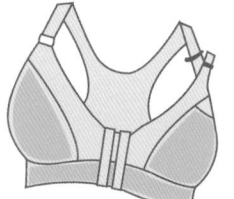

增加的黄体酮和雌激素会使乳房增大，有压痛感。孕早期，乳房疼痛感会加重，此后会好转。可以换穿孕妇专用胸罩或运动胸罩来减轻乳房的压痛感。用手按摩乳房对改善乳房压痛感没有太大效果，所以不要过分揉捏乳房。

胃灼热

怀孕后受激素增加的影响，胃酸的分泌量增加，食管下的括约肌变得脆弱，导致胃酸逆流，进而引起胃灼热（heartburn）。空腹的时候可能会胃痛，但进食后还是会出现胃灼热的症状。孕期可以安全使用的抗酸剂有很多，如果确有必要，可以适当服用以缓解症状。如果胃灼热症状过于严重，不要一直忍着，应该去妇产科就诊并配一些处方药来吃。

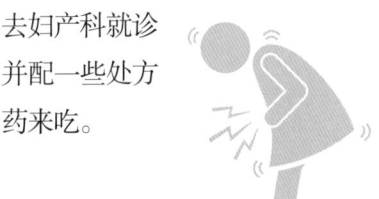

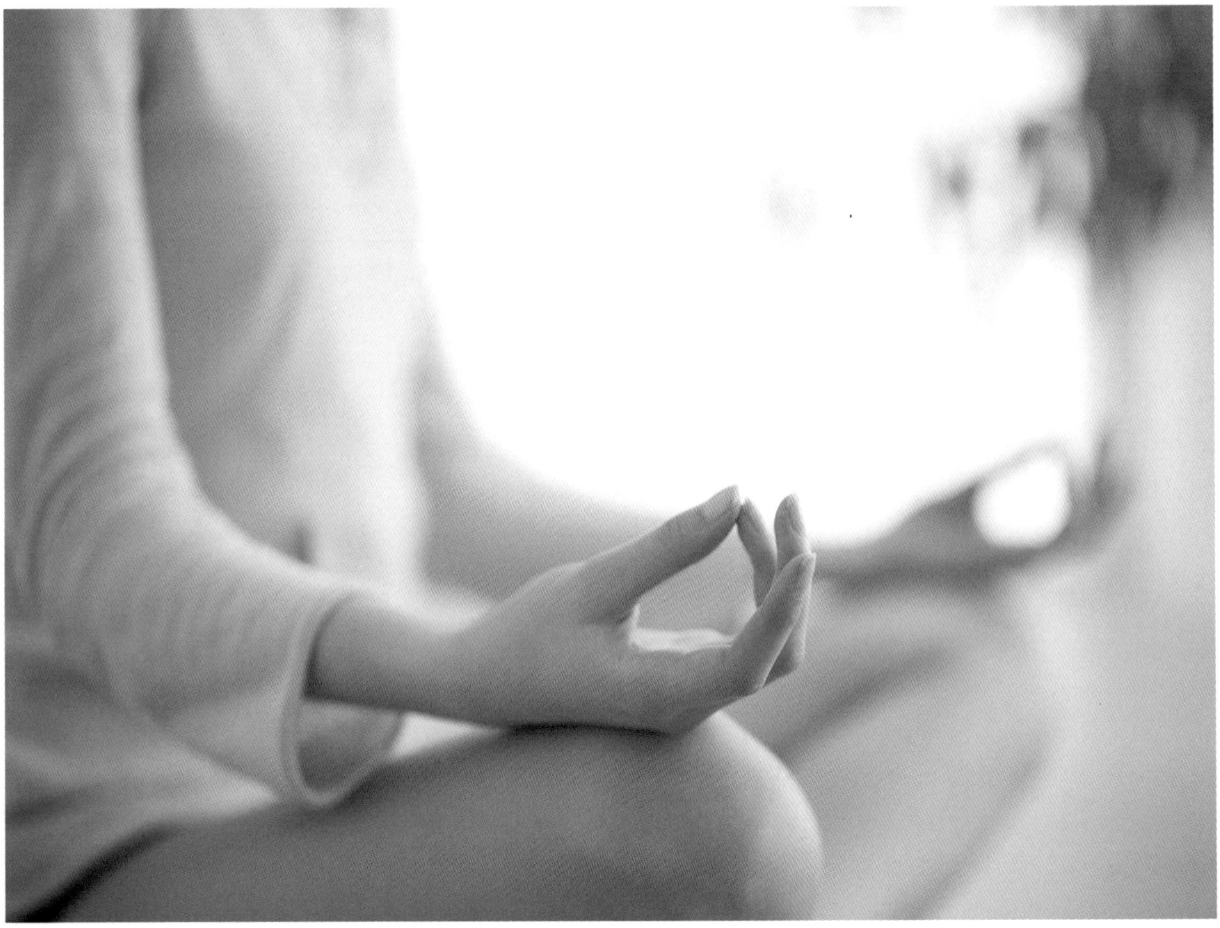

口水增加

怀孕后口水会突然增加，说话时总感觉嘴里有很多口水，或者口水在嘴里流动，甚至有的人需要准备杯子来接过多的口水。这是由怀孕相关的激素的分泌量增加引起的。口水增加是孕早期的正常症状，无须担忧。

腹部有被拉拽的感觉

孕早期，在子宫增大并挤压周边的肌肉和肌壁的过程中，或者在连接卵巢与子宫的韧带变长的过程中，可能会出现疼痛感。有时会感觉腹部像被拧了一下，有时两侧的腹股沟和肚脐下面也会有灼痛感。如果此前做过开腹手术或既往病史与腹腔粘连有关，怀孕后则会发生粘连部位的痛症。

阴道分泌物增加

雌激素的增加会促进黏液的分泌，从而导致阴道分泌物增加。由激素引起的正常阴道分泌物呈乳白色、无味。如果阴道分泌物增加的同时，出现瘙痒、异味、刺痛感等症状，就有可能是阴道炎，需要及时去医院就诊。

情绪起伏大

怀孕期间孕妇情绪受激素水平的影响而变得不稳定。情绪骤变若只是一时现象，没有

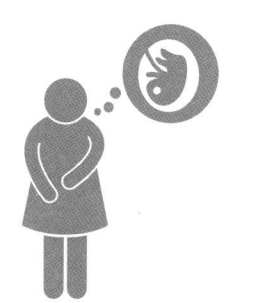

必要单独找应对方法。但如果还是担忧的话，可以通过跟丈夫或朋友等沟通来缓解不安的情绪，每天做一些可以缓解紧张情绪的冥想。一边听能让人心情舒畅的音乐，一边用腹部做深呼吸，也可以缓解紧张的情绪。

可能会出血

孕早期，内裤上可能会有一元硬币大小的血迹。大部分情况是在受精卵侵入子宫内膜并附着的过程中产生的着床出血。出现少量褐色或暗红色的血，基本没有太大的问题。但如果出现大量鲜红色的血，则表明子宫内膜正在出血。如果同时还伴随着被拧了一样的腹部疼痛的话，就需要立即入院。如果出血不只一两次，且呈渐渐增加的趋势或持续不止的话，就一定要去妇产科确认病因。

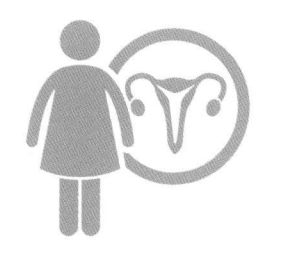

头晕

从孕早期开始，有的孕妇就受头晕折磨。明明在产前检查时没有查出贫血，为什么会头晕呢？孕早期，受激素分泌的影响，孕妇的血流动力学参数会发生较大的变化。其中之一就是血管壁松弛变宽。流向双腿的血液本应该再流回心脏，但由于双腿上的血管变得松弛，不能将血液有效运输至心脏，从而引起瞬间性的低血压。坐久了突然站起来时，眼前会发黑，感觉头晕。

睡眠时间增加

受黄体酮的影响，孕妇疲劳感增加的同时，白天还会犯困。在黄体酮分泌旺盛的孕早期，这些症状会加剧，和妊娠反应一样，孕 14 ~ 16 周时会好转。

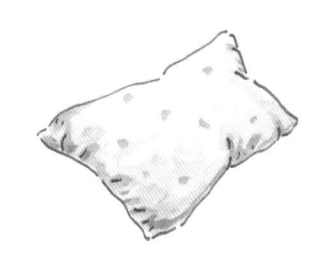

饮食喜好改变

这个阶段可能会想吃一些以前不曾吃过的食物或其他东西。这种现象常被称为异食症，与缺铁有关。孕期突然增加的血液量会引起铁的相对不足，缺铁是引起异食症的原因。

妊娠反应

妊娠反应是受精卵在子宫内膜着床并形成胎盘的过程中分泌的人绒毛膜促性腺激素刺激呕吐中枢而发生的现象，常有恶心、干呕、呕吐等症状。妊娠反应的程度和持续时间因人而异，约 3/4 的孕妇有妊娠反应。妊娠反应大约在激素分泌量增加的孕 6 周时出现，孕 14 周时开始好转。90% 的孕妇在孕 22 周时基本恢复，但是有的孕妇在孕 22 周后还有持续性的妊娠反应。

严重的孕呕会导致身体脱水或电解质不均衡。而且发生妊娠反应时，往往喝水也会导致呕吐。因此，如果孕妇严重营养不良，就需要去医院就诊，仔细检查自身的营养不良及脱水状况，并接受输液等补充治疗。如果孕吐严重到妨碍日常生活，建议接受住院治疗。

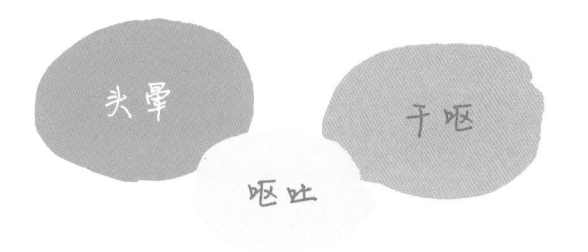

减轻妊娠反应的方法

1. 吃想吃的东西

妊娠反应是孕早期出现的现象。妊娠反应严重时，会有头晕、胃不适等症状。很多孕妇觉得为了肚里的宝宝，得坚持一日三餐。但是如果妊娠反应严重，勉强吃进去的食物更容易导致呕吐，所以此时最好不要勉强自己吃。这个时期，胎儿需要额外摄取的营养素并不多，所以孕妇不需要勉强自己吃很多。这个时期，更重要的是稳定情绪，想吃的时候就吃。但由于此时不只是自己一个人在吃，所以要尽量吃一些爽口、新鲜的食物，而不应吃垃圾食品或味道较重的食物。

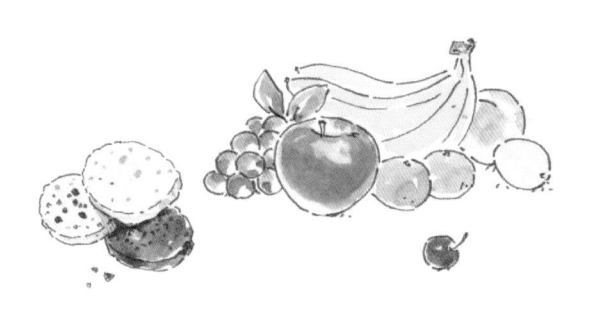

2. 准备一些清淡的小饼干

妊娠反应在早上空腹时更加严重，因此又被称为"morning sickness"。睡前在枕头边备一些味道比较清淡的小饼干，早上一睁开眼就稍微吃点小饼干，再慢慢起床。这样早上的头晕和呕吐感会稍微轻些。

3. 少食多餐

空腹时妊娠反应更加严重，所以不要长时间让肚子饿着，每间隔一段时间就稍微吃些食物。味道过重或含咖啡因的食物要尽量避免。

4. 稳定情绪

妊娠反应很大程度上受情绪的影响。怀孕带来的不安感和恐惧感可以通过夫妻间爱的关怀来消除。孕妇应该主动向丈夫或周边的人吐露自己的心事，以求情绪的稳定。这样做的话家庭气氛会更加和谐，原本艰辛的孕早期也能更加幸福地度过。

5. 不要做菜

孕早期由于妊娠反应，哪怕只是闻一下食物的气味也会反胃，所以要减少做菜的时间，尽量不闻气味。应多吃一些素面、牛奶、坚果、水果等简单快捷的食物。

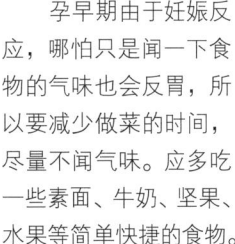

6. 吃冷或酸的食物

因为食醋、柠檬等酸味食物可以减轻疲劳感，冷的食物散发出来的气味更少，所以孕妇吃冷或酸的食物会更好，有利于恢复食欲。冷食要趁冷吃，热食要趁热吃。温热的食物反而会引起孕妇的恶心感，因此要引起注意。

7. 充分补充水分

如果因为妊娠反应而频繁呕吐，易引起体内水分缺失，所以要多喝水、大麦茶、决明子茶、果汁、牛奶等，多多补充水分。

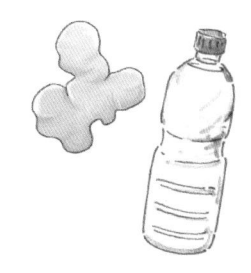

8. 喝生姜茶

生姜内含有可以缓解头晕和恶心感的成分，因此从很久以前开始生姜就被用来缓解妊娠反应。

9. 去医院接受药物治疗

甲氧氯普胺(metoclopramide)、昂丹司琼(ondansetron)等抗呕吐剂可以在孕期服用，但仍应去妇产科与医生商谈后再使用这些药物。注射维生素 B₆ 也是一种缓解妊娠反应的方法。妊娠反应严重时，可能喝水都会导致呕吐。这种状况会引起持续性营养不良，并伴随电解质不均衡、脱水等现象。这时孕妇需要去妇产科针对电解质不均衡及营养不良接受相应治疗。

10. 利用孕吐手环

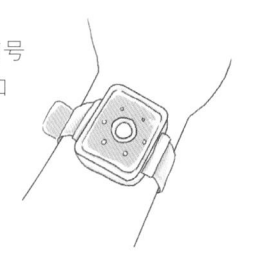

孕吐手环的原理是生成电信号并刺激手腕的特定部位，阻断脑和肠胃间的神经传递，从而减轻妊娠反应。孕吐手环的效果因人而异，有的孕妇有很好的效果，有的孕妇没有效果。

11. 彻底刷牙

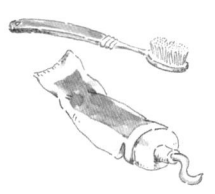

妊娠反应引起的经常性呕吐会加剧牙齿的腐蚀速度，因此呕吐后要用水漱口，再用牙膏刷牙。尽可能使用刷毛柔软的牙刷，并注意刷牙时不要弄伤牙龈。刷牙时如果刺激舌头后部，可能会引起呕吐，所以要格外注意。

缓解妊娠反应的食物

妊娠反应的症状因人而异，建议孕妇吃一些酸冷、烹调方法简便、富含蛋白质的食物及汁水较多的水果等。

粥、素面、牛奶、酸奶、果冻、柿饼、胡萝卜、苹果、西瓜、甜瓜、海带等

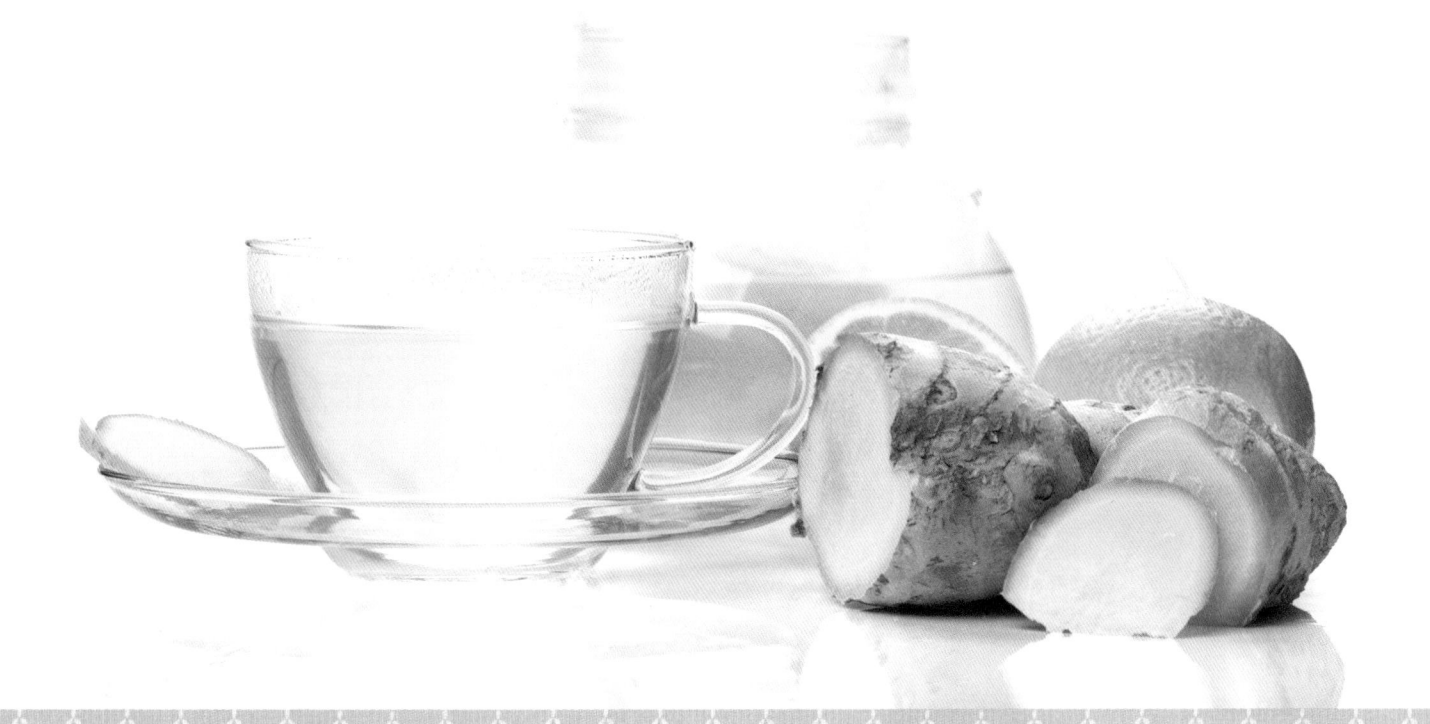

03

孕2月孕妇的生活小技巧

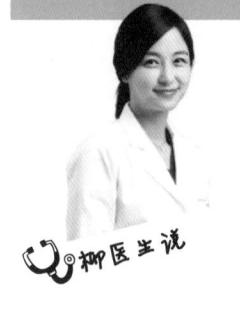

柳医生说

你现在已经不再是一个人了，你已经是一位要对另一个珍贵生命负责的妈妈了。成为妈妈后，喜悦的同时你也会担心工作该怎么办吧？"我还能继续工作吗？"等各种烦恼接踵而至。其实怀孕不会对日常生活造成太大的影响。但如果从事的是劳动强度过大、睡眠时间不规律或压力较大的工作的话，为了胎儿的健康，请适当调整工作岗位或节奏。

工作中该怎样做才好呢

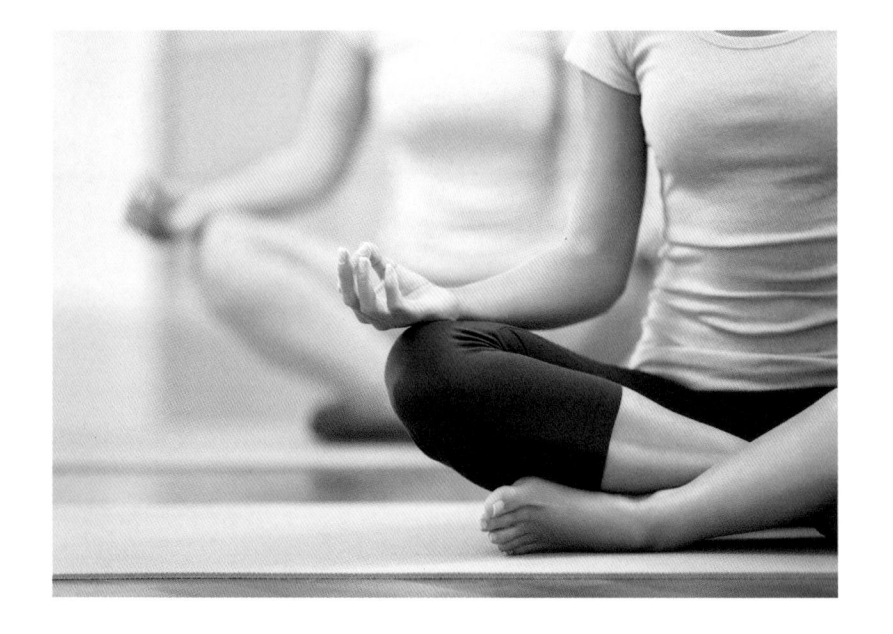

告知怀孕的事实

告知怀孕的事实后才能避开一些需要吸烟或喝酒的场合。如果有吸烟的同事，就要告诉对方自己已怀孕，并拜托对方尽量注意。酒当然也是不能碰的，所以最好避开需要喝酒的场合。告知怀孕后，偶尔聚餐时同事会让你一起吃饭，但不会让你喝酒了。不过妊娠反应严重时，哪怕只是安静地坐着，都会感觉像坐船一样头晕，而且餐馆内各种食物的味道会加重妊娠反应。这时可以向大家说明

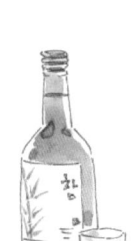

这是由怀孕后分泌的激素引起的暂时症状，建议最好到孕中期再聚餐。

睡午觉

由于孕早期激素分泌量增加，孕妇不仅容易觉得疲劳，还很容易犯困，工作期间会不时地打盹。午餐后可以去职员休息室或其他可以让双腿舒适伸展的地方睡一会儿午觉。如果没有这样的场所，可以在自己的办公位置上准备一个尽量舒适的靠垫靠着睡。最好向同事说明孕早期受激素分泌影响而睡眠量增加的情况，并利用午休时间睡一会儿。

不做过于勉强的工作

孕早期身体的急剧变化及激素变化使孕妇承受着来自身体和心理的双重压力。怀孕前的工作对于孕妇来说，很可能是体力上或精神上的负担。如果勉强工作，会增加抑郁感和不安感。尤其是在孕早期，受激素的影响，孕妇的学习能力和工作效率会有所下降。因此，如果遇到对自己而言过于勉强的工作，就要说出来，尽量做一些在自己能力范围内的工作，并取得公司和同事的谅解。如果为了避免麻烦同事，自己承担过多的工作任务的话，工作结果可能会不尽如人意。这样反倒会加重同事的工作负担，公司及同事对你的工作能力评价也会降低。所以，请接手自己能力范围内的工作，并尽量高效率地完成。

穿舒适的服装工作

虽然孕早期腹部还不至于凸起来，但可能会有腹部不适或浮肿的感觉。坐着时突出腰线的衣服会给腹部带来紧张感，并带来疲劳感。另外，紧身裙和紧身裤也会给腹部带来紧张感，降低工作效率，所以这个时期请穿着舒适的服装。

在办公桌上准备一些口味较清淡的小零食

空腹时间越长，孕早期的妊娠反应会越严重，胃灼热感也会加剧。因此，请在办公桌上准备一些口味较清淡的小饼干或小零食，当胃感觉空空的或开始一阵一阵恶心的时候，可以拿来吃。

用花茶代替咖啡

一杯咖啡的咖啡因含量约为70 mg。虽然在孕早期喝一杯咖啡不会导致胎儿发育畸形或其他严重的后遗症，但是此时胎儿的中枢神经系统还未成熟，咖啡因会影响胎儿智力，也会引发孕妇胃食管反流等肠胃障碍。如果一下子把咖啡戒

Tips | 孕期花茶

花茶不仅对稳定情绪有较好的效果，而且所含的咖啡因比咖啡和绿茶少。但也不要持续过量地喝一种花茶，因为不同花茶所含的化学成分不同，对身体造成的影响也不同，即喝花茶可能会给身体带来积极的效果，但也可能适得其反，引起一些难以预料的后果。因此，最好各种花茶换着喝，每天喝一两杯。

● **不能多喝的花茶**
甘菊茶：虽然它有助于睡眠，但过量饮用反而会引起失眠。
缬草（valerian）茶：具有植物性抗抑郁作用，但长期饮用的话仍需要引起注意。

了感觉不自在的话，那就用花茶来代替咖啡吧。如果实在想喝咖啡，那就喝咖啡因含量较低的咖啡或一天喝三口左右，尽量少喝。

仔细观察分泌物

孕早期，阴道分泌物增加。在公司因为忙于工作，所以即使去了卫生间也没空闲留意阴道分泌物的状态。但是一定要留意孕早期阴道分泌物的颜色及气味，尽量穿白色的棉质内裤。因为孕早期的细菌感染有可能引起流产，所以如果出现和往常不同的阴道分泌物，就一定要去妇产科做准确的检查。

需要注意的地方

避开人员密集的场合

如果去人多的地方，通过呼吸道或接触感染疾病的危险性就大大增加了。孕早期，孕妇免疫力低下，因而更加容易感染疾病。而且这个时期胎儿的脸、头、消化器官等开始分化，所以此时接触有毒物质的话后果是非常糟糕的。孕早期的感染会诱发不可逆转的并发症。尤其是产检时检查出没有风疹抗体的孕妇，更加需要避开人多的场合。孕妇在孕早期感染风疹，会导致胎

儿听力障碍（60% ~ 75%），白内障、青光眼和视网膜病变（10% ~ 30%），动脉导管未闭、心室中隔缺损症、肺动脉狭窄等心脏疾病（10% ~ 25%）以及中枢神经系统障碍（10% ~ 25%）等。除此之外，还会引发血小板数下降、紫癜等各种问题，严重时还会导致胎儿死亡或自然流产。为了预防风疹、感冒等通过呼吸道传播的病毒性疾病，孕妇应该尽量避免去人员混杂的场合。

充分休息

如果睡眠不足或疲劳感累积到一定程度，则激素分泌也会紊乱。这会导致胎盘位置不

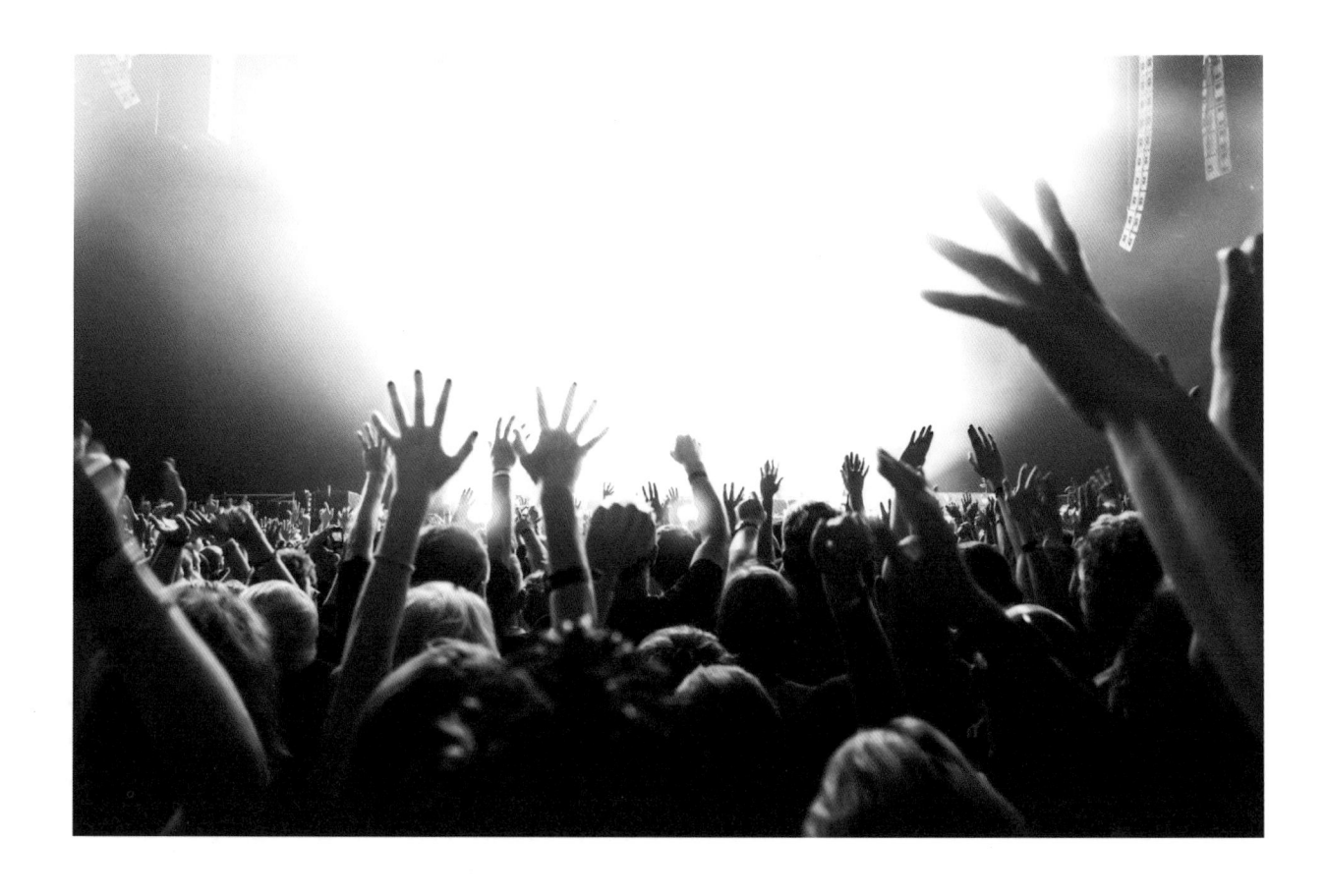

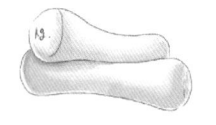

孕早期感染风疹对胎儿的影响

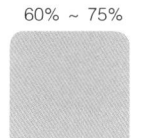

听力障碍
60% ~ 75%

白内障、青光眼
和视网膜病变
10% ~ 30%

心脏疾病
10% ~ 25%

中枢神经系统障碍
10% ~ 25%

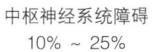

科检查自己的身体状态和胎儿的发育状况。确认怀孕后，有的孕妇以没有时间为由而不去医院检查或很迟才去检查。这样做是不好的，孕早期孕妇还是应尽量按医生要求的日期去医院检查。

稳定，因此孕妇需要充分休息以保证激素分泌正常。

激的运动或拉伸运动会对不稳定的胎盘带来负面影响。

不要做过激的运动

孕早期是胎盘在子宫内固定位置的时期。因此，一些过

及时确认胎儿的发育状况

孕早期是相对不稳定的时期，孕妇每隔2周就要去妇产

Tips | 孕早期的出血症状

受精7 ~ 8天后，受精卵进入子宫内膜并开始着床。受精卵反复进行细胞分裂，分化出各个器官，一部分细胞发育成绒毛以形成胎盘。绒毛开始进入子宫内膜，与子宫内膜细胞融合。

孕7周左右时，绒毛内形成毛细血管，胎儿和胎盘间的循环建立。孕10周后母体的螺旋细动脉渗入绒毛内的毛细血管，母体的血液流入绒毛内。即绒毛与子宫内膜细胞融合，开始建立胎儿和母体间的血液循环。

在这一过程中，孕妇的子宫内膜将发生大规模重组。即为了孕育胎儿并形成胎盘，子宫内膜的构造将发生变更，在变更的过程中子宫内膜变得不稳定，一部分子宫内膜会脱落并引起出血。这常被称作着床出血，是胎盘在母体子宫内固定位置的过程中发生的现象。此时往往可以通过超声检查发现子宫内膜与绒毛膜间有血液聚集，称为绒毛膜下血肿。

着床出血是孕早期的正常反应。此时不要做过激的动作，安心观察即可，也可以去妇产科注射稳定子

宫内膜的黄体酮作为辅助治疗。只要适当治疗，并安心等候的话，在孕10 ~ 12周以后，着床出血的现象会渐渐减少。

但是如果出血较多，或者流鲜血的同时还伴随腹部疼痛的话，可能会流产。这时就一定要马上去医院做全身检查。

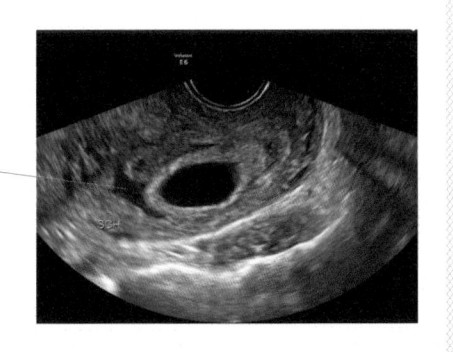

淤血的情况

04 孕2月准爸爸需要做的事

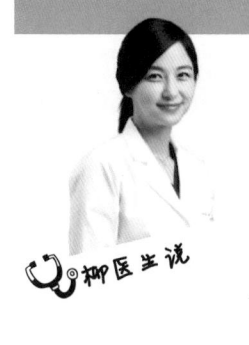

在知道孕妈妈怀孕的消息后，准爸爸应该格外注意自己的各种行为。面对孕早期非常艰辛的孕妈妈，准爸爸应该怎样做才好呢？准爸爸要在各方面帮助孕妈妈，让孕妈妈安心怀孕。由于孕早期身体上的变化，孕妈妈会变得不安和担忧，此时准爸爸应该不断向孕妈妈和胎儿表现出关爱，以消除孕妈妈的不安感。

需要做哪些努力

让孕妈妈可以安静地休息

孕早期是胎儿在孕妈妈子宫内逐渐稳定的时期。这个时期，孕妈妈会非常好奇和担心胎儿是否稳定，准爸爸要做的就是用积极平和的心态守护在孕妈妈身边。为了孕育一个新的生命，孕妈妈的身体会出现各种各样的变化，孕妈妈会因为这些生平第一次经历的变化而变得不安。准爸爸需要努力让孕妈妈能适应这些变化，并帮助孕妈妈减轻压力。

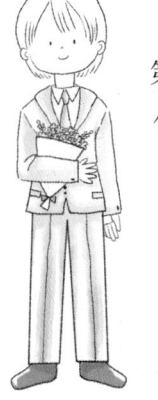

做家务活

孕早期孕妈妈因为妊娠反应，即使安静地待着都会觉得

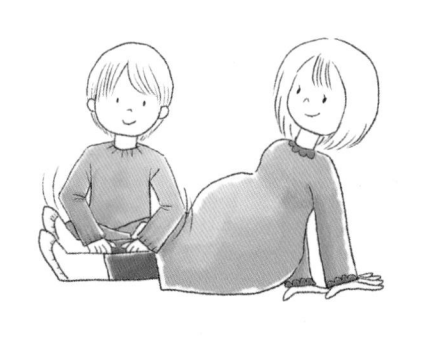

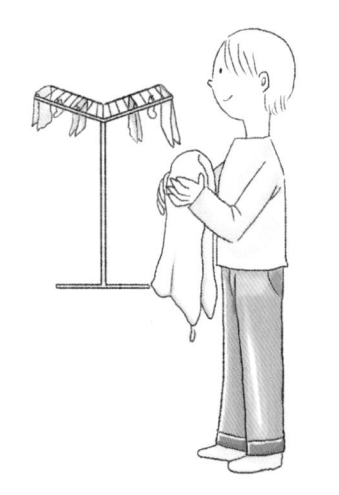

恶心，而食物的味道和油烟味更会加重恶心感，所以准爸爸最好能在这一时期承担做菜、洗碗等家务活。

冰箱里多备些新鲜的水果和蔬菜

孕早期，严重的妊娠反应和莫名的疲劳感会让孕妈妈腾不出精力去买菜和做菜。而空腹时间越长，孕妈妈的妊娠反应会越严重。因此，准爸爸要做的是在冰箱里多备些不油腻的食物以备孕妈妈随时享用。

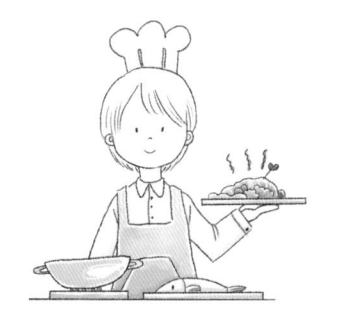

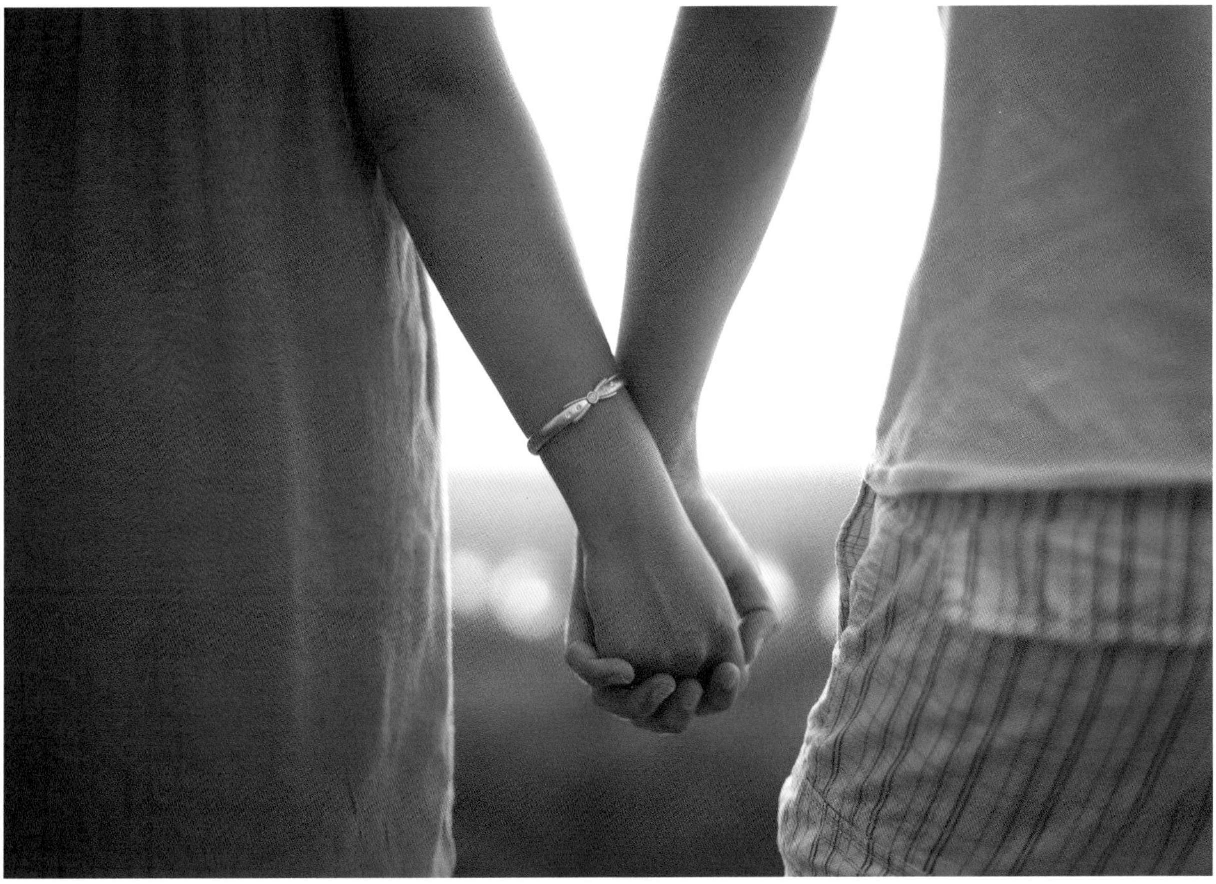

陪同去医院

怀胎十月期间准爸爸每次都能陪同孕妈妈做检查当然再好不过，但是很多人常常因为工作或个人原因而不能每次都陪同。虽然每次都陪同去会有些困难，但孕早期再怎么困难准爸爸都应该陪孕妈妈一同去医院检查。孕早期孕妈妈情绪不稳定，如果孕妈妈一个人去医院检查，难免会觉得怀孕不是夫妻双方共同的事，而是自己一个人要承担的事。想到自己必须独自承受怀胎十月的艰辛，孕妈妈会觉得不安、有压力，而这种不安和压力会转为对准爸爸的埋怨。所以，准爸爸要陪同孕妈妈去医院，多和孕妈妈沟通，用实际行动向孕妈妈证明怀孕不是孕妈妈一个人的事，而是夫妻双方共同的事。这样做的话，孕妈妈就会觉得非常安心。

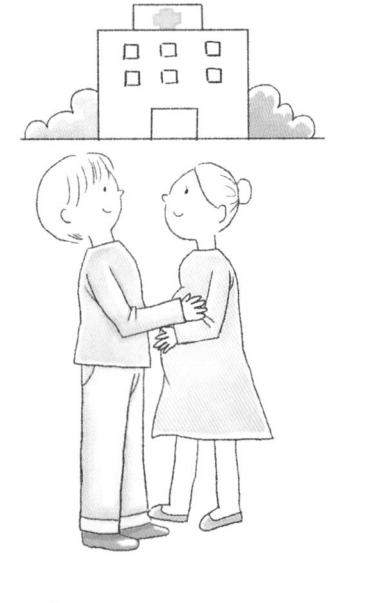

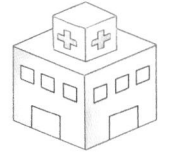

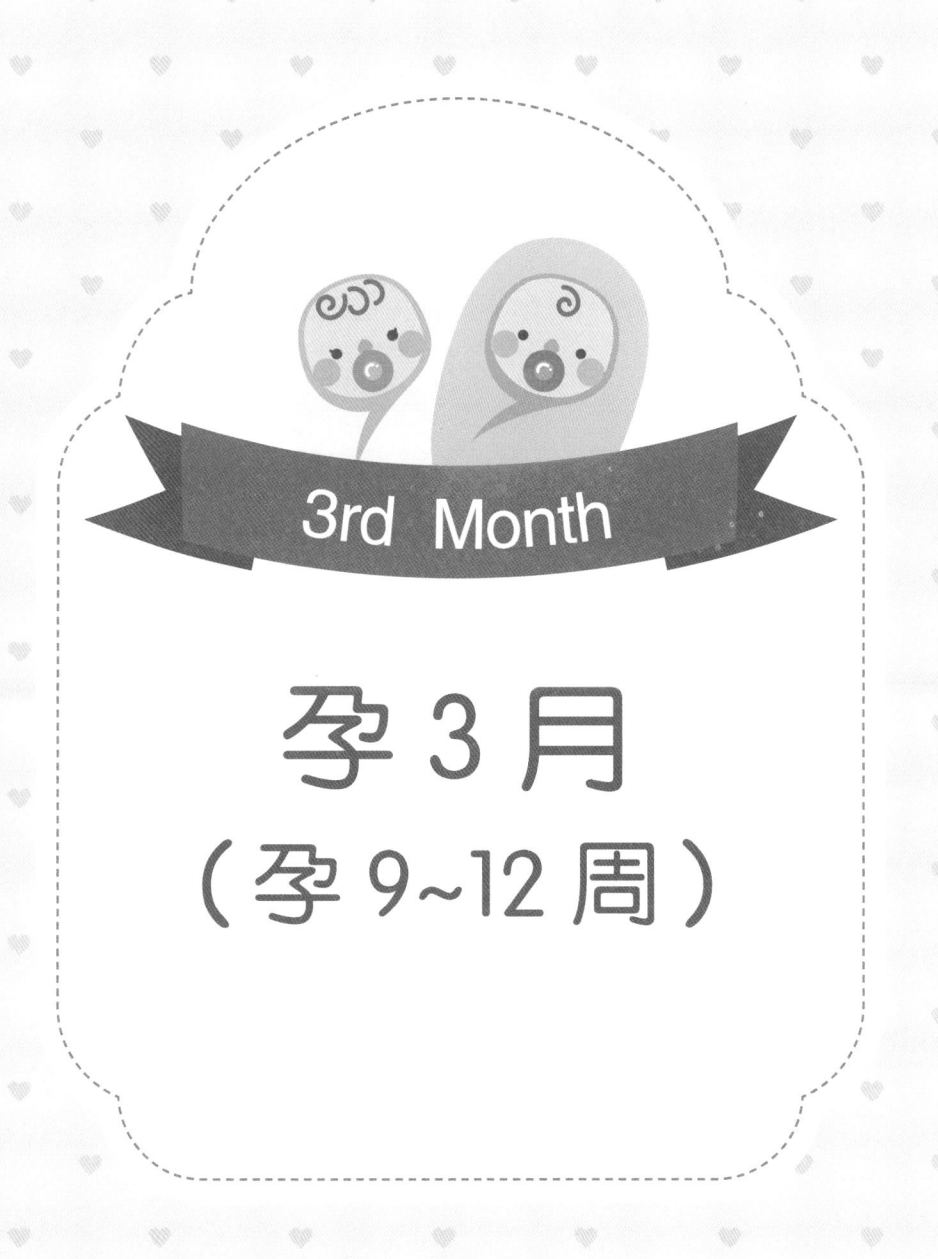

3rd Month

孕3月

（孕9~12周）

孕 **3** 月
（孕 9~12 周）

孕妈妈和胎儿

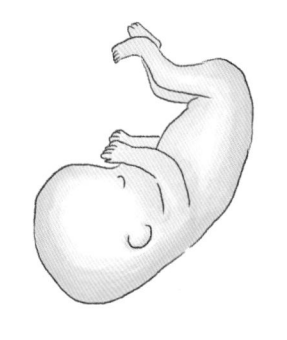

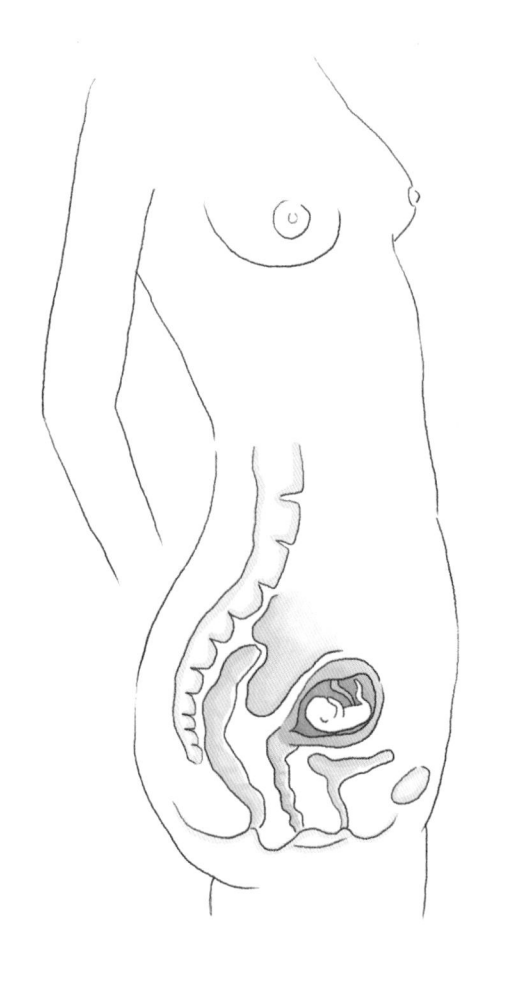

孕 3 月 时，
胎儿身长5～6
cm，体重约 14g

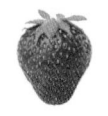

草莓的长度

　　从这一时期开始，宝宝不再叫胚胎，而应该叫胎儿。胎儿的上肢分化出手腕和手，下肢分化出脚踝和脚，手指、脚趾也开始长出来了。

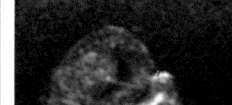

孕 9 周   孕 10 周

孕 11 周   孕 12 周

孕妈妈肚里的宝宝身长 4~6 cm，体重 10~20 g。从这个时期开始，宝宝不再叫胚胎，而应该叫胎儿。这一时期，基本关节、脊柱、四肢等器官分化结束，长得像鱼儿尾巴一样的部位渐渐消失，身体开始伸直、变长。手臂处分化出手和手腕，腿处分化出脚和脚踝，手指和脚趾也开始长出来了。脸部骨骼成形的同时，耳朵发育，眼珠、嘴唇、下颌骨以及包括脸颊在内的脸部轮廓等成形。眼球内色素开始沉着，鼻孔也开始形成。

此外，胎儿的脑神经发育，开始出现"咕嘟咕嘟"吞咽羊水的反射运动。吞下的羊水一部分以尿液的形式排出。胎盘内胎儿和母体间的循环建立，胎儿开始进行血液循环。胎儿的心脏渐渐发育，并开始通过胎盘和脐带吸收营养。这一时期，胎儿从较容易受外部有害物质影响而产生致命后果的时期过渡到稍微安全的时期。

孕 9 周

孕 9 周的胎儿

这一时期，胎儿开始出现性别差异。男宝宝出现睾丸，女宝宝出现卵巢。但是外生殖器在 2 ~ 3 周后即孕 11 周左右才开始分化，在孕 14 周左右完全成形。此时胎儿的鼻梁完全成形，眼和耳也渐渐发育成熟，躯干和四肢变长，胎儿的外形基本成形。原本像戴了手套的手上开始长出手指，原本像穿了袜子的足部也开始长出脚趾。胎儿的两脚掌相对合着。左脑和右脑两个大脑半球的背部长出小脑半球。可以通过超声检查观察到胃肠道的轮廓，肛门也开始形成。此时胎儿的胎心率增加到 175 次 / 分。

胎儿的身长和体重

孕 9 周时，胎儿身长 2.3 ~ 3.1 cm，体重约 2 g。

孕 9 周时，胎儿身长 2.3 ~ 3.1 cm，体重约 2 g

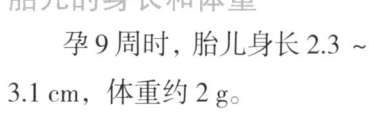
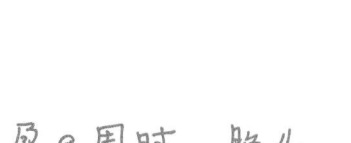
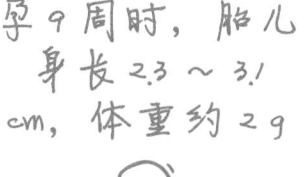

孕 10 周

孕 10 周的胎儿

尾骨消失。这一时期，胎儿体内的大部分重要器官发育成形，脏器功能开始细分。脑内的神经细胞快速增殖，脑部

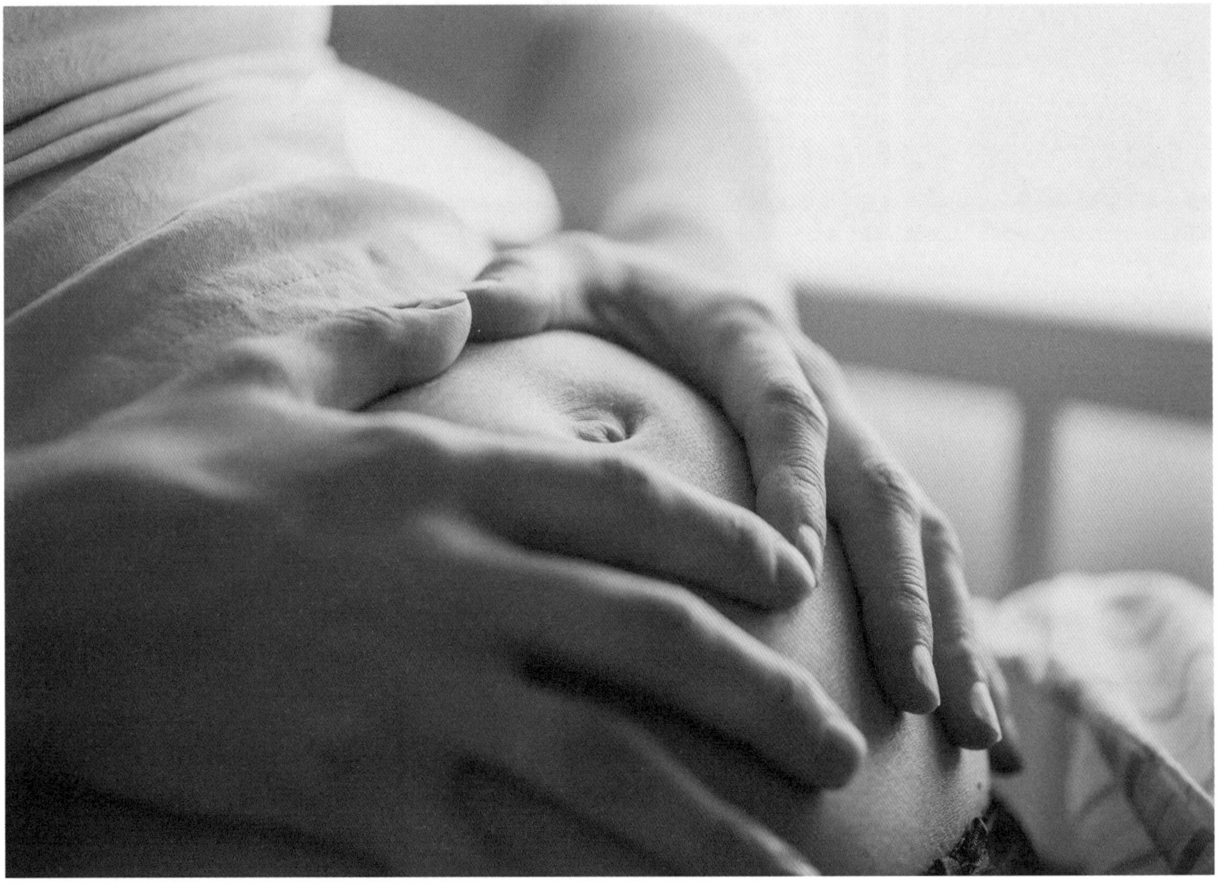

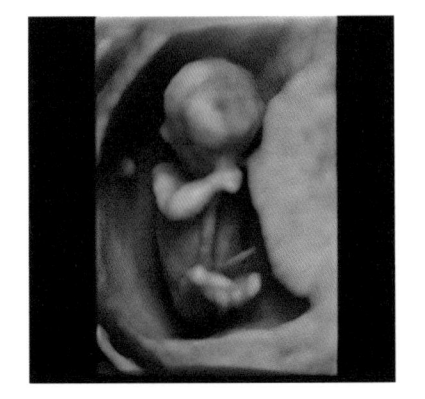

纹路出现。至此，脑的功能还未发育，但基本形态已具备。手指和脚趾更加分明，并形成了手指甲和脚指甲。此外，腿和腿骨以及下颌骨开始骨化。

胎儿的身长和体重

怀孕 10 周时，胎儿的体重增加到 4 g，胎儿身长约 4 cm。

孕 10 周时，胎儿身长约 4 cm，体重约 4 g

孕 11 周

孕 11 周的胎儿

这是严格意义上胚胎期结束、胎儿期开始的时期，即从这一时期开始，基本器官已分

化结束的胚胎将发育成具备人基本形态的胎儿。此时，外生殖器开始分化，胎儿的皮肤上开始长出胎毛和毛囊，皮肤开始变厚。眼睑成形，并遮住双眼。

胎儿的身长和体重

　　孕11周时，胎儿身长约5cm，体重约7g。

孕11周时，
胎儿身长约5cm，
体重约7g

孕12周

孕12周的胎儿

　　胎儿的面部轮廓更加清晰。凸起的额头、鼻骨及上下颌骨鲜明地刻画出胎儿的面部形态。此时，胎儿开始利用肾脏产生尿液。其脑的基本形态与成人几乎相同，各种感觉神经中嗅觉神经最先发育。脑内的记忆回路开始形成，胎儿开始自发性的运动。此时，子宫上移到母体的耻骨上端。

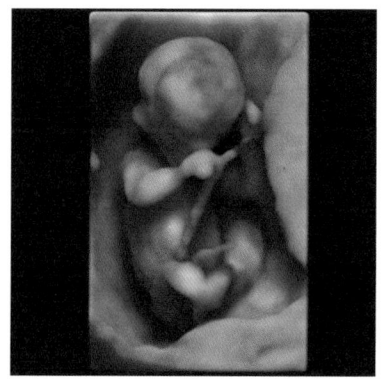

胎儿的身长和体重

　　孕12周时，胎儿身长5～6cm，体重约14g。

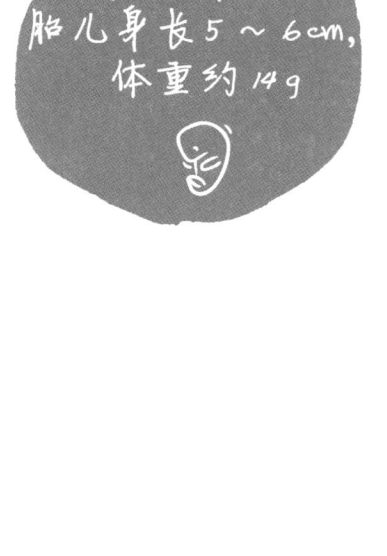

孕12周时，
胎儿身长5～6cm，
体重约14g

早期形成 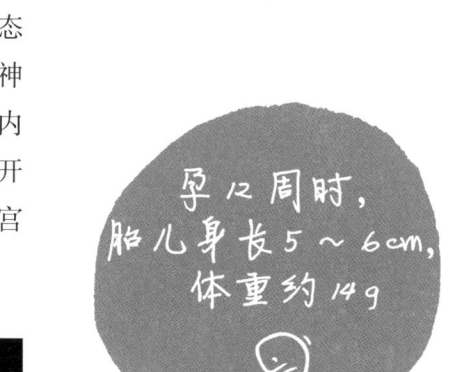 形成的主要时期，这时接触有毒物质可能导致畸形

受精卵时期		胚胎期						胎儿期			
孕1周	孕2周	孕3周	孕4周	孕5周	孕6周	孕7周	孕8周	孕9周	孕16周	孕20～36周	孕38周

器官形成时期：

- 中枢神经系统（孕3周起，早期形成至孕9周，主要时期延续至孕38周）
- 心脏（孕3周起，早期形成至孕5周，主要时期至孕8周）
- 手臂（孕4周起，早期形成至孕5周，主要时期至孕8周）
- 眼睛（孕4周起至孕38周）
- 腿（孕4周起，早期形成至孕6周，主要时期至孕8周）
- 牙齿（孕6周起至孕38周）
- 嘴（孕5周起，主要时期至孕8周）
- 生殖器（孕5周起至孕20～36周）
- 耳朵（孕4周起，主要时期至孕9周，延续至孕20～36周）

孕 3 月需要做的检查

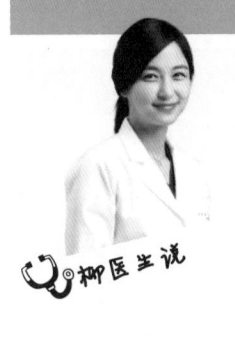

柳医生说

这是筛查畸形儿的时期。基本器官成形的胚胎期已过,现在已进入具有人基本形态的胎儿期,因此可以在这个时期检查胎儿的形态是否有缺陷。第一轮胎儿畸形筛查采用超声检查和血液检查,即通过超声检查观察胎儿的基本结构是否正常,同时对孕妇采血,进行血液检查。

超声检查

检查大脑半球

胎儿大脑的基本结构在孕 10 周已成形,此后脑细胞快速增殖。此时要检查左右两个大脑半球的形态是否正常。如果胎儿只有一侧有脑,或者孕 11 周后仍未形成左右两个大脑半球的话,则有可能发育成无脑儿。

检查高高的鼻梁

额头下面的鼻梁在孕 9 周左右开始形成。如果检查时观察不到鼻梁,则胎儿的面部可能畸形。唐氏综合征常伴随鼻梁缺损的面部畸形,所以唐氏综合征患者,无论人种和国家,其面部长相都相差无几。

测量颈项透明层厚度

胎儿脖子后面的皮肤和软组织之间有一层看似透明的皮

第一次检查　第二次检查　第三次检查

↓

厚度在 3 mm 以上或超过厚度参考值的 95%

↓

诊断为可能异常

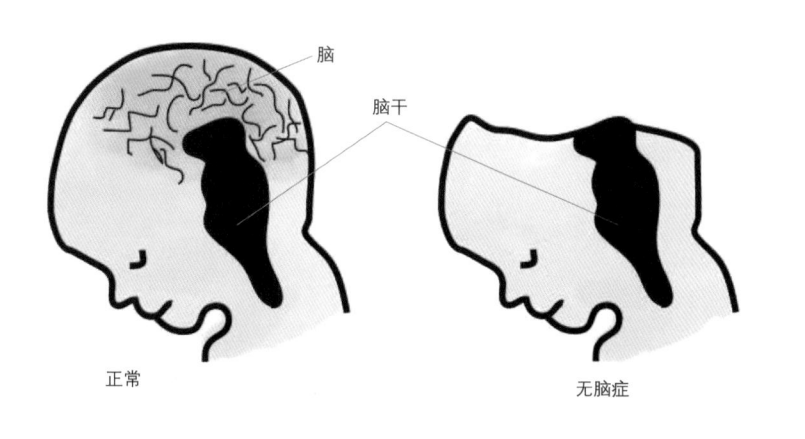

正常　　　　　无脑症

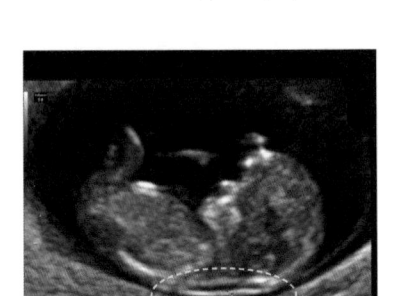

颈项透明层超声图像

肤结构，孕 11 ～ 14 周时，需要测量其厚度（即颈项透明层厚度），并与相应胎龄的胎儿的颈项透明层厚度参考值做比较，以推测胎儿患唐氏综合征的概率。颈项透明层厚度因胎儿的姿势和脖子弯曲程度不同而略有差异，因此需要测量 3 次，取 3 次的平均值。透明层厚度 3 mm 以上或超过相应胎龄的胎儿的颈项透明层厚度参考值的 95%，则可判断胎儿可能有异常。

胎儿颈项透明层较厚时，

胎儿染色体异常的可能性增加 10 倍以上，要怀疑胎儿可能有唐氏综合征、特纳综合征（Turner syndrome）、13- 三体综合征（Patau syndrome）、努南综合征（Noonan syndrome）等染色体异常性疾病。在胎儿颈项透明层较厚的情况下，即使没有出现以上这些染色体异常情况，以后也很有可能产生其他先天性畸形或死产等情况，所以需要进一步做胎儿心脏超声等系统检查。

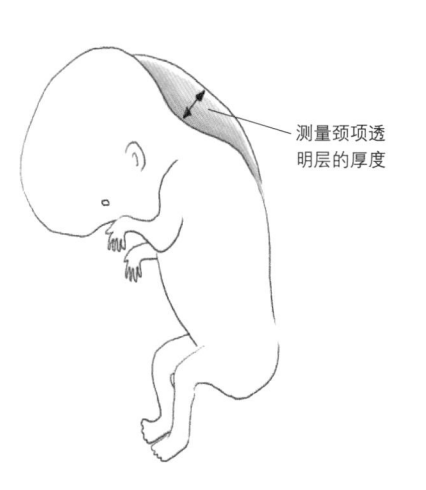

测量颈项透明层的厚度

颈项透明层检查

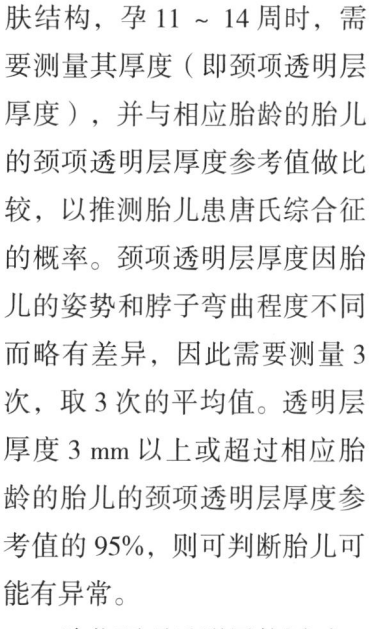

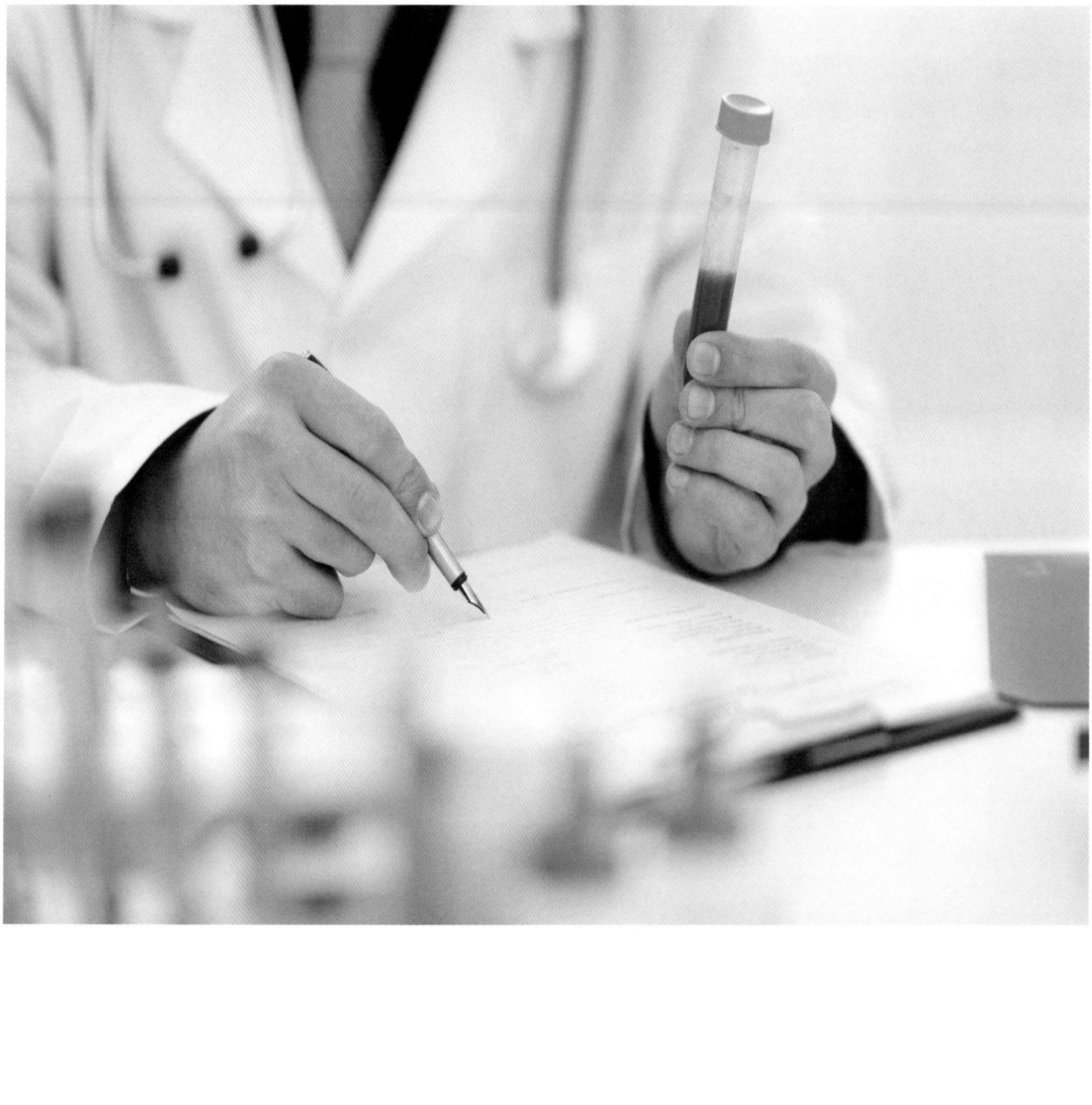

血液检查

母体的血检

检查胎儿有无染色体异常时，为什么要采集母体的血液呢？因为没有办法直接对胎儿采血，只能间接采集母体的血液来推测胎儿是否有染色体异常。怀孕后，母体内与怀孕相关的激素会出现增多及减少的现象。如果胎儿患唐氏综合征或有神经管缺陷等较严重的问题时，激素的数值会与正常的有较大差距。即如果母体的血液检查结果不在正常的相应数值范围内，则表明胎儿有可能畸形。

双重检查

双重检查（double market test）是利用母体的血液，测量与怀孕相关并处于增加趋势的人绒毛膜促性腺激素（hCG）及妊娠相关血浆蛋白A（PAPP-A）含量的检查，即不直接采取胎儿的血液，而是以母体内与怀孕相关的激素为研究对象的检查。通过母体的血液检查，可以间接推测胎儿异常的概率。

绒毛穿刺取样

绒毛穿刺取样（CVS）是直接采集胎盘内的绒毛组织做染色体分析的检查。该检查于孕10～13周时进行，在超声波的帮助下，将穿刺针刺入胎盘，采集含有绒毛的胎盘组织。由于胎盘的位置不同，有的是经腹部采集胎盘组织的，而有的则是经阴道采集胎盘组织的。如果曾生育过唐氏综合征等染色体异常性疾病患儿或夫妻一方患有染色体异常性疾病，一般建议做绒毛穿刺取样。有时也建议35岁以上的高危产妇做此项检查。

绒毛穿刺取样的优点是可以在孕早期确认胎儿是否有遗传异常，减少父母不必要的担忧、不安感。但绒毛穿刺取样可能会导致阴道流血、宫内感染、自然流产。

绒毛穿刺取样（CVS）

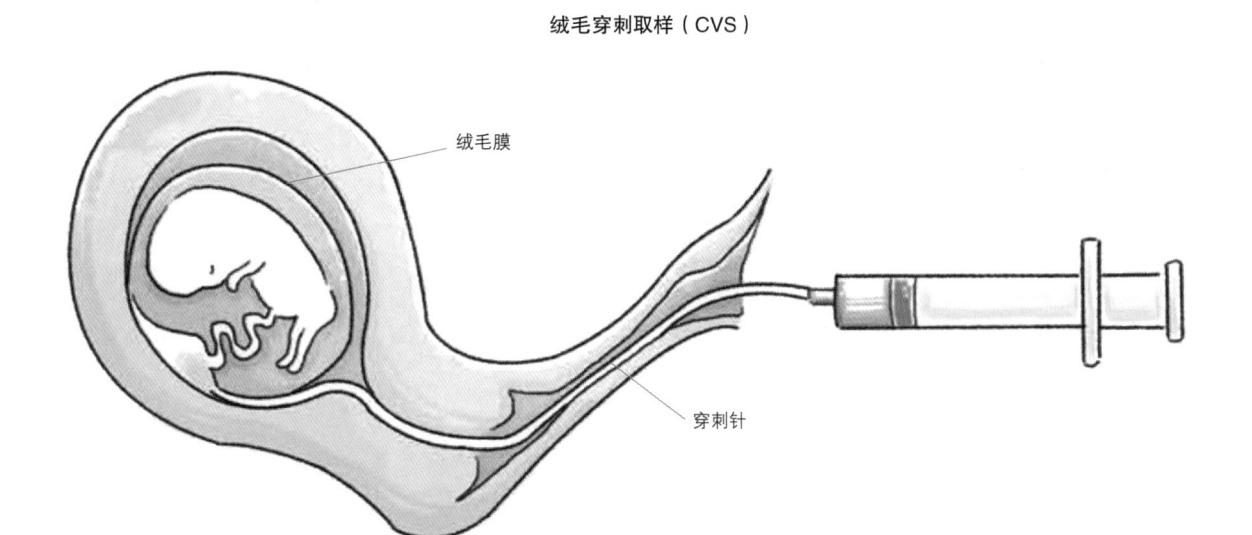

绒毛膜

穿刺针

一种插入穿刺针获取含有绒毛的胎盘组织的检查

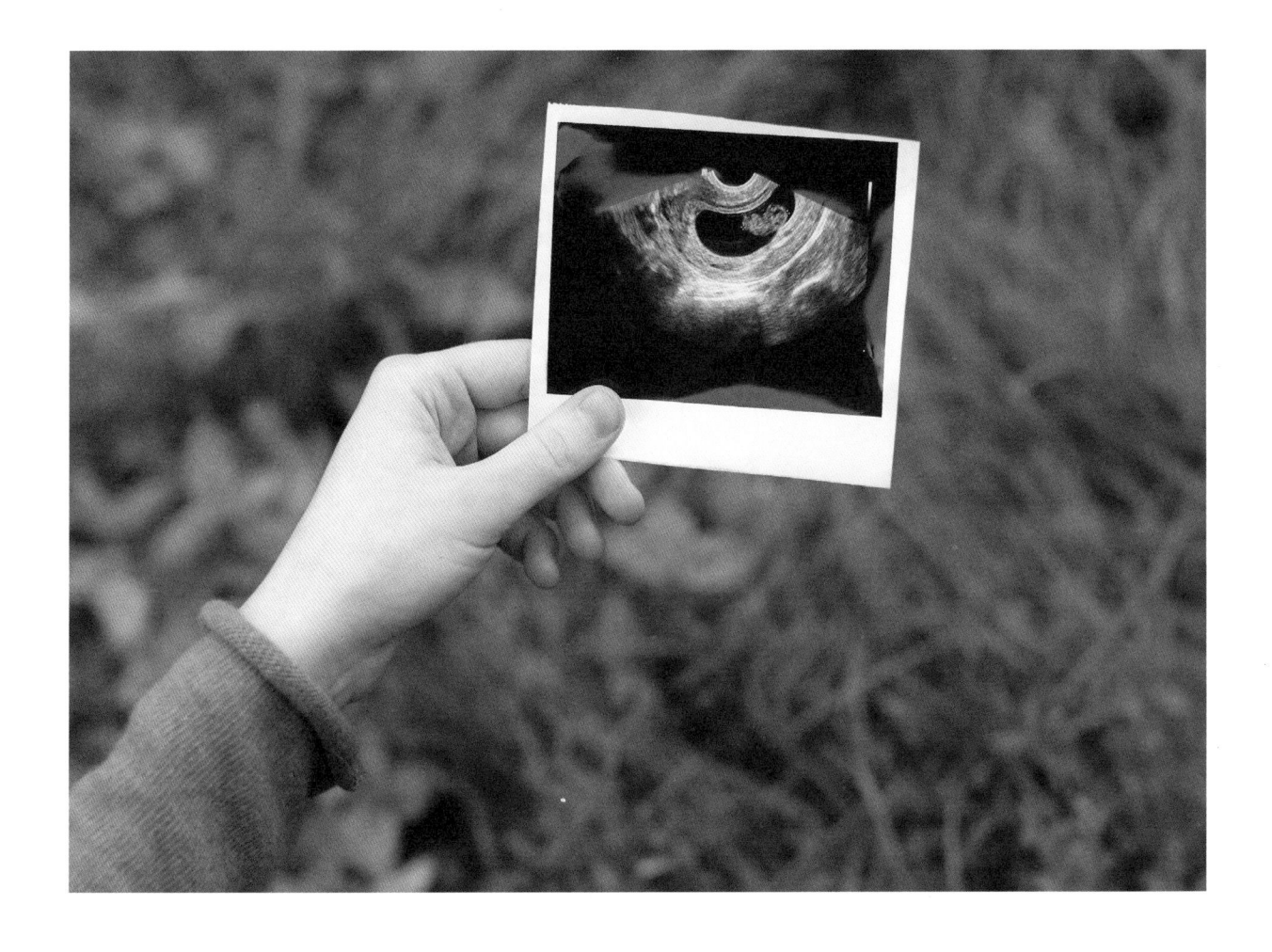

检查结果的准确性如何

结果的准确性

孕早期，通过胎儿颈项透明层厚度测量及母体血液检查，能筛选出 80% ~ 85% 的唐氏综合征患儿，即不能 100% 筛选出唐氏综合征患儿。

减少检查的误差

医学上忌讳只凭间接推测草率下结论。为了减少检查的误差，医生还会采用一些综合检查。除了在孕早期进行检查外，孕 4 月后也要做血液检查来推测胎儿患唐氏综合征及爱德华氏综合征的可能性。

双重检查结果显示为高危人群

双重检查（第一轮畸形儿检查）结果显示为高危人群后，要马上再做绒毛穿刺取样（CVS）或无创产前检测（NIPT），或在孕 16 周后做羊水检查。在做这些可以确定胎儿染色体状态的直接检查之前，不要过于沮丧。双重检查结果显示为高危人群，只能说明情况不好的可能性较大，但并不能百分百确定有问题。（对 NIPT 的说明请参考第 164 页）

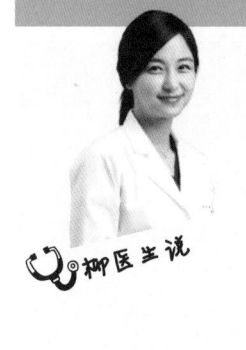

02 孕3月孕妇的身体状态

柳医生说

这个时期，由于对怀孕、分娩及育儿的不安感以及体内激素的急剧变化，孕妇可能会出现忧郁情绪。不仅如此，因激素变化导致的疲劳及身体上出现的各种症状也会给孕妇带来不安感。请不要过早担忧后面的事情，把精力集中在当下。尽量多休息，多想想肚子里的新生命，保持积极的心态。

孕妇的身体变化

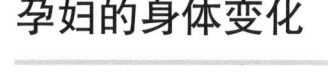

肚子有刺痛感

此时，肚脐下面和两侧腹股沟处会有刺痛感。随着子宫的增大，子宫前面的肌肉、肌膜、腹膜等被牵拉，因而产生刺痛感。这是孕早期因子宫增大产生的自然现象。但是如果刺痛还伴随着严重的腹痛或阴道流血的话，就需要马上去医院检查。

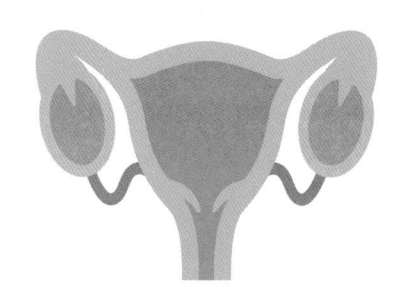

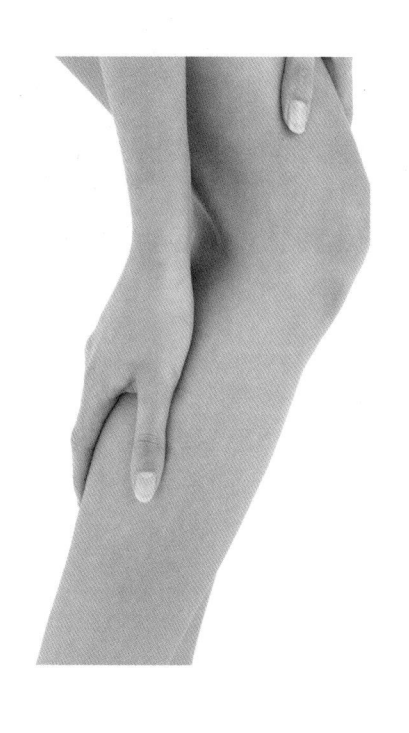

腿疼

腿可能会像抽筋一样疼痛。有的时候是一条腿疼，有的时候是两条腿都疼。增大的子宫和血液量变化会导致骨盆内侧神经受到挤压，进而导致臀部、腹股沟及腰部疼痛。孕前腰部和骨盆就疼的女性在怀孕后疼痛感会加剧。

唾液的分泌量增加

孕期受激素的影响，唾液腺受到刺激，唾液的分泌量会增加。门诊常会碰到因唾液增多而慌忙来医院求诊的孕妇，其实这只是怀孕引起的暂时现象，无须担心。唾液分泌恢复正常的时期因人而异。

乳房发胀，色素沉着

孕期乳房渐渐增大，乳晕颜色加深，而且乳晕上的汗腺像起鸡皮疙瘩似的凸起来了。有的孕妇会因为胸部变大并稍呈蓝色而担心，其实这是由乳房的血液供给增加、皮下静脉血管明显引起的，只要把它们

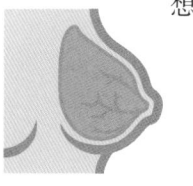

想成是为哺乳而做的准备就可以了。

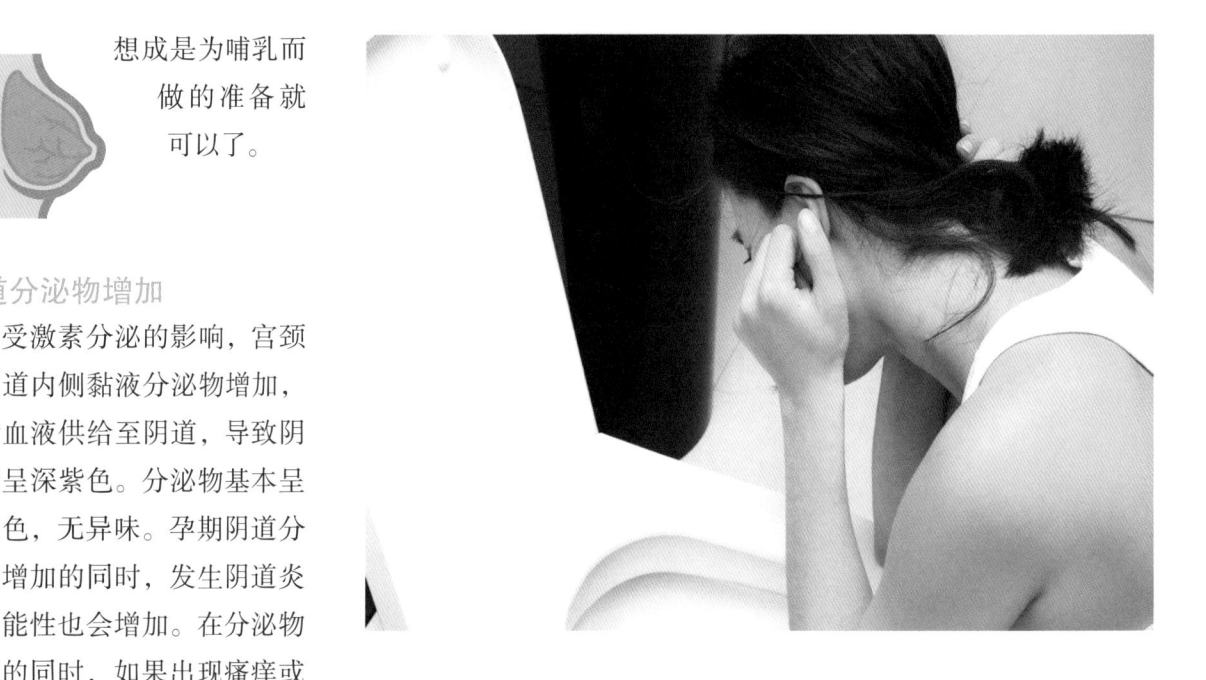

阴道分泌物增加

受激素分泌的影响，宫颈和阴道内侧黏液分泌物增加，大量血液供给至阴道，导致阴道壁呈深紫色。分泌物基本呈乳白色，无异味。孕期阴道分泌物增加的同时，发生阴道炎的可能性也会增加。在分泌物增加的同时，如果出现瘙痒或异味，分泌物颜色呈黄色或绿色，就需要去医院检查有无阴道炎。

尿频

子宫在骨盆内时，如果从耻骨上方按压肚子，即使肚子不饱时也能感觉摸到了子宫。增大的子宫直接压迫膀胱，从而导致小便的次数增加。尿频现象在孕早期是伴随着子宫的增大而出现的。孕 16 周后，子宫在增大的同时向上移动，其压迫膀胱的力度减小，因而尿频症状稍有好转。孕 30 周后，增大的子宫再次压迫膀胱，尿频现象再次出现。

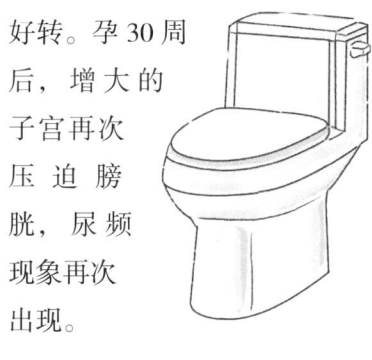

妊娠反应加剧

虽然妊娠反应的程度因人而异，但基本上在孕 8 ~ 9 周时妊娠反应最严重，此后渐渐好转。一般在孕 14 周后妊娠反应消失。

痘痘或小疙瘩增加

黄体酮和人绒毛膜促性腺激素的增加有助于胎儿适应母体环境，但会影响母体的脂质代谢，因此孕妇脸上的皮脂分泌物会增加，并出现各种小疙瘩或痘痘。此时需要注重洗脸。

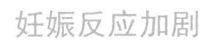

最严重

妊娠反应

孕 8 ~ 9 周　　孕 14 周

如果痘痘化脓，引起的疼痛严重，且患处面积较大时，就要小心二次细菌感染，应尽早去皮肤科接受治疗。

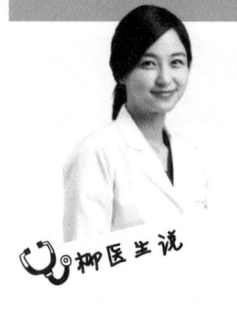

柳医生说

孕妇们需要做好为人母的准备。首先要保持母亲般宽容平和的心态，关爱和谅解他人，感谢周边人对自己的帮助和支持。这样的话，同事们会给予你更多的关爱和照顾。在职场上，孕妇要多微笑，遇人先打招呼，并以感恩的心去对待人与事，这样肚子里的宝宝会得到更多人的祝福和关爱。

安全地生活

穿平底鞋

孕早期孕妇常会感到眩晕，身体的平衡感和注意力会下降。如果穿高跟鞋，很容易弄伤脚踝，甚至摔倒。怀孕后，随着子宫的增大，身体的重心前移。此时如果穿高跟鞋的话，身体重心更会前移，腰部的疼痛感会加剧。所以，请准备一双舒适的平底鞋吧。

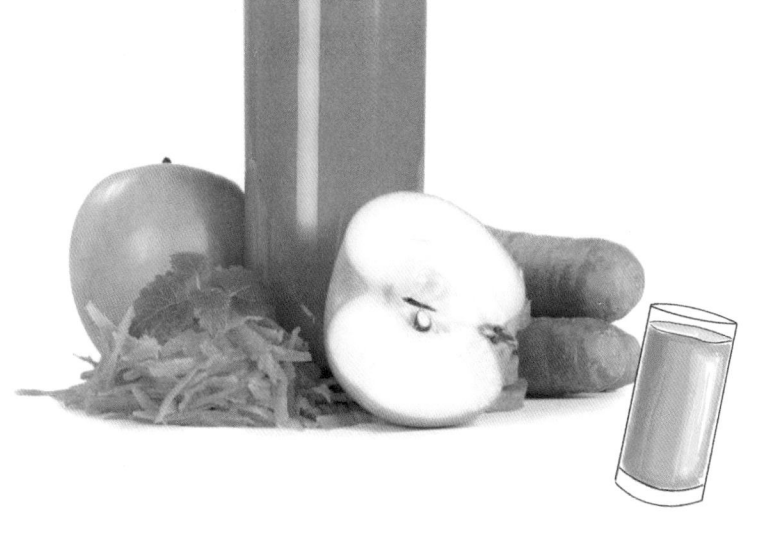

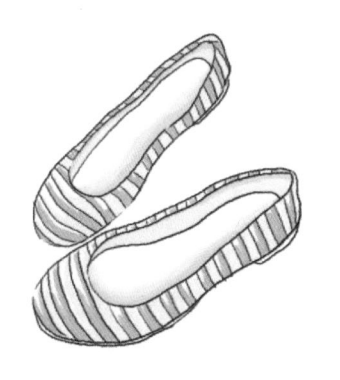

喝新鲜的蔬菜汁

便秘是孕妇健康的一大公敌。从孕中期开始，由于服用铁剂，孕妇会饱受便秘之苦。所以，孕妇要多喝富含膳食纤维的新鲜蔬菜汁，养成健康的排便习惯。果汁虽然更好喝，但其中的糖分太高。因此，建议孕妇多喝富含维生素和膳食纤维的蔬菜汁。

注意流产的可能性

孕12周时，胎盘在子宫内的位置还没有完全固定，剧烈活动和过大的压力会改变胎盘附着的部位。而在这个时期，由于肚子还不够凸显，很多孕妇也没有那么谨慎。因此，建议孕妇在这个时期要严格避免剧烈活动，及时舒缓压力。

穿纯棉孕妇内衣

虽然穿怀孕前穿的内衣没有太大的问题，但太紧的内衣裤会减少骨盆内的供血，带来不良影响。请准备稍宽松些的内衣裤。最好选择对皮肤几乎无刺激的纯棉材质的内衣裤，且最好是白色的，因为穿白色的干净内衣裤有利于及时发现异常阴道分泌物。

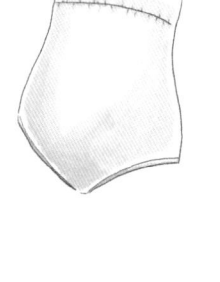

消除不安感

孕早期孕妇常会做梦，做的梦一般都和怀孕、分娩或育儿有关。这表明孕妇潜意识里对怀孕很不安，有各种各样的担忧。做梦是孕早期很自然的现象。等孕妇渐渐熟悉怀孕过程，身体状态也慢慢变好时，其对怀孕的不安感也会渐渐消退，同时梦也会越来越少。

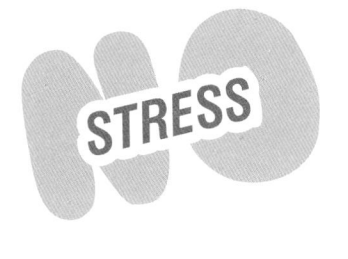

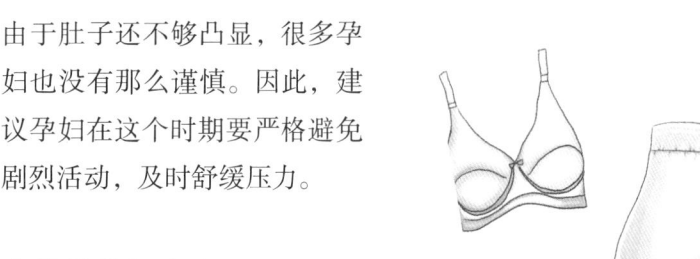

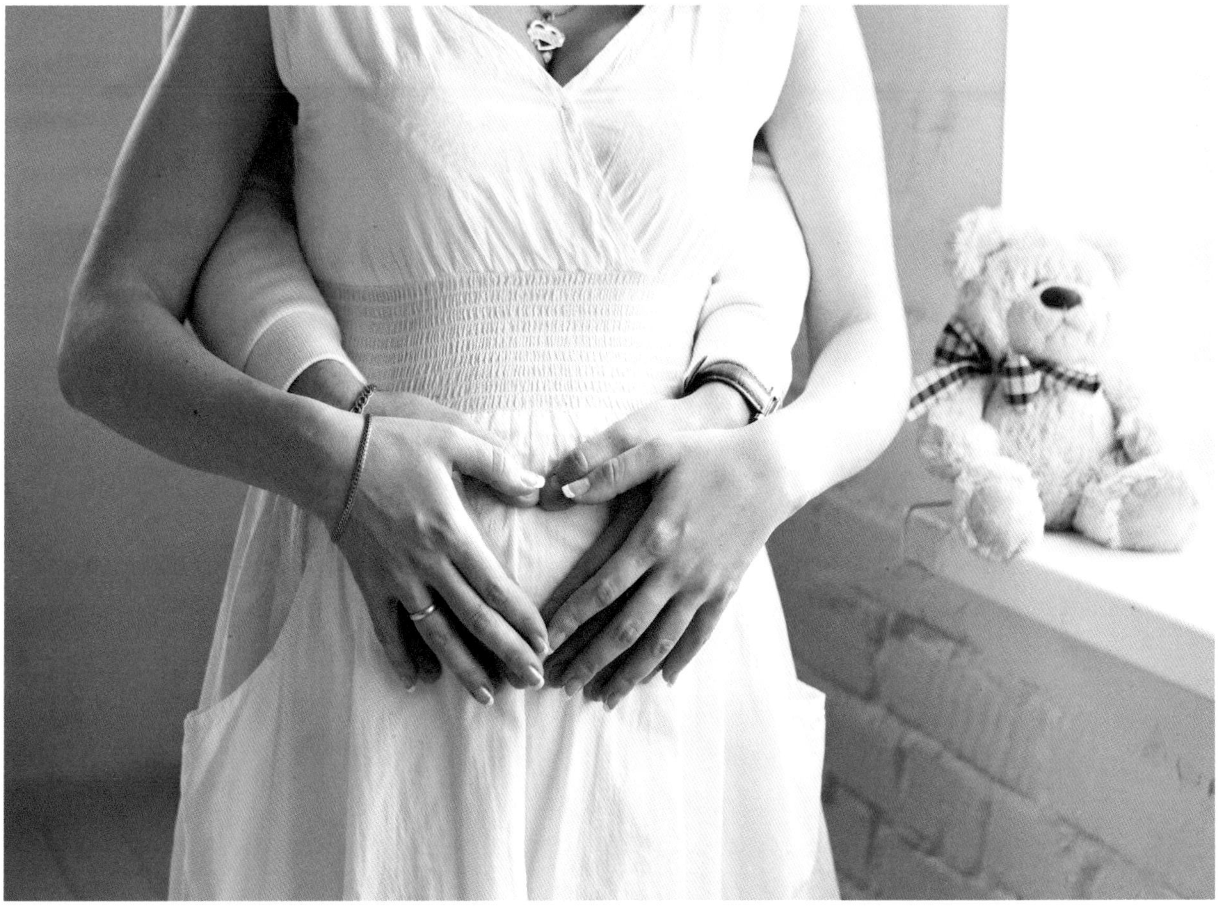

04 孕 3 月准爸爸需要做的事

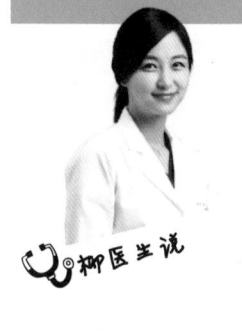

柳医生说

对怀孕时的正常生理变化有所顾虑或即将分娩的孕妈妈们会有一种孕妇特有的不安感，这种不安感可能会引发抑郁症。此时能够缓解她们精神压力的人正是一旁的准爸爸。准爸爸要一直守护在孕妈妈身边，支持她、鼓励她，使她恢复自信。接下来让我们来看一看孕妈妈需要哪些方面的帮助。

需要做哪些努力

按摩

孕 10 周后，子宫从骨盆内增大到骨盆外，腹部也随着子宫的增大而变大。只有提前做好保养工作，才能有效预防妊娠纹。为了预防妊娠纹，准爸爸要做的是帮助孕妈妈按摩腹部、手臂和大腿。自然而亲密的按摩会增强孕妈妈对准爸爸的依赖感，使孕妈妈倍感幸福。

承担打扫、洗衣服、洗碗等家务活

妊娠反应的时期和程度因人而异，但一般在孕 8 ~ 9 周时最严重。孕妈妈为了肚子里的宝宝，正在努力适应新的变化。这个时期，准爸爸应该主动承担打扫、洗衣服、洗碗等家务活。

提醒孕妈妈服用叶酸

由于妊娠反应和疲劳感累积，孕妈妈难以进行正常的饮食，有时会忘记吃叶酸。准爸爸要关注孕妈妈的饮食并及时提醒她服用叶酸。

鼓励和支持孕妈妈工作

女性一旦怀孕，就会在"职场上的我"和"作为母亲的我"之间徘徊，既想让宝宝在一个安稳幸福的环境中出生，又迫切希望在艰苦的怀孕期间其他方面的压力能最小化。此时准爸爸要鼓励和支持孕妈妈，让她不要放弃工作。

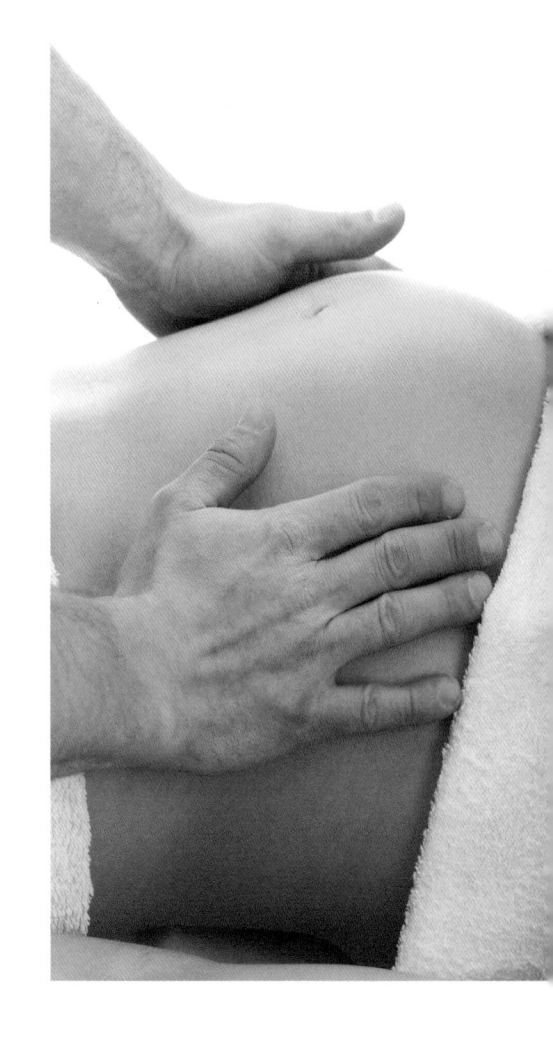

Tips ｜ 妊娠纹管理

怀孕期间，伴随着体重的急剧增长及激素分泌的变化，孕妈妈的腹部、臀部、大腿等处会出现一条一条的线，即妊娠纹。妊娠纹的出现是由于表皮下结缔组织的主要成分胶原蛋白和弹力组织不能应对皮肤突然的膨胀而发生了撕裂。青春期突然的体重增长或身体长高也会导致这种现象的发生。长妊娠纹不仅与体重急剧增长有关，还与孕期分泌量增加的肾上腺皮质激素有关。受激素变化的影响，胶原蛋白和弹力组织的稳定性被破坏，妊娠纹开始形成。所以，即使肚子凸起得不是很大，也有可能长妊娠纹。长妊娠纹的时期和程度因人而异。

● 孕期预防妊娠纹的方法

1. 避免体重急剧增加

体重急剧增加使胶原蛋白和弹力组织的破坏速度加快，从而导致长妊娠纹的可能性增加。

2. 注重保湿

预防妊娠纹要注重保湿。皮肤越干燥，越容易长妊娠纹。洗澡后要充分保湿，可以涂抹孕妈妈防妊娠纹专用保湿霜，如果没有这种保湿霜，可以用身体乳或身体精油替代。总之，不能让皮肤长期处于干燥状态。

3. 不穿紧身的衣服

紧身的衣服会刺激皮肤，在阻碍皮肤血液循环的同时，还会抑制皮肤新陈代谢。这也是促使妊娠纹生长的原因之一。肚子开始凸起时，不能再穿紧身的衣服。

4. 按摩

适当力度的按摩可以促进皮肤新陈代谢，有助于预防妊娠纹。

● 预防妊娠纹的按摩方法

1. 臀部按摩

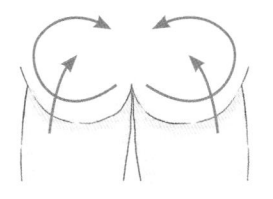

（1）臀部两侧画圈按摩；
（2）从臀部内侧至外侧移动按摩；
（3）将臀部从下至上提拉；
（4）用两个手掌将臀部从边缘向内侧聚拢。

2. 腹部按摩

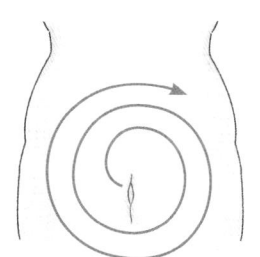

（1）以肚脐为中心画圈按摩；
（2）以肚脐为起点，按顺时针方向按摩整个肚子；
（3）从肚脐周边慢慢扩大画圈按摩。

3. 胸部按摩

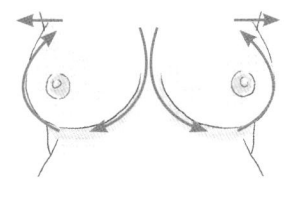

（1）从乳房内侧至腋下画直线按摩；
（2）从乳房下端往外画圈按摩；
（3）用两个手掌轮流给每侧乳房从下至上提拉。

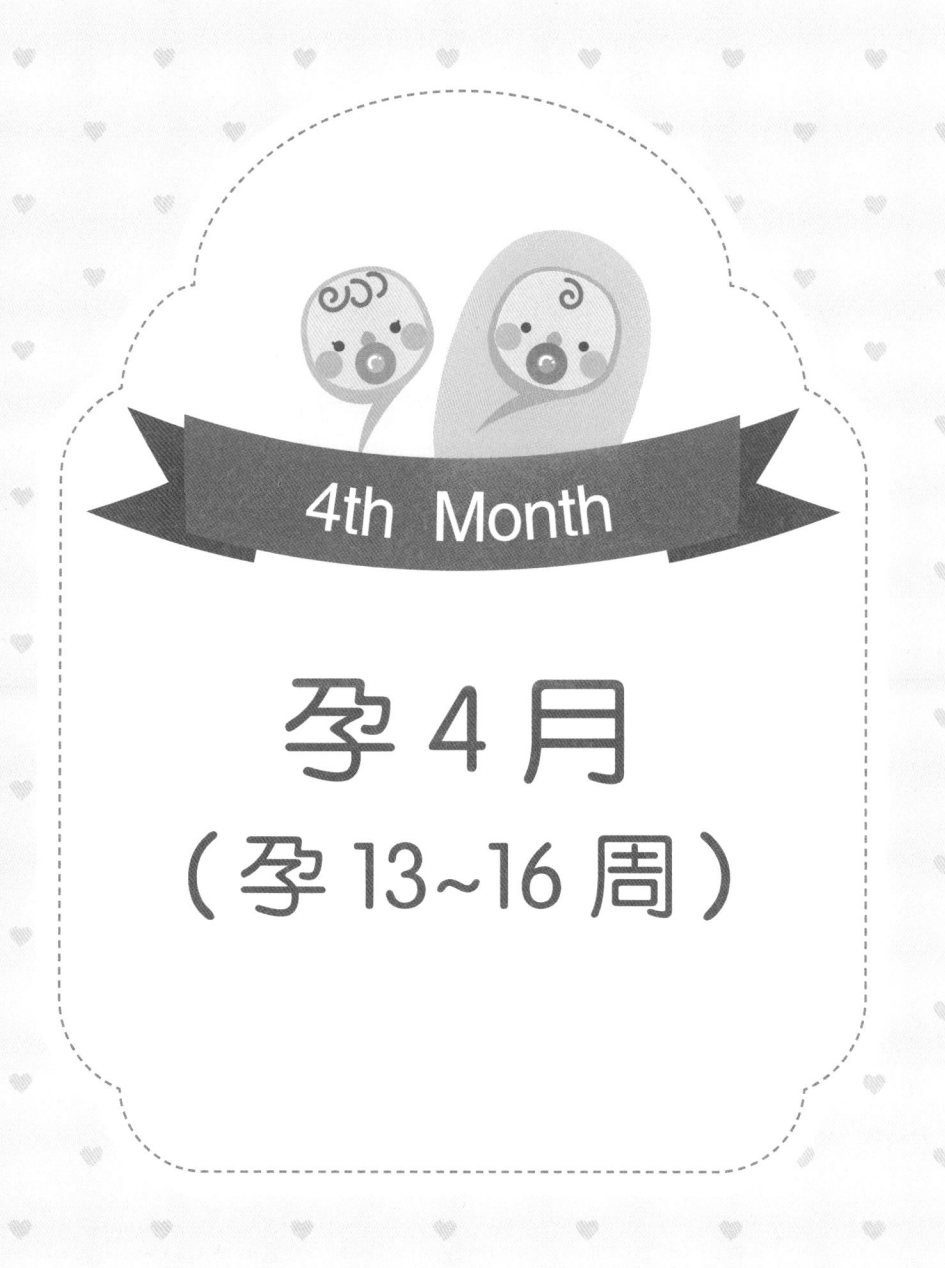

4th Month

孕4月

（孕13~16周）

孕 **4** 月
（孕 13~16 周）

孕妈妈和胎儿

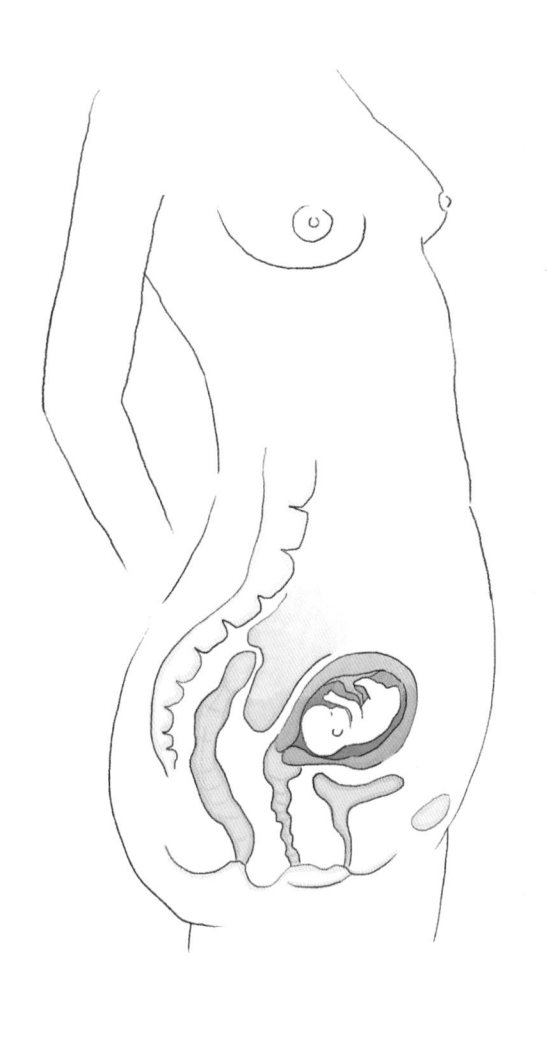

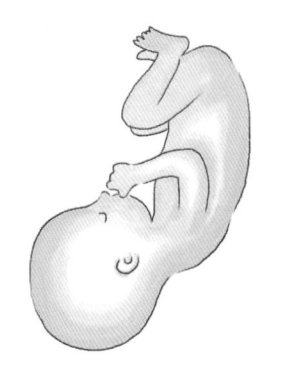

孕4月
时，胎儿
身长约 12 cm，
体重约 100 g

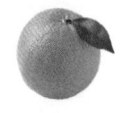

橙子的长度

这一时期胎儿在母体内较稳定。
孕 12 ~ 14 周时，胎儿的外生殖器开始发育。

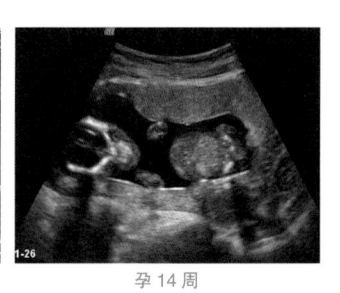
孕 13 周

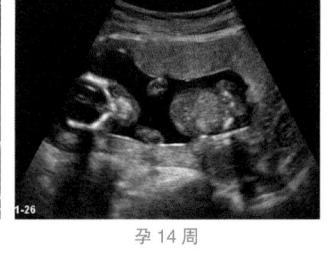
孕 14 周

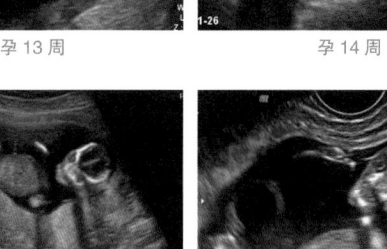
孕 15 周

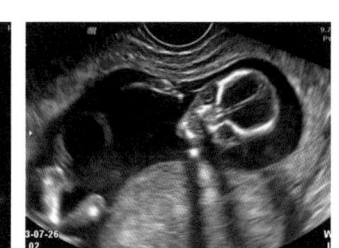
孕 16 周

这一时期，胎儿在母体内较稳定，流产的危险性较低。胎儿的血液循环顺利形成，手、足、脊椎、肌肉等已明显发育。胎儿会吞咽羊水，并将它们以尿液的形式排出，还会皱额头等动作。虽然孕妈妈还不能感受到胎动，但是胎儿已经开始活动了。胎儿在子宫内的活动与其中枢神经系统的发育有关，胎儿的活动能锻炼其肌肉。胎儿的心脏、肺下垂至胸部并固定位置，此时心脏开始正式运作，全身开始血液循环。孕 12 ~ 14 周时，胎儿的外生殖器开始发育。这个时期胎儿的脑部快速发育，胎儿开始出现高兴、不满、愤怒等情绪。孕 16 周时，胎儿的眼球开始转动。

孕 13 周

孕 13 周的胎儿

胎儿的口腔内长出牙龈。面部肌肉也逐渐发育成熟，会做皱额头等动作。同时，胎儿的躯体运动更加频繁了。

胎儿的身长和体重

孕 13 周时，胎儿身长约 7 cm，体重 20 ~ 25 g。

孕 13 周时，胎儿身长约 7 cm，体重 20 ~ 25 g

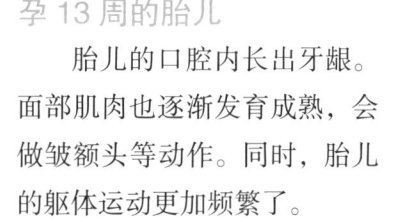

孕 14 周

孕 14 周的胎儿

胎儿的外生殖器更加明显。女性胎儿的卵巢从腹腔内向下转移到盆腔内。男性胎儿的前列腺成形。胎儿会吞吐羊水，以促进肺的发育。

胎儿的身长和体重

孕 14 周时，胎儿身长 8 ~ 9 cm，体重 40 ~ 45 g。

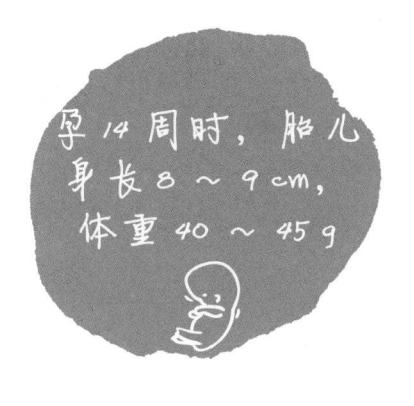

孕 14 周时，胎儿身长 8 ~ 9 cm，体重 40 ~ 45 g

孕 15 周

孕 15 周的胎儿

胎儿开始长出头发、汗毛和眼睫毛。身体的肌肉更加发达，躯体活动更加频繁。胎儿常将大拇指放入口中吸吮。

胎儿的身长和体重

孕 15 周时，胎儿身长约 10 cm，体重约 70 g。

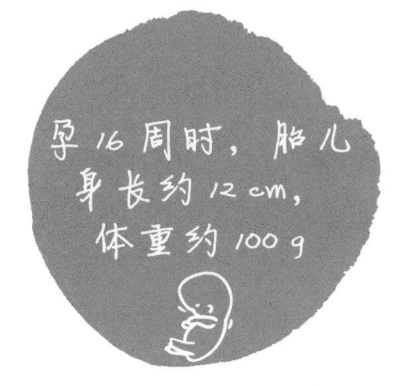

孕 15 周时，胎儿身长约 10 cm，体重约 70 g

孕 16 周

孕 16 周的胎儿

眼和耳成形，面部轮廓与成人相似。胎儿会张嘴、闭嘴。听神经等更加成熟，所以胎儿可以感受到声音和震动。胎儿的外生殖器发育得更加成熟。女性胎儿的卵巢内形成数百万个卵子，这是一生中卵子最多的时期。脑开始快速发育，这是脑部发育最为活跃的时期。胎儿

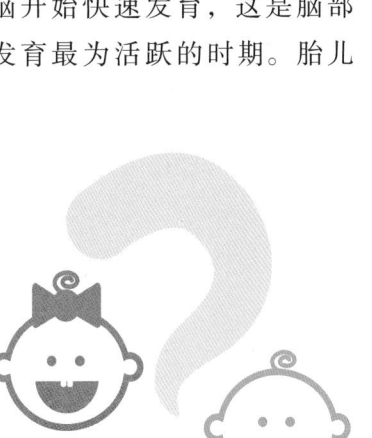

开始出现高兴、不满、愤怒等情绪，胎儿能感受到孕妈妈的情感。孕妈妈吃到美味的食物时，胎儿也会感到满足；孕妈妈饿肚子时，胎儿也会感到饥饿。

胎儿的身长和体重

孕 16 周时，胎儿身长约 12 cm，体重约 100 g。

孕 16 周时，胎儿身长约 12 cm，体重约 100 g

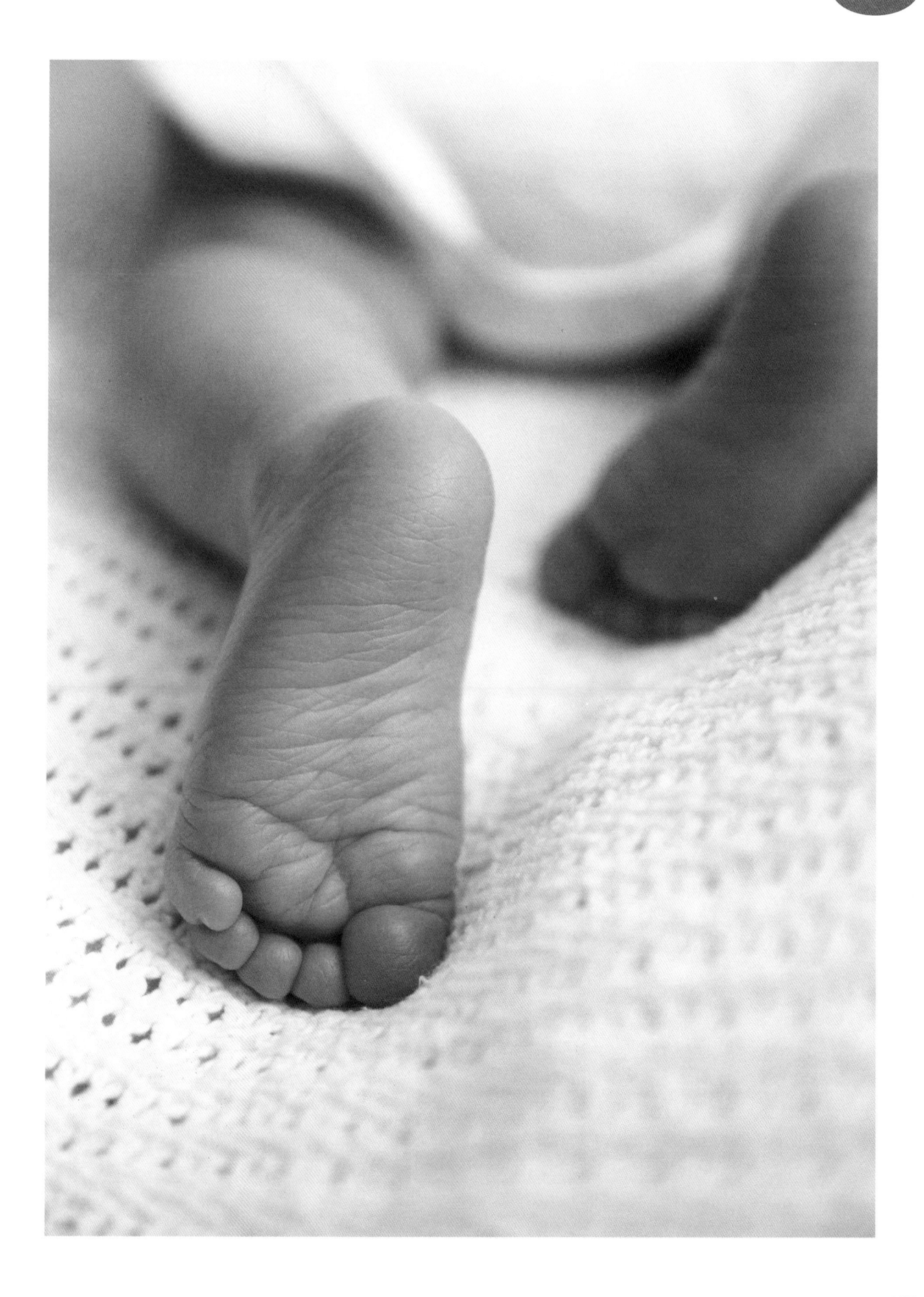

01

孕4月需要做的检查

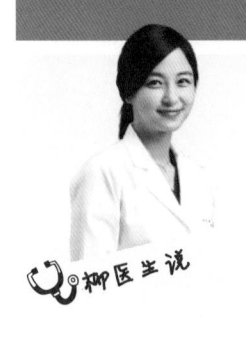

柳医生说

现在，已从孕早期过渡到孕中期了。孕妇们应该已经从怀孕的慌乱中走出来，并安稳地生活了。胎儿已经具备了人的基本形态，并一天天不断生长发育着。随着胎儿的发育，用超声测量胎儿大小的方法也不同了。这一时期会发生哪些变化呢？

检查方法不同

超声检查方法的变化

借助超声测量胎儿大小的方法改变了。孕14周前，一般将胎儿头顶到臀部底端的长度作为胎儿的身长。但现在胎儿的四肢变长了，从头顶到臀部底端的长度只是胎儿上半身的长度，不足以体现胎儿

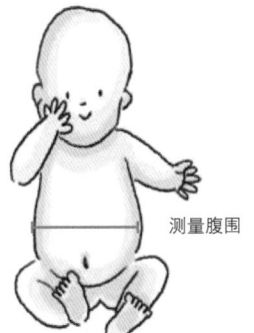
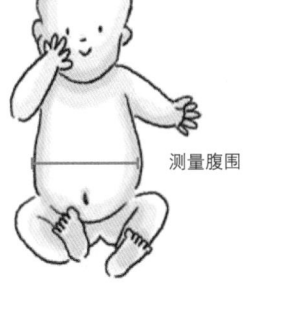

测量双顶径
测量股骨长
测量腹围

的发育状况了。因此，从孕中期开始，超声检查方法就不一样了。

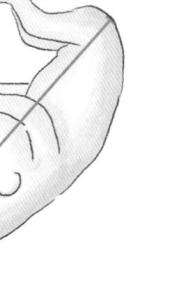

测量头顶到臀部底端的长度
（孕14周以前）

借助体重观察

从现在开始，借助体重来观察胎儿的整体状态和发育程度。首先，测量胎儿的双顶径

双顶径＋腹围＋股骨长 ⟶ 推测出体重

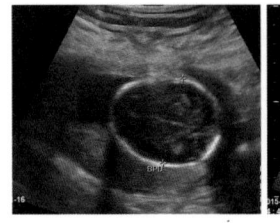
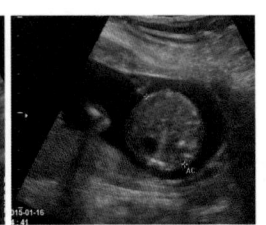
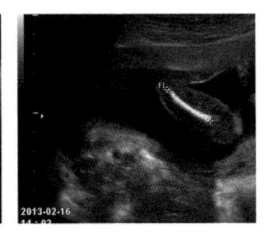

（头部的横向长度），这样可以确认胎儿的头部骨骼发育情况及脑部是否发育正常。其次，测量胎儿的腹围。如同成人的腹围大小是肥胖与否的晴雨表一样，胎儿的腹围最能灵敏地反映出胎儿的营养状态。最后，测量股骨长（大腿腿骨的长度）。股骨是全身长骨中最长的，它的长度可以反映出骨骼的发育状况。综合这三者的长度，可以推测出胎儿的体重。

与实际体重的误差

　　不同的医生借助超声检查推测出的胎儿体重会稍有误差。医生会酌情考虑误差程度，并与一般情况下相应孕周时的胎儿平均体重做比较。体重过重或过轻时，需要找出其中的原因。体重过轻时，要确认将营养物质传递给胎儿的胎盘及脐带是否有异常。与双顶径相比，胎儿腹围过大时，不仅要检查孕妇的血糖调节能力是否正常，还要检查胎儿腹腔内是否有非正常生长的组织或结构。

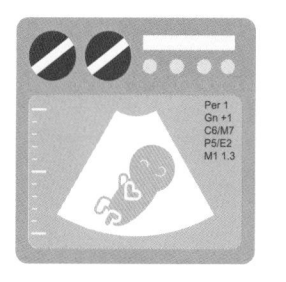

体重过轻时

排查胎盘或脐带是否有异常

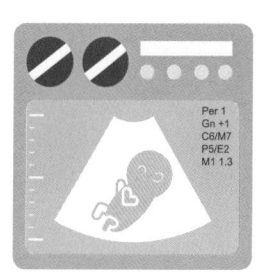

体重过重时

孕妇的血糖调节能力是否正常

胎儿体内是否有非正常生长的组织或结构

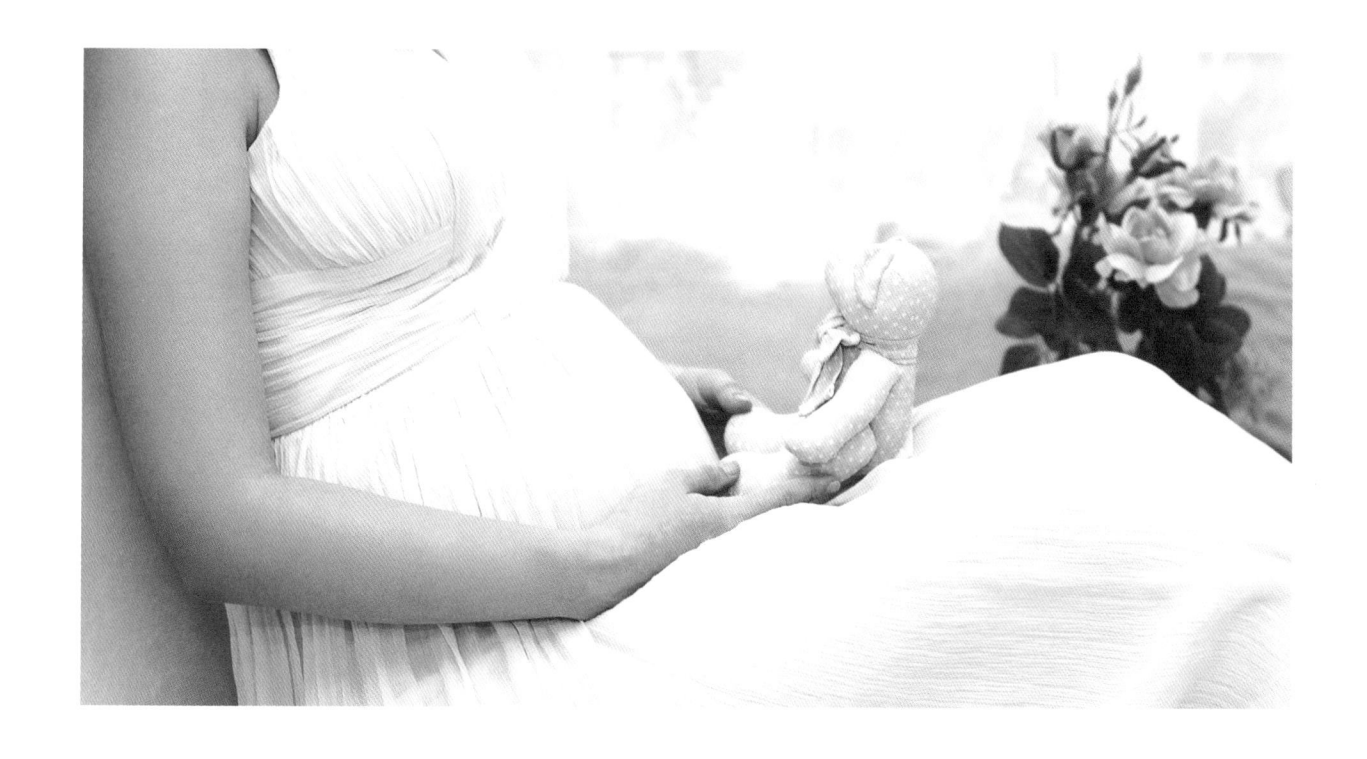

02

孕4月孕妇的身体状态

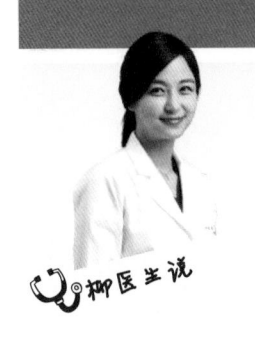

柳医生说

孕4月，孕妇的肚子开始稍稍凸起。之前有的孕妇可能会有这样的疑惑：这肚子到底是因为里面的宝宝才凸起的，还是因为自己的肚子？到这个时期，就可以确定肚子凸起是由怀孕引起的。肚子凸起后，再穿之前的裤子或裙子就会觉得胸闷，所以现在穿的衣服款式与以前很不一样了，同时可以感觉到肚子周围有刺痛感，这是由子宫增大引起的。孕妇的身体在这个阶段慢慢发生着变化。

孕妇的身体变化

体温下降

与孕早期子宫内胎盘形成及发育有关的激素水平，在胎盘稳定的孕4月左右恢复正常。有助于稳定胎盘的黄体酮浓度下降，体温也随之降了下来。

焦虑的心情得以平复

孕4月后，激素水平不再急剧变化，且趋向平稳。孕早期的疲惫感和不安感消失，焦虑的心情得以平复。

头晕

坐后站起来或者长久站立时，会感觉头晕和头疼。情况严重时，眼前会突然一片漆黑，并可能当场晕倒。因此，要格外注意，避免晕倒和受伤。

注意低血压

如果产前检查没有发现贫血的话，那么头晕是由低血压引起的。孕中期孕妇的血压会慢慢降低。这是为了使心脏搏出的血液更易传递至胎盘，舒张压下降而引起的现象。舒张压下降意味着全身的血管扩张，可以运输更多的血液。大量的血液通过胎盘传递给胎儿。因此，为了维持胎儿与胎盘间的血供更加充足，孕妇会出现临时性的低血压现象。

发生头晕的原因

由于血管扩张、舒张压下降，坐后站起来或长期站立时，流向双腿的血液一时很难往上回流，因此相对而言下半身的血液更多。这就导致本应流入心脏的血液和供给脑部的氧气含量不足，从而会出现头晕和头痛的现象。情况严重时，眼前会突然一片漆黑，并可能当场晕倒。因此，要格外注意，避免晕倒和受伤。

食欲增加

妊娠反应缓解，食欲增强。想吃的食物变多，饭后也会想吃零食。

子宫位置变化

随着子宫的增大，原本

在骨盆内的子宫扩张到骨盆外。进行体格检查时，可以摸到肚脐下方圆圆的、硬硬的子宫。站立时，肚子则会圆鼓鼓地凸起来。

体重增加

随着食欲的增强，羊水量增加，孕妇的体重也因此增加。一般在怀孕的前3个月，孕妇

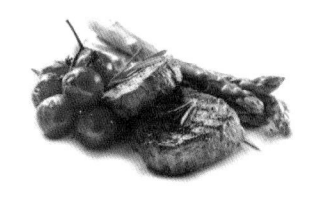

的体重不会因为怀孕而有所增加。但随着妊娠反应的消失及食欲的增强，孕妇的体重会有所增加。平均每周的体重增加量以 300～400 g 为宜。如果孕妇在一个月内体重增加 3 kg 以上，则后期可能诱发妊娠期高血压疾病、妊娠期糖尿病等并发症，因而需要引起注意。

需要适当运动

这个时期流产的危险性下降，因而孕妇可以出去旅行或

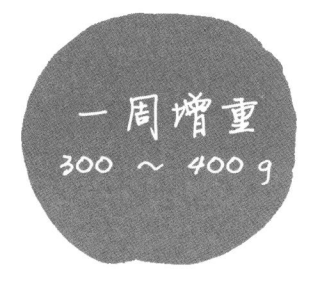

一周增重
300 ～ 400 g

做轻微的运动，如散散步，有助于转换心情。此外，孕妇体操和游泳也很不错，孕妇可以适当做这些运动。

运动的效果

孕期运动不仅可以防止体重急速增加，对强化肌肉也很有效果，还有助于顺产。此外，孕期进行有氧运动还能促进胎儿神经系统及呼吸系统的发育。

运动的强度

让孕早期紧绷的身体再次舒展开来吧。重新开始做怀孕前一直在做的运动，这对身体的损害和负担是最小的。但是，需要考虑到已经怀孕的事实，应适当降低运动强度。运动时，可以慢慢增大强度，但不要对身体造成负担。

推荐运动

如果怀孕前不怎么做运动的话，建议散步、慢跑、做瑜伽及孕妇水中体操等。

1. 游泳

游泳时，关节不承受体重，所受负荷较小，因此游泳可以最大程度减轻孕期由体重增加而引起的关节痛。此外，游泳

还可以使四肢肌肉得到强化，而水的浮力也可以消除重力对脊柱、关节等部位的压迫感。游泳是有氧运动，可以改善血液循环，有效缓解浮肿，降低患下肢静脉曲张的风险。原来就游泳的孕妇可以采用舒适的自由泳或仰泳等低强度姿势。由于蛙泳下半身用力较多，所以孕妇最好不要蛙泳。另外，应尽量降低游泳的强度。一次游泳的时间不能过长，30分钟左右就可以了。不能喘气过度或长久屏住呼吸。游泳时如果感到腹痛，需要立即停止，以一种舒适的姿势躺着慢慢呼吸。

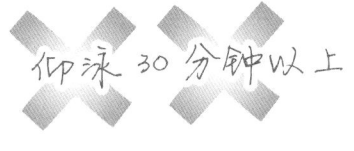

仰泳 30 分钟以上

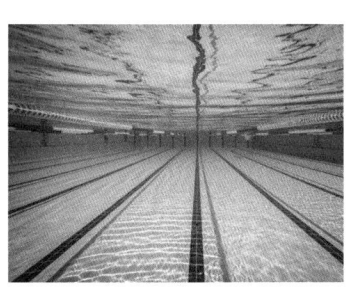

2. 水中体操

如果不会游泳，则建议做孕妇水中体操。进入水中后，水的浮力可以消除体重对关节和脊柱的压迫感。做水中体操可以强化四肢肌肉，对孕妇和胎儿的健康都非常有利。

03

孕4月孕妇的生活小技巧

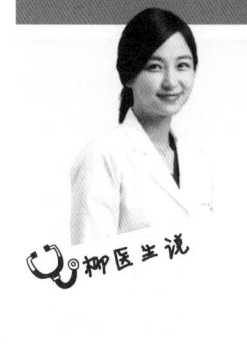

柳医生说

从某种程度上来说，这个时期算是安全期，孕妇本人也能平静地接受自己是一个孕妇的事实。从现在开始，孕妇的身体会越来越重，疲劳感也随之而来。下面有一些可以减轻每天上下班疲劳感的建议，孕妇们可以实践起来。即使是很小的努力，也会有很大的帮助。

注意不要过度操劳

保持正确的姿势

这个时期，肚子开始凸起，由于子宫内的重量增加，孕妇的身体重心往前倾，于是肚子自然就会往前倾。但是肚子过于前倾，腰会疼痛。当体重增加、身体的重心前移时，孕妇应该保持收下巴、打开背部、收臀的姿势，使肚子不那么凸。

保持正确的走路姿势

孕妇走路时要目视前方，脚后跟先着地。

保持正确的提物姿势

注意不要站着弯腰提东西。应该一侧屈膝，坐着提东西，再慢慢站起来。

不要长时间站立

孕期孕妇的血液量及其分布会发生变化，血压也会变低。在公交车站或地铁里长时间站立，脑袋可能会突然"嗡"的一下，晕晕的。情况严重时，可能眼前一片漆黑，然后晕倒。因此，孕妇不要长时间站在一个地方，时不时稍微走动一下，

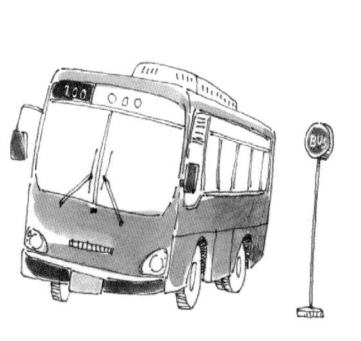

如果有坐的地方就停下来坐一会儿。坐着时揉捏双腿，可以促进血液循环，所以请多多揉捏双腿吧。

提早1小时上班

尽量避开人流拥挤的上下班高峰。虽然早起很辛苦，但可以避开早高峰，也就不会因为人员密集造成身体和精神上的疲劳。如果下班时间也可以调整的话，也尽量调整以避开下班高峰。

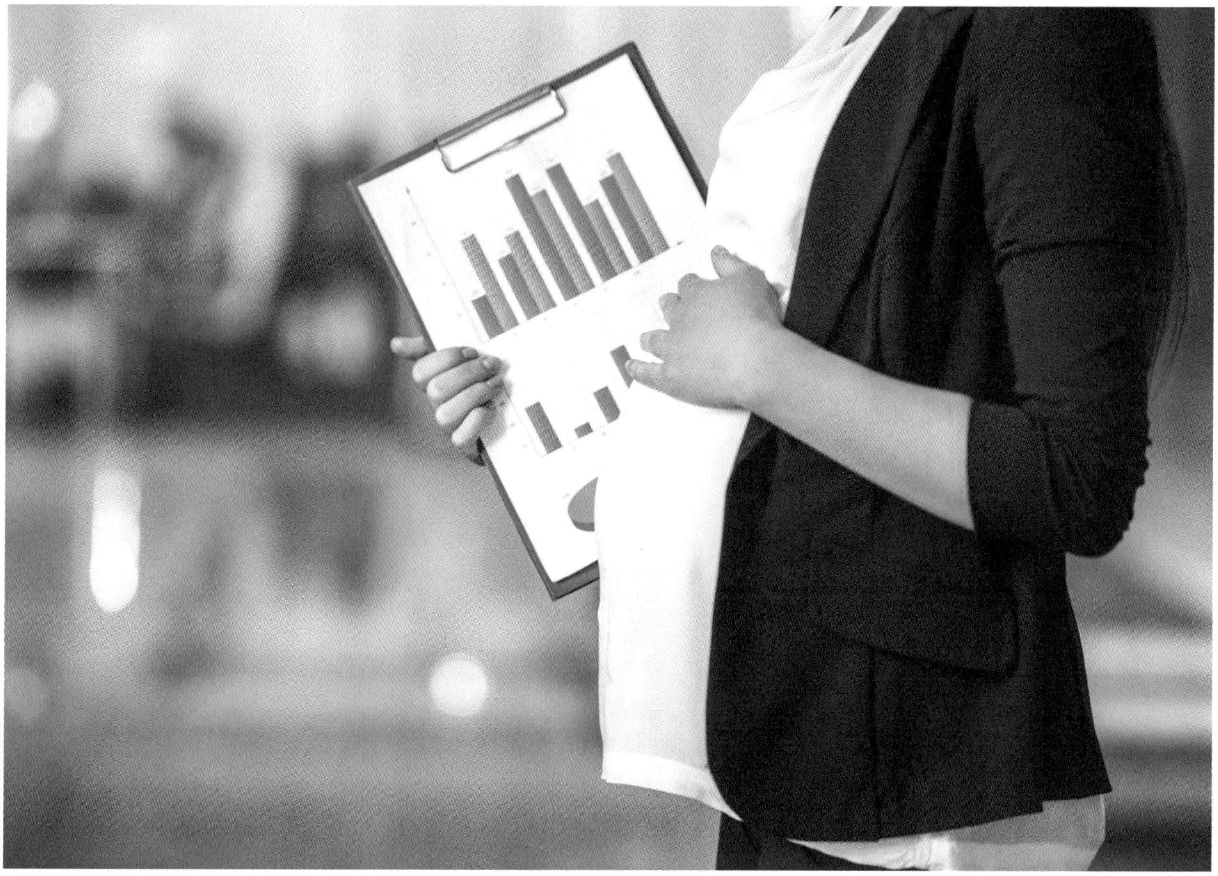

关爱周边的人

这个时候，孕早期的妊娠反应有所好转。与长时间坐着都会感到透不过气来，身体很疲惫的孕晚期相比，现在身体相对轻便些，所以应趁着这个时期多多关心和帮助周边的人。虽然生育孩子是一件既崇高又伟大的事情，但站在同事的立场上，这并不是一件多么开心的事情。毕竟怀孕是你自己的事情，且同事的工作任务会因为你的产假而变重。站在自己的立场上，这是作为一个母亲的必经之路，现在和之前随心所欲的生活时期不同了，即使坐着都感觉很累。在这艰辛的怀孕时期，孕妇是多么渴望得到周边人的鼓励和帮助啊。所以，孕妇应该主动关爱周边的人，建立好关系。要铭记，一件件细微的善事，积累起来就会使人与人之间的关系越来越紧密。

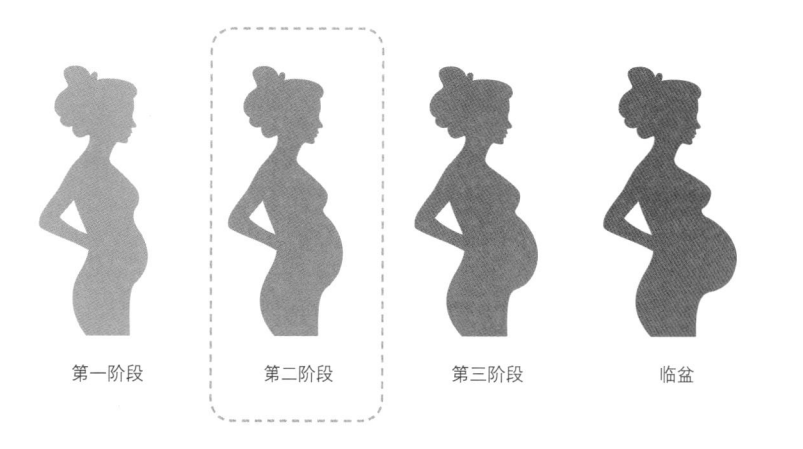

第一阶段　　第二阶段　　第三阶段　　临盆

04

孕4月准爸爸需要做的事

柳医生说

虽然现在可以说是进入了怀孕安全期，但事实上现在才算真正站在怀孕这一马拉松的起跑线上。直至怀孕的最后一刻，准爸爸都应该做好表情管理及保持良好的身体和精神状态。首先最基本的，准爸爸要保持良好的生活习惯，维持体力，这样做能对身边的孕妈妈起到很好的帮助作用。

需要做哪些努力

推荐运动

给孕妈妈推荐好的运动。怀孕前做运动的孕妈妈只要重新做之前的运动就可以了。但如果怀孕前孕妈妈没有做什么特别的运动，准爸爸最好陪同孕妈妈一起慢跑或散步。此外，准爸爸还可以给孕妈妈推荐一些合适的其他运动，如孕妇瑜伽、游泳或水上体操等。

随着体重日益增加，孕妈妈已经难以像以前那样花心思在生活的细节上了，其运动也可能只是停留在"要做，要做！"的想法阶段。为了孕妈妈和胎儿的健康，准爸爸应该帮助孕妈妈，和孕妈妈一起做运动。

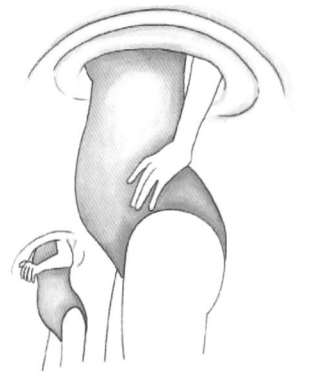

计划"胎教旅行"

"胎教旅行"不知是从何时开始流行起来的。最近，越来越多的孕妈妈与准爸爸选择出去旅行，使孕妈妈拥有较好的心情来对腹中的胎儿进行胎教。可能有的人会以为"胎教旅行"兴师动众、过于夸张，但事实上到孕晚期再想去旅行就困难多了。而且分娩之后需要照顾宝宝，几年之内想拥有一段只属于夫妻两个人的旅行更是难上加难。而现在，令人不安的怀孕适应期终于结束了，准爸爸可以考虑计划一场甜蜜的"胎教旅行"了。（请参考第78页"怀孕和旅行"）

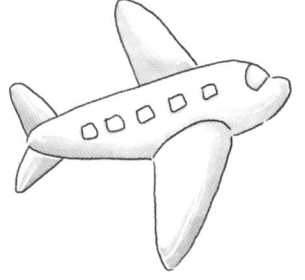

陪同外出

准爸爸应该陪同孕妈妈一起去买吃的或者饭后散步。即使是琐碎的小事，如果准爸爸能够和孕妈妈一同做的

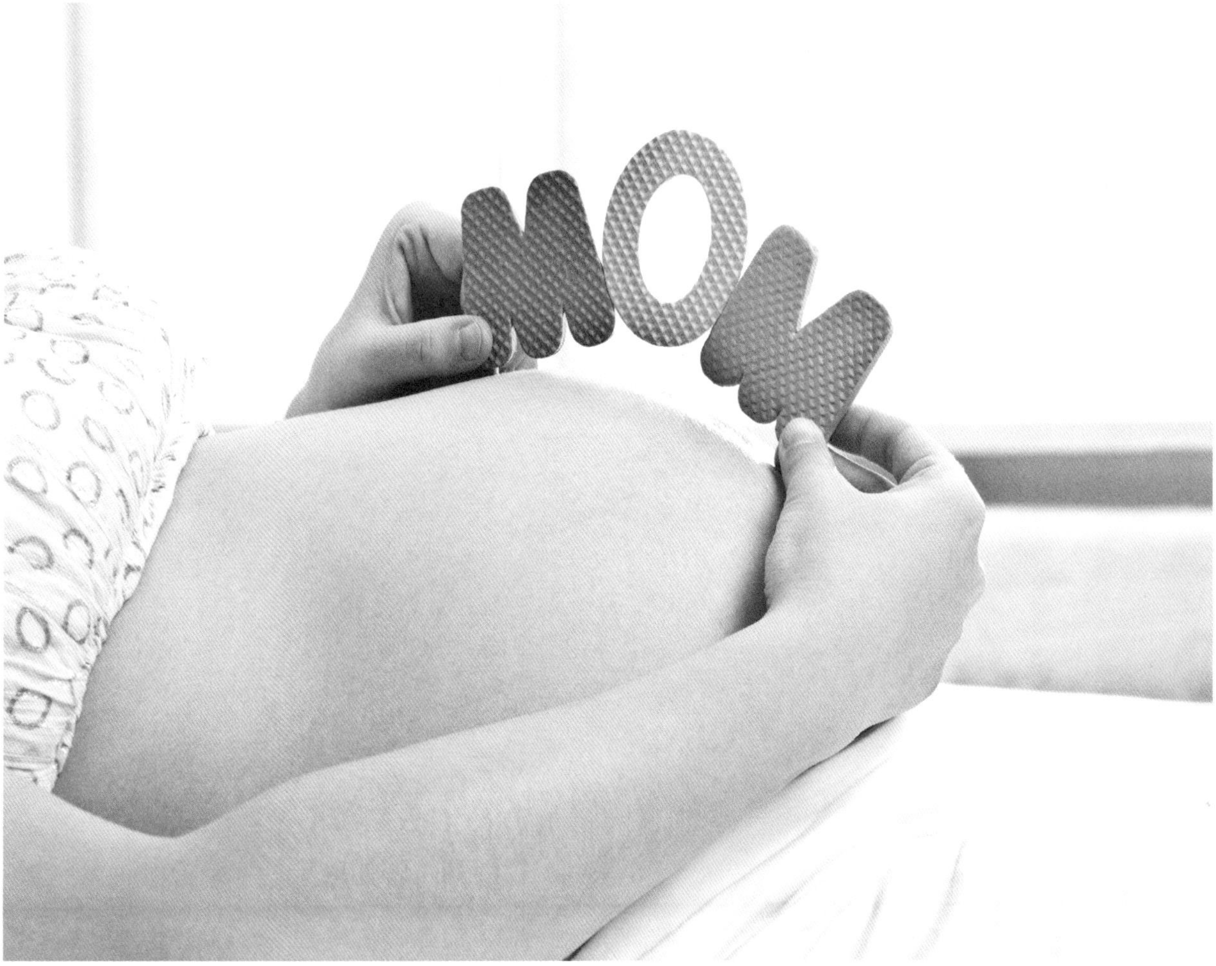

话，也能给因怀孕而筋疲力尽的孕妈妈带来安全感。散步时准爸爸能在一旁和孕妈妈交流，孕妈妈的活动量自然就会增加。这个时期，其实可以说是孕期里最轻松的一段时期。在不过于劳累的基础上，夫妻两人还可以一起骑自行车旅行。

孕中期建议的性行为姿势

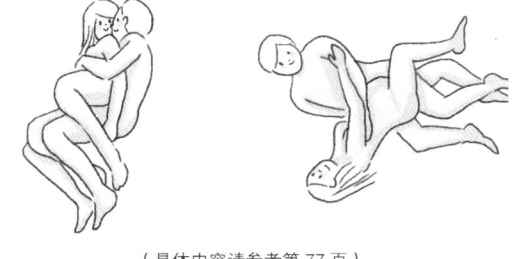

（具体内容请参考第 77 页）

维持自然的性生活

此时，胎儿已经在母体内稳定了，所以可以进行自然的性生活了。不过于激烈的性生活不仅可以巩固夫妻间的感情，还能提高双方的安全感和幸福感。

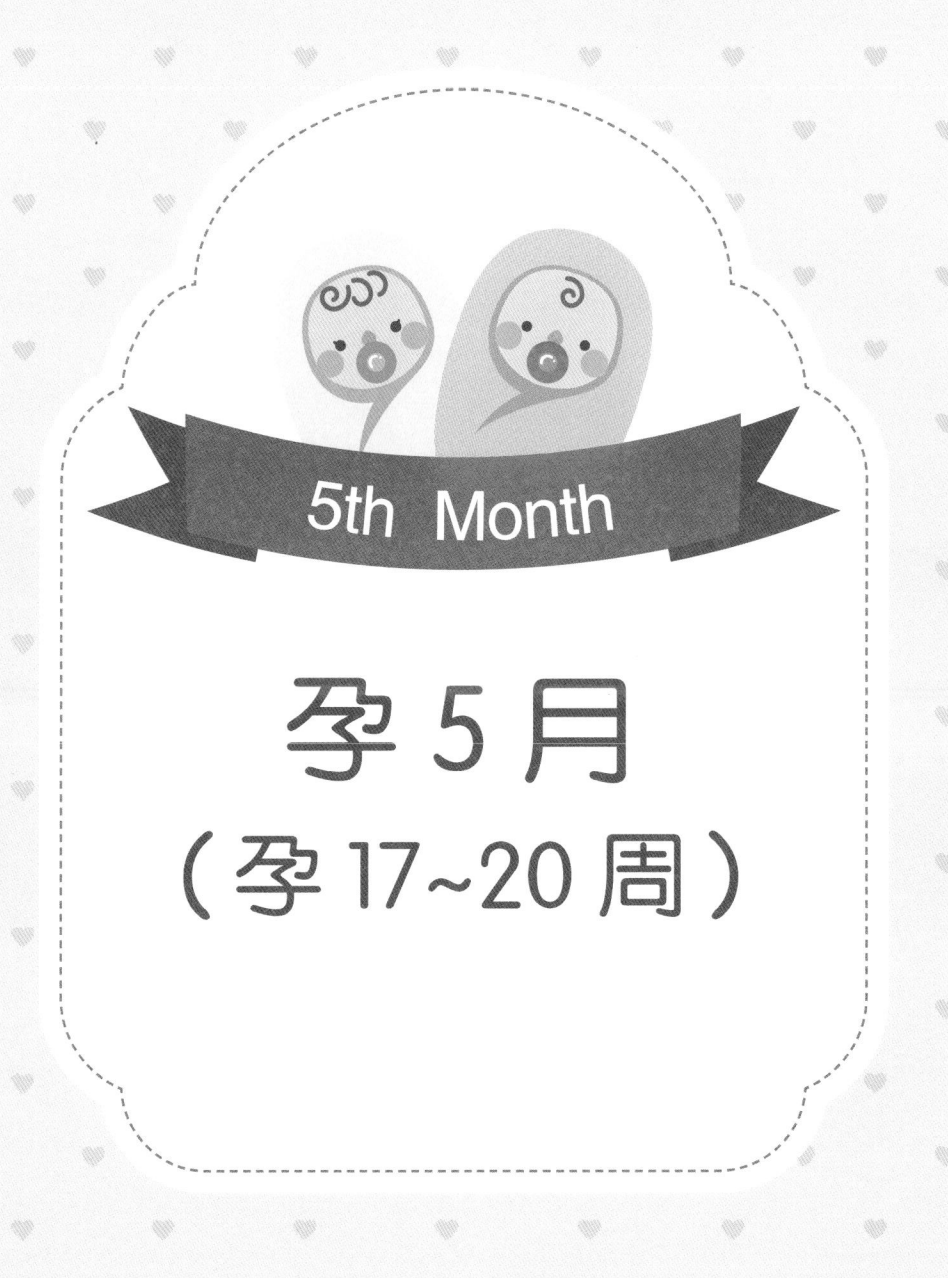

5th Month

孕5月

（孕17~20周）

孕 **5** 月

（孕 17~20 周）

孕妈妈和胎儿

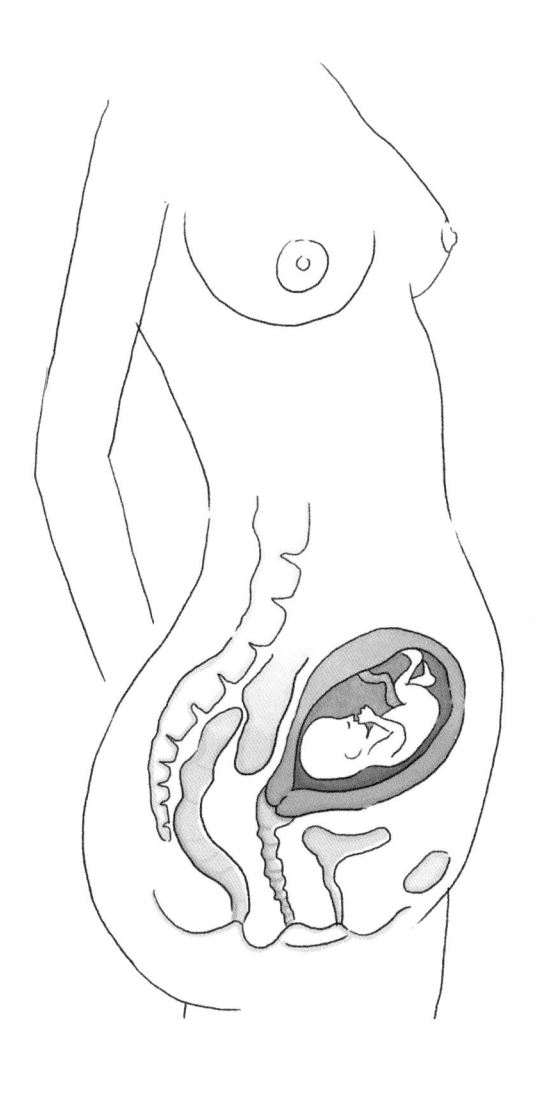

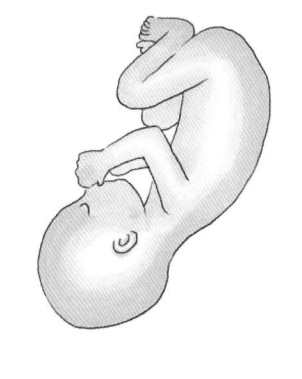

孕 5 月时，
胎儿身长
16～17 cm,
体重约 300 g

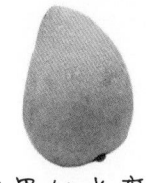

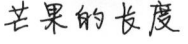

芒果的长度

胎儿可以听到孕妈妈心脏跳动的声音和准爸爸说话的声音。
胎儿的身体从曾经的二等分形态长成现在的三等分形态了。

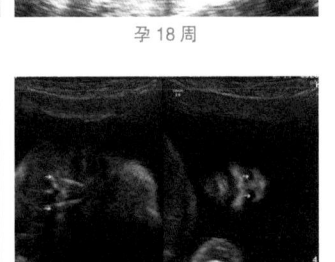

孕 17 周

孕 18 周

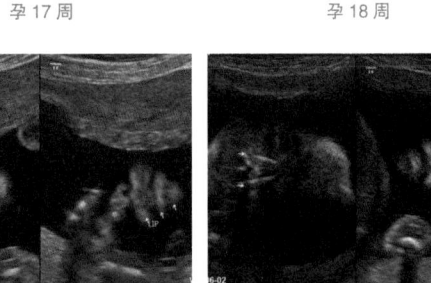

孕 19 周

孕 20 周

胎儿的身体从曾经的二等分形态长成现在的三等分形态了，且胎儿具备了人的基本组织结构。胎儿的头发和指甲长出来了，听小骨发育得更成熟。从这个时期开始，胎儿能够听到孕妈妈心脏跳动的声音、准爸爸说话的声音等外界声音。胎儿可以闭着眼睛转动眼珠，眼睛对较强的光会有反应。此时，羊水量渐渐变多，胎儿的活动更加频繁，胎儿的活动有利于其脑和肌肉的发育。

孕 17 周

孕 17 周的胎儿

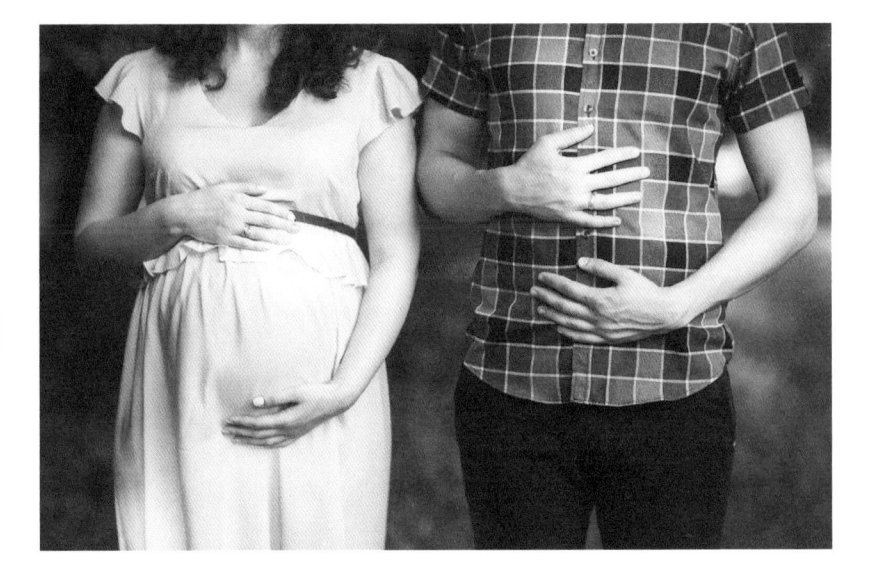

胎儿体内的基本器官几乎都已经成形了，器官的功能越来越细化且更加成熟。现在胎儿开始储存用于维持自身体温的脂肪。睫毛和头发开始长出来了。这个时期的胎儿会眨眼睛、舔手指了。其间胎儿在孕妈妈肚子里活跃地进行着吞咽羊水的反射活动，当膈肌受到刺激时，胎儿会打嗝。

胎儿的身长和体重

孕 17 周时，胎儿身长约 13 cm，体重约 140 g。

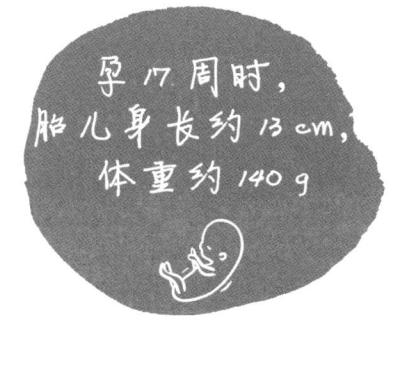

孕 17 周时，胎儿身长约 13 cm，体重约 140 g

孕 18 周

孕 18 周的胎儿

胎儿的指腹上长出指纹，脸型也渐渐成形。胎儿的内耳骨骨化，听神经成熟，即听神经传递到脑的神经回路形成。

此外，胎儿的鼻腔内长出鼻毛。

胎儿的身长和体重

孕 18 周时，胎儿身长约 14 cm，体重约 190 g。

孕 18 周时，胎儿身长约 14 cm，体重约 190 g

胎儿可以听到外界的声音。

胎儿的身长和体重

孕 19 周时，胎儿身长约 15 cm，体重约 240 g。

孕 19 周时，胎儿身长约 15 cm，体重约 240 g

孕 19 周

孕 19 周的胎儿

胎儿的皮肤下面开始储存脂肪，皮脂腺开始分泌胎脂。胎脂是胎儿表皮上的一层脂肪，可以保护胎儿的皮肤并维持体温。分娩时，胎脂还有助于胎儿顺利地通过产道。此时起保护皮肤作用的汗毛也长出来了。脑进一步发育，胎儿可以做一些有意识的行为了。胎儿耳蜗内约有 1.6 万个毛细胞，其中的纤毛也开始发育。现在胎儿可以听到声音，而他（她）最早听到的声音是孕妈妈心脏跳动的声音。声音可以刺激胎儿的脑神经发育。

胎儿的身长和体重

孕 20 周时，胎儿身长约 17 cm，体重约 300 g。

孕 20 周时，胎儿身长约 17 cm，体重约 300 g

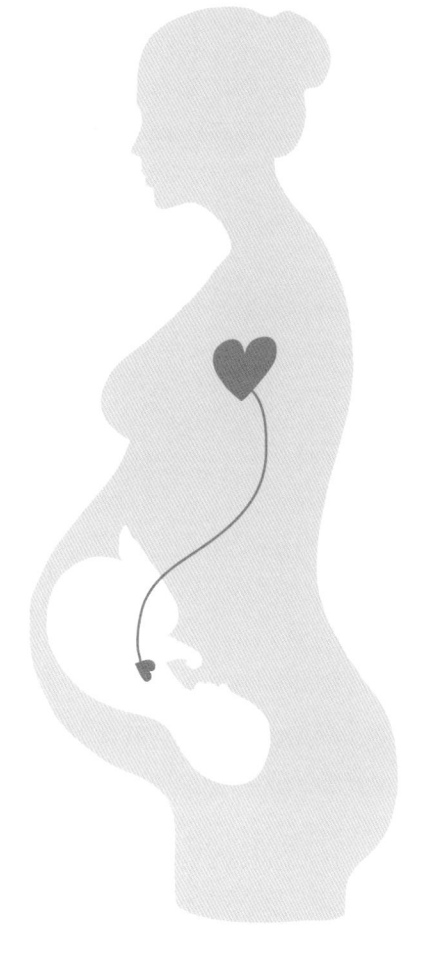

孕 20 周

孕 20 周的胎儿

现在胎儿的皮肤渐渐增厚，并细分为表皮、真皮及皮下组织。胎儿的活动幅度增大，这时孕妇能感受到胎儿的活动。

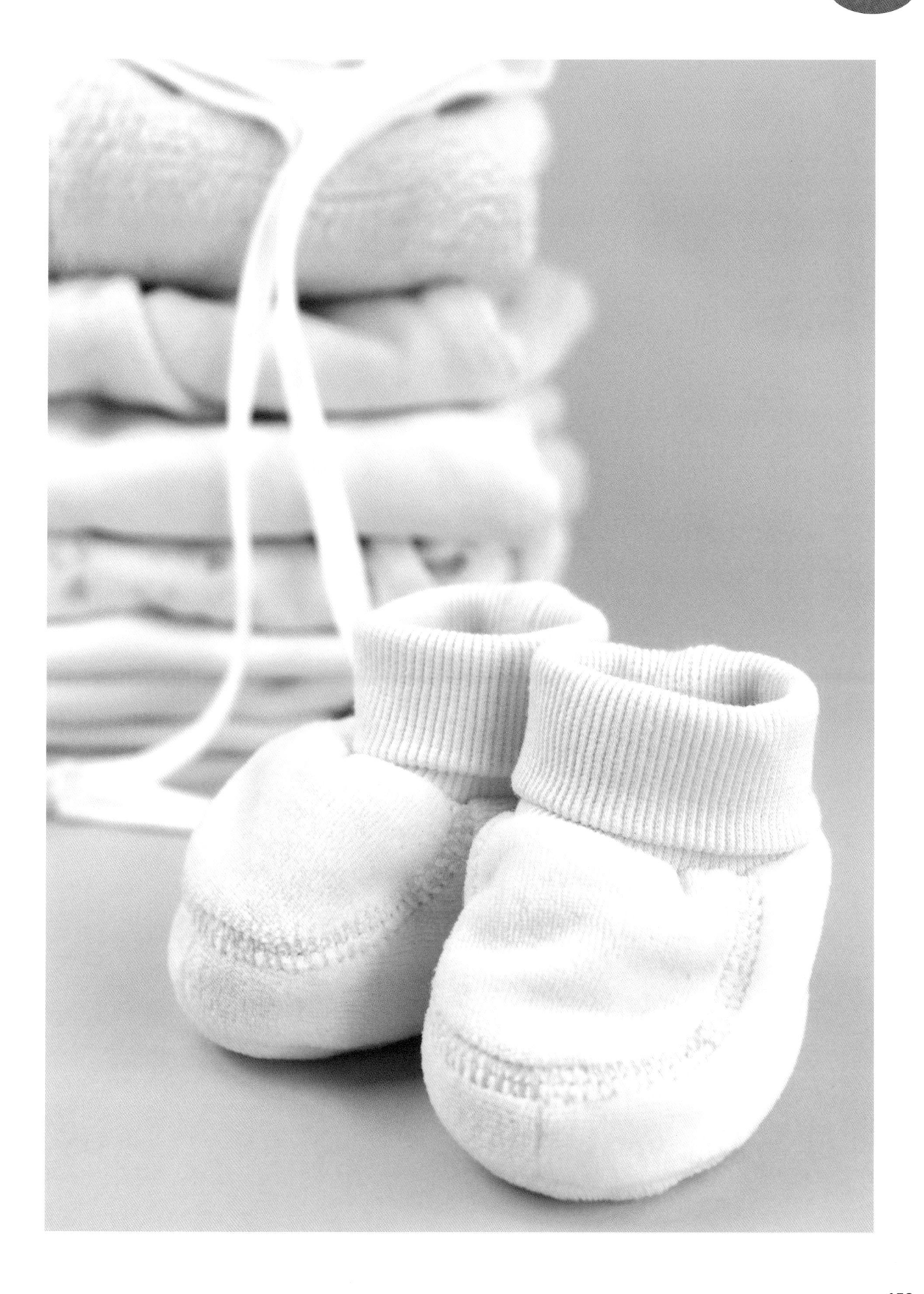

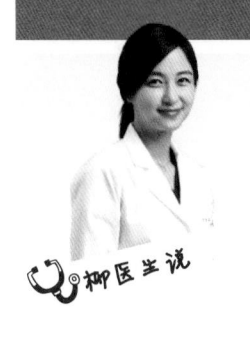

01 孕5月需要做的检查

不知不觉就到了孕中期，虽然到了孕5月，可以说进入了一个更加安全的时期，但要做的检查依旧有很多。胎儿畸形筛查是要做的检查项目之一，大部分孕妇都会对这项检查特别紧张。但是凭空紧张无助于改变检查结果，所以请以积极的心态对待检查吧。现在我们就来仔细了解一下这个时期要做的检查。

柳医生说

产前胎儿畸形检查

产前胎儿畸形检查简介

产前胎儿畸形检查又称作"quad test（triple ＋ inhibin A）"，是一项抽取孕妇血液进行化验的检查。通过测量与怀孕有关的甲胎蛋白、游离雌三醇、人绒毛膜促性腺激素、抑制素 inhibin A 的浓度，推测胎儿患唐氏综合征的概率。

检查结果

如果胎儿患有唐氏综合征，则孕妇血液中的甲胎蛋白浓度会降低，游离雌三醇浓度低于平均值，而人绒毛膜促性腺激素的浓度会上升。根据这几个数据，可以推测出胎儿患

患有唐氏综合征的胎儿

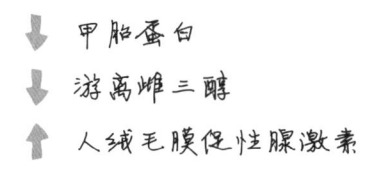

↓ 甲胎蛋白
↓ 游离雌三醇
↑ 人绒毛膜促性腺激素

唐氏综合征的概率。以前根据以上3项血液检查结果及孕妇的年龄进行推测，而最近又结合抑制素 inhibin A 的检查结果进行推测，这样结果的准确性得到了进一步提高。将这一检查结果与此前做的第一轮畸形儿筛查（胎儿颈项透明层厚度检查及双重检查）结果结合起来进行分析，可以更加准确地推测出胎儿患唐氏综合征、爱德华综合征、神经管缺陷等疾病的概率。

检查结果的准确性

产前胎儿畸形检查没有直接采集胎儿的血液或染色体，它是一项通过测定母体内出现的生物化学标记间接推测胎儿异常可能的检查。即使血液检查结果显示为染色体异常性疾病高危人群（1/270 以上的可能性），但实际上在 100 ～ 200人中只有 1 人有患病的可能性，因此无须过度沮丧。如果想要得到更为准确的结果，可以通

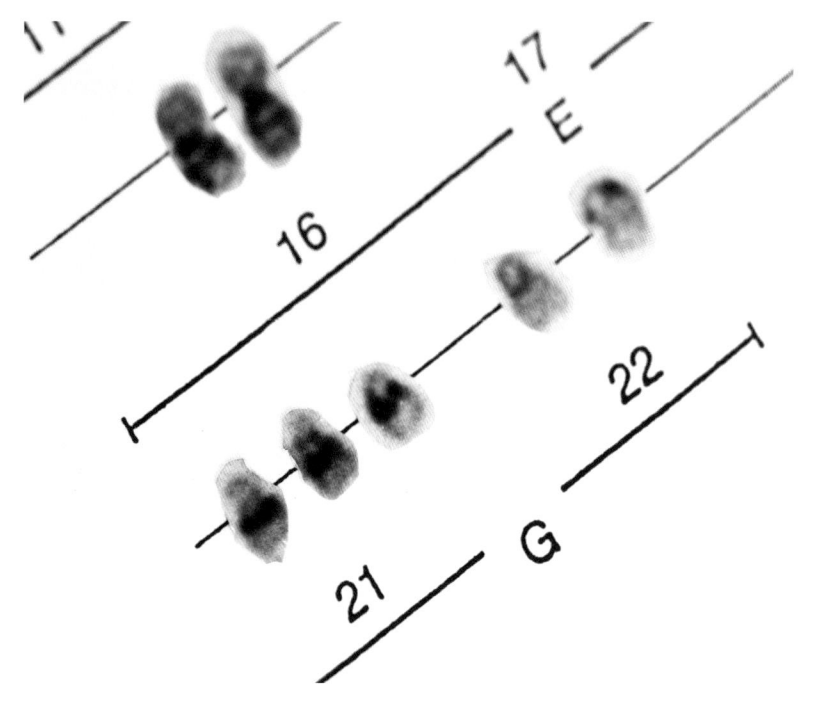

过羊膜腔穿刺术进行染色体精密检查。

影响检查结果的因素

怀孕周数、体重、人种、糖尿病、多胎妊娠等会使血液检查结果有一定的误差。

Tips │ 与羊膜腔穿刺术有关的疑惑

Q：做羊膜腔穿刺术时，是否需要麻醉？

A：羊膜腔穿刺术是用一根细长的针抽取羊水，其间孕妇不会感觉到明显的疼痛。若孕妇对疼痛敏感，可采用局部麻醉。

Q：胎儿会不会被针刺伤？

A：羊膜腔穿刺术是在超声波的引导下进行的。穿刺前，需事先定好穿刺的位置。穿刺的位置羊水要较多，且要避开胎儿头部和面部位置，选择在胎儿四肢附近穿刺为宜。在事先定好的位置刺入，并通过超声波显示器观察，因此胎儿被针刺到的可能性并不高。即使刺到了胎儿，也只是刺到其身体或四肢部位，而不会刺到面部和头部，所以不会有太大的问题。最令人担心的问题其实是由针刺入引起的宫缩或绒毛膜羊膜炎等炎症。然而，彻底消毒及预防性使用抗生素可以大大降低炎症的发病率。

Q：如果羊膜腔穿刺术结果显示正常，那是否就不用担心胎儿畸形了呢？

A：羊膜腔穿刺术是一项检测胎儿的染色体是否

异常的技术，可以检测染色体的数量及结构是否异常。再结合孕妇血液中的甲胎蛋白浓度，可以诊断出胎儿是否有神经管缺陷或腹壁异常等情况。但如果胎儿的染色体自身没有缺陷，在细胞发育过程中是否会出现问题，进而导致胎儿畸形是无从知晓的。举例来说，脑水肿、兔唇、心脏瓣膜病、膈疝等畸形，即使在染色体没有异常的情况下，也有可能在发育过程中出现。

虽然此后会不断做定期检查及超声检查，但非常细微的缺陷和产前检查时难以发现的畸形案例比预想的要多。

Q：抽了很多羊水，会不会导致子宫内羊水不足？

A：胎儿的尿液是羊水的来源之一。孕妇的部分血液通过胎盘和脐带供给胎儿，在胎儿体内循环后经过胎儿的肾脏过滤，再排出成为羊水。孕 16 周后，子宫内约有 200 毫升羊水。羊膜腔穿刺术一般抽取 20～25 毫升羊水。除非是在羊水不足的特殊情况下，一般抽取这点羊水是不会造成太大问题的。临时性的羊水少量减少并不会对胎儿造成影响，1 周内羊水量就能恢复正常。

羊膜腔穿刺术

羊膜腔穿刺术简介

羊膜腔穿刺术是在孕16～22周内进行的，其安全性和准确性得到了业界一致的认可，它是产前检查项目中实行最广泛的检查方法。选定好位置（避开胎儿和脐带的位置）后，在超声波的引导下，用一根细长的针（20～22号脊椎穿刺针）抽取羊水。一般抽取约20毫升羊水，羊水呈黄色透明状。

羊膜腔穿刺术的并发症

由羊膜腔穿刺术引起的并发症实际上并不多，其中临时性阴道出血及胎膜早破的发生率为1%～2%，绒毛膜羊膜炎的发生率低于0.1%。由于该技术是在超声波的引导下进行的，所以由针刺引起的胎儿损伤的发生率极小，但不能保证百分百无损伤。羊膜腔穿刺术引起并发症的概率有0.2%～0.5%，而并发症中最严重的是自然流产，其次是阴道出血、感染、胎膜早破及胎儿损伤。做羊膜腔穿刺术时会有轻微的腹部疼痛、阴道出血、羊水少量流失。

可以通过羊膜腔穿刺术发现的疾病（染色体异常性疾病）

· 唐氏综合征
· 爱德华综合征
· 13-三体综合征
· 特纳氏综合征
· 克氏综合征

此外，通过精密染色体检查，可以诊断出胎儿是否患有由染色体片段缺失引起的普拉德-威利综合征、天使综合征、假肥大型肌营养不良症等疾病。

术后注意事项

1. 包括检查日当天在内的2～3天内不要做剧烈活动，静心休养。

2. 如果身体发冷或发热，则需要及时入院检查。

3. 医院配的抗生素可以预防绒毛膜羊膜炎，一定要记得服用。

4. 如果出现阴道出血，则需要及时入院检查。

5. 和之前相比，如果肚子明显收紧或出现腹部疼痛，则需要及时入院检查。

脆性X染色体综合征检查

脆性X染色体综合征检查简介

脆性X染色体综合征是继唐氏综合征之后最常见的畸形，是遗传性智力障碍中最严重的一种。发现症状时，女孩的智商（intelligence quotient，IQ）为70～85，男孩的智商为50以下。脆性X染色体综合征检查是利用母体的血清分析母体的DNA，确认母体有没有携带脆性X染色体的检查。

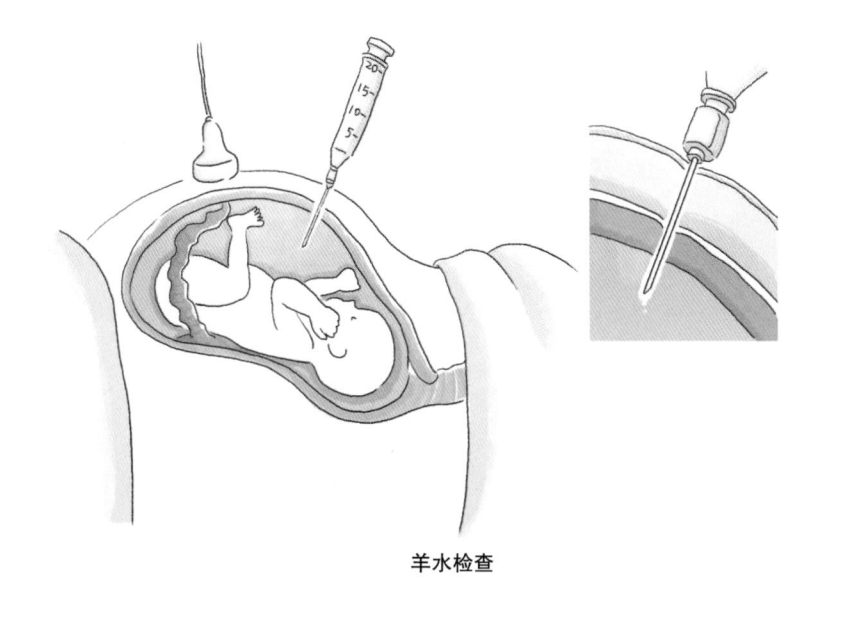

羊水检查

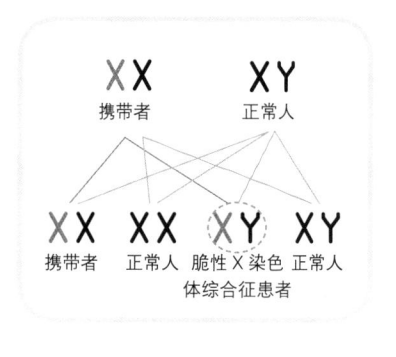

XX 携带者   XY 正常人

XX 携带者   XX 正常人   XY 脆性X染色体综合征患者   XY 正常人

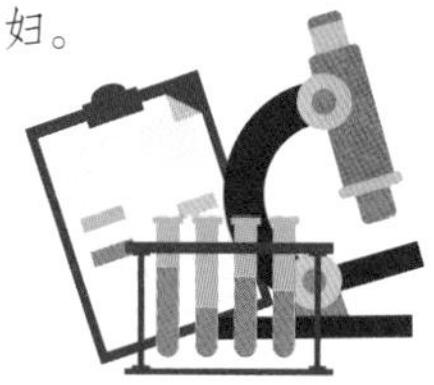

脆性 X 染色体综合征

一般来说，脆性 X 染色体综合征是与 X 染色体有关的遗传病，但它的遗传方式又与一般情况不同。脆性 X 染色体的 DNA 是直接从母体遗传而来的，但它在复制过程中可能会发生突变。因此，如果复制过程中遗传基因的突变序列拷贝数较少，则胎儿只是脆性 X 染色体的隐性携带者，并不会发病。如果脆性 X 染色体的隐性携带者是女性，则无法预料该遗传基因的突变序列是否会遗传、是否会扩增。脆性 X 染色体发生完全突变的男孩和女孩会发病，出现智力低下等。因此，并不建议所有人都做这一项检查，只建议家族有脆性 X 染色体综合征史的孕妇做此项检查。

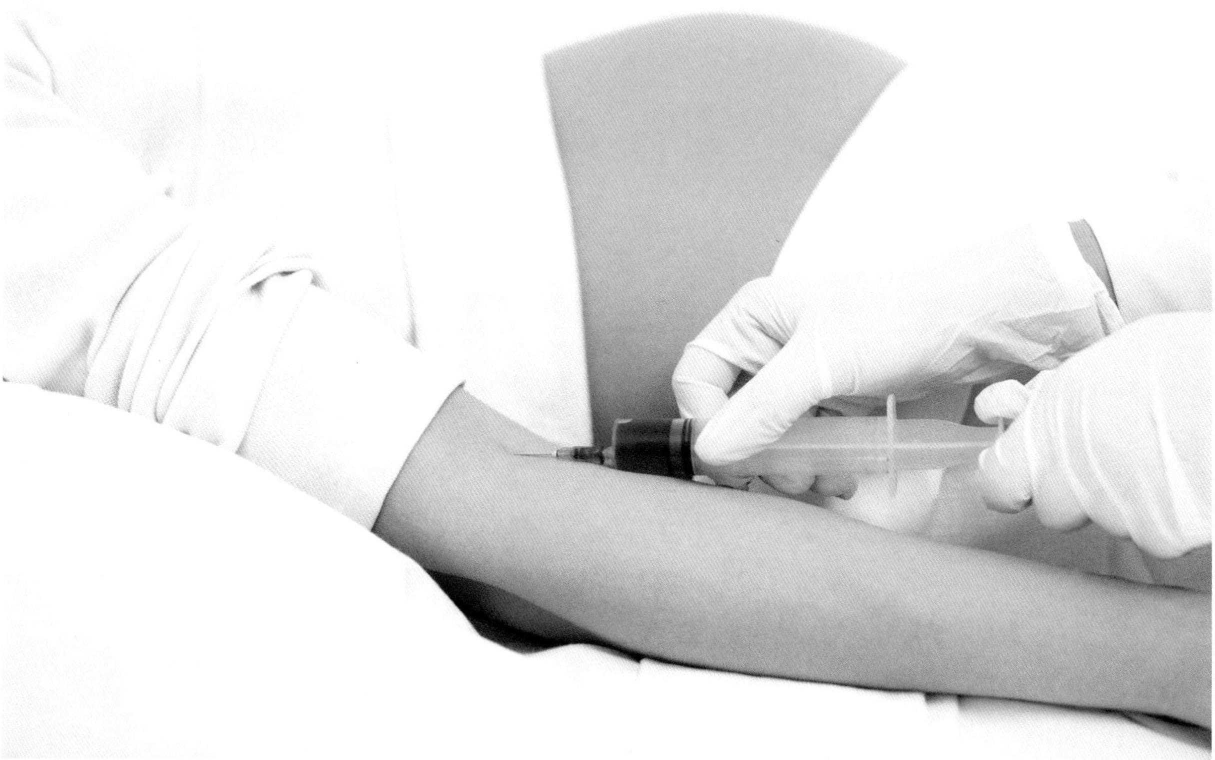

建议做羊膜腔穿刺术的孕妇

1. 分娩时年龄超过 35 岁的高龄产妇。
2. 超声检查时发现胎儿可能患有染色体异常性疾病的孕妇。
3. 怀过患有染色体异常性疾病胎儿的孕妇。
4. 血清检查中发现胎儿可能患有染色体异常性疾病的孕妇。
5. 有死产或新生儿出生后死亡经历的孕妇。
6. 有过 3 次以上孕早期自然流产经历的孕妇。
7. 孕早期胎儿感染致命性病毒的孕妇。
8. 本人或配偶在孕早期或排卵期大量照射 X 线的孕妇。

无创产前检测技术（non-invasive prenatal test，NIPT）

胎儿通过胎盘从母体吸收氧气和营养物质，再将自己产生的代谢废物通过胎盘回传给母体。就这样，母体和胎儿间形成循环，而这一过程使得母体血液中存在胎儿游离DNA。

NIPT 是一项基于母体血液中存在胎儿游离 DNA（cell free fetal DNA，cff-DNA）的检查。

从孕 4 周开始就可以从母体血液中检出 cff-DNA，它的半衰期非常短，会在分娩后 2 小时内消失。目前医学上可以定量检测 cff-DNA 的浓度，因此利用它检测染色体异常的 NIPT 开始被运用。

NIPT 的特征

与利用母体内生物化学标记的间接性检查（quad test、双重检查）相比，NIPT 的准确度更高。NIPT 的准确度可以达到 99%，如果结果显示为阴性，则可以认为胎儿没有染色体异常。但该技术的缺点是，如果结果显示为阳性，只能说明胎儿有患染色体异常性疾病的可能，需再借助羊膜腔穿刺术来确认胎儿的染色体是否异常。

与羊膜腔穿刺术及绒毛膜活检相比，NIPT 的优点是可以更加安全地了解胎儿是否患有染色体异常性疾病（唐氏综合征、爱德华综合征、13-三体综合征等）。今后它的使用范围可能会进一步扩大。

检查时期

孕 12～22 周内可以做 NIPT，检测时间需要 7 天左右。该技术因费用比羊膜腔穿刺术更低而得以广泛运用。

推荐做 NIPT 的人群

· quad test 或双重检查结果显示为高危人群的孕妇。

· 分娩时年龄超过 35 岁的孕妇。

· 怀过患有唐氏综合征、13-三体综合征、爱德华综合征等染色体异常性疾病胎儿的孕妇。

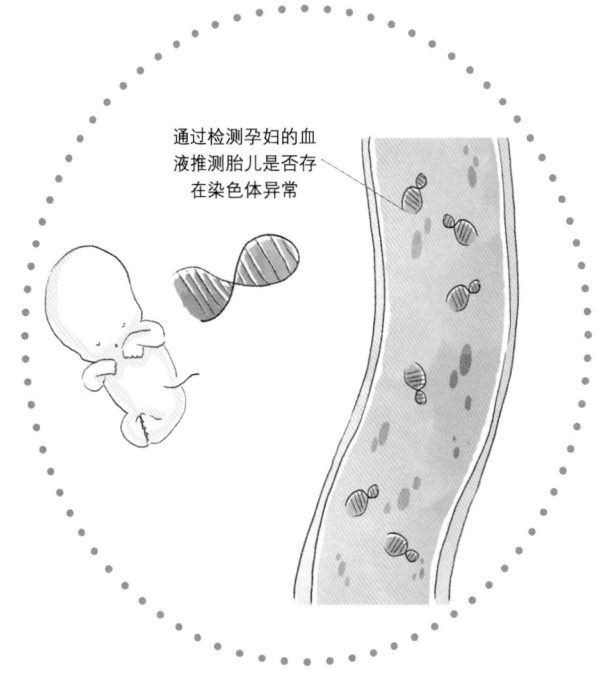

通过检测孕妇的血液推测胎儿是否存在染色体异常

胎儿染色体检查

NIPT 的注意事项

· 虽然这一检查针对唐氏综合征、爱德华综合征、13-三体综合征、特纳氏综合征等染色体异常性疾病的诊断准确度较高，但仍可能出现假阳性、假阴性的结果。

· 通过这项检查检测出的染色体异常情况占通过羊膜腔穿刺术及绒毛膜活检发现的总染色体异常情况的 50% 左右。

· 当孕妇体内胎儿的血液量较少时，需要复查。

· 即使有做 NIPT 的计划，仍要在孕早期进行胎儿颈项透明层厚度测量。

· 孕 15～20 周时需接受神经管缺陷的筛查。

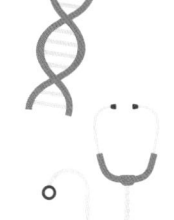

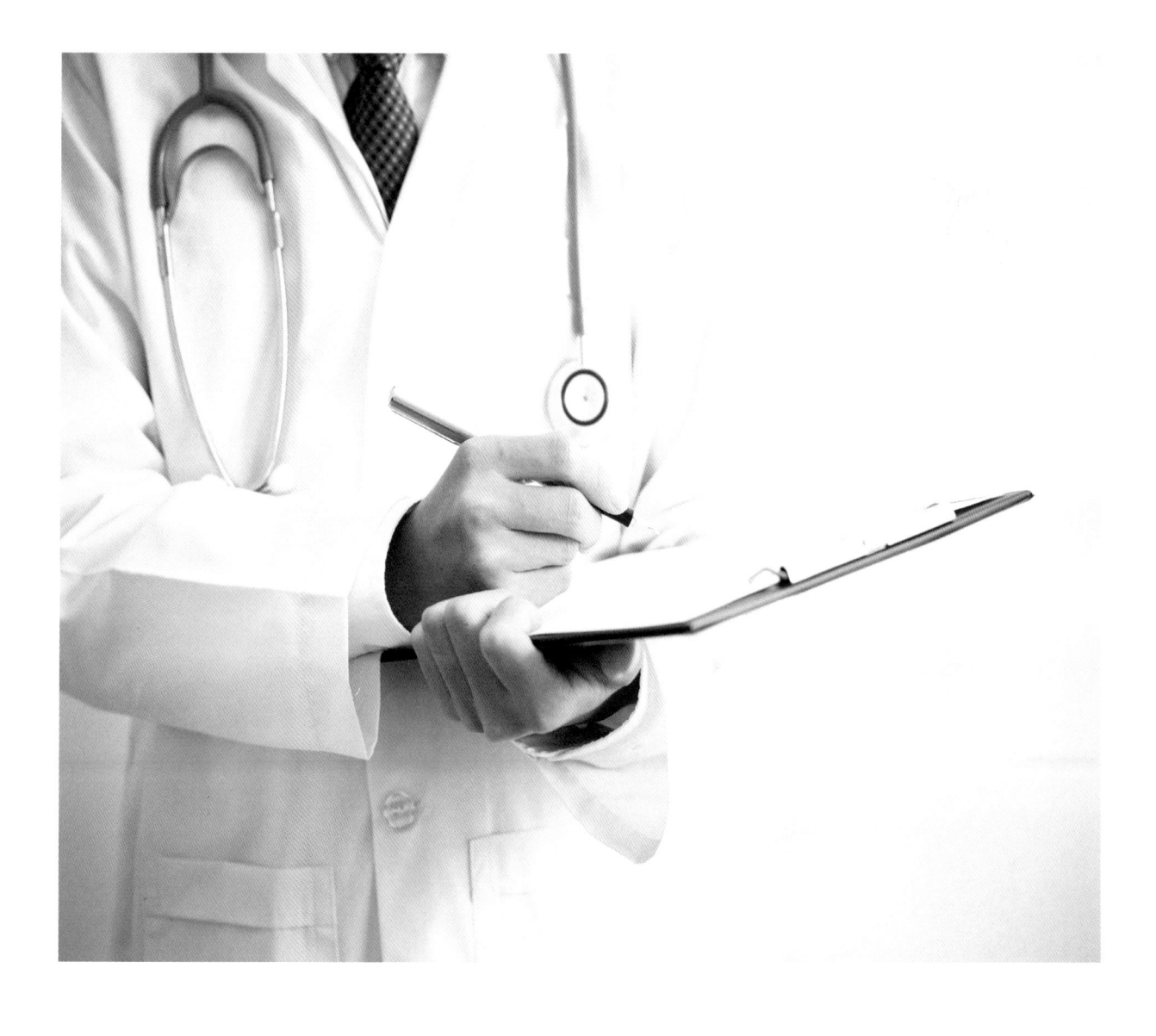

缺点
—费用昂贵
—多胎妊娠时检查结果不准确
—需要再通过羊膜腔穿刺术确诊

优点
—可以从孕12周开始做此项检查
—比羊膜腔穿刺术及绒毛膜活检更安全
—检查结果比利用血液生物化学标记的检查（quad test、双重检查）更加准确

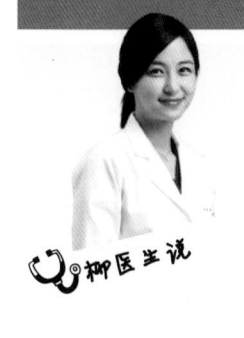

02 孕5月孕妇的身体状态

柳医生说

不断增大的子宫现在已经到肚脐上方了。孕妇在肚子凸起来后，才更加真切地感觉到自己是一个孕妇，心情开始发生微妙的变化。孕妇的身体在不断地发生变化，以调整为最适合胎儿生长的状态。最先发生的变化就是肚子凸起来了。除此之外，还有哪些变化呢？让我们来了解一下吧。

孕妇的身体变化

肚子开始凸起来

怀孕前还是拳头般大小的子宫渐渐增大，并上移到骨盆外，即子宫已经上移到肚脐上方了。随着子宫的增大，覆盖子宫的韧带组织有所拉长，肚脐下方、两侧腹股沟处会有刺痛感。怀孕前我对前来就诊的孕妇解释说子宫增大有可能引起疼痛，但到我自己怀孕时，才发现这种疼痛超乎我的预料，且持续时间更久，我甚至怀疑自己是不是出了什么问题。亲身经历后，我改变了自己的想法，向孕妇们这样解释：这种疼痛是由增大的子宫压迫周围组织造成的，疼痛感会比想象的更加疼。

感觉到胎动

感觉到胎动的时间因人而异。比较敏感的孕妇可以在孕17周后感觉到胎动，也有在孕20周后才感觉到胎动的。最初感觉到的胎动就像肠道蠕动。有胎动说明腹中的胎儿是健康的，其脑和肌肉的发育正在进行中。建议每周确认胎动是否正常。胎动突然减少或消失，可能意味着胎儿遇到了不舒服的状况，需要引起注意。

胸部变大，乳汁可能外溢

为了给日后的母乳喂养做准备，下丘脑、垂体开始分泌激素以促进乳腺发育。因此，孕5月左右时，孕妇胸部变大、乳腺发育，可能引起乳汁分泌。压迫乳房的内衣对乳房有害，应该穿符合胸部大小的孕妇专用内衣。如果乳汁外溢，请用

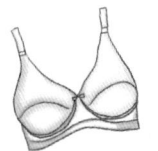

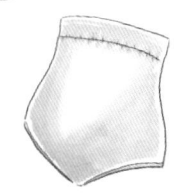

这些部位
有刺痛感

柔软的湿巾擦拭。此时刺激胸部或故意挤压胸部的行为有可能引起炎症，因而要引起注意。

发生贫血

随着母体与胎儿间循环的建立，胎儿越来越大。为了给胎儿提供充足的营养，孕妇体内的血液量会有所增加，因此孕妇需要的铁量也在不断增加。胎儿从母体的血液中获取血红蛋白和铁，然后自己制造血液，并将一部分血液贮存起来。因此，孕妇需要适当补充铁。孕妇贫血会引起头晕、疲劳、头痛、心脏快速跳动、恶心等症状，分娩后还可能影响子宫收缩。所以，在怀孕的各个阶段都应去妇产科确认是否有贫血症状。

阴道分泌物增加

孕期增加的雌性激素会影响宫颈，促进黏液分泌，因此阴道分泌物会增加，但无异味且不会伴随阴道瘙痒。这是正常现象，但受糖原和激素增加的影响，与怀孕前相比，女性怀孕后更容易患阴道炎。

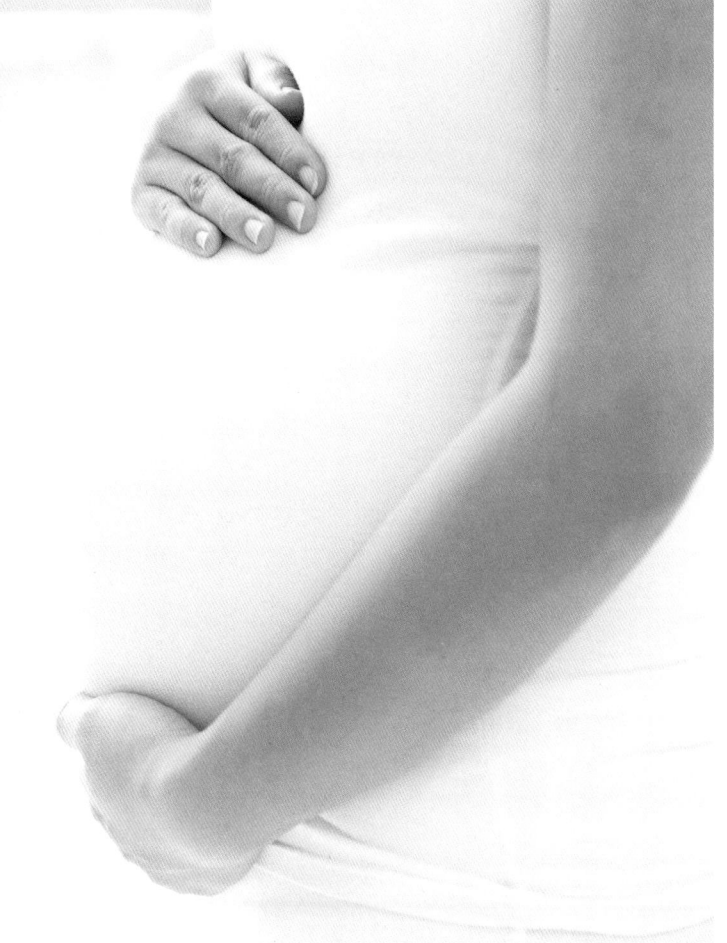

Tips ｜ 孕期可能会患的阴道炎

● 白色念珠菌阴道炎

白色念珠菌阴道炎的致病菌是白色念珠菌。女性感染白色念珠菌后，又厚又稠的白带增加，外阴瘙痒严重，且有灼热感。孕妇患白色念珠菌阴道炎时，一般不吃药，选用外用药物，等待其慢慢恢复。每两位孕妇中就有一位患白色念珠菌阴道炎，它是一种相当普遍的阴道炎，与早产、胎儿宫内感染等无关。

● 滴虫阴道炎

滴虫阴道炎的致病菌是阴道毛滴虫。女性感染阴道毛滴虫后，阴道分泌物增加，颜色呈黄绿色或棕黄色，并伴随外阴瘙痒等症状。该病可以通过连续7天服用抗生素或单一疗法治疗。虽然有报告称滴虫阴道炎可以引起异常宫缩，但至今业界仍对此意见不一。

● 细菌性阴道炎

细菌性阴道炎是由阴道嗜血杆菌、动弯杆菌、拟杆菌等厌氧性细菌增殖，并破坏阴道内正常菌群而引起的阴道疾病。女性患有细菌性阴道炎后，阴道分泌物增加，并伴随恶臭和阴道瘙痒等症状。连续7天服用口服药可以治愈90%的细菌性阴道炎。细菌性阴道炎可能与早产有关，但至今业界仍对此意见不一。

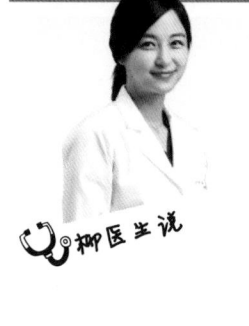

03 孕5月孕妇的生活小技巧

柳医生说

现在孕妇们应该已经适应了作为一个孕妇的生活，所以可能会不自觉地活动过度。请尽量保持规律的生活，不要疲劳。有时可能会觉得没胃口，但无论何时都要想到宝宝，为了宝宝保持良好的饮食习惯。除此之外，还要按时服用铁剂等营养剂。孕妇应愉悦地过孕期生活。

生活规律

多喝水

开始服用铁剂后，很多孕妇会遭受便秘之苦，因为服用铁剂会引起便秘。为了使肠道更通畅，孕妇们应该多喝水。

充分摄入膳食纤维

受孕期激素的影响，孕妇的肠道蠕动减弱，容易导致便秘。不仅如此，孕16周后孕妇开始服用铁剂，更易便秘。虽然孕妇可以服用药物来缓解便秘，但药物或多或少都有副作用，因而更建议孕妇通过食物来缓解便秘。孕妇要尽量多吃富含膳食纤维的卷心菜、地瓜等有利于缓解便秘的食物。

饭后不要立即坐下

和孕早期相比，此时孕妇的身体状态更加轻松。饭后不要立即坐下，建议散步5～10分钟。散步后慢慢深呼吸，休息5分钟后静静冥想。

运动

每周利用闲暇时间做1次孕妇瑜伽、游泳等运动。从这个时期开始，不仅便秘加重，体重也会急剧增长。每周做1～2次孕妇瑜伽或游泳不仅能有效改善血液循环，还能缓

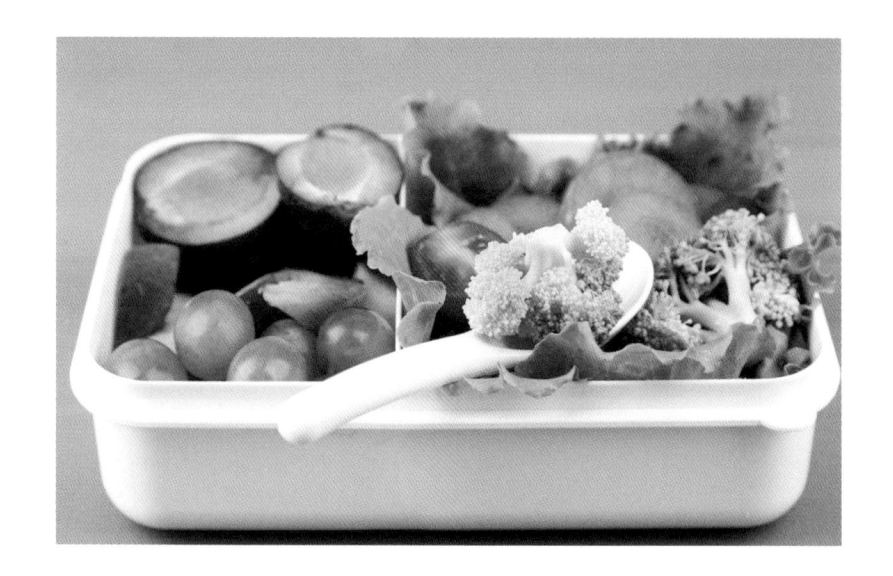

解浮肿，增强心脏功能。同时，孕妇还能感受到腹中的宝宝正在健康地发育。

准备零食

一到下午 3 点，谁都会对工作产生倦怠感，同时有莫名的饥饿感袭来。这个时候吃点零食就再好不过了。但如果还像怀孕前那样与同事们一起吃糖果、饼干或蛋糕等零食，则不利于控制体重。控制体重不是为了避免发胖导致的外形不佳，而是因为孕期体重过度增加会引发各种并发症。由于现在的身体已不再属于自己一个人，所以孕妇最好事先准备蔬菜便当。

Tips | 孕期服用的铁剂

从孕中期开始，胎儿的体重开始增加，胎儿与母体间的血液循环正式建立。为了给胎儿提供充分的血液供给，孕妇体内的血液量开始增加。当血液中的液体成分——血浆急剧增加，而运输氧气的血红蛋白的增加速度没能跟上血浆的增加速度时，血红蛋白的浓度会下降。这在生物学上被称作贫血。

大量的母体血液通过胎盘传递给胎儿，但如果其精华成分血红蛋白的含量较低，即氧气饱和度较低的话，会对胎儿的生长造成负面影响。因此，为了应对这种身体变化，孕妇应从孕中期开始补充铁。

口服铁剂有液状和颗粒状两种。另外，也有单一铁剂和含有其他孕期必需营养素的复合剂。孕期需要的补铁量为每日 30 mg，应确认含量后再选择服用哪种铁剂。

即使每天都服用铁剂，孕妇还是有可能贫血，原因在于铁剂的吸收率不高。我们服用的铁剂的吸收率约为 20%，每天服用 30 mg 铁剂，实际被身体吸收的量最多只有 8 mg。如果服用方法不正确，则大部分铁会被排出体外。由于服用方法和孕妇体质等不同，怀孕期间贫血的程度因人而异。此外，每个怀孕阶段都要检查贫血的程度。如果检查出有贫血，就要适当调整铁剂的服用量和服用方法，接受补充铁的治疗。从孕中期开始铁对胎儿的发育起着至关重要的作用。此外，铁还有其他用途。产妇分娩时会大量出血，自然分娩的平均出血量为 300 ml，剖宫产的平均出血量为 300 ~ 500 ml，因此需要事先做好应对出血的准备。产妇分娩后要坚持服用铁剂 3 个月，这样才能补足因怀孕、分娩而流失的铁。

● 有效服用铁剂的方法

1. 空腹服用

早上起床后空腹的状态下服用铁剂可以有效提高铁的吸收率。但是由于服用铁剂会伴随恶心等肠胃不适，所以很多孕妇在早上空腹时服用铁剂会感到很辛苦。如果早上很难空腹服用铁剂的话，建议孕妇将铁剂和西红柿汁一起服用。维生素 C 有助于铁的吸收，但不要选择含糖量较高的果汁。

2. 钙会降低铁的吸收

钙是孕期建议服用的营养素之一。但要避免同时服用钙和铁，因为钙会抑制铁的吸收，应间隔服用这两种药剂。

3. 多喝水

服用铁剂会引起消化不良、便秘等胃肠功能紊乱症状。身体比较敏感的孕妇，建议先少量服用铁剂，然后慢慢增加服用量。多吃水果、蔬菜等富含膳食纤维的食物，多喝水，可以预防便秘现象加重。

4. 注意一同摄取的食物

含有咖啡因或单宁的茶（红茶、绿茶）、柿子、牛奶等会抑制铁的吸收，所以这类食物尽量不要和铁剂同时摄取。铁剂最好用矿泉水送服。

5. 大便的颜色可能会发生改变

服用铁剂后可能会观察到大便的颜色变黑，这是因为身体不吸收的铁会以三价铁的形式随大便排出。铁的吸收率越低，大便的黑色越深。

孕5月准爸爸需要做的事

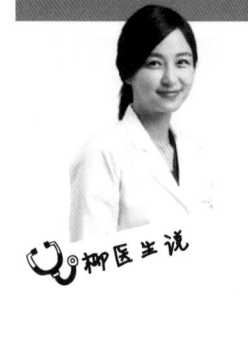

柳医生说

这个时期的孕妈妈已经可以感受到胎动了，准爸爸的欣喜、激动程度完全不亚于孕妈妈。进入孕中期，准爸爸应该一直守护在孕妈妈身边，支持她、爱护她，不要让她感到疲惫。此外，还要提醒孕妈妈按时服用铁剂。由于服用铁剂会引起便秘，所以准爸爸应多给孕妈妈倒水，让孕妈妈多喝水。

需要做哪些努力

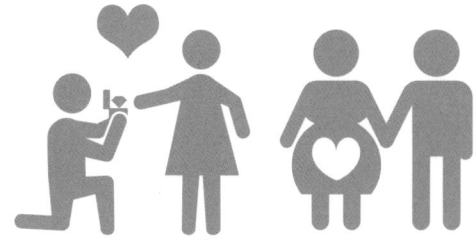

检查孕妈妈是否已服用营养剂

准爸爸需要始终为胎儿和孕妈妈的健康着想，要时不时检查孕妈妈是否已服用铁剂。铁剂对胎儿的健康成长至关重要。但是，服用铁剂会伴随恶心、消化不良、便秘等症状。不要硬让孕妈妈服用，而应该先了解铁剂的副作用。当发现孕妈妈服用铁剂后有明显不适感时，准爸爸应及时减少孕妈妈的铁剂服用量。

陪孕妈妈一同了解畸形儿筛查的意义及结果

当血液畸形儿筛查的结果

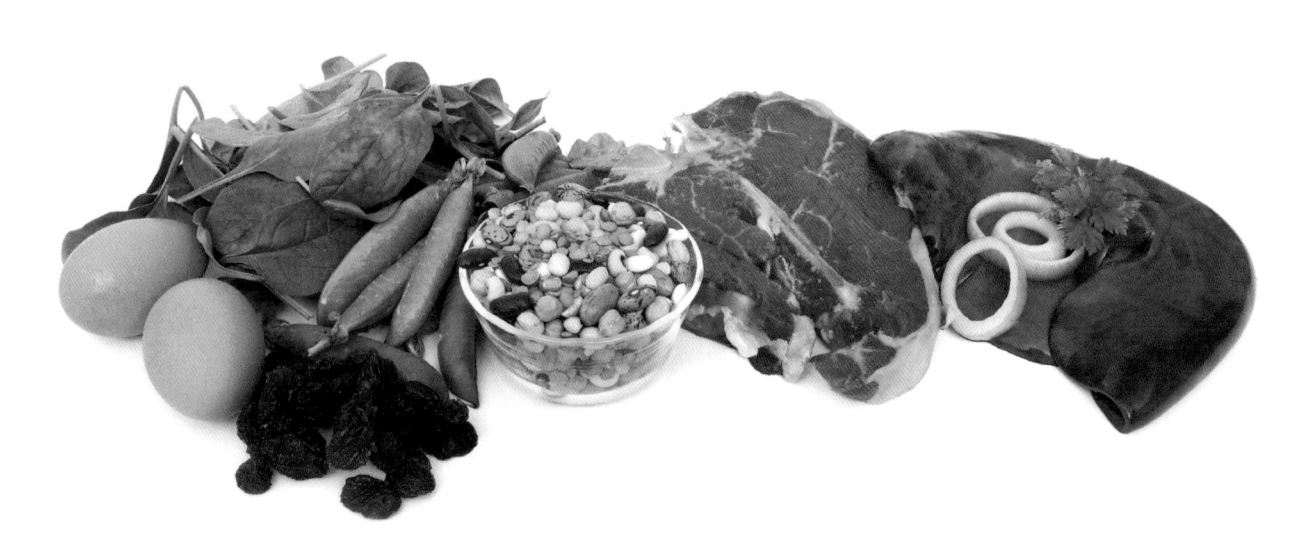

显示孕妈妈是高危人群时，或者年满 35 岁的孕妈妈被建议做羊膜腔穿刺术时，孕妈妈会陷入不安之中。准爸爸应该陪孕妈妈一同了解胎儿畸形筛查的意义及羊膜腔穿刺术的优缺点，并一同商讨做何种检查。

记录下孕妈妈感受到胎动的那一天

为了以后和孩子分享怀他（她）时的感受，准爸爸要记

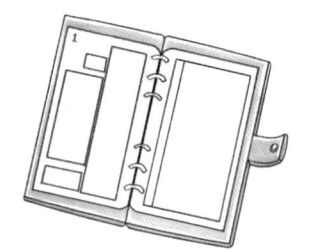

录下孕妈妈感受到胎动的那一天，可以记在日历上，也可以写在便条上，还可以拍照记录。因为孕妈妈感受到胎动的那天，是准爸爸、孕妈妈和宝宝开始交流的具有特殊意义的一天。

和孕妈妈一起吃铁含量高的食物

牛肉、猪肉、鸡肉等肉类及豆类、菠菜、芹菜、苏子叶、茼蒿等蔬菜中的铁含量较多。如果孕妈妈难以服用铁剂，冰箱内可以多备些富含铁的食物。

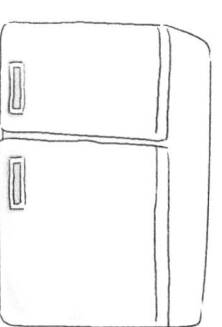

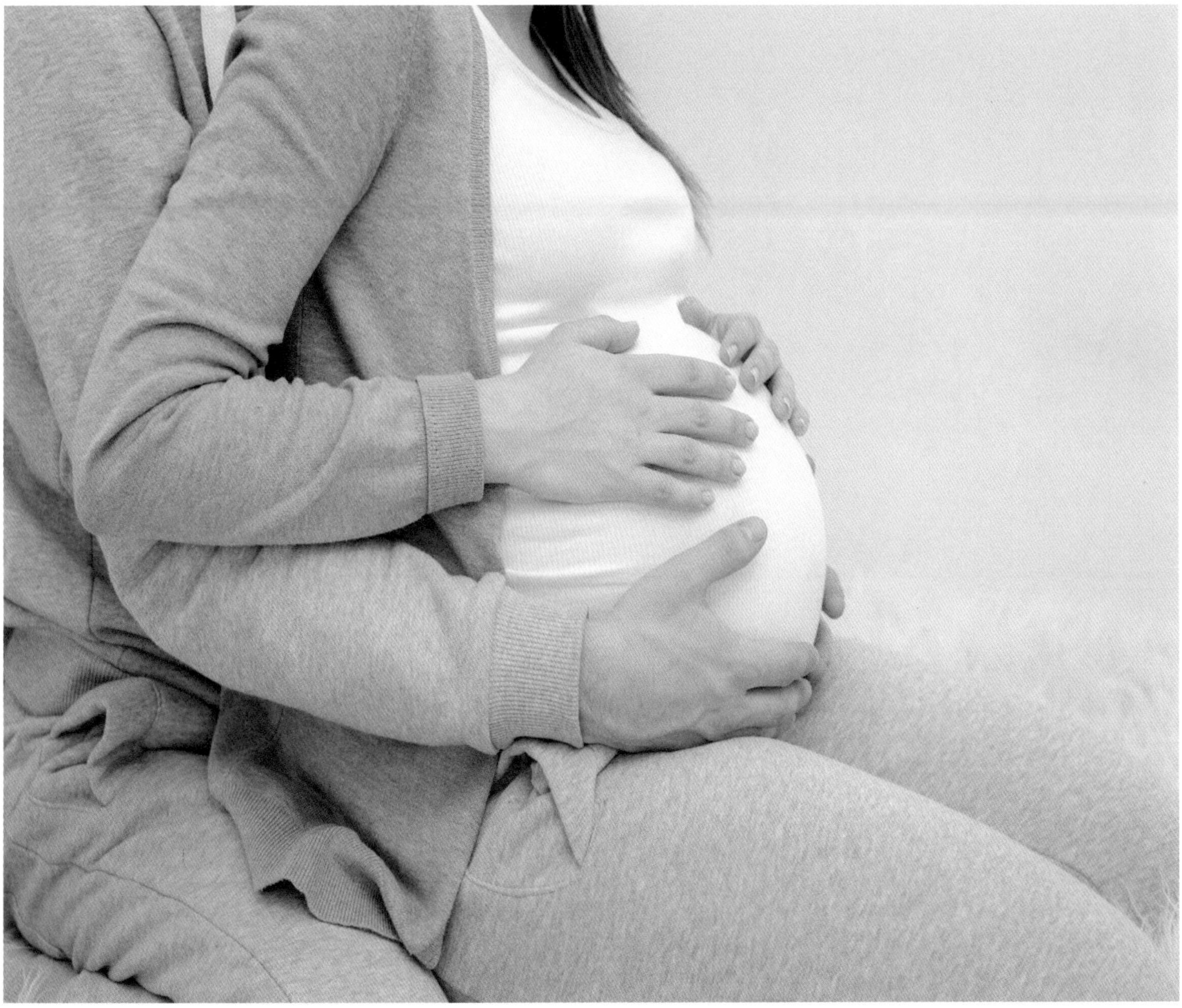

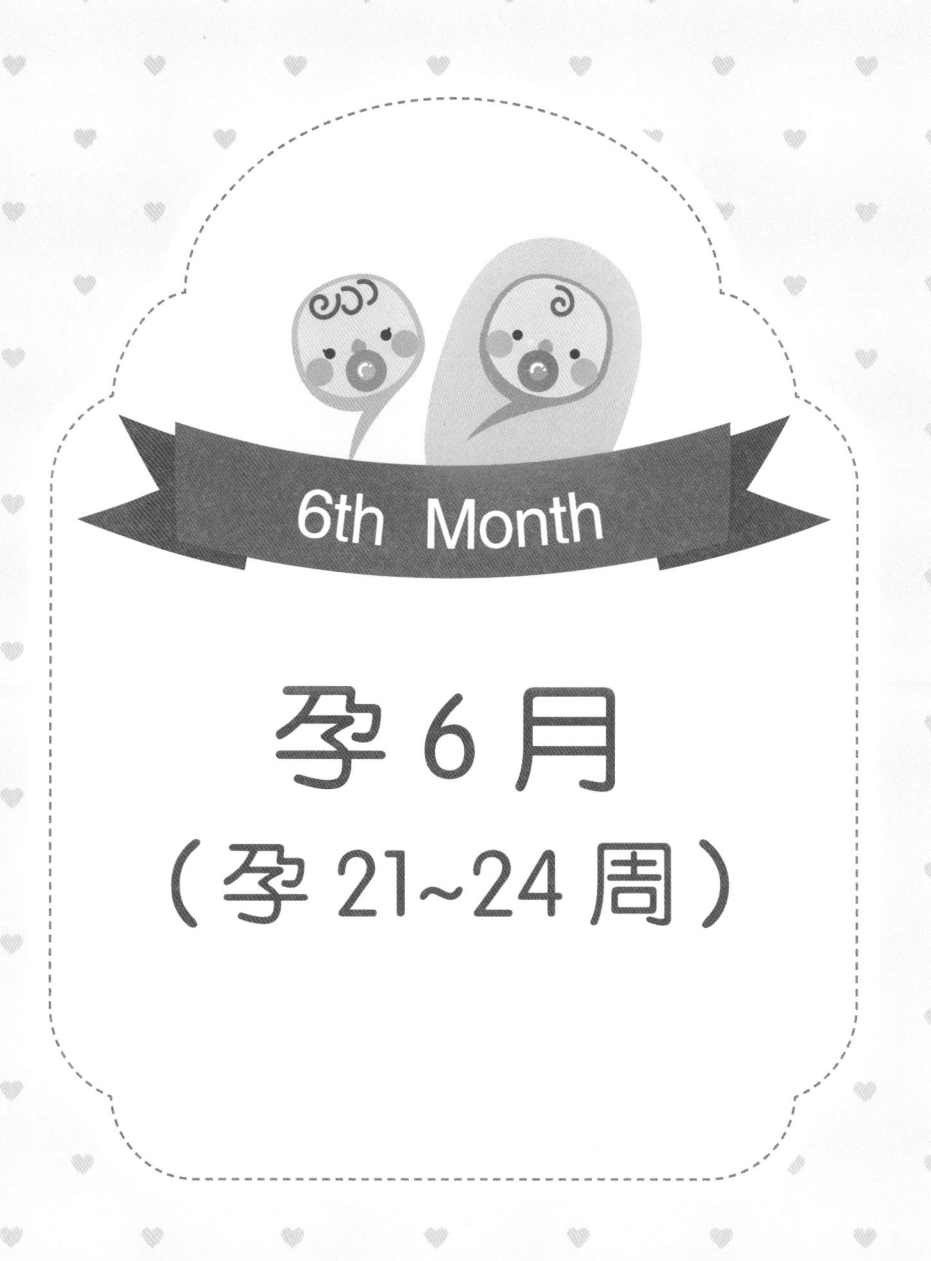

6th Month

孕6月
（孕21~24周）

孕6月
（孕 21~24 周）

孕妈妈和胎儿

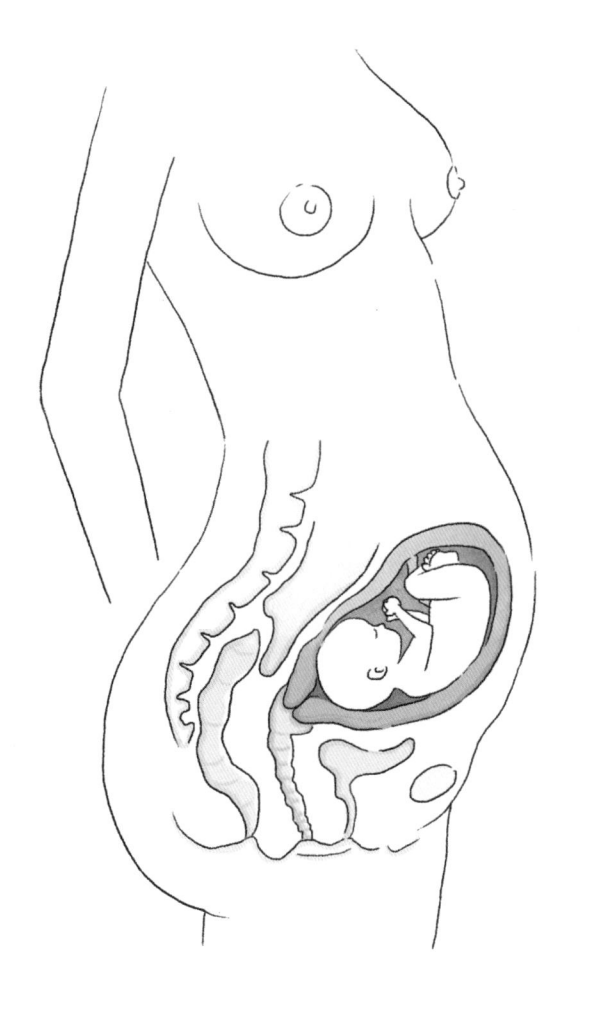

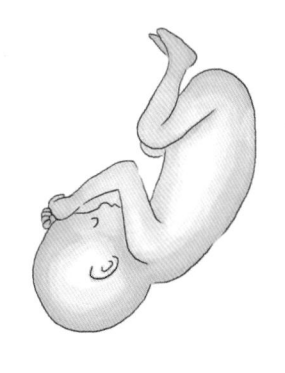

孕 6 月 时，
胎儿身长 30 ～
32 cm，体重
500 ～ 600 g

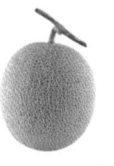

哈密瓜的长度

胎儿开始具备味觉，
能感受到孕妈妈所吃食物的甜味和苦味。
胎儿的上下眼睑可以自由开合。

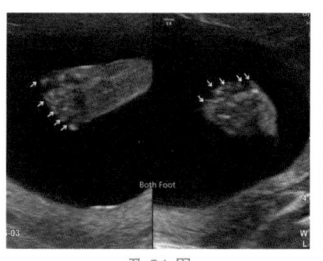

孕 21 周

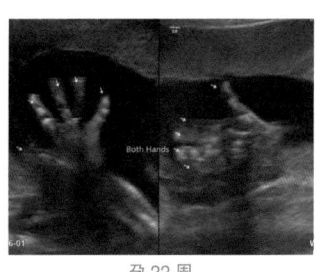

孕 22 周

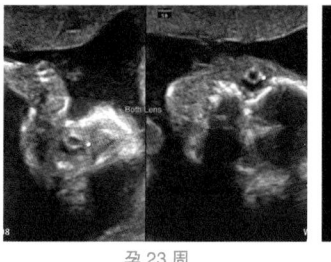

孕 23 周

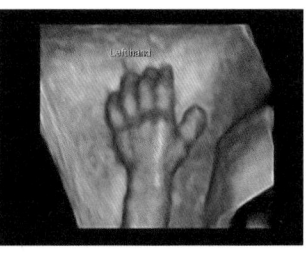

孕 24 周

胎儿可以自由睁开、闭上眼睛，并能在羊水中眨眼睛。眉毛和睫毛长出来了。胎儿开始具备味觉，可以感受到孕妈妈所吃食物的甜味和苦味。胎儿脸上开始长肉，且可以做出皱额头、努嘴等各种表情，也开始对周边的声音敏感起来，会对音乐做出反应。胎动开始频繁。

孕 21 周

孕 21 周的胎儿

胎儿的骨骼和肌肉更加结实，所以孕妈妈更能明显地感觉到胎动。胎儿的眼珠能快速转动。从这个时候开始，胎儿的骨髓开始造血。胎儿脑部 80% 以上发育完成，其功能和普通成人的脑相似。此外，胎儿会吞咽羊水，并直接消化和吸收羊水中的部分糖分。

胎儿的身长和体重

孕 21 周时，胎儿的双腿变得更长，身体比例基本和出生时相似。此时胎儿身长 23 ~ 25 cm，体重约 300 g。

孕 21 周时，胎儿身长 23 ~ 25 cm，体重约 300 g

孕 22 周

孕 22 周的胎儿

胎儿具有发达的味蕾，可以感受到甜味和苦味。这一时期，胎儿的脑部持续快速发育，这是胎儿获取心理安全感的一个阶段。如果胎儿是女宝宝，此时卵巢已发育成熟，卵巢内正形成卵子。胎儿还在孕妈妈腹中时就已经形成卵子，起初有 600 ~ 700 万个卵子，出生时减少到 200 万个，至青春期只剩下约 30 万个。

胎儿的身长和体重

孕 22 周时，胎儿身长 25 ~ 27 cm，体重 380 ~ 480 g。

孕 22 周时，胎儿身长 25 ~ 27 cm，体重 380 ~ 480 g

孕 23 周

孕 23 周的胎儿

这个时期，胎儿体重快速增加，肾脏发育的同时，身体快速存储脂肪。另外，胎儿的肺部快速成熟，使肺泡扩张的表面活性剂开始形成，胎儿开始准备自主呼吸。

胎儿的身长和体重

孕 23 周时，胎儿身长 27 ~ 29 cm，体重 430 ~ 550 g。

孕 23 周时，胎儿身长 27 ~ 29 cm，体重 430 ~ 550 g

孕 24 周

孕 24 周的胎儿

胎儿耳内的平衡器官——前庭发育成熟，使宝宝具备了一定的平衡感。胎儿可以感受到自己所在的位置，还可以辨别方位。这个时期，胎儿的视网膜及脑血管未发育成熟。如果胎儿在这个时期出生，生存的可能性为 50%。

胎儿的身长和体重

孕 24 周时，胎儿身长 30 ~ 32 cm，体重 500 ~ 600 g。

孕 24 周时，胎儿身长 30 ~ 32 cm，体重 500 ~ 600 g

如果胎儿是女的，则此时已形成 600 ~ 700 万个卵子
★ 一生所有的卵子都已在这个时期形成 ★

胎儿出生时，卵子有 200 万个

每位女性一生排出的卵子约有 400 个

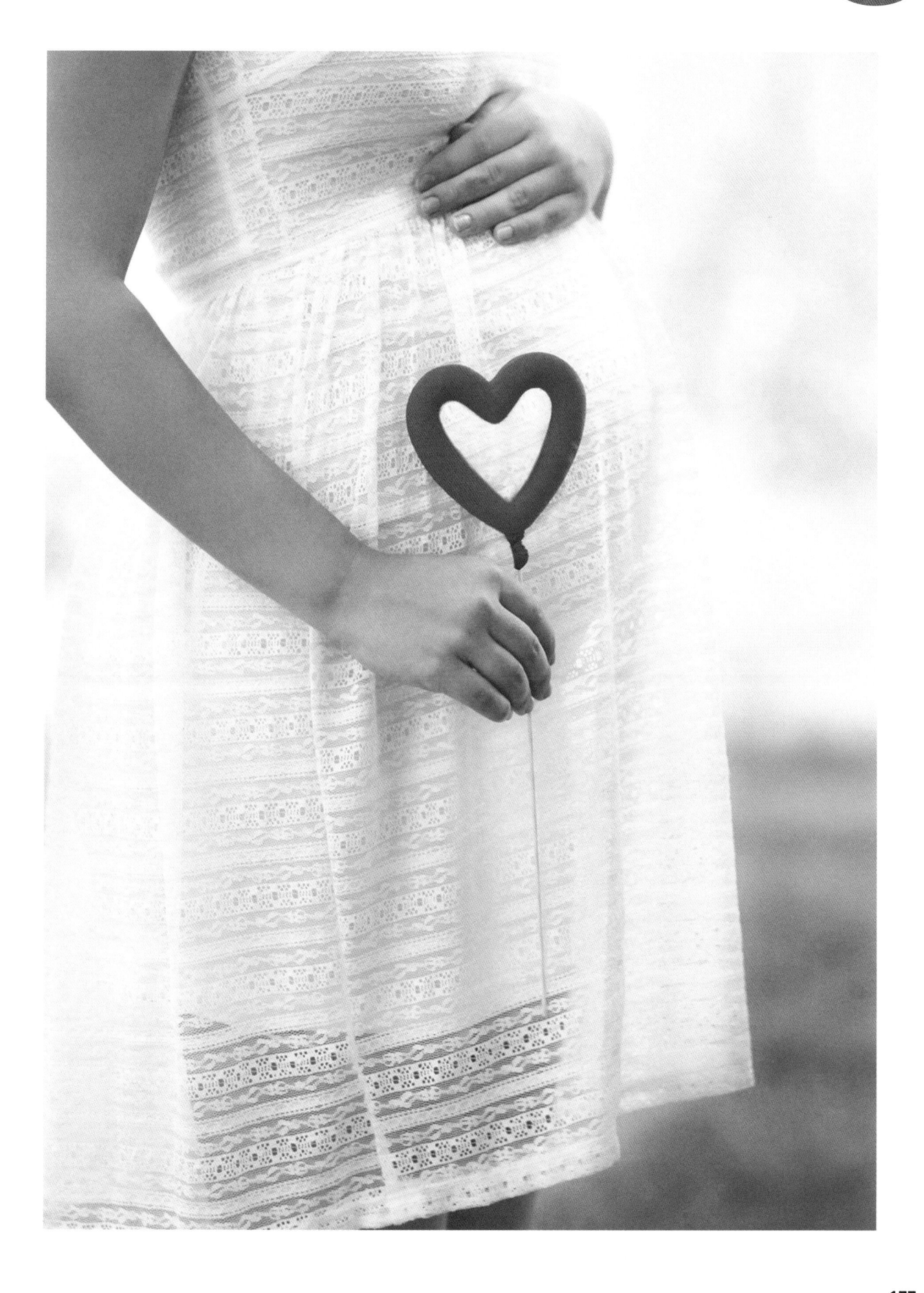

01

孕6月需要做的检查

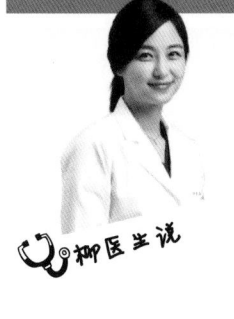

柳医生说

从这个时期开始做系统超声检查。通过系统超声检查，可以仔细评估胎儿的发育状况。有些孕妇可能担心经常做超声检查会对胎儿造成不好的影响，但实际上超声检查并不会给胎儿带来负面影响，所以一定不能错过每个时期的超声检查。

系统超声检查

系统超声检查简介

系统超声检查是一项从头到脚观察胎儿全身性解剖学结构的检查。如果系统超声检查结果显示有异常，则应再进行染色体检查以确认胎儿的异常程度。

做系统超声检查的时间

一般在孕20～25周时做系统超声检查。在此之前，由于胎儿存在形态未发育完全的结构，或者尺寸太小而难以用眼睛观察的部位，所以需要等到这个时期才能进行系统超声检查。

但也不能太晚做系统超声

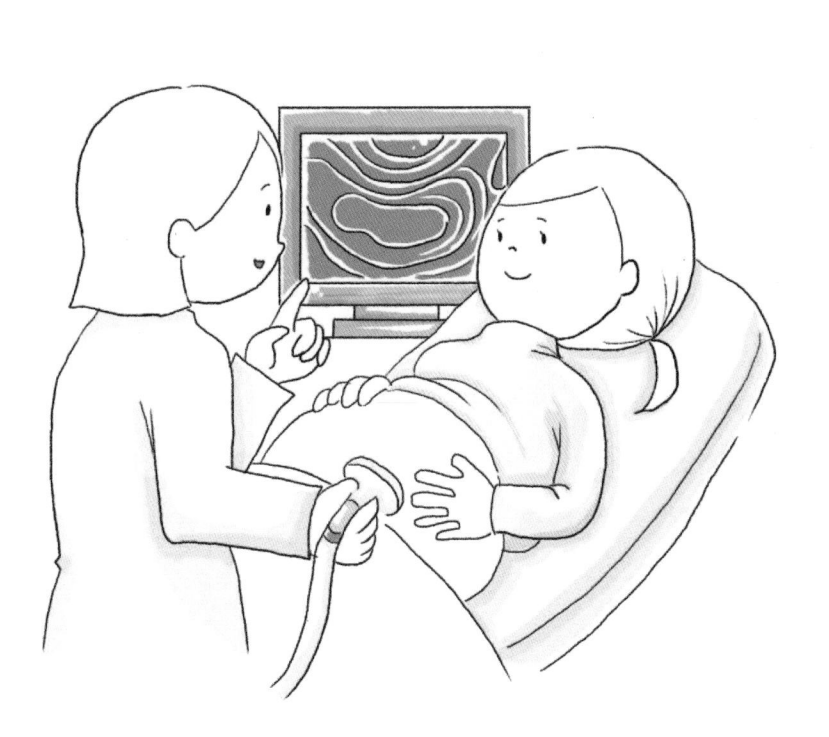

检查。从孕20周开始，胎儿的身体快速生长，各器官功能逐渐增强。因此，如果器官存在问题，须尽早采取不会损伤胎儿的医学措施，通过积极的监

测将并发症的发病率最小化。但如果问题发现得太晚，这些积极的医疗措施干预得较晚，就可能导致难以预料的后果。

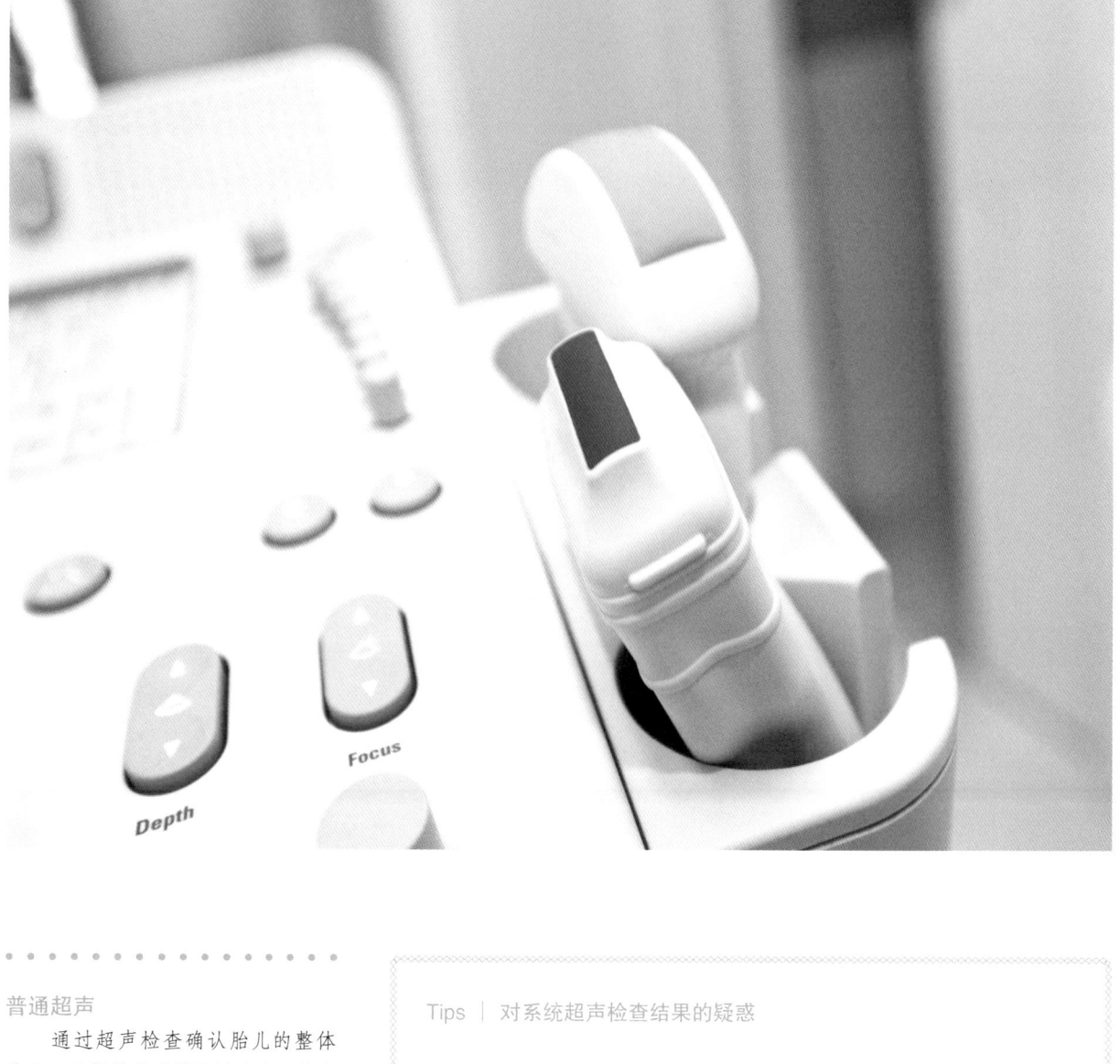

普通超声

通过超声检查确认胎儿的整体状况，了解其体重增长的速度、羊水量、胎盘状态等，确认各器官是否发育完全。

系统超声检查

通过系统超声检查，可以仔细观察胎儿体内的器官，确认各部位的尺寸、形态及结构是否正常。因此，该检查需要花费较长时间。

立体超声

3D复原胎儿的外形，便于确认胎儿的手指、脚趾、耳朵、脸部轮廓等。

Tips ｜ 对系统超声检查结果的疑惑

Q：如果系统超声检查结果显示正常，是否说明胎儿不存在畸形？

A：系统超声检查主要观察的是与胎儿生命相关的基本结构。胎儿细微部位的损伤或缺陷是难以通过超声波确认的，系统超声检查的准确度为 60% ~ 80%。

Q：如果系统超声检查结果显示正常，胎儿以后可能出现问题吗？

A：在做系统超声检查时畸形或缺损较小以致难以被发现，到后来才被发现的情况也是存在的。另外还存在一些系统超声检查结果显示正常，但只能到孕晚期才被发现的情况，如侏儒症、脑水肿、肾积水症等。

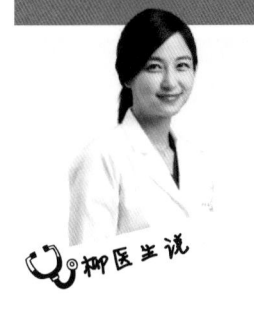

02 孕6月孕妇的身体状态

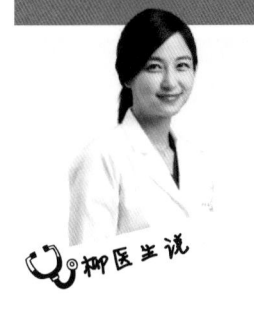

柳医生说

虽然肚子已经圆鼓鼓地凸起来了，但孕妈妈的行动却未受到较大的限制。相对而言，这个时期的身体还算轻便，因而很多孕妇常常会掉以轻心。有胎动之后，孕妇真切地感受到"现在真的已不再是孤身一人，肚子里的宝宝正在和自己共同生活，共同呼吸"。这个时期可以说是孕妇的休息期或黄金期，孕妇的身体会发生哪些变化呢？

孕妇的身体变化

开始腰疼

骨盆肌肉和关节韧带等组织都开始被拉长，脊柱的位置和曲度也因此发生变化。对于平时就会腰疼的孕妇，此时腰

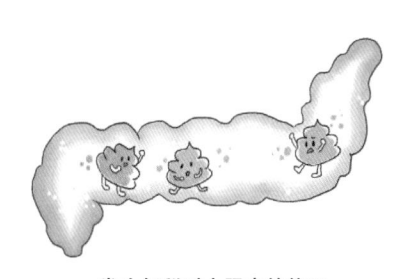

发生便秘时大肠内的状况

疼会加重。为了避免损伤，孕妇要注意往前挺肚子的姿势。尽管这样的姿势可以让人一时舒适，但身体重心会转移到脊柱上，增加脊柱的负担。

遭受便秘之苦

随着怀孕周数的不断增加，受孕期黄体酮的影响，孕妇的大肠平滑肌变得松弛，大肠运动因此减弱，食物残渣也因此持续停留在大肠中，其中的水分和钠慢慢被吸收，时间一长就容易引起便秘。孕期便

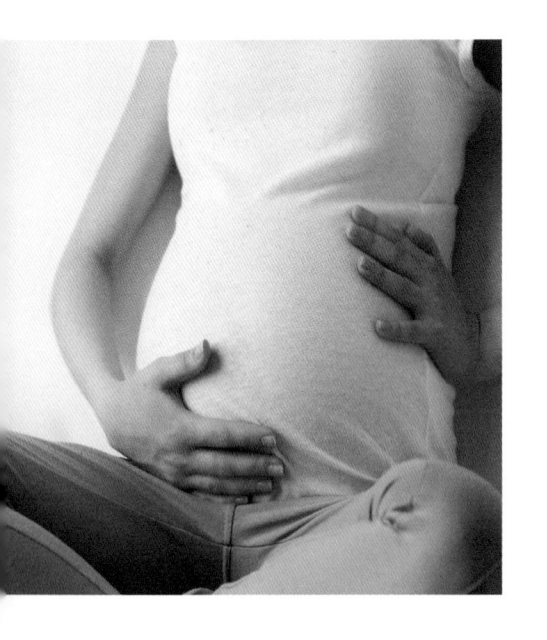

秘程度因人而异，轻者只是一般的便秘，情况严重者，大便会堵在大肠末端而引起巨结肠。此外，孕期服用铁剂也会加重便秘。为了预防便秘，孕妇平时应多吃富含膳食纤维或能增加大便量的食物。

可能长痔疮

随着子宫的增大，孕妇脏器的血液循环减弱，子宫内的静脉压，尤其是肛门周围的静脉压上升。静脉压上升导致肛门周围血管扩张并外凸，从而形成痔疮。孕期痔疮越到怀孕后期越严重。

消化不良、胃食管反流等胃肠功能紊乱

孕期肠蠕动和胃的紧张性收缩减弱，从而导致食物从胃

里排出、通过大肠的时间延长。这是由子宫压迫引起的物理性因素及孕期激素增加导致肠道平滑肌收缩能力低下造成的。孕期食物通过小肠的平均时间是 125 ~ 140 分钟，是怀孕前的两倍，而且饭后腹胀、消化不良等情况越到孕后期越严重。除此之外，食管下段括约肌的紧张度降低，胃内容物会反流至食管内。这种反流性食管炎的症状在孕后期也会加重。

下肢肿胀，体重增加

体重开始增加。孕期体重增加与子宫大小、胎儿大小、羊水量及增加的血液量有关。此外，受代谢水平变化的影响，细胞外液中水、蛋白质和脂肪的蓄积也与孕妇体重增加息息相关。孕期

渗透压调节功能及承担肾脏血液调节功能的系统发生了变化，水、钠开始蓄积。孕晚期，孕妇全身的水量增加至 6.5 ~ 8.5 L。其中，胎儿、胎盘及羊水的需水量增加了 3.5 L，孕妇的血液量增加了 1.5 ~ 1.6 L。除此之外，乳房的增大和脂肪的蓄积更增加了孕妇身体对水的需求量。水分增加最终导致孕妇体重增加。

乳汁外溢

乳腺的持续性刺激会使乳

房增大，为母乳哺育做好准备。乳头上有时会有黄色的乳汁，这时可以用柔软的湿巾擦拭乳头，但不要刺激乳头或擦拭过重。刺激乳头可能会诱发子宫收缩。

下肢及会阴处发生静脉曲张

随着血液量的增加、血管弹性的减弱以及血液循环能力的下降，静脉内会出现血液淤积。而静脉内血液持续增加，会导致血管弹性进一步减弱，最终形成了弯弯曲曲的蓝色静脉曲张。

Tips | 孕期痔疮

肛门周围有缓解排便冲击力的血管和结缔组织等。排便时用力过度、腹压过大等原因会造成肛门周围的血管扩张，扩张的血管及结缔组织往外凸，这就是痔疮。

孕中期，孕妇长痔疮的可能性增加。每次排便，伤口都会加重，并伴有疼痛和出血现象。

内痔是从里面长出来的痔疮，一般没有疼痛感，但会伴随出血、瘙痒、分泌物增加等现象。外痔表面覆以皮肤，会伴随严重的疼痛感。为了防止便秘，平时应多吃富含膳食纤维的食物。

80% 以上的孕妇都会长痔疮。温水坐浴可以促进血液循环，从而缓解痔疮引起的疼痛。由痔疮引起的疼痛严重时，可以涂软膏。如果由痔疮引起的出血量不多，则无须过于担心，但如果出血量多到沾湿内裤的程度，则需要及时入院检查痔疮的严重程度。由痔疮引起的出血量较多时，贫血症状会加剧，这对胎儿和母体间的循环不利，因而需要及时接受治疗。

03

孕6月孕妇的生活小技巧

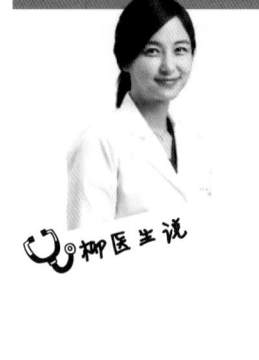

柳医生说

此时，不仅身体越来越重，行动也越来越迟钝。孕期出现的症状——有了切肤之感。但无论怎样，现在孕期已经过半，心理上应该轻松了不少吧？请保持对新生命的期待，快乐地生活。下面我们再来了解一下这个时期需要注意的事项吧。

注意生活细节

用软毛牙刷

怀孕后唾液的酸度发生了变化，导致孕妇容易出现牙龈肿痛。随着孕妇体内血液量的增加，孕妇的牙龈变得更加肿胀，因而出现了牙龈出血或疼痛现象。刷牙时应使用软毛牙刷，以尽可能减少牙刷对牙龈的刺激。和怀孕前相比，怀孕后更要做好饭后3分钟的刷牙工作。

饭后散步20分钟

经常走路有利于强化分娩时用到的背部和腹部肌肉，增强体质。此外，走路还能预防由怀孕引起的各种腰痛或浮肿症状。如果身体状态不是特别差的话，饭后不要马上就坐下，可以在附近散步20分钟左右。天气好的话，可以去外面散步，天气不好的话，可以在公司里走一圈。但走动期间如果肚子有被拉拽的感觉或感到很疲劳，就要停下来休息。

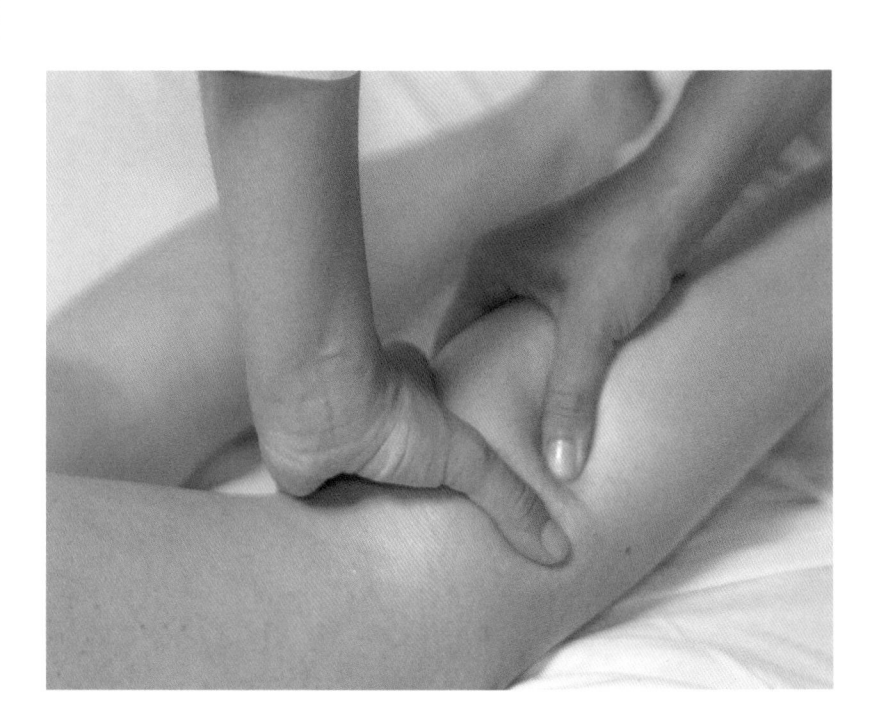

做伸展运动

久坐族每隔一小时就应该起来做一下伸展运动。长时间保持某一种姿势或工作姿势不当的话，会给腰部造成负担，引起腰痛。而且肚子渐渐凸起，腰部和背部可能会有疼痛感，到了下午，腿就会浮肿发麻。因此，不要长时间保持某一种姿势，要多活动身体，还可以做一些简单的舒展四肢关节、转动腰部的运动操。

按摩小腿或做足浴

下班以后，在家按摩小腿或做足浴可以缓解腿部疲劳。晚上睡觉前按摩双脚和背部可以促进血液循环，这对于缓解腿部浮肿和疲劳也有很好的效果。休息时可以将双脚抬高，用手给双脚按摩。

穿宽松的衣服

不要穿紧身的内衣和裤子。此时肚子愈加凸显，孕妇光坐着都会感觉很累。尽量穿宽松的衣服，这样工作时就不会感到那么不适了。

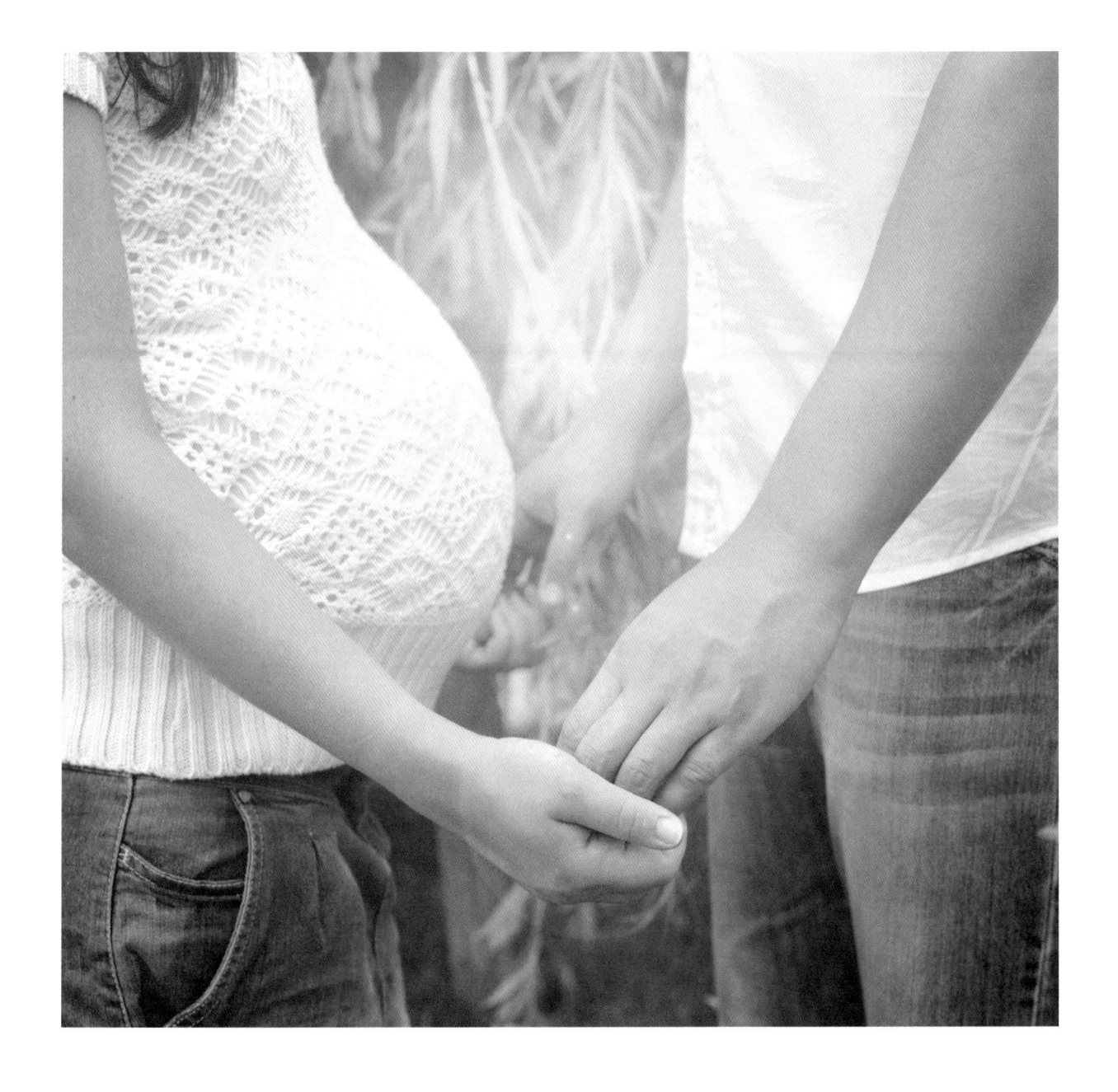

04

孕6月准爸爸需要做的事

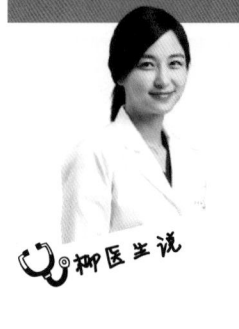

柳医生说

不知不觉间，准爸爸已经慢慢习惯了孕妈妈肚子凸起的样子。但是，准爸爸还是难以亲身体会孕妈妈因怀孕出现的身体变化。准爸爸应该陪在孕妈妈身边，并与她多多沟通。此外，准爸爸也可以送一件漂亮的孕妇装或其他礼物给孕妈妈。即使送的只是一件很小的礼物，也会给孕妈妈带来莫大的力量。为了即将出世的宝宝，准爸爸应该怀着喜悦的心情与孕妈妈一起做胎教。

需要做哪些努力

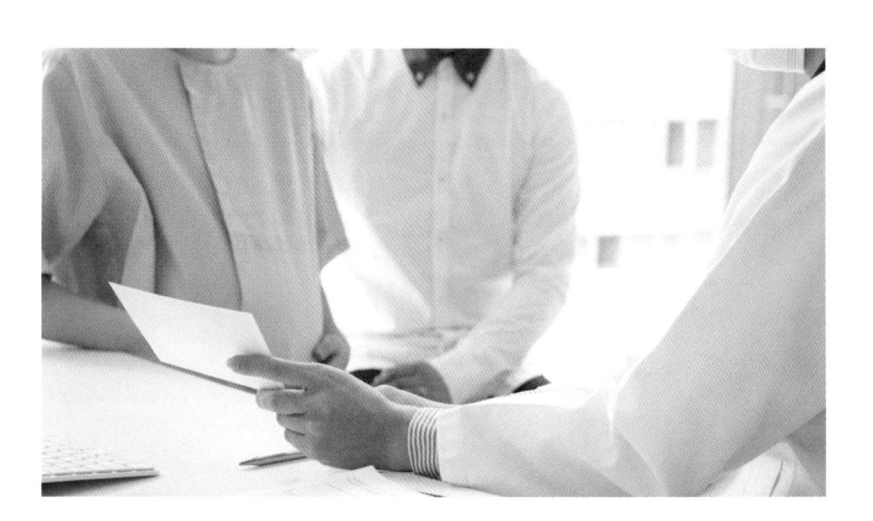

陪孕妈妈做系统超声检查

这个时期，胎儿的大部分器官已经成形，需要通过系统超声检查确认各器官是否有异常情况。准爸爸应该陪孕妈妈一起做系统超声检查，一起观察胎儿的身体及发育状况。此时，胎儿的发育状况可能会比预想的更好，胎儿开始能对周围环境做出反应。

送漂亮的孕妇装

此时孕妈妈的乳房和腹部明显增大。怀孕前穿的衣服对于现在的孕妈妈来说已经不合适了，所以准爸爸可以送漂亮、舒适的孕妇装给孕妈妈，这样还能改善孕妈妈的心情。女性即使是在怀孕期间，也能从美丽的外表中感受到幸福。

用热水给孕妈妈洗脚

孕妈妈常常会在半夜被日益明显的胎动弄醒。而且，由于突然的体重增加和激素变化，孕妈妈经常容易失眠。准爸爸可以在睡前用热水给孕妈妈做脚部按摩。这样不仅有助于血液循环和改善失眠，还能让孕妈妈感受到准爸爸对自己真心的爱。

把白米饭换成杂粮饭

很多人不喜欢吃口感粗糙的杂粮饭。但为了孕妈妈的健康，即使孕妈妈不喜欢吃，准爸爸还是应该果断地把白米饭换成杂粮饭。为了

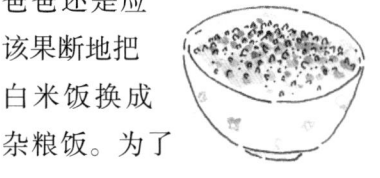

预防体重过度增长和妊娠期糖尿病，准爸爸有必要帮助孕妈妈改变饮食习惯。

经常检查孕妈妈是否抑郁

每 4 名孕妈妈中有 1 名会有抑郁感。由于突然增加的体重、身体急剧的变化以及对分娩和育儿的不安感，孕妈妈会觉得压力很大。大部分孕妈妈的抑郁感只是临时性的，但每10 名有抑郁感的孕妈妈中，有 1 名会患上需要接受药物治疗的抑郁症。抑郁症和抑郁感不同，抑郁症患者需要专家的诊断、建议和系统的治疗。如果孕妈妈的抑郁感较严重，且持续 2 周以上，准爸爸就需要和孕妈妈沟通，让她去医院接受抑郁症治疗。

平均每 4 名孕妇中有 1 位有抑郁感

10%

需要借助药物治疗

有抑郁感的孕妇

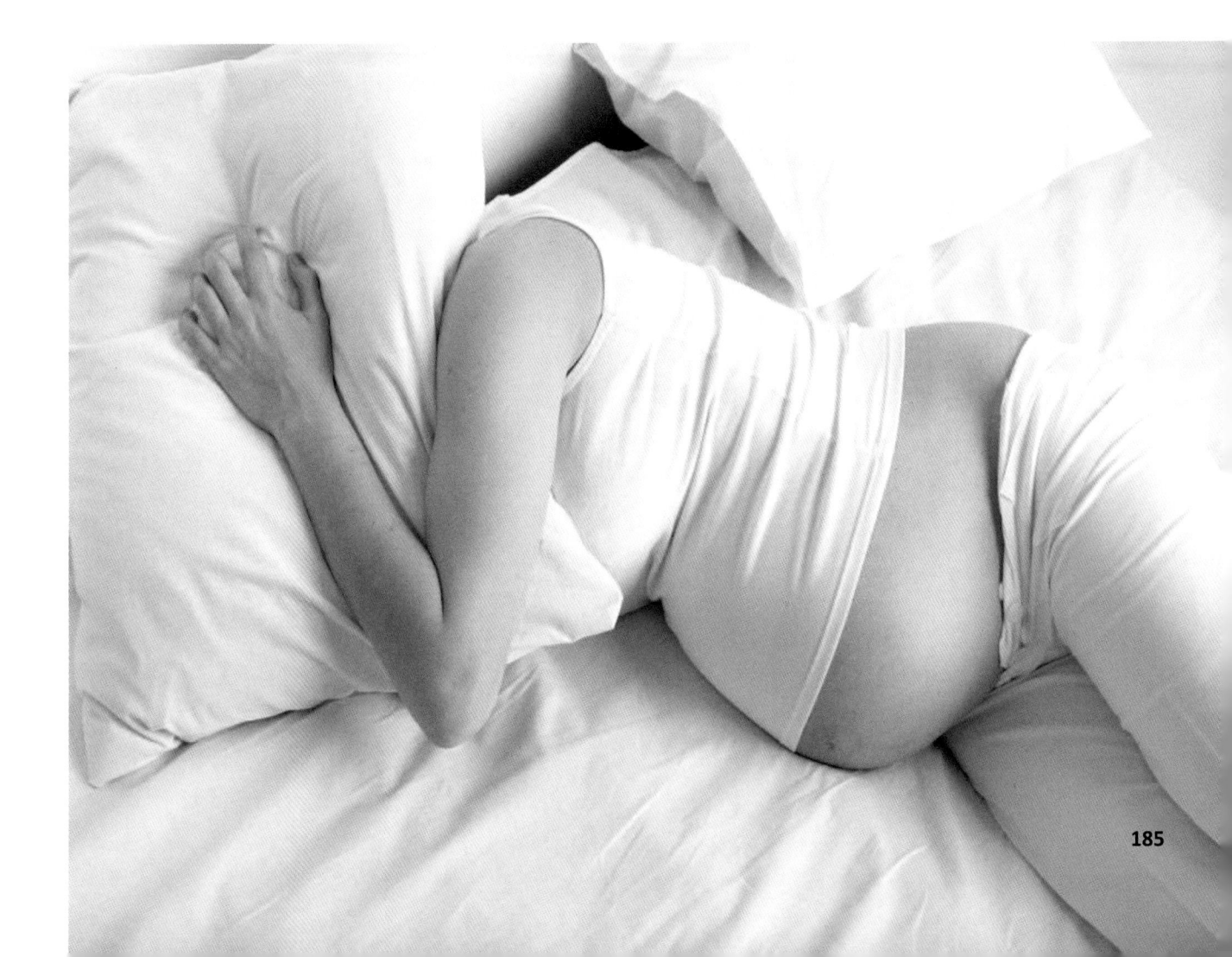

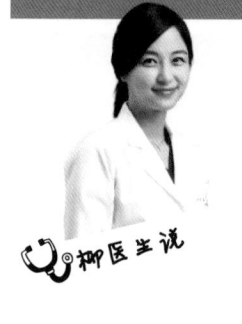

05 孕中期需要的营养素

柳医生说

怀孕后，孕妇常听到周边的人说"这个多吃点""一定要吃那个"等。和一般人相比，孕妇在营养补充方面需要花更多的心思。而且，怀孕的每个阶段需要补充的营养素各不相同。现在，我们来了解一下孕中期需要补充的营养素吧。

服用 Ω-3

Ω-3

Ω-3 是一组多不饱和脂肪酸，其化学结构中的第一个不饱和键位于甲基端的第三个碳原子上。代表性的 Ω-3 脂肪酸有 DHA、EPA、α-亚麻酸等。

DHA 的功效

最近有报道称 Ω-3 中的 DHA 有助于胎儿智力发育，能降低孕妇早产和患妊娠期高血压疾病的风险。DHA 是脑神经系统发育必需的成分之一，从孕晚期到宝宝两岁期间，宝宝脑部对 DHA 的需求量最大。尤其是在胎儿时期，胎儿需要的 DHA 全部依靠胎盘供给，所以孕妇摄入 DHA 显得尤为重要。

有报道称，孕妇服用含有 DHA 的 Ω-3 产品，有利于提高新生儿的智商及眼睛和手的协调能力、问题解决能力等。还有报道称，服用 Ω-3 有预防妊娠期高血压疾病、早产、低体重儿等功效。但以上报道都还存在异议，有待继续考证。换句话说，并没有硬性规定孕期必须服用 Ω-3，只是说服用 Ω-3 可能有这些功效。但对于饮食摄入不均衡的孕妇，建议最好服用 Ω-3。

孕期 DHA 的需求量

孕妇对 DHA 的需求量为 300 mg。虽然每个人的摄取量存在差异，但与西方人相比，东方人通过食物摄入的 DHA 量更多。鱼类富含 DHA，但是最近鱼中的汞含量较高，因此

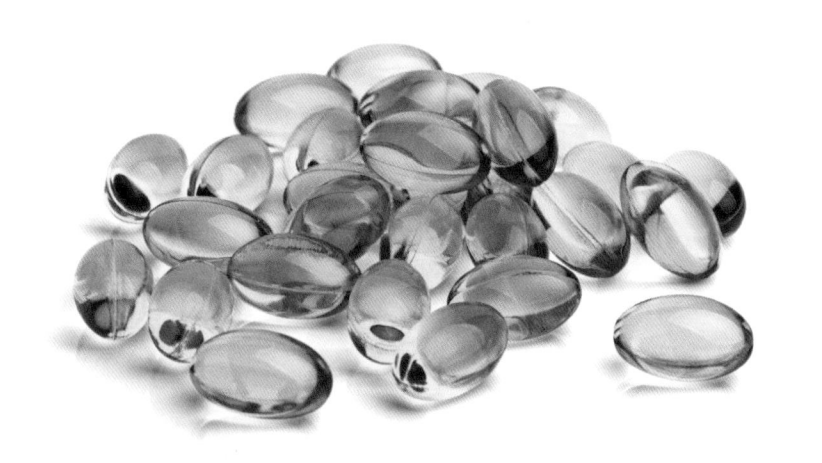

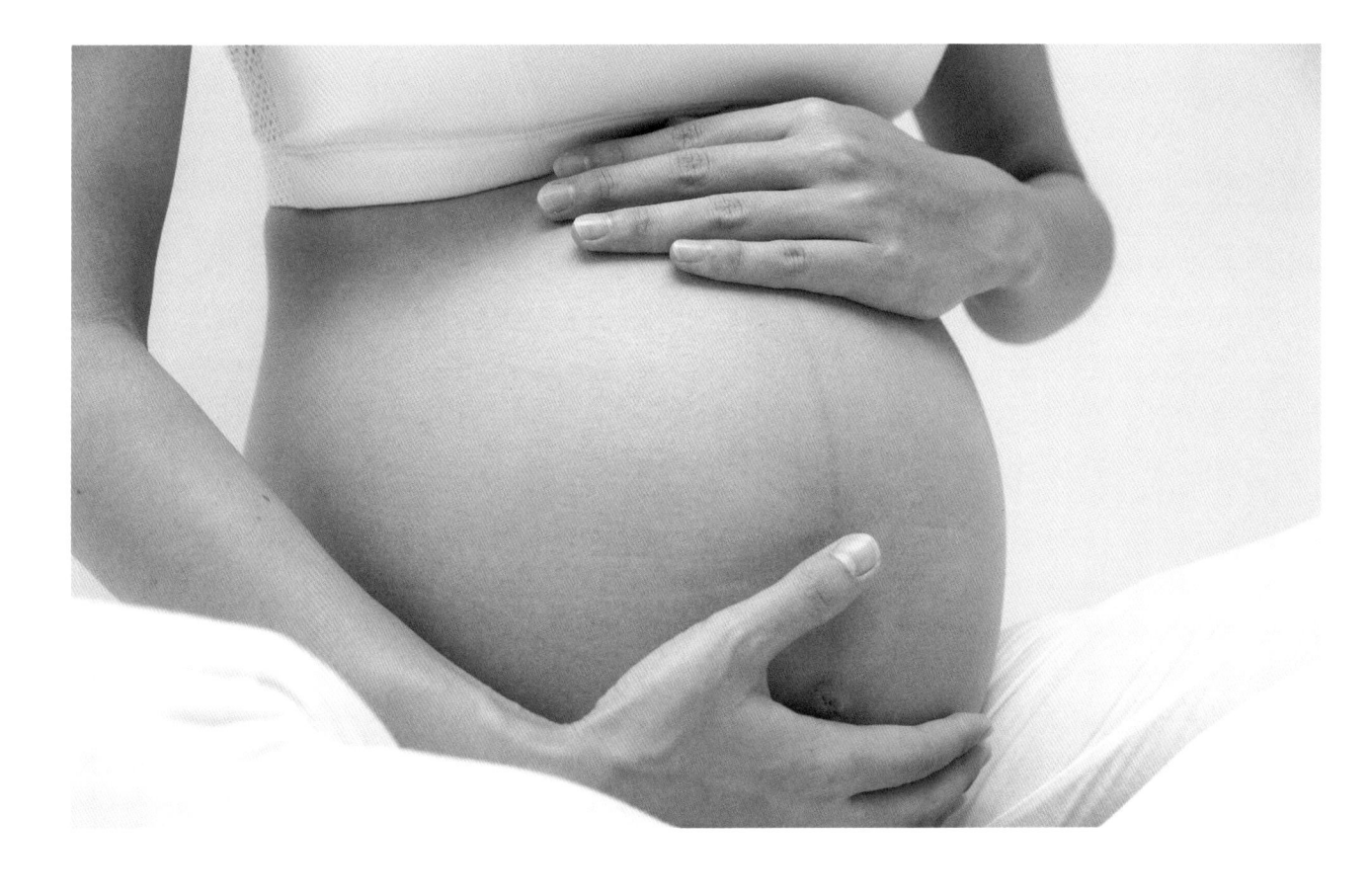

不建议食用太多鱼，建议服用含 DHA 的 Ω-3。

服用维生素

孕期维生素的需求量

虽然和怀孕前相比，孕期对维生素的需求量更大，但如果其他营养素的摄取不存在太大问题的话，没有必要再额外服用维生素。对于有饮食不均衡、吸烟、素食、服用药物等情况的高危孕妇，建议服用复合维生素。虽然目前为止还没有关于孕期服用维生素有利的相关研究结果，但是有研究显示维生素 C、维生素 E 等具有抗氧化作用，可能对妊娠期高血压疾病及早产有预防效果。

维生素服用量

很多孕妇用的维生素都是复合维生素，种类繁多且成分各不一样，因此服用时要注意其成分和用量。有报道称，过量服用维生素 A、维生素 C、维生素 D、锌、硒等营养素反而会对胎儿造成负面影响。若孕妇每日摄取的维生素 A 的量为 10000 ~ 50000 IU 或更多，会增加胎儿畸形的风险。因此，复合维生素的摄取量不能超过每日推荐量的两倍。

服用钙剂

孕期钙的需求量

女性无论在怀孕前、怀孕时，还是在哺乳阶段，每日对钙的需求量都是 1000 mg。

对于正常摄取营养剂的孕妇而言，不需要再额外摄取钙。但是东方人的平均每日钙摄取量一般低于正常需求量，而钙的吸收率一般只有 20% ~ 30%，而且可乐、雪碧等碳酸饮料，快餐速食以及饮食过咸都会降低钙的吸收率。因此，大部分孕妇的钙摄取量偏少。

服用钙剂的效果

服用钙剂与新生儿的死亡率、孕妇发生妊娠期高血压疾病及其他并发症等的概率减少有关。对于平时钙摄取不足的孕妇、容易发生妊娠期高血压疾病的有高血压家族史的孕妇、高龄产妇、超重孕妇等人群来说，钙的这一效果尤为突出。虽然到目前为止还没有研究证明服用钙剂确实能降低妊娠期高血压疾病的发生率，但已证实服用钙剂确实可以减轻妊娠期高血压疾病的严重程度，从而降低新生儿的死亡率及孕妇发生致命性并发症的概率。因此，对于平时钙摄取不足的孕妇、高龄产妇、超重孕妇、有肾脏疾病或高血压的孕妇来说，额外服用钙剂是有利的。不仅如此，钙还能有效预防骨质疏松，安神，促进睡眠，抑制血压上升，降低胆固醇含量，有效预防肥胖，所以孕妇应该努力调整平时的生活习惯，充分摄取钙。

Tips │ 提高钙吸收率的方法

1. 饮食不宜过咸

如果饮食过咸，为了排出过多的钠，钙也会随尿排出体外，即饮食过咸会引起钙的流失。

2. 减少可乐、雪碧等碳酸饮料的饮用

碳酸饮料里添加了磷，而磷与钙结合后会形成不溶于水的磷酸盐，继而妨碍钙在肠道内的吸收。钙与磷的比例维持在1:1才不会影响钙的吸收，反而有利于钙沉积到骨骼中。牛奶中的钙、磷之比与骨骼中的钙、磷之比相似，因此牛奶是一种能较好补充钙的食物。

3. 为了维生素D的合成，每日在太阳底下活动20～30分钟

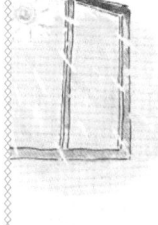

维生素D是促进钙吸收必需的维生素。通过晒太阳，我们的身体会自动合成维生素D，所以不要一直待在室内，应该适当晒晒太阳，在太阳底下休息或散步20～30分钟。如果体内的维生素D含量偏低，可以额外服用维生素D单一制剂。

4. 多吃富含钙的食物

富含钙的食物有很多，1杯酸奶含钙350～400 mg，1杯牛奶含钙300 mg，一片奶酪（28 g）含钙200 mg，半块豆腐（57 g）含钙200 mg，一人份杏仁（57 g）含钙75 mg。此外，鲣鱼、海藻、豆类、谷物、绿色蔬菜等食物也富含钙。

黑豆比大豆含有更多的钙和蛋白质。虾皮100 g含钙991 mg，海带100 g含钙241 mg，紫菜100 g含钙264 mg。100g下列食物的含钙量：鲣鱼（大）为1905 mg，鲣鱼（小）为902 mg，银鱼脯为1056 mg，干海带为959 mg，干海菜为708 mg，干紫菜为232 mg，新鲜鳗鱼为157 mg，新鲜青花鱼为26 mg，新鲜金枪鱼为87 mg，新鲜鲱鱼为87 mg，牛奶为100 mg，奶酪为613 mg，新鲜豌豆为51 mg，干红豆为30 mg，葡萄干为630 mg，芝麻为21 mg，大豆为127 mg，鸡蛋为89 mg。

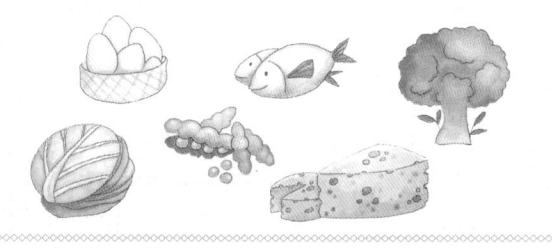

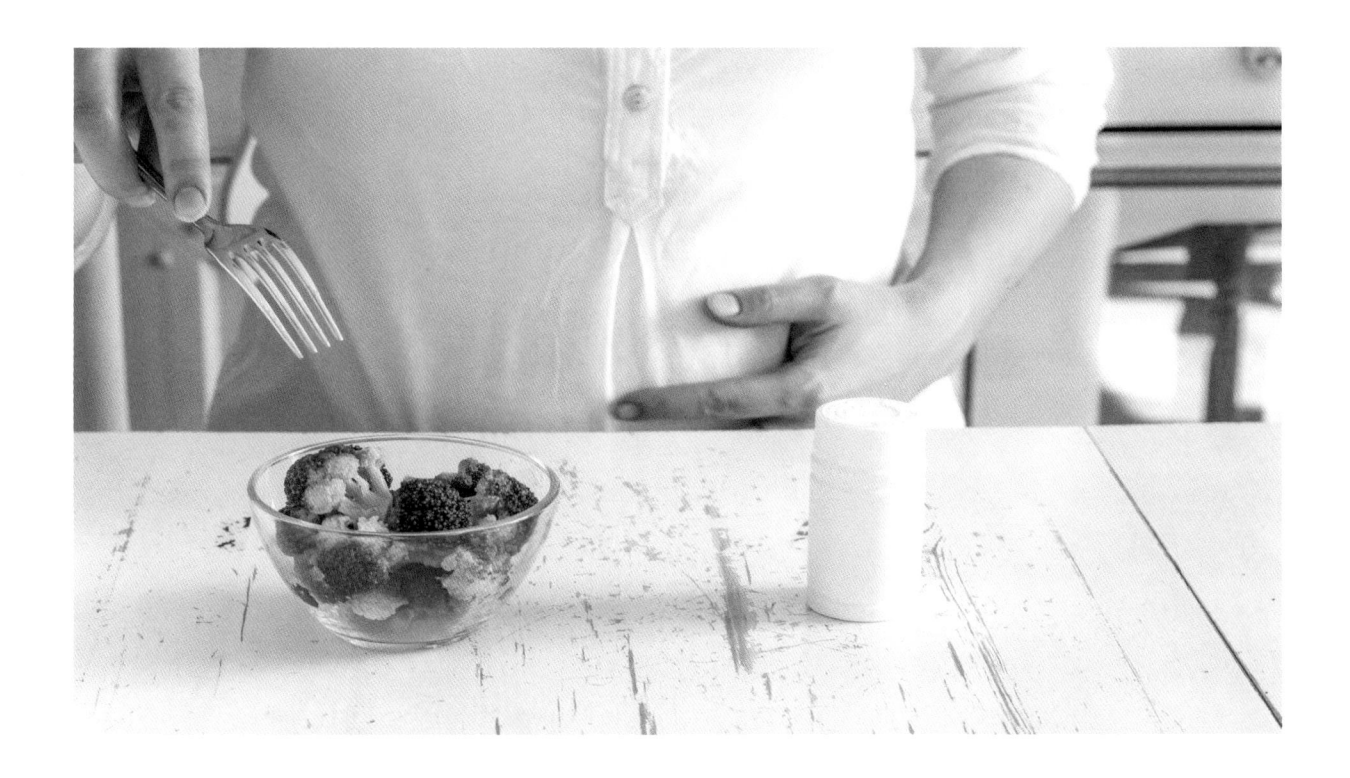

服用锌镁合剂

稳定情绪的营养素

怀孕期间，孕妈妈的精神状态对胎儿有很大影响，所以孕妈妈要尽量保持情绪稳定、心情愉悦。除了钙以外，能让孕妈妈情绪稳定的营养素还有锌和镁。

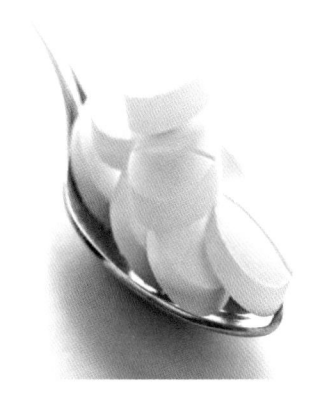

锌的功效

锌能维持体内酸碱平衡，使身体保持良好的状态。

镁的功效

镁不仅能改善神经和肌肉的功能，还能稳定情绪。和钙一样，孕妇也要多摄取锌和镁。

摄取优质蛋白

蛋白质的需求量

怀孕期间，随着胎儿、胎盘的生长，母体子宫、乳房的增大及母体血液量的增加，蛋白质需求量增加至每日 60 g。从孕 6 月开始，蛋白质需求量进一步增加，每日的建议摄取量增加至 70 ～ 100 g。虽然很多食物富含蛋白质，但怀孕期间更建议多摄取动物性蛋白质，因为动物性蛋白质也是铁、维生素 B_6、锌等营养素的优质提供源。孕妇每周至少要吃 1 次肉类。红肉和乳制品既是高蛋白食物，又是高脂肪、高热量食物，所以相较于牛肉、猪肉，建议怀孕前肥胖或孕期体重增加较多的孕妇食用鸡肉、鱼肉、低脂肪乳制品或豆制品。

189

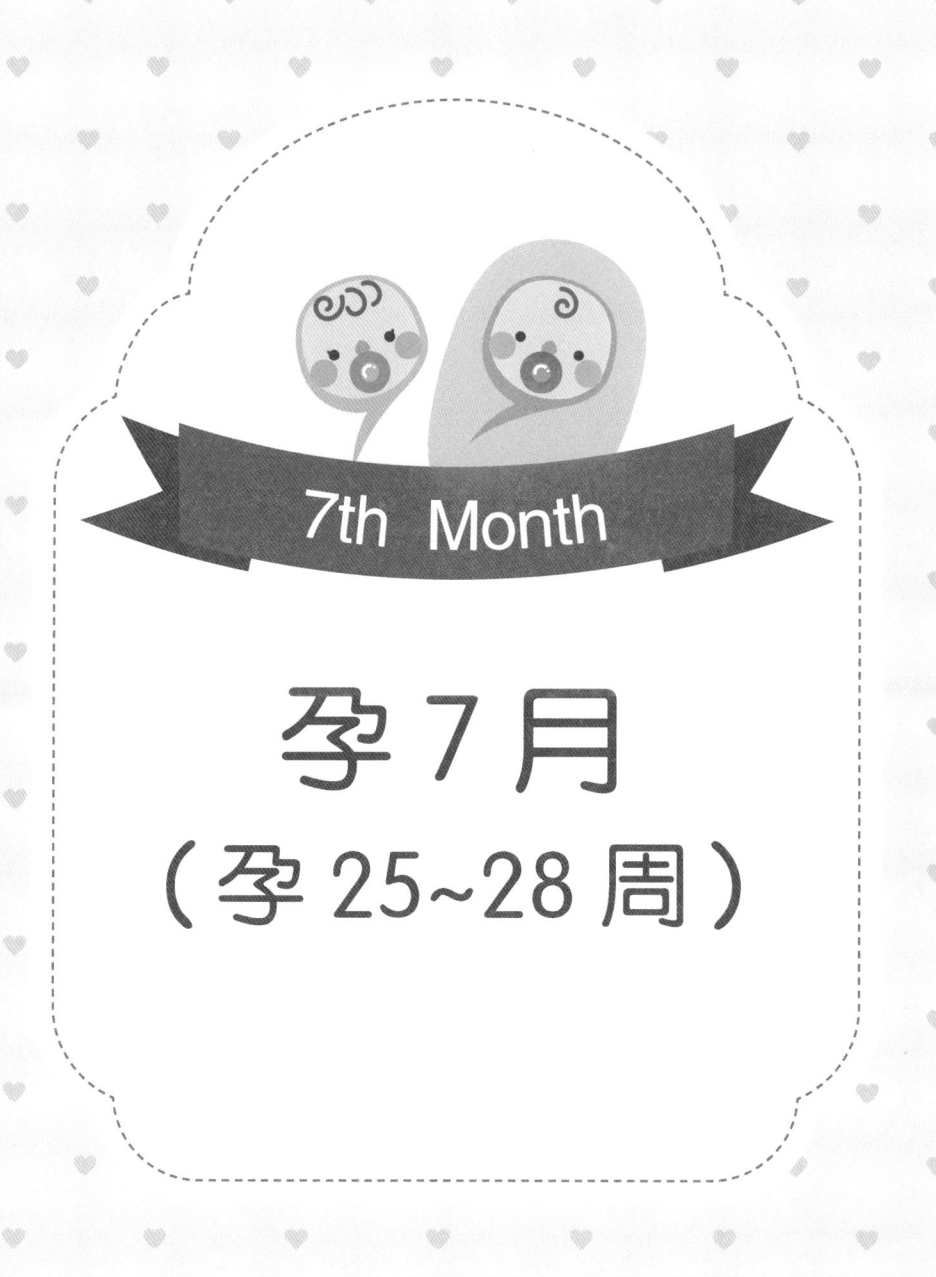

7th Month

孕7月
（孕 25~28 周）

孕**7**月
（孕 25~28 周）

孕妈妈和胎儿

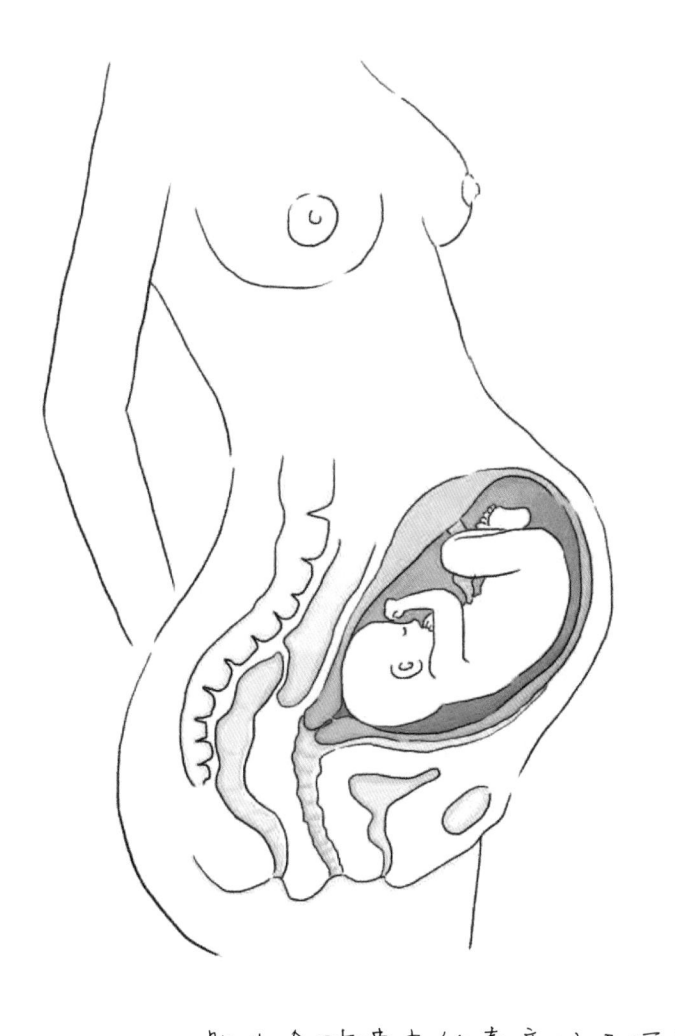

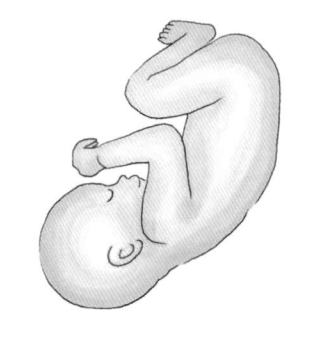

孕 7 月时，胎儿身长 37～39cm，体重 800～1200g

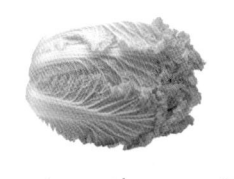

一棵白菜的重量

胎儿会对嘈杂的声音以及呵斥声表示出明显的反感，
喜欢听舒缓的音乐或孕妈妈的声音。
胎儿的视觉和听觉发育成熟。胎儿能对周边环境主动做出反应。

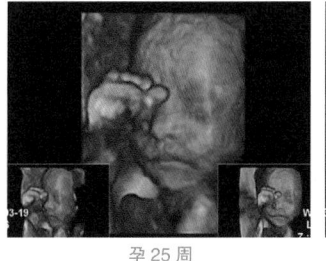
孕 25 周

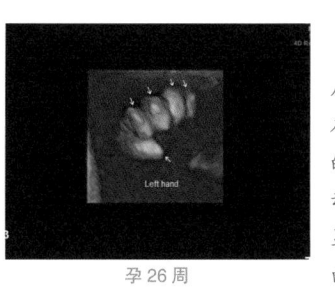
孕 26 周

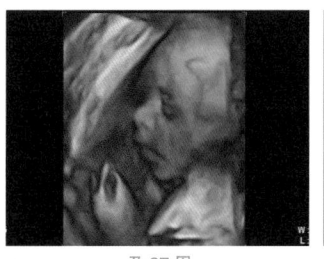
孕 27 周

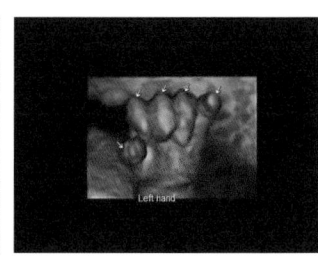
孕 28 周

胎儿练习吮吸手指，为吸奶做准备。胎儿的大脑皮质发育完成，感觉区及运动区发育成熟。胎儿可以自己在子宫内转动身体，并控制自己的整个身体。此时胎儿的听觉和视觉已比较发达，因此胎儿能对周边的刺激主动做出反应。胎儿会对嘈杂的声音以及呵斥声表现出明显的反感，喜欢听舒缓的音乐或孕妈妈的声音。如果外面有强光照射，胎儿会出现被吓到而挪动身体的反应。大部分胎儿的头部向着孕妈妈的骨盆。胎儿的皮肤开始变红，变得不再透明。胎儿的面部和身体开始变得圆润，但由于脂肪储存量不多，所以胎儿的皮肤目前还是皱巴巴的。女胎儿的大阴唇形成，男胎儿的性器官虽然已发育完成，但睾丸还留在腹部。此外，胎儿的肺泡开始成熟，胎儿开始练习呼吸。

孕 25 周

孕 25 周的胎儿

此时，胎儿皮肤下面的毛细血管开始形成，之前透明的皮肤开始变红。胎儿的大脑皮质发育完成，感觉区发育成熟。胎儿会触摸自己的身体，也会触摸胎盘。

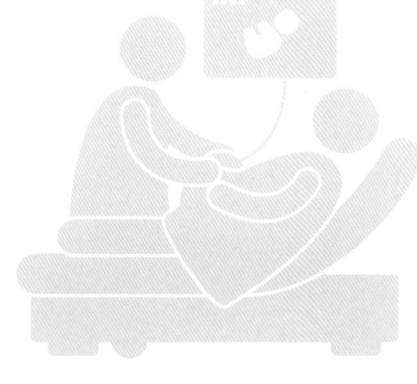

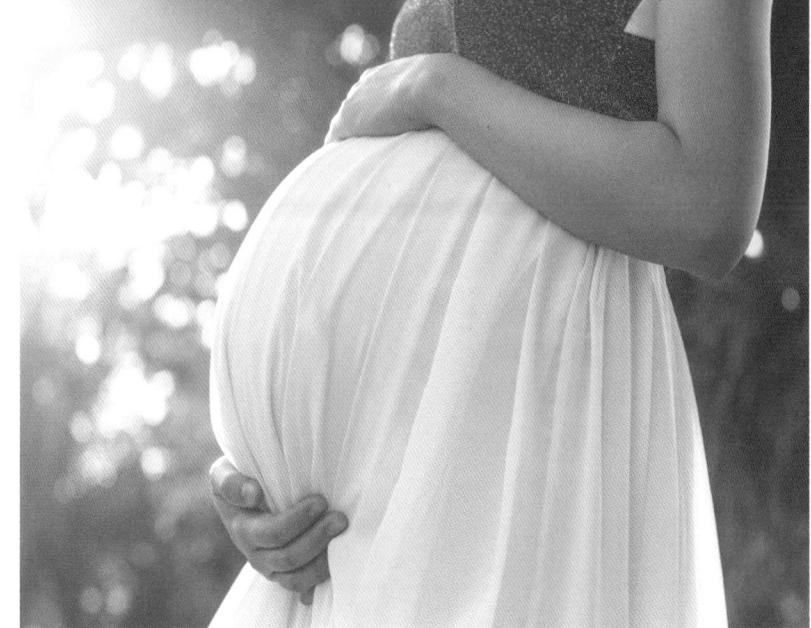

胎儿的身长和体重

孕 25 周时，胎儿身长 34 ~ 36 cm，体重 600 ~ 700 g。

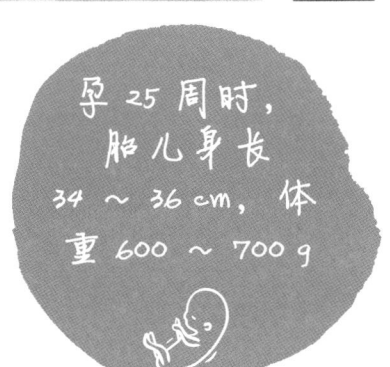
孕 25 周时，胎儿身长 34 ~ 36 cm，体重 600 ~ 700 g

孕 26 周

孕 26 周的胎儿

胎儿肺内形成肺泡，并形成表面活性物质等，肺功能基本发育成熟。胎儿的脂肪储存速度加快。

胎儿的身长和体重

孕 26 周时，胎儿身长 36 ~ 38 cm，体重 700 ~ 830 g。

孕 26 周时，胎儿身长 36 ~ 38 cm，体重 700 ~ 830 g

孕 27 周

孕 27 周的胎儿

胎儿听觉神经发育得更加成熟，能辨认出爸爸妈妈的声音。此外，胎儿开始练习呼吸。

胎儿的身长和体重

孕 27 周时，胎儿身长 36 ~ 38 cm，体重 730 ~ 900 g。

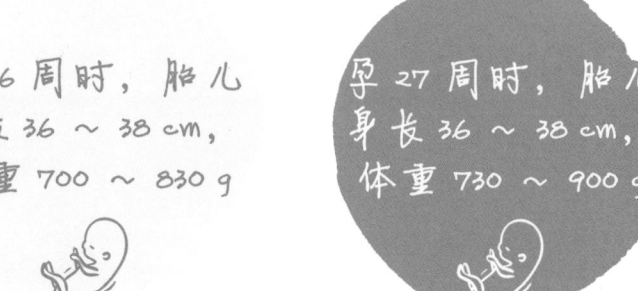

孕 27 周时，胎儿身长 36 ~ 38 cm，体重 730 ~ 900 g

孕 28 周

孕 28 周的胎儿

胎儿的头发变得茂密，眉毛和睫毛也已经长出来了。胎儿开始睁开眼睛，其视网膜细胞发育成熟。胎儿的听觉和视觉快速发育。

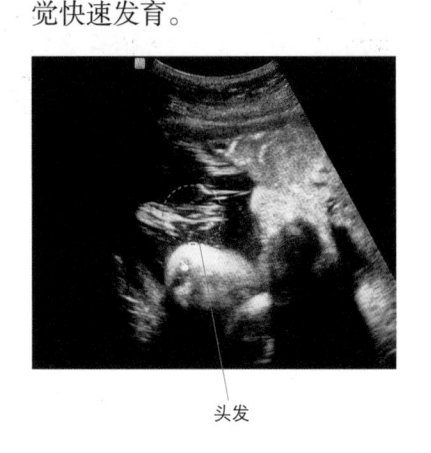

头发

胎儿的身长和体重

孕 28 周时，胎儿身长 37 ~ 39 cm，体重 800 ~ 1200 g。

孕 28 周时，胎儿身长 37 ~ 39 cm，体重 800 ~ 1200 g

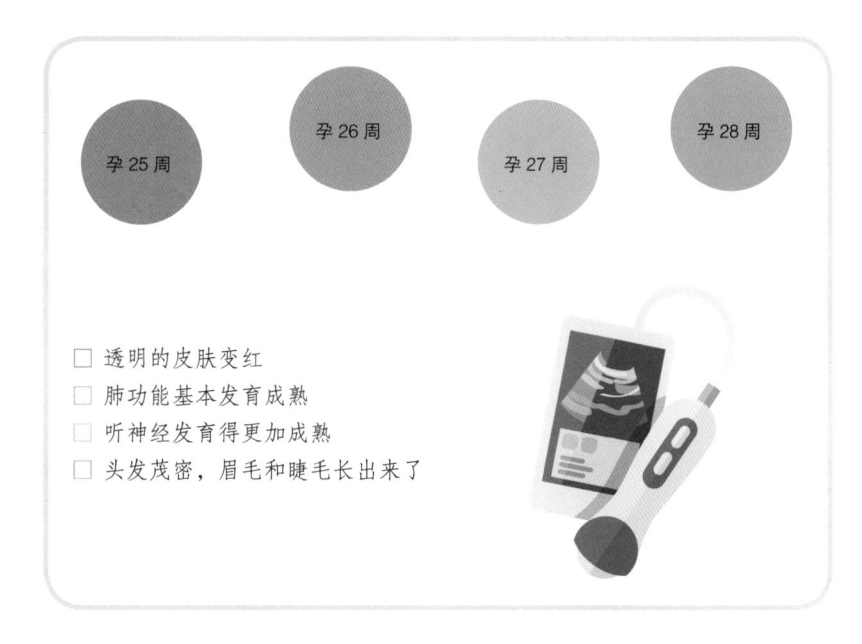

孕 25 周　孕 26 周　孕 27 周　孕 28 周

☐ 透明的皮肤变红
☐ 肺功能基本发育成熟
☐ 听神经发育得更加成熟
☐ 头发茂密，眉毛和睫毛长出来了

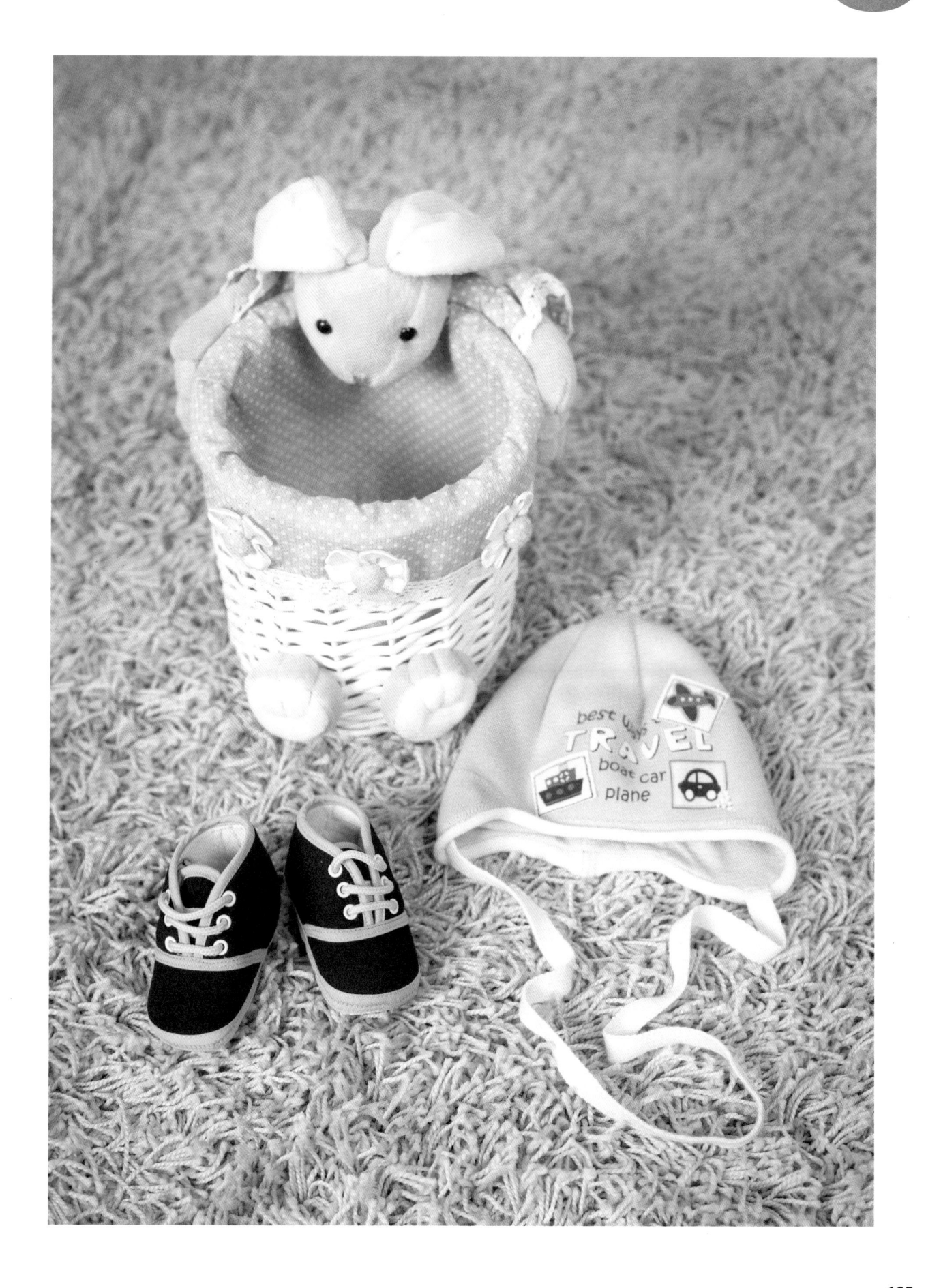

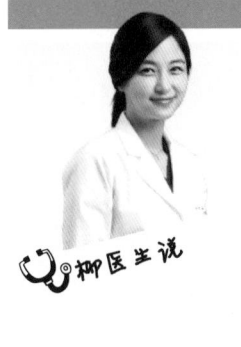

01 ▶▶

孕7月需要做的检查

柳医生说

孕7月，孕妇需要检查是否患有妊娠期糖尿病。妊娠期糖尿病与普通人的糖尿病不同，它是指受孕期激素变化的影响，孕妇体内的胰岛素出现非正常反应的现象。无论孕妇是谁，即使她不肥胖，年纪轻，没有妊娠期糖尿病家族史，也有可能患上妊娠期糖尿病。

做基本检查

贫血检查

现在孕妇需要检查血液中的血红蛋白是否正常。通常孕中期的孕妇很可能发生贫血，其血红蛋白值在 11 mg/dl 以上时视为正常。

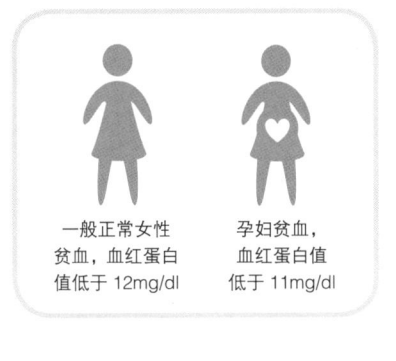

一般正常女性
贫血，血红蛋白
值低于 12mg/dl

孕妇贫血，
血红蛋白值
低于 11mg/dl

尿检

通过尿检确认是否有尿路感染或肾脏问题，检查是否有糖尿、蛋白尿、细菌尿及脓尿等现象。

三维超声检查

这一时期通过超声检查能最清楚地观察到胎儿的面部结构。再过几周，与羊水量的增加速度相比，胎儿面部和身体的发育速度更快，且很难清晰地观察到胎儿的完整面部。因此，建议在这个时期做三维超声检查。在胎儿的外形基本形成的这一时期，做三维超声检查的首要目的是再次确认胎儿的外形是否存在异常。通过三维超声检查，可以立体观察到胎儿的额头、眉毛、睫毛、鼻子、人中、唇线等部位，确认胎儿的耳朵是否有异常（如是否患有小耳症），手指和脚趾是否能正常活动，而且可以更加准确地观察到胎儿的外形。

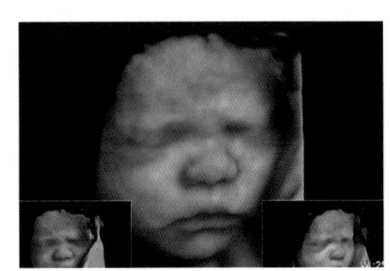

立体超声照片

做三维超声检查的第二个目的是三维重建胎儿的面部，确认胎儿的面部是否正常。由于胎儿的位置及做三维超声检查人员的技术不同，每位孕妇做完三维超声检查后的满意度会有所不同。这不是必须检查项目，可以选择不做。

做妊娠期糖尿病检查

妊娠期糖尿病

妊娠期糖尿病是指孕期受与怀孕相关激素的影响，孕妇体内的胰岛素抵抗加重，胰岛素的分泌量减少，导致孕妇体内的糖代谢出现异常的现象。

由于孕妇体内的胰岛素抵抗加重，胰岛素的作用减弱，导致不仅糖代谢不能正常进行，而且蛋白质、胆固醇、酮的代谢也会出现异常。孕妇体内的这些变化会给孕妇和胎儿带来各种并发症。

患妊娠期糖尿病的原因

妊娠期糖尿病是指孕期初次出现的糖代谢异常疾病。孕 20 周后，胎儿体内存储脂肪的速度加快，体重快速增加。胎盘也随着胎儿的生长而增大。为了维持怀孕和为胎儿提供良好的生长环境，胎盘分泌出很多种激素，以便于母体的营养素能有效传递给胎儿。这些激素改变了母体环境，使母体内的胰岛素抵抗加重，血糖值维持在较高的水平。

妊娠期糖尿病孕妇的种类

根据血糖调节能力的高低，妊娠期糖尿病孕妇大致可以分成两类。第一类可以通过食疗及运动来调节血糖。这类孕妇发生妊娠期糖尿病所致的胎儿死亡或其他并发症的可能性并不高。第二类

不能通过食疗或运动来调节血糖，必须接受药物治疗。这种情况下，巨大儿、胎儿肺发育滞缓、死产等的发生率较高。

需要做妊娠期糖尿病检查的时间*

在胎儿体重快速增加的孕 24 ~ 28 周时，会检查孕妇体内的糖代谢是否异常。通常进行 75 g 口服葡萄糖耐量试验（OGTT）。空腹及服糖后 1 小时、2 小时血糖值分别低于 5.1 mmol/L、10.0 mmol/L、8.5 mmol/L 为正常，若任何一个血糖值达到或超过上述标准即可诊断为妊娠期糖尿病。

妊娠期糖尿病高危人群

1. 有糖尿病家族史或携带相关遗传基因的人群，其发病率更高。

2. 如果前两次怀孕时患有妊娠期糖尿病，则第三次怀孕时再患妊娠期糖尿病的可能性增加 25.9 倍。

3. 高龄产妇患妊娠期糖尿病的可能性相对更高。

4. 肥胖孕妇（BMI 25 以上）发生妊娠期糖尿病的概率更高。

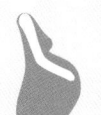

第一类妊娠期糖尿病孕妇

空腹血糖浓度低于 5.3 mmol/L
饭后 2 小时血糖浓度低于 6.7 mmol/L
↓
可以通过食疗或运动来调节血糖
↓
基本不会有并发症

第二类妊娠期糖尿病孕妇

空腹和饭后 2 小时血糖无法得到调节
↓
无法通过食疗或运动来调节血糖
↓
需要接受胰岛素治疗
↓
伴随并发症，属于高危孕妇

妊娠期糖尿病对胎儿的影响

妊娠期糖尿病孕妇大致可分为两类，一类孕妇可以通过食疗或运动来调节血糖，另一类孕妇只能接受胰岛素治疗。可以通过食疗或运动来调节血糖的孕妇的胎儿基本不会出现并发症，但对于不能通过食疗或运动，只能借助胰岛素治疗才能调节血糖的孕妇来说，妊娠期糖尿病对其胎儿造成的影响较大。

巨大儿

孕妇的血液会通过胎盘传递给胎儿，因此孕妇血糖浓度过高时，胎儿身体内的血糖浓度也会较高。于是为了调节浓度较高的血糖，胎儿体内的胰岛素分泌量增加，导致胰岛素浓度较高，而胰岛素有促进胎儿生长的作用，进而导致胎儿整个身体储存过多的脂肪，超出身体正常比例。与头部相比，身体和四肢上的脂肪过量的胎儿被称为巨大儿。孕妇患有妊娠期糖尿病，胎儿的体重超过 4 kg，则胎儿是巨大儿的可能性较高。巨大儿会使分娩时出现肩难产的概率增加。

肩膀和身体
比头部粗壮

低血糖

宝宝在母体内时，受母体高血糖的血液供给的影响，血糖浓度较高，导致宝宝体内的胰岛素浓度也会较高。分娩后宝宝无法再像在母体内一样得到高血糖的血液供给，其血糖浓度会急速下降。出生后的宝宝受低血糖的影响，全身各器官会出现不同程度的损伤。因此，对于妊娠期糖尿病孕妇产下的新生儿，需要格外注意其有无低血糖情况。

黄疸

妊娠期糖尿病孕妇产下的新生儿发生黄疸的概率更高。

胎肺发育滞缓

与怀孕周数相同的宝宝相比，妊娠期糖尿病孕妇的宝宝胎肺发育滞缓。

胎儿死亡

需要通过胰岛素治疗的妊娠期糖尿病孕妇的胎儿的死亡率更高。在预产期前的 4 ~ 8 周，不明原因导致的胎儿死亡率有所增加。

妊娠期糖尿病对孕妇的影响

实施剖宫产的可能性增加

巨大儿等情况会使孕妇骨盆失衡的概率增加，从而导致分娩时实施剖宫产的概率增加。

患妊娠期高血压疾病的可能性增加

妊娠期糖尿病孕妇出现妊娠期高血压疾病的可能性增加。

分娩后患糖尿病

患有妊娠期糖尿病的女性在分娩后基本会自行好转。这类女性在分娩 6 周后一定要检测血糖以确认糖尿病是否好转。即使血糖恢复正常，这类女性平时仍应注意饮食、多加运动。有报道显示，50% 的有妊娠期糖尿病史的女性在 20 年内会患上糖尿病。

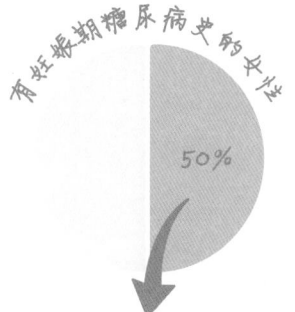

有妊娠期糖尿病史的女性

50%

20 年内会患上糖尿病

妊娠期糖尿病的治疗

食疗法

通过一定的管理，使空腹血糖浓度低于 5.3 mmol/L，饭后 2 小时血糖浓度低于 6.7 mmol/L。

在给孕妇自身和胎儿提供适量营养的同时，为预防

空腹血糖浓度低于 5.3 mmol/L

饭后 2 小时血糖浓度低于 6.7 mmol/L

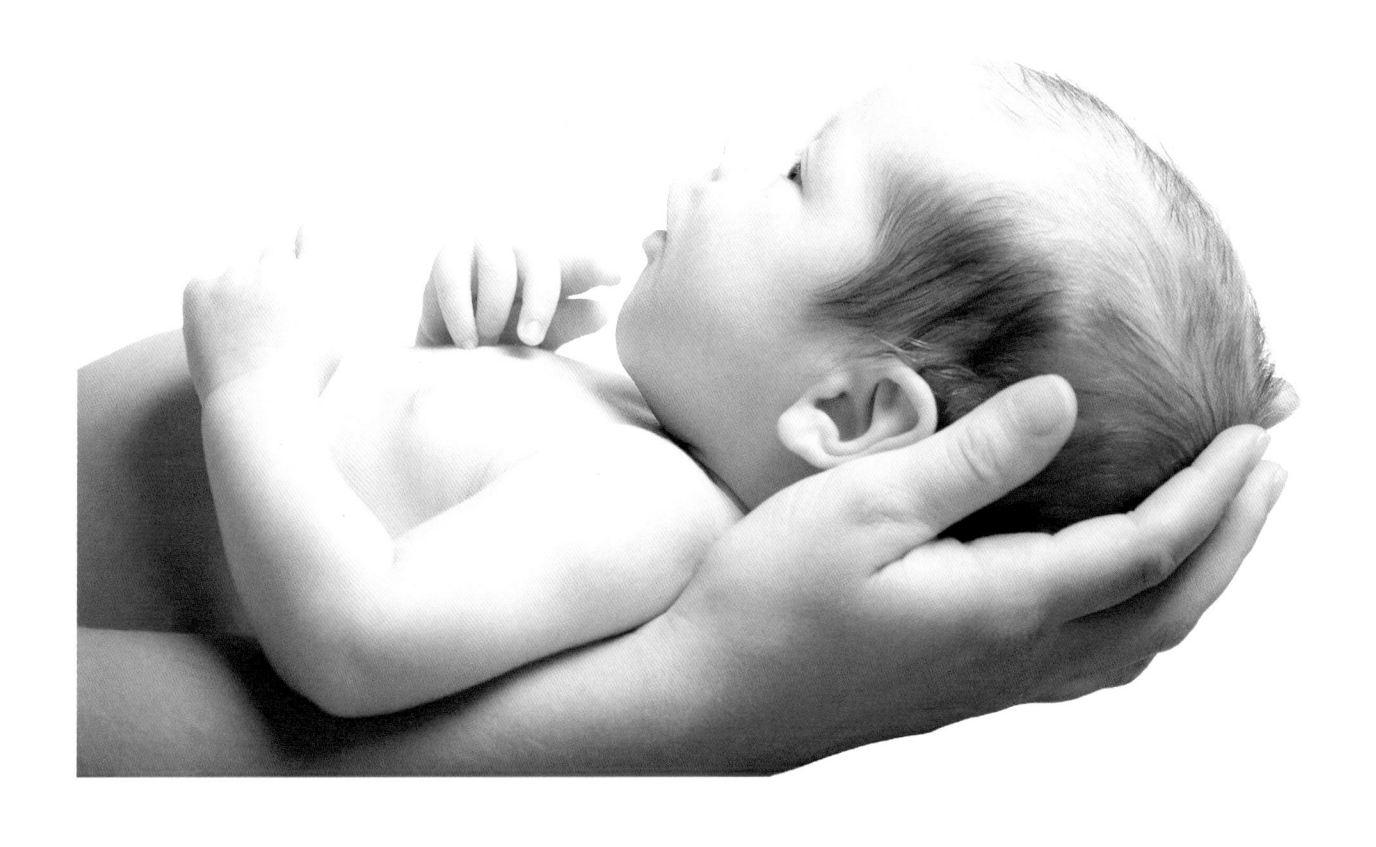

过度进食引起的酮症，孕妇的每日饮食计划定为3顿正餐加2～4次零食。正餐和零食的时间间隔尽量保持一致。对于一般人来说，每天每千克体重应摄入的能量为30 kcal（1 kcal等于4186 J），日常饮食以糙米等杂粮饭及蔬菜为主。为防治蛋白质供给不足，可适当补充肉类或豆腐等富含蛋白质的食物。此外，还可以喝点牛奶，吃点蒸地瓜、土豆、水果等。其中，尤其值得注意的是加工后的糖类食物，应尽量远离面包、拉面、饼干等面粉类食物或巧克力、冰激凌、糖果等含糖量较高的食物。较甜的水果虽然富含维生素和无机物，但它们的含糖量很高，因此妊娠期糖尿病孕妇要尽量少吃西瓜、甜瓜、草莓、苹果等水果。

运动疗法

妊娠期糖尿病孕妇可以适当做些运动，如散步、游泳等有氧运动，以及利用上身肌肉，且不会对全身造成太大物理性压迫的运动。运动4周后，其血糖下降效果渐渐显现。长期坚持运动，不仅可以控制血糖，还可以缓解压力、转换心情。但要注意的是，过度剧烈的运动有可能危害孕妇和胎儿的健康，因此孕妇最好和主治医生商谈后再运动。如果运动过程中出现头晕、呼吸不畅或骨盆及腰部感受到疼痛时，需要立即中止运动并充分休息。

胰岛素疗法

胰岛素疗法是在食疗和运动疗法仍无法使血糖恢复正常（空腹血糖浓度低于5.3 mmol/L，饭后2小时血糖浓度低于6.7 mmol/L）时才采用的治疗方法。孕妇入院后，先经验性使用胰岛素，并接受关于胰岛素注射方法及自己测量血糖方法的教育。胰岛素用法、用量因人而异，但多为三餐前注射。血糖每天要测量4次以上（空腹时、饭后1小时、饭后2小时）。和饭前的血糖浓度相比，饭后的血糖浓度更能准确反映结果。

注意口服的降血糖药

大部分口服的降血糖药是禁止孕妇服用的。虽然孕妇服用二甲双胍（metformin）后不会出现太大的问题，但仍建议大部分女性在确认怀孕后停止服用二甲双胍。

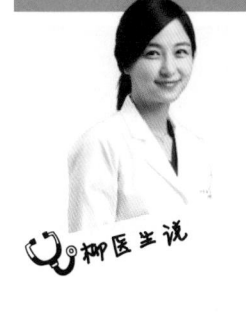

02 ▷▷▷ 孕 7 月孕妇的身体状态

柳医生说

不知从何时起，孕妇的脸会变得像十五的月亮那般圆。虽然孕妇都希望只是肚子凸起来，但实际上其手臂、大腿等部位都会长肉，脸也胖乎乎的。随着肚子的增大，孕妇的行动会越来越不便。

孕妇的身体变化

难以躺平

这一时期，孕妇的腹围已经很大了，平躺时孕妇会感觉呼吸困难。随着孕妇肚子的增大，其肚脐开始往外翻，子宫上移到剑突下方，压迫心脏和胃，因此孕妇常有强烈的不适感。

皮肤的变化

孕妇的腹部开始变得很痒，腹部及臀部周围开始显现妊娠纹，全身皮肤颜色加深。随着怀孕周数的增加，孕妇越来越感觉到肚皮发痒，皮肤越干燥，越感觉痒。这时孕妇尽量不要用手去挠，而应该在肚子周围涂抹乳液，并用手轻轻按摩，这样痒的感觉会有所缓解。如果用手挠，皮肤受到刺激，角质层会变厚，会导致皮肤变得粗糙且颜色加深。

乳晕上出现白色小肿块

乳晕扩大、颜色加深时，乳晕上会出现白色小肿块。这是名叫"蒙哥马利腺"的小肿块，它能分泌一种润滑液，使乳头保持柔软，让母亲哺育宝宝时感觉更加舒适。

手臂、大腿、双肋等部位开始长赘肉

为了加快胎儿体内脂肪的储存速度，孕妇体内的糖代谢发生了变化，即有能量进入孕妇体内时，孕妇的身体会将它们储存起来。随着脂肪存储速度的加快，孕妇身体的各个部位开始长肉。

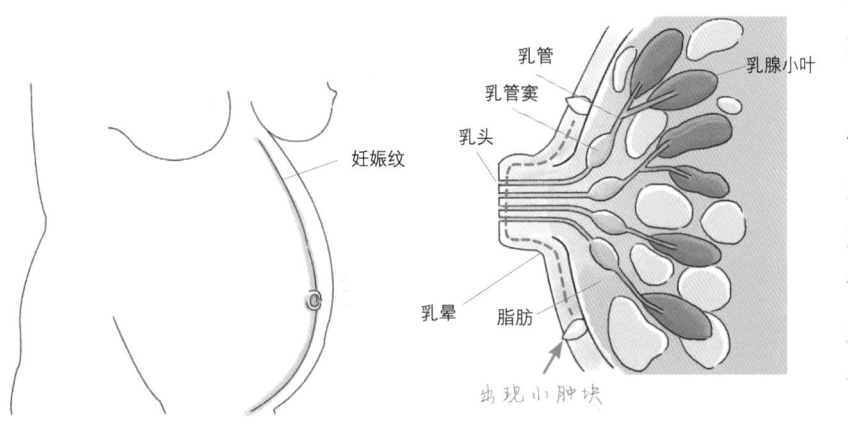

妊娠纹

乳管　　　乳腺小叶
乳管窦
乳头
乳晕　　脂肪
出现小肿块

肋骨疼痛

随着胎儿的生长，孕妇的宫底上移，肋骨受到挤压，导致孕妇出现肋骨疼痛的症状。宫底的高度会增加 5 cm 左右，最下面的肋骨会往外翻，这时孕妇就会感觉到肋骨疼痛，甚至有时会怀疑是肋骨断了。胎儿的持续刺激也会加重孕妇的疼痛感。但事实上由怀孕导致肋骨骨折的情况是非常少见的。

能感受到胎动的范围扩大了

和以前相比，孕妇能感受到胎动的范围进一步扩大了。胎动渐渐增强，直到孕 32 周。

伴随着胎动，胎儿的大脑皮质渐渐成熟，身体的运动、感觉能力渐渐发育成熟。胎儿不断活动，有利于锻炼其四肢的肌肉。

腹部紧绷

长时间行走或站立后，孕妇会感觉到腹部紧绷，这是由子宫增大导致血液量增加引起的。如果血液供给无法满足逐渐增大的子宫的需求，肌肉缺血，继而回缩，这时孕妇会感觉到腹部紧绷。因此，长时间行走或站立等会导致流向子宫的血液量减少，进而孕妇会感觉到腹部紧绷。随着孕期的进展，这种感觉会频繁出现。腹部紧绷，其实就是"请增加流向子宫的血流量"的信号。当感觉腹部紧绷时，可以采取左侧卧位，并充分休息，这样腹部紧绷感会有所缓解。如果充分休息后仍有腹部紧绷感，则可能不仅仅是由血液供给不足引起的。这时需要去医院接受相应的检查。

消化障碍及肠胃器官功能障碍

增大的子宫会压迫胃和小肠，增加的激素会妨碍肠胃的蠕动。饭后，孕妇可能会因肚子胀痛或便秘而感到不适。

Tips | 孕妇的睡眠姿势

Q：是不是应该选择左侧卧位？

A：心脏的位置偏左，从心脏出来的血液经过大动脉朝左侧流，经过全身后这些血液通过右侧的下腔静脉重新流回心脏。如果平躺的话，流向全身的血液再流回心脏时会挤压下腔静脉。下腔静脉是将经过全身的血液运回心脏的最大静脉。如果子宫挤压这一部位，则回流的血液量变少，重新注入心脏的血液不足，最终导致心脏搏出量不足。从心脏流出的血液一旦减少，血压就会下降，通过胎盘流向胎儿的血液量也会因此减少。

但如果平躺时没有呼吸不畅或胸闷，侧卧时反而更加难受，就没有必要选择侧卧。朝左侧卧只是当下腔静脉被压迫、血液循环不通畅时，为了缓解血液循环的压力才采取的应急措施。如果没有出现呼吸困难、头晕或者胸闷，则说明血液循环畅通，因而就没有必要教条地采取左侧卧位的睡姿了。

休息时，采用最舒服的姿势，中途可以选择左侧卧位换一下姿势。因为在孕 28 周以后，常会出现子宫压迫下腔静脉的情况。

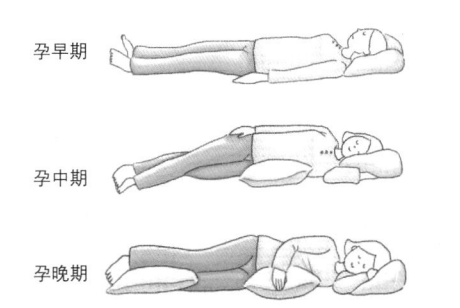

孕早期

孕中期

孕晚期

03

孕7月孕妇的生活小技巧

柳医生说

这一时期，孕妇的体重快速增长。身体的各个部位开始长肉，肚子日益凸显。虽然孕期体重增长是很自然的事情，但发展成肥胖就不好了。如果孕妇体内脂肪过多，那么顺产也会变得困难。因此，孕妇要每隔两三天就测一下自己的体重，注意不要让体重突然增加过快。盐分过多的食物会对血液循环造成不良影响，因此这个时期孕妇也要特别注意饮食习惯。

全面调整自己的生活习惯

监测体重

体重增幅在这一时期达到最高值。因此，现在要跟以前一样控制体重，尤其是这个时期更要注意预防肥胖。如果孕妇过度肥胖，其腹部周围会堆积过量的脂肪，顺产会因此变得困难。把体重计放在显眼的地方，每隔两三天就测一下自己的体重，并做好记录，尽量不要让体重增长过多。

不要让身体累着

如果体温下降或接触凉的东西，血管就会收缩，导致血液循环不畅。下雨天或大风天休息时，在肚子和膝盖上盖一条薄毛毯。只有从头到脚保持温暖，血液循环才能顺畅。靠墙的时候，最好在背后垫一块垫子，注意不要让寒气进入身体。

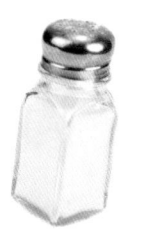

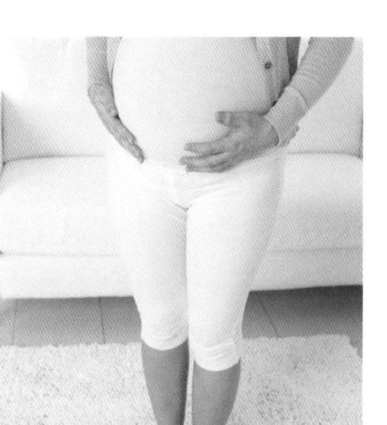

控制盐分的摄入量

1. 少放盐，利用食醋、柠檬等的酸味给食物提味。
2. 用海菜、小银鱼等做汤，可放入冰箱储藏。即使淡淡的，但吃起来也非常美味。
3. 调味汁或酱油等不要直接洒在食物上，而应倒在小碟子里蘸着吃。
4. 可以在菜里放些生姜、紫菜、芝麻等香味食材。

注意不要摄入过多盐分

增大的子宫会压迫将血液回流入心脏的大静脉，导致全身的血液循环能力低下，四肢开始浮肿。早晨感觉还合脚的鞋子，到了晚上就会觉得不合脚。进入孕晚期，孕妇体内水潴留的倾向更明显，身体更容易出现浮肿。而盐分摄入过多，会加重身体的浮肿。怀孕前的浮肿可能一上午就会消退，不会给生活带来太大的不便，但对于身怀六甲的孕妇而言，浮肿会带来诸多不便。浮肿严重时，孕妇的手指可能不能正常弯曲，关节腔内的神经可能会受到压迫，导致手指或脚趾出现发麻的症状。

小睡一会儿

感觉肚子有点饿时，可以选择先睡一会儿。虽然一般情况下，睡太多会长胖，但适当睡觉可以防止体重增加过快，反而有利于维持适当的体重。在感觉饥饿的时候睡1小时左右，可以有效抵抗饥饿感。

注意下肢静脉曲张

怀孕期间，孕妇的血管壁变得松弛，而且将流向双腿的血液重新运回心脏的静脉受到子宫压迫，导致腿部血液淤积过多。长此以往，双腿的静脉血管渐渐失去了原有的向心脏输送血液的功能。血液在双腿静脉中淤积过多时，浅蓝色的静脉血管隆起，严重时用手摸起来会感觉到凹凸不平。松弛的静脉血管壁使血管像蜘蛛网一样弯弯曲曲的。长时间站立或坐着，很容易导致下肢静脉曲张。

注意妊娠期糖尿病

怀孕前没有糖尿病等糖代谢异常疾病，怀孕后血糖检查结果显示为阳性者，可判定为患有妊娠期糖尿病（请参考第196页）。有15%的孕妇会患妊娠期糖尿病。怀孕期间，为了配合胎儿的生长，孕妇的身体内发生了很大的变化。随着胎儿体重的日益增加，胎盘的功能也日益凸显，胎盘的大小也随之增大。为了使胎儿能有效从母体获得能量，胎盘会分泌出多种激素，这些激素会使孕妇体内的糖代谢发生变化：胰岛素抵抗增加，胰岛素不能正常发挥作用；饭后血糖浓度快速增加，且长时间居高不下。孕妇这种血糖调节能力异常，血糖浓度持续增高的现象就被称为妊娠期糖尿病。

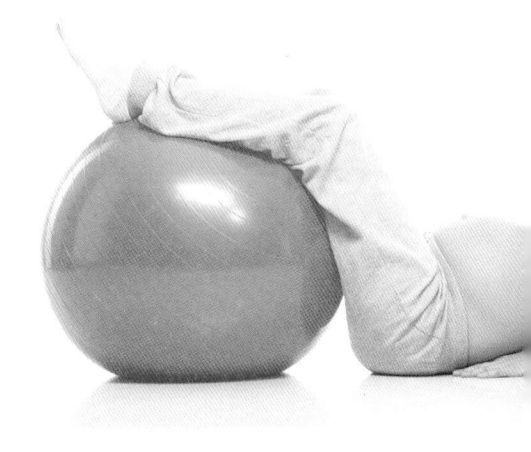

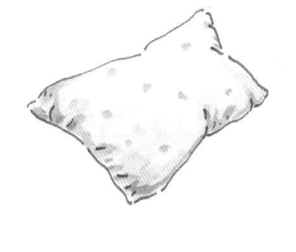

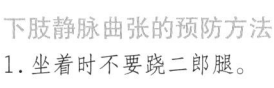

下肢静脉曲张的预防方法
1.坐着时不要跷二郎腿。
2.不要长时间站立。
3.坐着时把双腿抬高。
4.必须站着工作时，穿弹力袜，这样有助于预防静脉曲张。弹力袜可以防止血液长期淤积在双腿，但在下班后一定要脱掉，并用热水泡脚或以按摩来放松双腿。

04 ▶▶ 孕 7 月准爸爸需要做的事

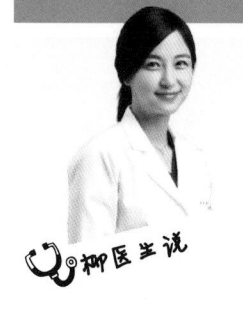

柳医生说

现在胎儿已经可以辨认出爸爸妈妈的声音了，尤其时常听到的声音更加熟悉。爸爸低沉的声音最能给胎儿带来安全感，所以爸爸要经常和胎儿说话哦。持续性的声音刺激有助于胎儿的脑部发育。所以，爸爸不要不好意思，要主动和胎儿说话。

需要做哪些努力

关注孕妈妈的饮食

准爸爸应该仔细确认孕妈妈是否均衡摄取蛋白质、维生素、无机物等营养素。这个月正是胎儿体重快速增长的时期。这些营养素的摄取对胎儿的生长至关重要。

和孕妈妈一起管理体重

虽然吃得不多，但孕妈妈的体重每天都在增加。孕妈妈是否多吃面食、饼干、面包等糖类食物，饮食是否过咸，孕妈妈体重增长情况如何，这些方面都是准爸爸需要关注的。正常情况下，女性在孕期平均每月增重 2 kg 左右，超过 3 kg 就属于体重增长过度，要引起注意了。

给孕妈妈按摩手脚

孕妈妈在体重增长的同时，身体会出现浮肿。每天给孕妈妈按摩手、脚 5 分钟，不仅可以缓解其身体的疲劳和浮肿，还能稳定其情绪。可以一边给孕妈妈按摩，一边和胎儿说话。

胎谈

胎谈是指和胎儿说话。声音会刺激胎儿的大脑发育。胎儿能识别出常听到的声音，也就是说，胎儿现在已经能区分出爸爸妈妈的声音以及其他人的声音了。所以，准

> "
> Hi，宝贝！
> 妈妈的脚真的很肿耶！
> 看来你很重啊！
> 爸爸现在正给你妈妈按摩脚呢！
> 我们宝贝的小脚，
> 更像妈妈的呢，还是更像爸爸的呢？
> "

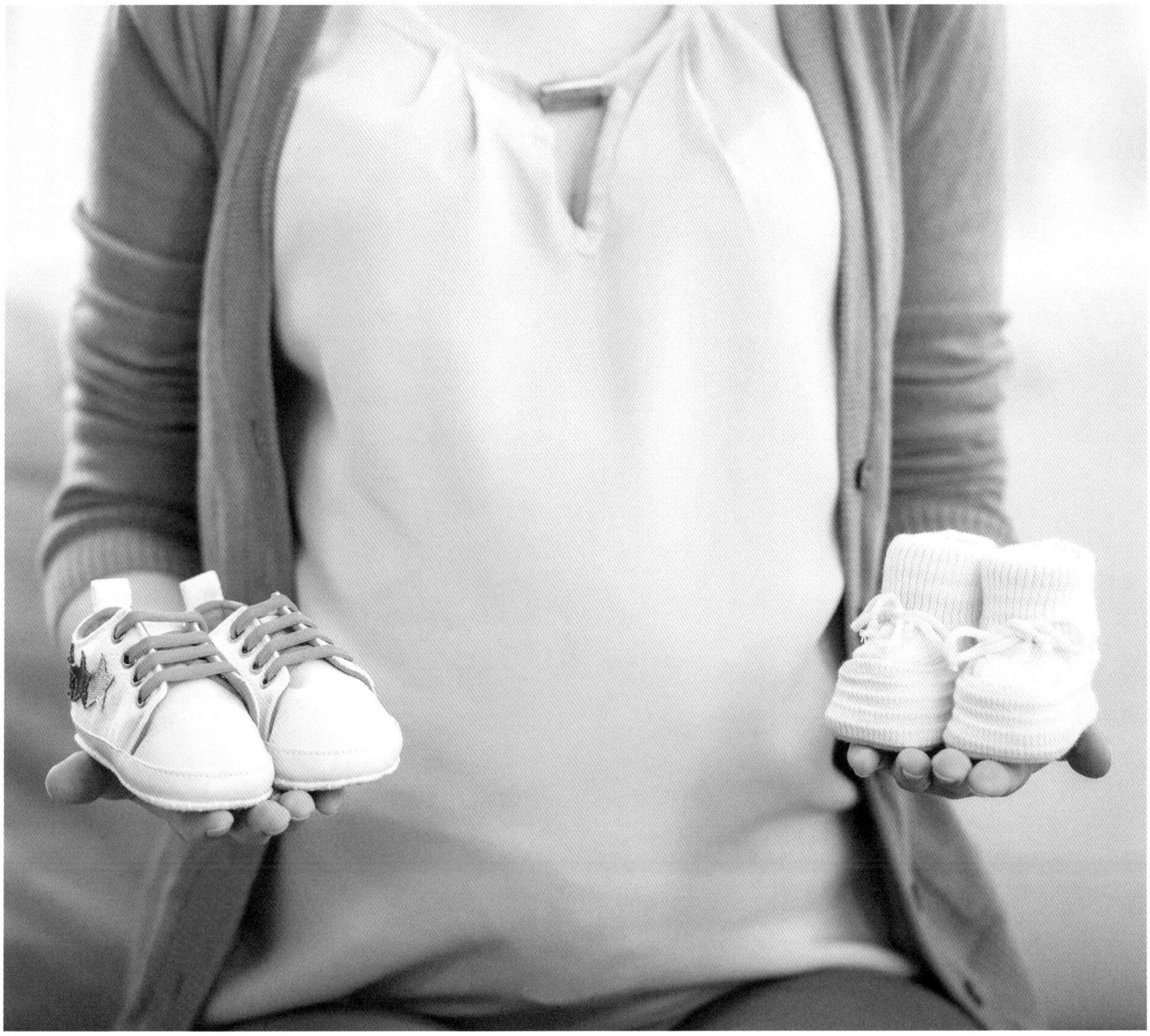

爸爸要尽量多进行胎谈，这不仅能促进胎儿的大脑发育，还能给胎儿带来安全感。和女性的声音相比，音调低的男性的声音更容易传递给胎儿，所以准爸爸的声音会给胎儿带来更有效的听觉刺激。

胎教的种类

聊天形式的胎谈胎教

给胎儿读童话的童话胎教

听古典音乐的音乐胎教

画画的美术胎教

给底画上色的涂色胎教

手工做宝宝衣服的针线活胎教

做刺绣的刺绣胎教

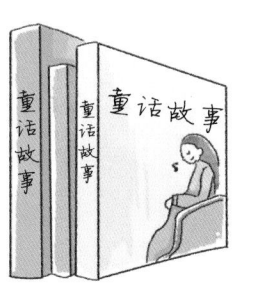

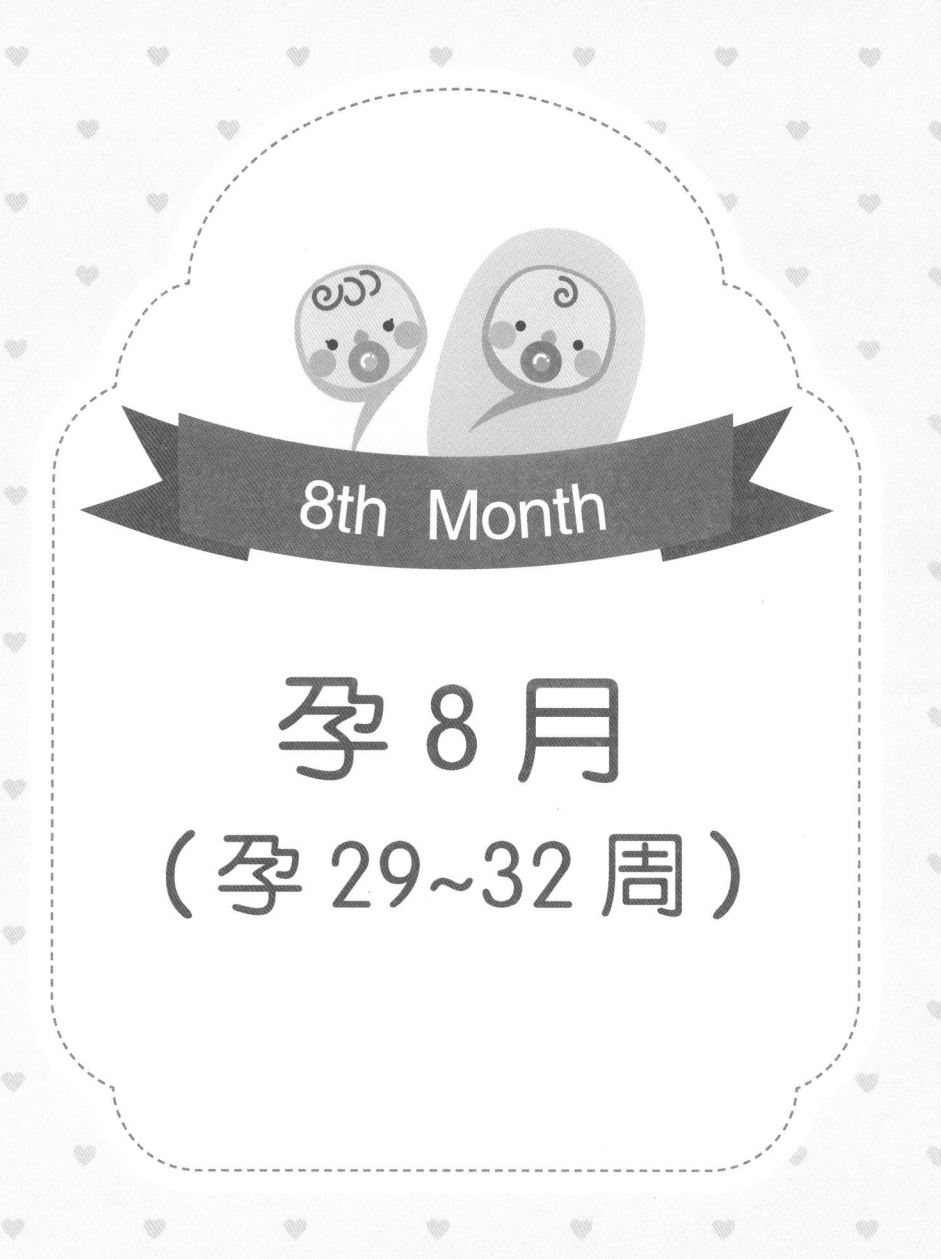

8th Month

孕8月
（孕29~32周）

孕 **8** 月
（孕 29~32 周）

孕妈妈和胎儿

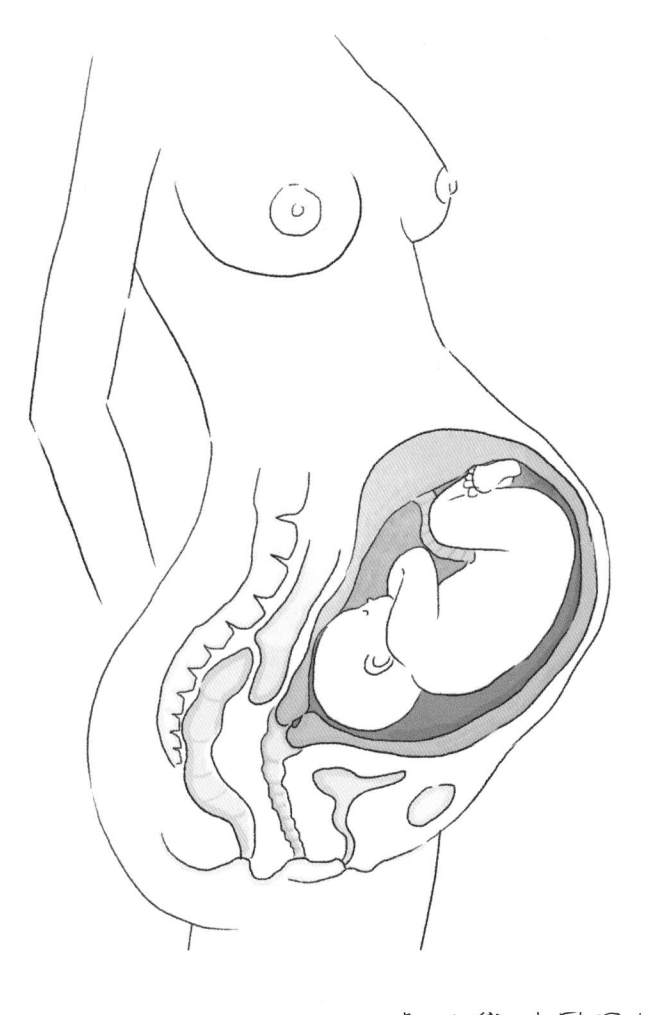

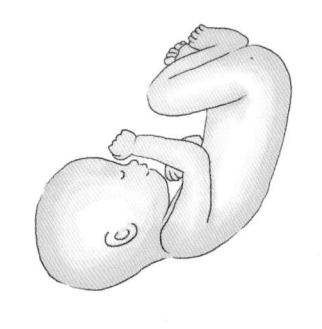

孕8月时，
胎儿身长约
42 cm，体重
1500 ～ 2600 g

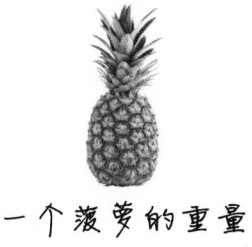

一个菠萝的重量

胎儿能对周围的声音做出反应，
能感知孕妈妈的情绪，如喜悦、忧郁等。
胎儿皮下脂肪开始堆积，身体开始变胖。

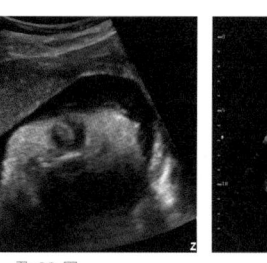

孕 29 周

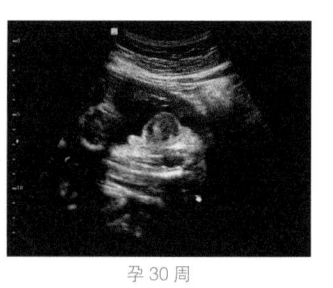

孕 30 周

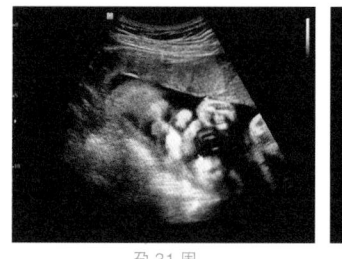

孕 31 周

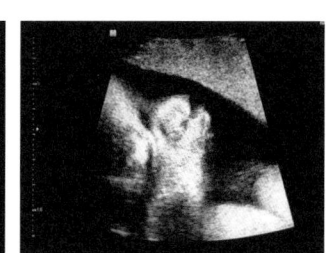

孕 32 周

胎儿脑部的基本构造已形成，脑组织数量增加，原本平滑的表面形成褶皱和沟壑，即出现沟回，脑部进一步发育。这个时期是胎儿脑细胞和神经回路开始相互作用、学习能力增强的时期。可以通过超声波观察到胎儿微笑的模样。胎儿的眼球已形成，胎儿的眼睛可以睁开了。虹膜也已经分化完全，胎儿能根据周围环境的明暗做出相应的反应。膈肌开始上下运动；肺发育完成，开始呼吸运动。通过超声检查，可以观察到肺随着膈肌的上下运动而伸缩。胎儿的皮下脂肪开始积聚，身体变胖，脸颊饱满圆润。胎儿的肢体动作越来越多，踢孕妈妈子宫壁的力气也越来越大。胎儿能对周围的声音做出反应，还能感知孕妈妈的喜悦或忧郁等情绪。胎毛减少，通过超声波可以观察到胎儿的头发。

孕 29 周

孕 29 周的胎儿

胎儿的体重迅速增加，睡眠周期变得更加规律。平均每次睡 20 ~ 30 分钟，醒来活动一会儿后会再次进入睡眠状态。此时，胎儿的嗅神经发达，能闻到孕妈妈的味道。

胎儿的身长和体重

孕 29 周时，胎儿身长 39 ~ 40 cm，体重 900 ~ 1500 g。

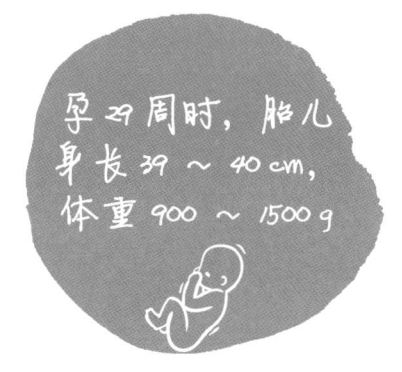

孕 29 周时，胎儿身长 39 ~ 40 cm，体重 900 ~ 1500 g

孕 30 周

孕 30 周的胎儿

胎儿的肺处于迅速发育的状态。呼吸过程中，吸气时膈肌下移，肺部空间增大，肺泡扩张，为肺部接受更多空气做准备；呼气时膈肌上升，肺部受到挤压，排出空气。在膈肌上升的过程中，孕妈妈能感受到胎儿的挪动。孕 30 周以后，胎儿的脑神经系统发育得更快。胎儿的脑部表面形成沟回，脑回路内的脑细胞神经髓鞘化。髓鞘化是指髓鞘形成的过程，神经节细胞制造出绝缘的脂质鞘，使神经兴奋在神经纤维上传导的速度加快，并保证其定向传导。该时期也是胎儿脑功能迅速发育的时期。

胎儿的身长和体重

孕 30 周时，胎儿身长 39 ~ 40 cm，体重 1100 ~ 1900 g。

孕 30 周时，胎儿身长 39 ~ 40 cm，体重 1100 ~ 1900 g

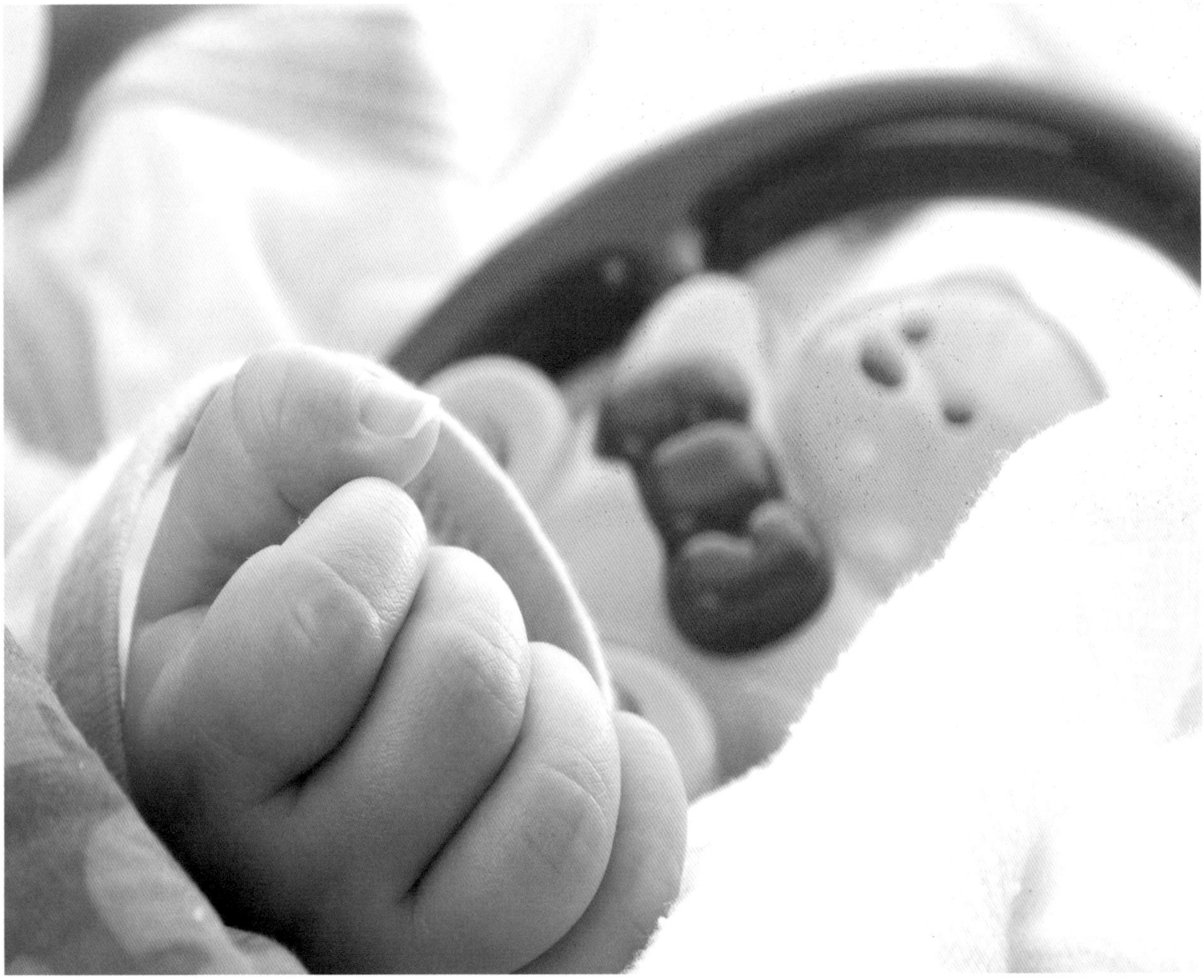

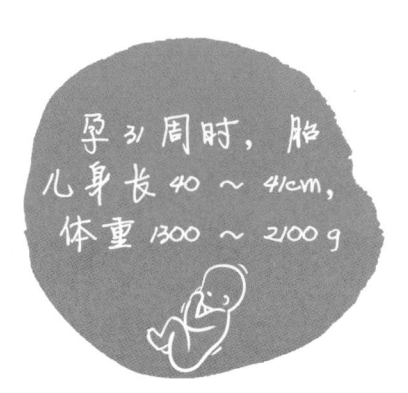

孕 31 周

孕 31 周的胎儿

这个时期，大部分男宝宝的睾丸从腹腔下降至阴囊；脑细胞和神经回路开始相互作用，胎儿的学习能力快速增强。有报告显示，从这个时期开始胎儿能记忆 10 分钟左右的外部刺激，并做出相应的反应。这周胎儿的体重迅速增长，1 周内体重能增长 200 g 以上。

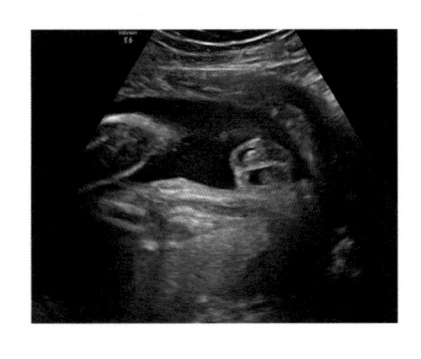

胎儿的身长和体重

孕 31 周时，胎儿身长 40 ~ 41 cm，体重 1300 ~ 2100 g。

孕 31 周时，胎儿身长 40 ~ 41cm，体重 1300 ~ 2100 g

孕 32 周

孕 32 周的胎儿

保护胎儿皮肤的胎毛渐渐消失。胎儿眼球内的虹膜发育完成，光线充足时虹膜收缩，光线暗淡时虹膜扩张，对光反射灵敏。胎儿的皮下脂肪积聚，身体变得圆润。胎儿的肢体动作越来越频繁，踢孕妈妈子宫壁的力气也越来越大。胎儿能对周围的声音做出反应，还能感知孕妈妈喜悦、忧郁等情绪。通过超声波可以观察到胎儿微笑的模样。

胎儿的身长和体重

孕 32 周时，胎儿身长 42 cm 左右，体重 1500 ～ 2600 g。如果胎儿在这个时期出生，虽然其体温调节能力和免疫力都较弱，肺呼吸功能未完全发育成熟，但大部分都能存活，以后也能正常生活。

孕 32 周时，胎儿身长 42 cm 左右，体重 1500 ～ 2600 g

孕 8 月时胎儿的生长发育情况

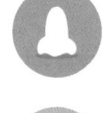 **嗅觉神经发育：**可以闻到孕妈妈的味道

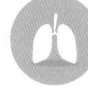 **肺成熟：**可以做呼吸运动

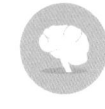 **脑神经髓鞘化：**学习能力增强

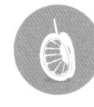 **睾丸移位：**从腹腔下降至阴囊

 **眼球中的虹膜发育：**光线明亮时虹膜收缩，光线暗淡时虹膜扩张，对光反射灵敏

 肢体动作多：踢子宫壁的力气越来越大

 对声音的反应：能对周围的声音做出反应

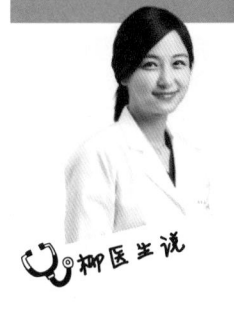

🩺柳医生说

　　之前每4周要去医院做一次检查，到孕8月时，每2周就要去医院做一次检查。不仅要测量孕妇的血压和体重，还要通过超声波判断胎儿的体重和羊水量是否正常。伴随着胎儿的生长，孕妇的身体负担越来越重。这个时期，光比早产、妊娠期高血压疾病、妊娠期糖尿病等的发生率激增。

基本检查

超声检查

　　检查胎儿的体重和羊水量是否正常。正如前面所写的那样，这个时期胎儿的所有结构已形成，现在只是让这些结构的功能进一步细化以及增加体重。因此，仍要和以前一样，通过超声检查确认胎儿的生长过程中是否有异常。

测量体重和血压

　　从孕8月开始，需要经常检查以确认是否有患妊娠期高血压疾病、早产及生育低体重儿的危险。短期内出现体重快速增长和身体浮肿，说明可能患有妊娠期高血压疾病。即使不去妇产科，也应该经常去附近的医疗机构测量体重和血压。

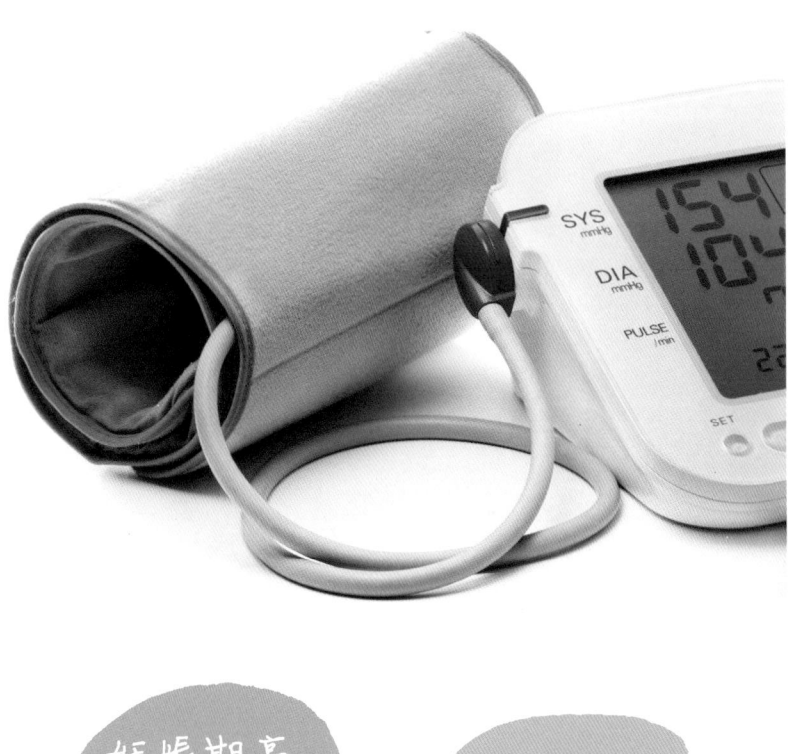

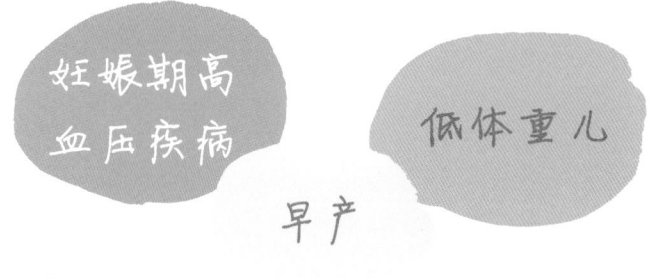

妊娠期高血压疾病

低体重儿

早产

虽然腹部紧绷是正常的现象，但如果休息后仍不见好转，或者出现持续而规律的腹部紧绷感时，一定要去妇产科检查确认是否有先兆早产的现象。

确认胎儿头部及胎盘的位置

这一时期是最终判断胎儿头部是否下移，以及胎盘的位置是否合适的时期。

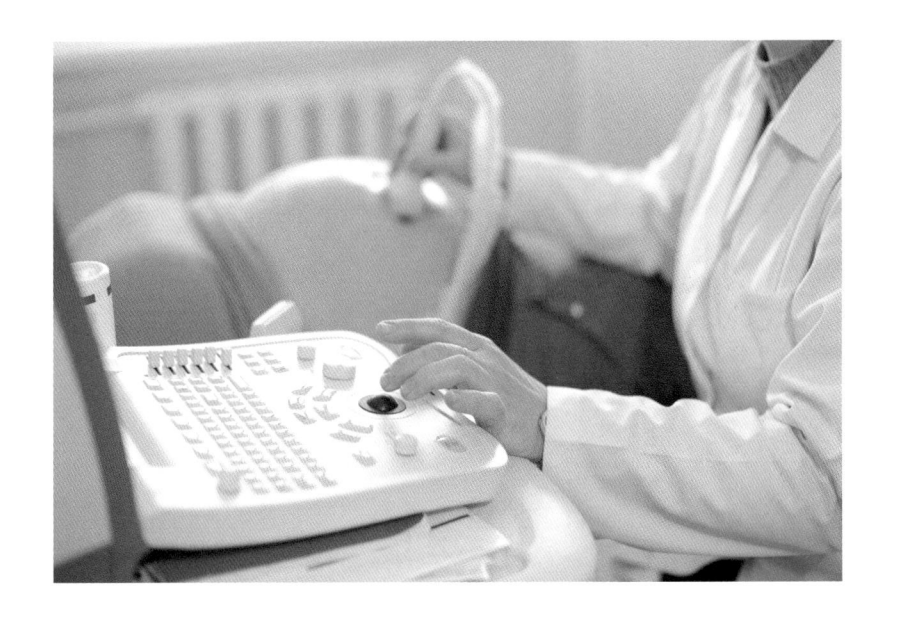

Tips | 关于先兆早产

先兆早产是指孕37周前出现的阵痛现象。那如果感觉腹部越来越紧，这是先兆早产吗？随着怀孕周数的增加，到晚上或睡一觉醒来时，腹部会有紧绷感。这种现象通常出现在随着子宫的增大，血液需求量增加，而血液供给量达不到需求量时，即长久走动或站立后，精神压力较大时，以及午后身体困乏之时，其实这是身体在传递"请好好休息"的信息。所以，感觉腹部紧绷时，请以左侧卧位休息，之后这种感觉会得到缓解。这种现象时常会在孕期出现，随着怀孕周数的增加，其出现频率更高。

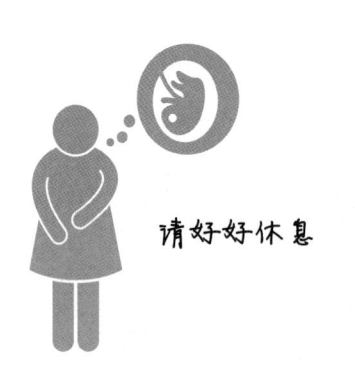

请好好休息

● 腹部紧绷和先兆早产的差别

先兆早产是指腹部紧绷感或腹部下坠感在休息后仍持续不止，1小时内有5次以上规律且频繁的腹部紧绷感的现象。这时就有必要去妇产科检查是单纯的腹部紧绷还是先兆早产。

● 先兆早产的原因

先兆早产没有明确的原因，但一般认为感染是引起或加剧先兆早产的其中一个因素。如果确认是先兆早产，必须入院接受绝对卧床及静脉注射子宫收缩抑制剂的治疗。如果宫缩没有得到控制，则有可能发生早产。怀孕不足28周的早产儿的死亡率很高，所以孕妇要经常检查是否有异常宫缩，避免早产。

	单纯的腹部紧绷 VS	先兆早产
是否规律	不规律 （白天正常，下班后或晚上发生）	规律 （5~10分钟一次）
是否好转	休息或向左侧卧后好转	休息后仍不见好转
宫颈长度	正常	变短

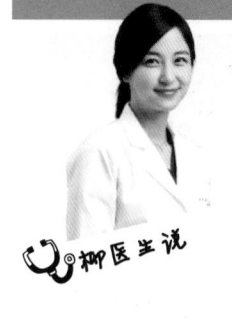

柳医生说

孕8月，孕妇的身体又会出现一些巨大的变化。不仅身体各处会出现疼痛，而且会出现呼吸急促、消化不良等情况。生活中出现了各种不便，所有情况变得和怀孕前截然不同。但因为宝宝出生的日期渐渐临近，孕妈妈们还是非常激动的。请保持愉悦的心情，接受身体方面的这些变化吧。

孕妇的身体变化

呼吸急促

　　子宫日益增大，压迫心脏和肺部，继而出现呼吸不畅。稍稍走一会儿路或平卧，呼吸就会变得急促，而且平常的呼吸频率较以前有所增加。

初乳外溢

　　随着时间的推移，孕妇乳房内开始形成初乳。有些孕妇会有初乳溢出，这时要将乳房擦干净，但要避免刻意刺激乳房、挤压乳汁。

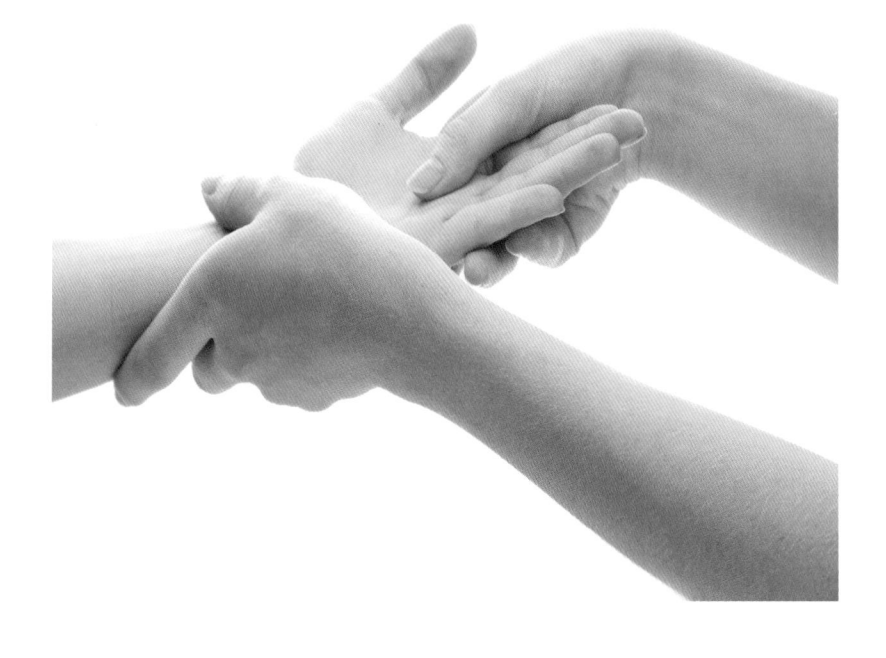

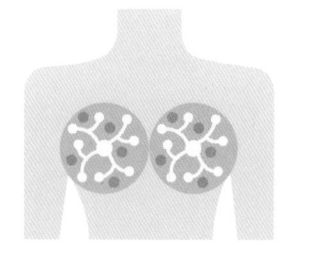

关节疼痛

　　出现关节疼痛、发麻的症状。怀孕后，促使关节和韧带发生变化的激素的分泌量增加，因而骨关节变长，脊椎周围的韧带和肌肉变得脆弱。伴随着全身性的浮肿，孕妇的行动变得迟缓。

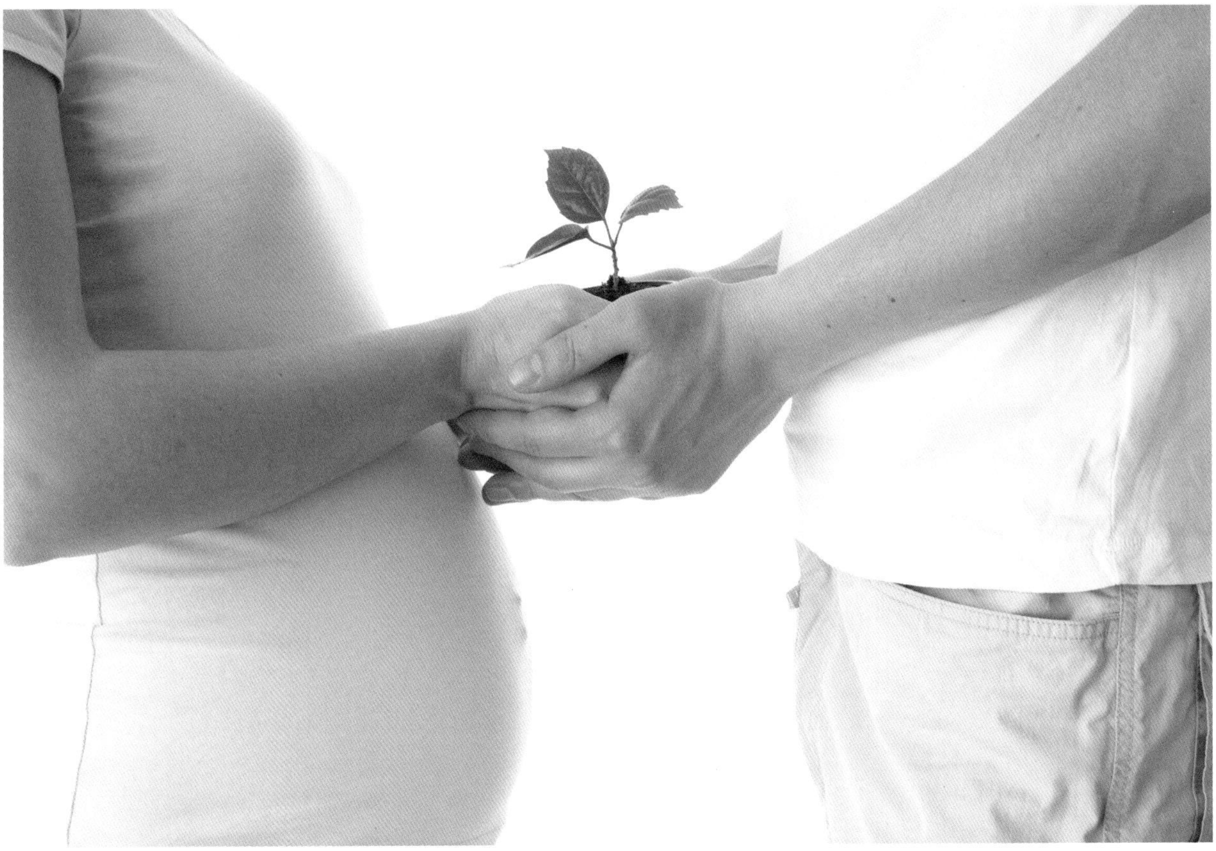

手腕发麻、浮肿

浮肿日益严重，关节腔内部的压迫加强，关节腔内的神经被挤压，持续性的神经压迫引起了疼痛。

消化不良

出现消化不良、胃灼热的症状。增大的子宫挤压肠胃，肠道蠕动变慢，食物停留在胃里的时间变长，从而引起消化不良。此外，食管和胃之间的括约肌松弛，食物逆流至食管，引发胃灼热的症状。

色素沉着

下腹部、乳头、外阴等部位的色素沉着现象变得严重。但是这种色素沉着现象在分娩后会好转。

开始打呼

只有 4%～5% 的女性怀孕前睡觉打呼，但到了孕晚期，平均每 4 名孕妇中就有 1 名睡觉打呼。这主要是由胸腔内部空间相对缩小引起的。鼻黏膜肿胀充血，鼻腔内空间变窄也是其中一个因素。如果体重激增，则更容易打呼，因为呼吸道周围脂肪积聚也会导致呼吸道变窄。

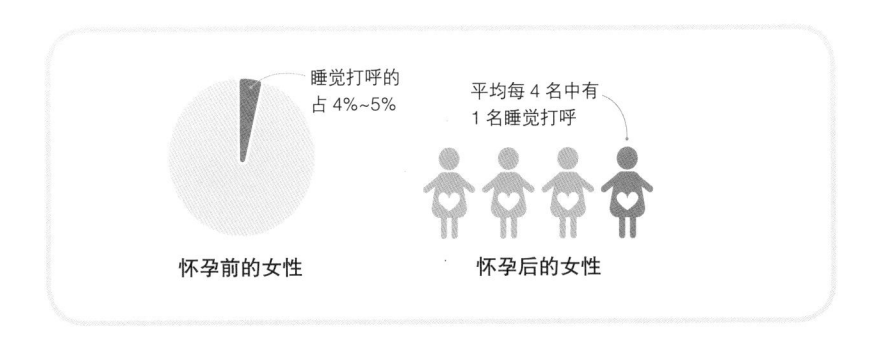

怀孕前的女性　　　　　　怀孕后的女性

睡觉打呼的占 4%～5%

平均每 4 名中有 1 名睡觉打呼

215

03 孕8月孕妇的生活小技巧

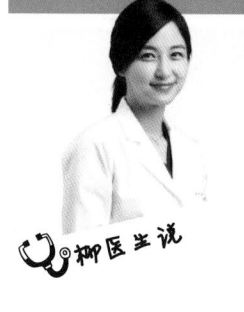

柳医生说

这个时期孕妇会明显感觉到上下班路上身体格外沉重，甚至每走一步都会觉得很累。但现在离宝宝出生还有2个月左右呢，无论做什么事，都不要急，应该保持平和的心态，慢慢来。和别人约时间时，也最好将时间定得宽裕些。在剩下的这段怀孕时间，要好好吃饭，多做运动，保持身体健康。

悠闲地生活

摄取富含膳食纤维的食物

孕期便秘是最困扰孕妇的一大问题。随着怀孕周数的增加，便秘症状日益严重，同时上厕所时需要用力，这本身会给下腹造成负担。孕妇应该多饮水，多吃富含膳食纤维的食物。

吃糙米豆子饭

这一时期体重调节也至关重要。糙米豆子饭不仅对缓解便秘有较好的效果，还富含有利于胎儿大脑发育的锌和有助于骨骼成长的铬。这一时期怀孕所需的能量增加，平均每天会增加300 kcal的能量需求，吃糙米豆子饭可以调节能量的摄入量。

少食多餐

增大的子宫压迫胃，饭后孕妇经常会出现消化不良、胃灼热的症状，所以没必要硬逼

孕8月孕妇的饮食建议
——摄取富含膳食纤维的食物
——吃糙米豆子饭
——少食多餐
——摄取富含铁的食物

着自己多吃。减少饭量的同时，孕妇可以准备一些随时可以吃的糙米饼干等健康的零食。

不要提重物

提重物时，下腹需要用很大的力气，所以孕妇尽量不要提重物。孕妇捡掉在地上的物品时，不要只弯腰，而应该放低全身、屈腿。此外，怀孕会导致脊

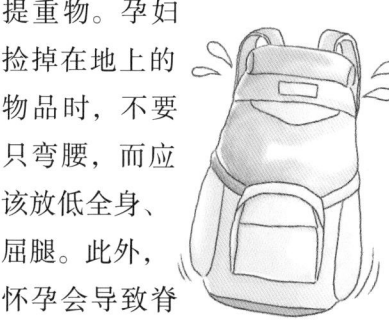

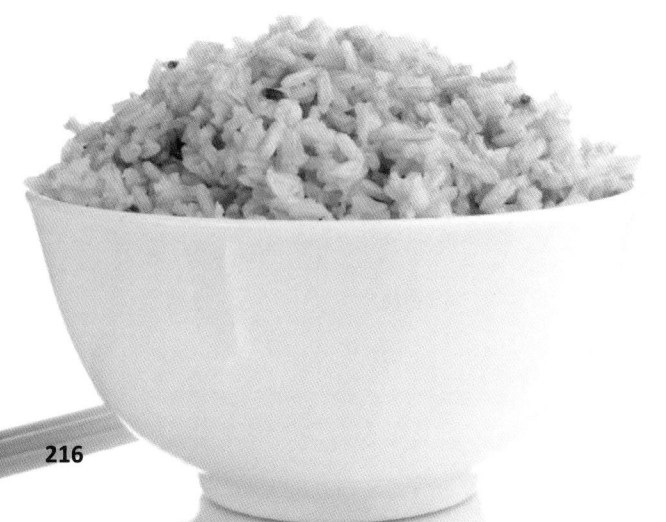

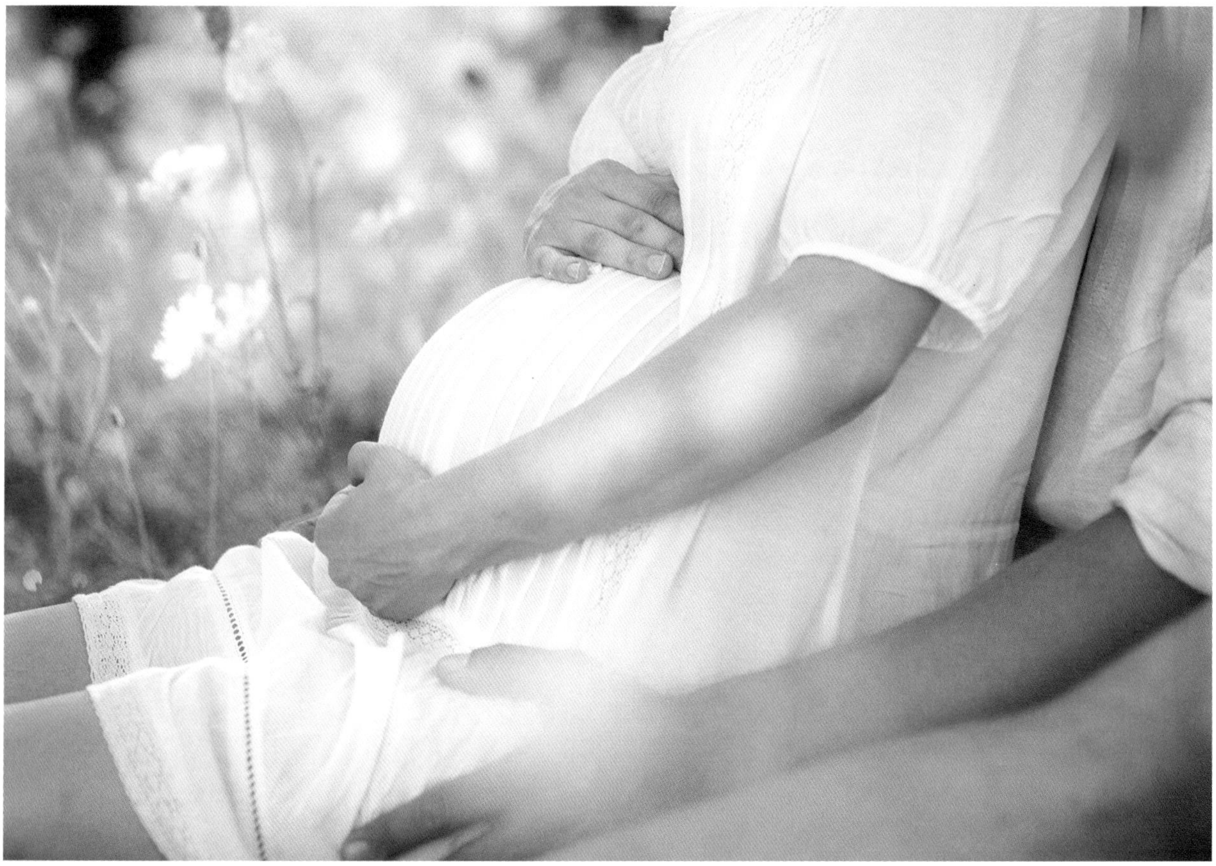

[full-width photograph of pregnant woman]

椎和脊椎周围的韧带变得脆弱，而提重物会使这种情况更严重。

冥想，获得内心的平静

宫内的胎儿脑部快速发育，开始根据孕妈妈的情绪做出反应。身体沉重的孕妇，即使只是干一小段时间的活，也会感觉非常吃力，情绪会变得很不稳定。这时可以闭上眼睛，深呼吸一会儿，努力保持平和、积极的心态。可在床边放一些读了能改善心情的短句集。

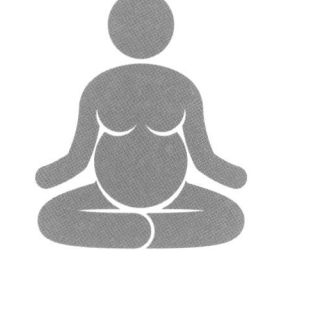

每天和丈夫一起散步30分钟

过激的运动有可能引起早产，而散步不仅可以预防体重过度增长，还能有效缓解心理压力。和丈夫一起散步时，多和他沟通关于育儿的想法，让他知道自己怀孕后的身体变化，释放自己焦虑不安的情绪。

肋骨疼痛时，手臂往上举

增大的子宫压迫肋骨时，孕妇会感觉到肋骨疼痛，有时甚至感觉像是肋骨断了。深吸气并将手臂举过头顶，呼气并将手臂下垂，深呼吸时上下摆动手臂可以扩大胸腔，有利于缓解由胸腔内空间缩小引起的疼痛。

04

孕8月准爸爸需要做的事

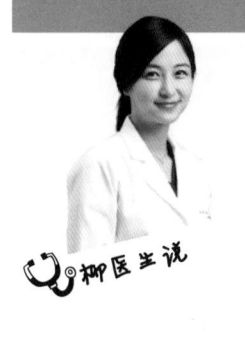

柳医生说

相信大家都知道爸爸低沉的声音比起妈妈的声音更容易传递给胎儿。胎儿听到爸爸的声音时，会做出一些反应。这不仅能刺激胎儿的听神经，而且对其大脑发育也有积极的影响。所以，爸爸们不要害羞，请经常贴着孕妈妈的肚子说话，多给宝宝听听爸爸的声音。

需要做哪些努力

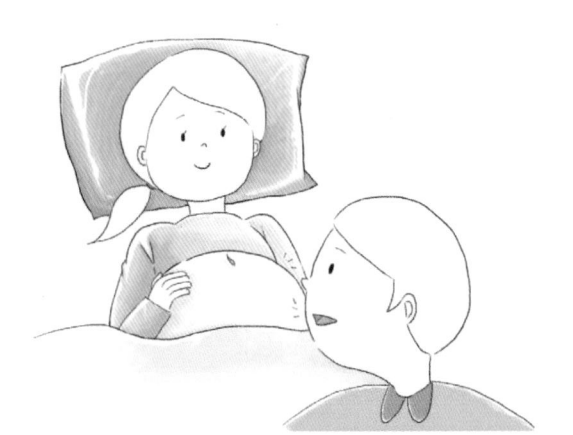

促进胎儿大脑发育

有报告表明，分别用爸爸和妈妈的声音刺激胎儿，相对而言爸爸低沉的声音更容易通过羊水传递给胎儿。换句话说，爸爸的声音更能有效刺激胎儿的听神经，更有助于其脑神经系统的发育。

爸爸们，请试着和宝宝对话吧！一字一句，吐字清晰，亲切地呼唤宝宝的小名。宝宝会非常喜欢爸爸温柔而充满爱意的语气。

按摩

随着体重的增加，孕妈妈开始长妊娠纹。准爸爸可以一边和孕妈妈或胎儿聊天，一边给孕妈妈的腹部、大腿等部位轻轻按摩。这样做不仅可以帮助孕妈妈预防妊娠纹，还能通过身体的亲密接触给孕妈妈带来安慰和满足感，同时孕妈妈的这种积极情绪还能传递给胎儿。

参加分娩课程

现在离分娩没剩多少时间了。很多医院都会针对分娩开设课程。准爸爸应该陪孕妈妈一起参加分娩课程，了解分娩的过程、分娩过程中可能会出现的问题，以及分娩过程中准爸爸应扮演怎样的角色。

学习分娩知识

孕妈妈需要提前学习分娩知识，不要到了分娩当日才从医院或医疗人员口中得知相关知识。只有充分学习分娩知识，才能坦然面对分娩。所以，请提前学习分娩知识吧！

陪孕妈妈散步

孕妈妈适当运动不仅可以预防体重过度增长，而且可以有效防止身体浮肿。现在离分娩没剩下多少时间了，孕妈妈变得越来越不安、越来越有负担。散步时，准爸爸可以和孕妈妈聊一聊分娩方法以及关于分娩的其他方面。孕30周后，胎儿大脑快速发育，能感知孕妈妈的情绪。换句话说，孕妈妈对于分娩的不安感和给自己太大负担等负面情绪会直接传递给胎儿。所以，为了胎儿的健康，准爸爸应多陪孕妈妈散步，让孕妈妈保持好心情。

确认预产期

做好迎接孩子的准备。正如怀孕不是女性一个人的事一样，育儿也不是女性一个人的责任。准爸爸和孕妈妈现在就要开始准备孩子出生时需要的物品。因此，准爸爸要确认预产期，如果其间要出去旅游，需要预留充足的时间。

不要惊讶于孕妈妈打呼

越到怀孕最后几个月，孕妈妈呼吸道越窄，越容易睡觉打呼。温婉的孕妈妈现在睡觉竟然打呼，有点儿吃惊吧。因为怀孕，孕妈妈真的非常辛苦，请多体谅孕妈妈，给她一个温暖的拥抱吧！如果因为打呼开孕妈妈玩笑的话，孕妈妈会伤心难过的。

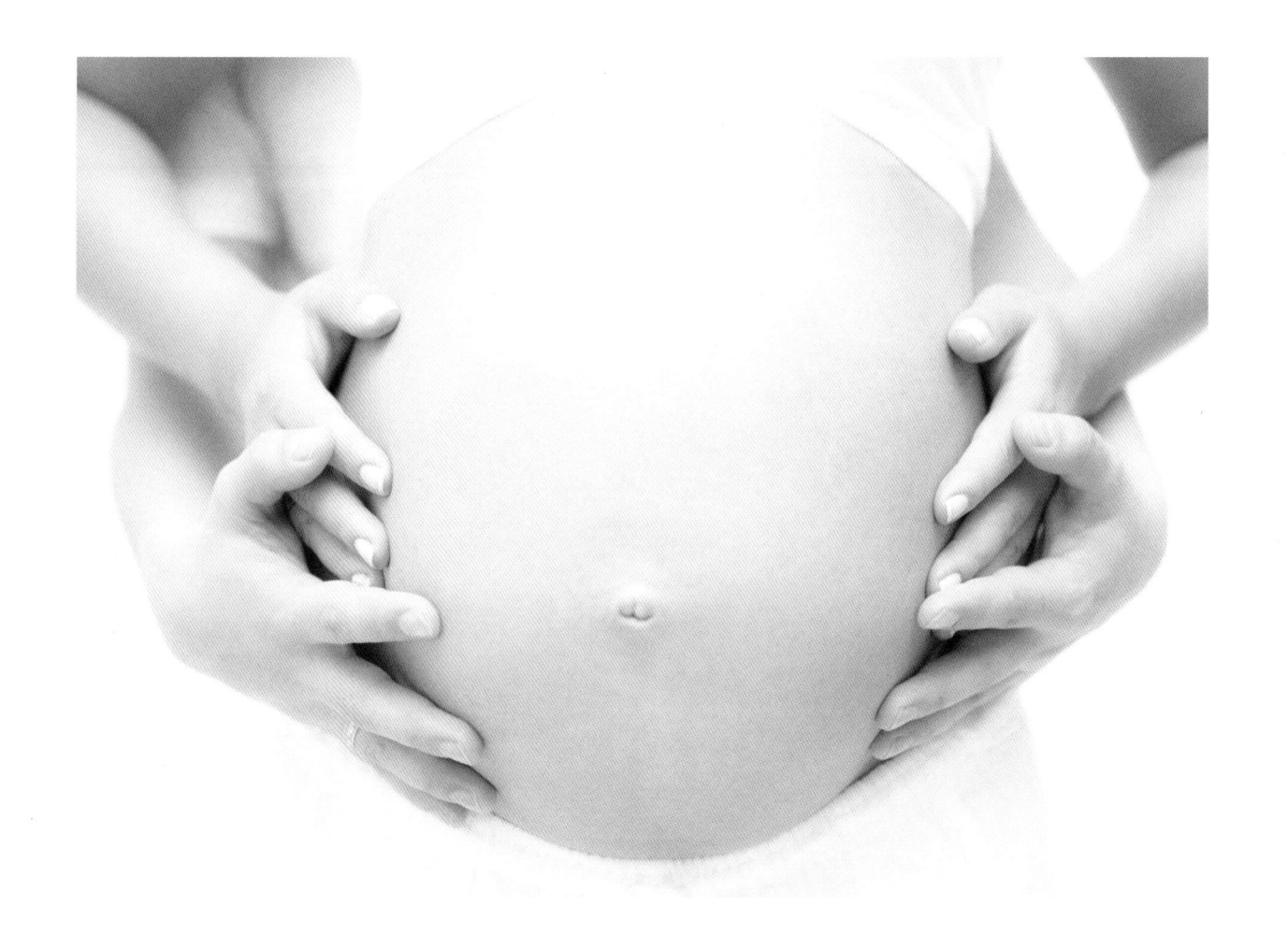

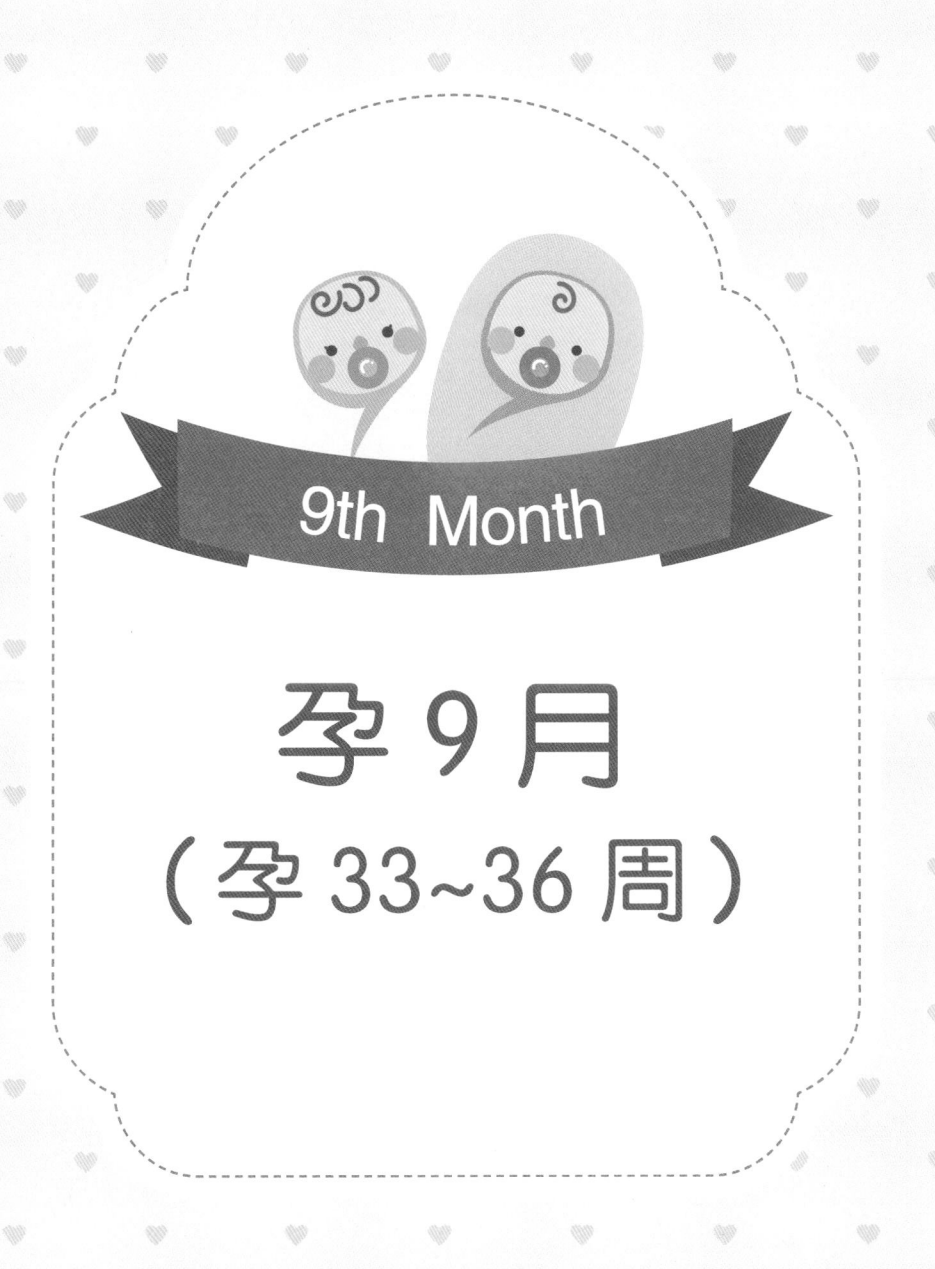

9th Month

孕9月

（孕33~36周）

孕 **9** 月
(孕 33~36 周)

孕妈妈和胎儿

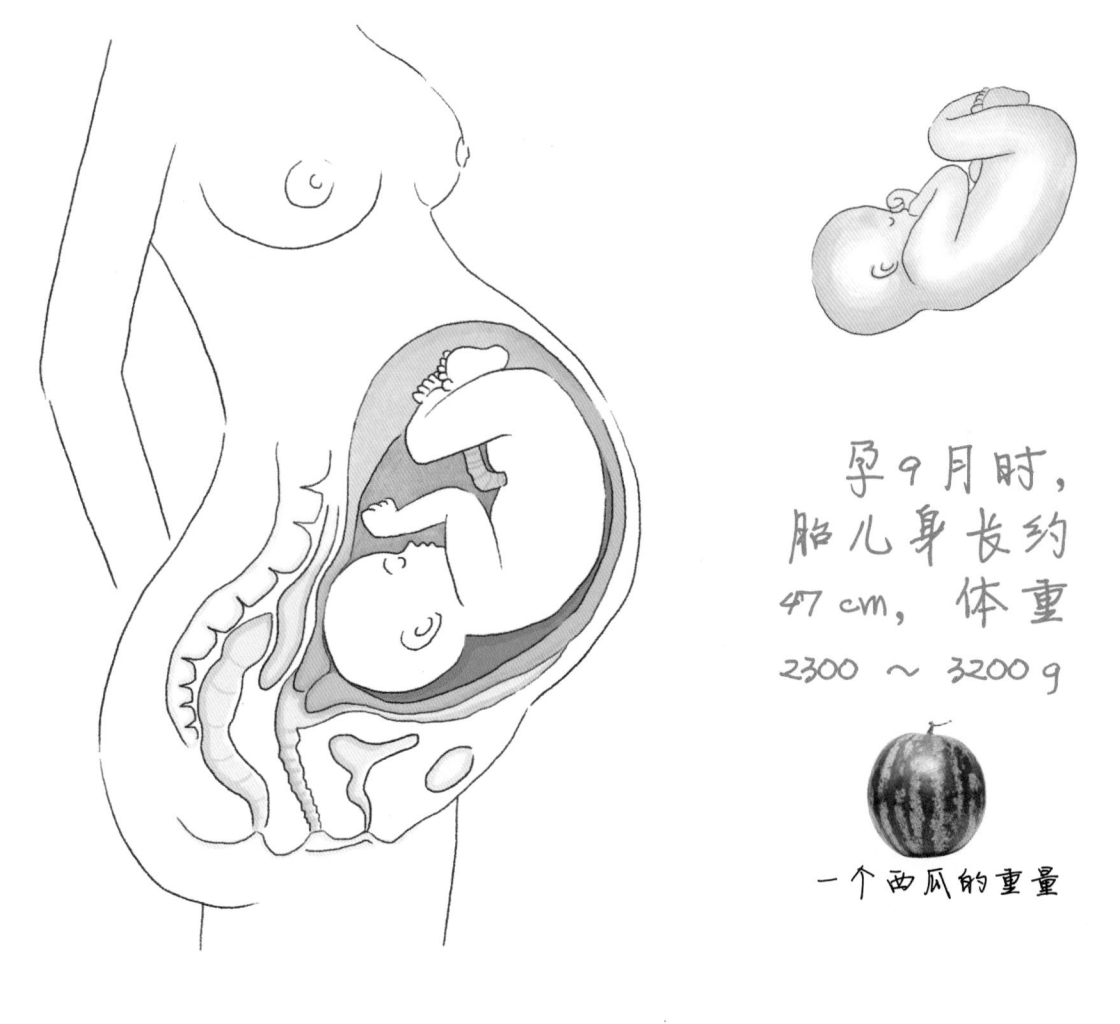

孕9月时，胎儿身长约47 cm，体重2300 ~ 3200 g

一个西瓜的重量

这个时期大部分胎儿头部朝下，胎产式已经确定。
胎儿的手指甲、脚指甲长出来了，表皮上的胎毛几乎都消失了。

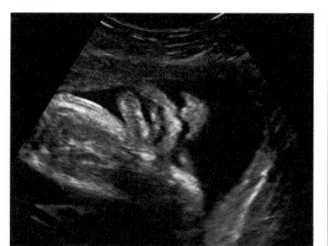

孕 33 周

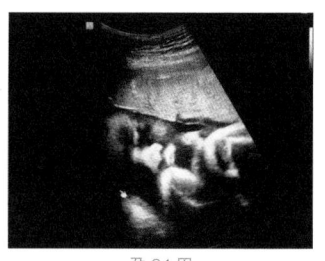

孕 34 周

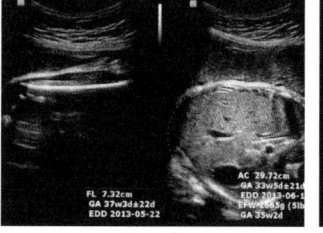

孕 35 周

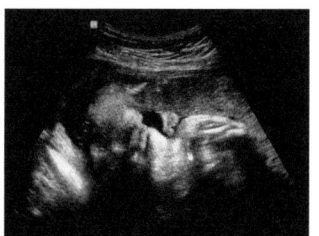

孕 36 周

胎儿的骨骼几乎已形成，肌肉发达，脑神经更加活跃。肢体和躯干的比例已经和新生儿相差无几。皮肤的褶皱展开，皮下脂肪增厚，皮肤从粉红色变为肉色。皮下脂肪在胎儿出生后起到维持体温的作用，还有助于产热。

这个时期胎儿的头部渐渐朝向孕妈妈的骨盆入口。大部分胎儿头部向下，胎产式已经确定。但直到分娩，还有一些胎儿的头部是向上的。如果胎儿臀位或横位，就要做好剖宫产的准备。

胎儿的手指甲和脚指甲长出来了，表皮上的胎毛几乎都消失了，头发渐渐茂密。当胎儿的头部进入骨盆时，胎儿的活动受限。这个时期胎儿可以从母体获得免疫力。

孕 33 周

孕 33 周的胎儿

胎儿体重快速增加，每周增重 200 ~ 300 g，皮下脂肪渐渐饱满，皮肤颜色从粉红色变成肉色。胎儿瞳孔对光反射更加灵敏，胎儿可以根据周围环境的明暗程度或者进入瞳孔的光线量自动调节瞳孔大小。此时胎儿脑细胞数几乎达到最高峰，是足月时的 2 ~ 3 倍，此后渐渐减少。

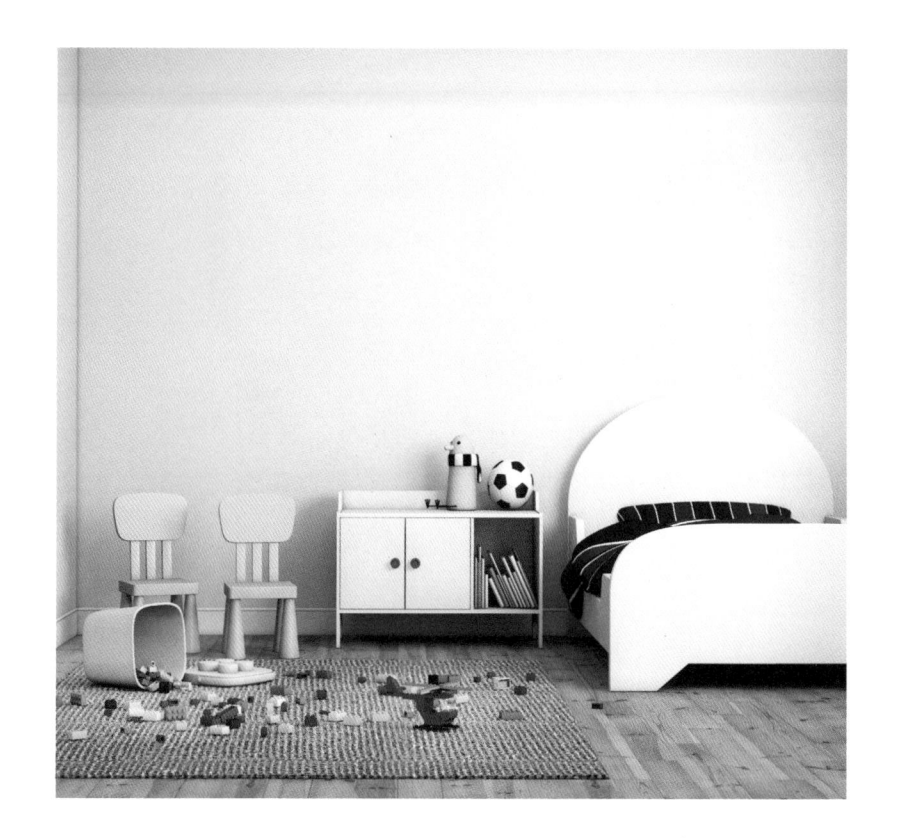

胎儿的身长和体重

孕 33 周时，胎儿身长约 44 cm，体重 1700 ~ 2700 g。

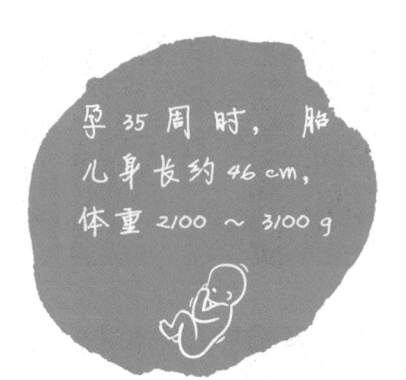

孕 33 周时，胎儿身长约 44 cm，体重 1700 ~ 2700 g

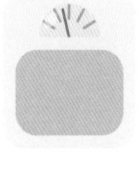 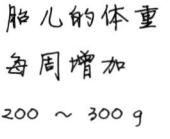

胎儿的体重每周增加 200 ~ 300 g

孕 34 周时，胎儿身长约 45 cm，体重 1900 ~ 3000 g

孕 34 周

孕 34 周的胎儿

覆盖皮肤的胎毛几乎都消失了，取而代之的是一层薄薄的油脂层——胎脂。胎脂的作用是使胎儿能够在分娩时顺利地通过产道。胎儿的手指甲和脚指甲长出来了。

胎儿的身长和体重

孕 34 周时，胎儿身长约 45 cm，体重 1900 ~ 3000 g。

孕 35 周时，胎儿身长约 45 cm，体重 1900 ~ 3000 g

孕 35 周

孕 35 周的胎儿

随着胎儿体重的增加，孕妇腹腔内的空间减小，因而胎儿的活动受限，活动变得迟缓。

胎儿的身长和体重

孕 35 周时，胎儿身长约 46 cm，体重 2100 ~ 3100 g。

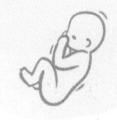

36 周	身体圆润
35 周	胎儿的活动变得迟缓
34 周	胎脂覆盖在皮肤表面
33 周	皮肤褶皱展开

孕 35 周时，胎儿身长约 46 cm，体重 2100 ~ 3100 g

孕 36 周

孕 36 周的胎儿

此时胎儿的模样和出生时差不多。胎儿全身变得圆润，面部饱满。这个时期，胎儿可以从母体获得免疫力。

胎儿的身长和体重

孕 36 周时，胎儿身长约 47 cm，体重 2400 ~ 3200 g。

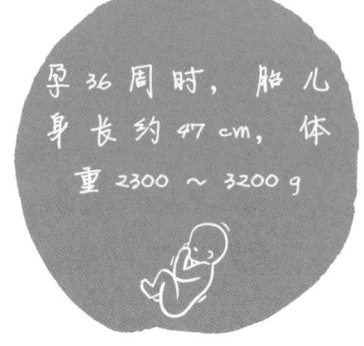

孕 36 周时，胎儿身长约 47 cm，体重 2300 ~ 3200 g

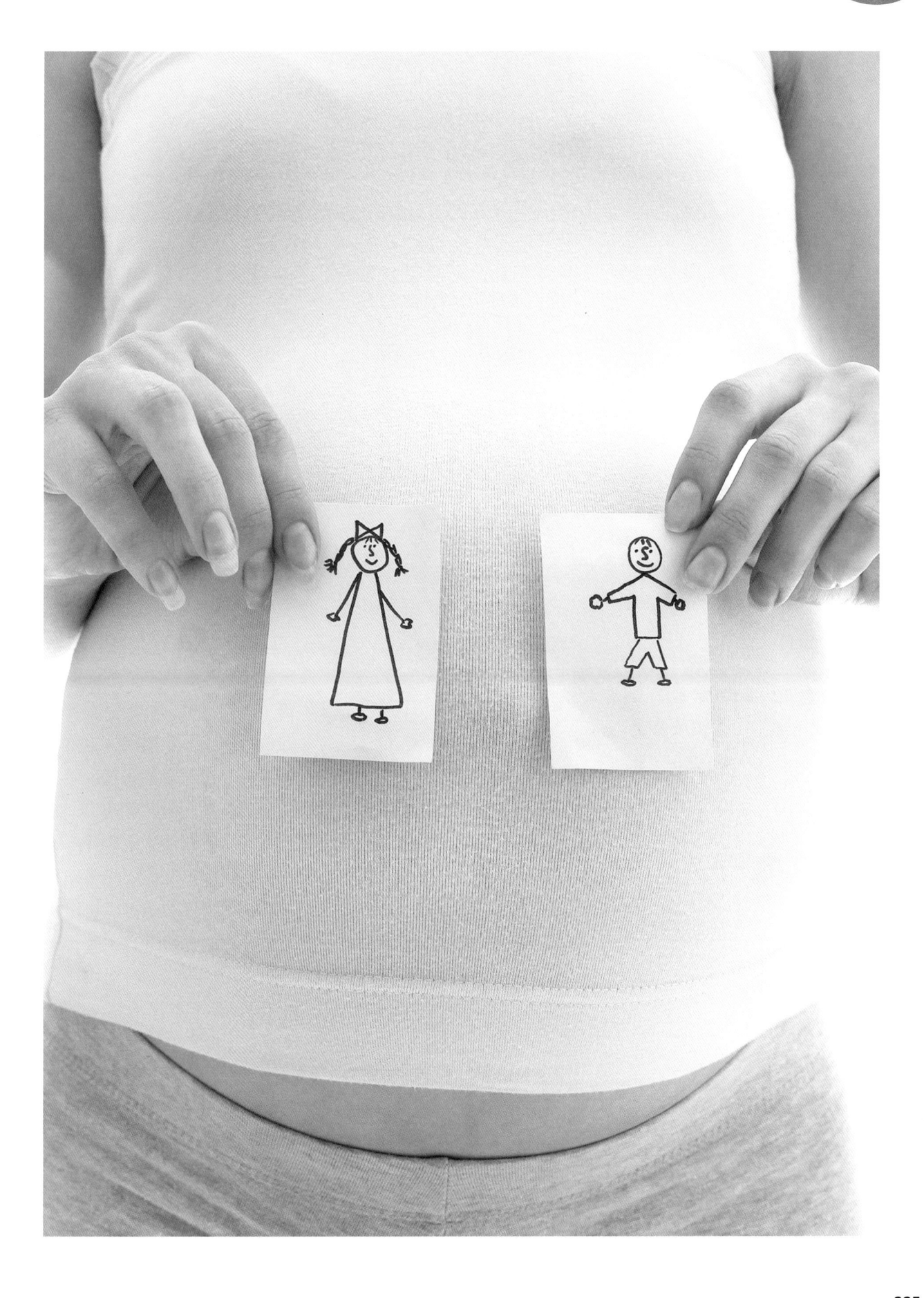

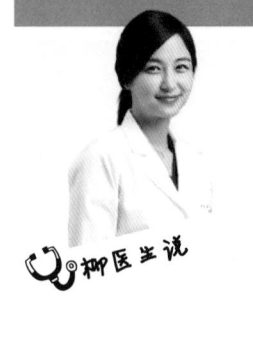

01 ▶▶

孕9月需要做的检查

柳医生说

孕9月，可以说已经临近分娩了，所以这个时期需要做关于分娩的检查。事实上很多人觉得分娩是件很简单的事情，但是只有做好万全的准备和应对措施，才能保证分娩能顺利进行。虽然大部分女性都能顺利分娩，大部分的风险也不太可能发生，但其间只要存在风险，就不能掉以轻心。

分娩前检查

血液检查

这个时期通过血液检查检测是否贫血、肝功能是否异常、凝血功能等。正常女性的血红蛋白值应维持在 11 g/dL 以上。女性顺产和剖宫产时的平均出血量分别为 300 ml 及 300 ~ 500 ml。如果最后一次血液检查结果显示贫血，为了应对分娩时大量出血的情况，孕妇需要将服用的铁剂增加一倍或者注射铁剂等。

尿液检查

检查是否有蛋白尿、糖尿、尿路感染等情况。

超声检查

再次确认胎儿的位置，仔细观察胎盘位置是否存在异常。另外，还要确认胎儿体重是否过度增加或有没有出现生长受限的现象。到了最后一两个月，羊水会自然减少，但如果减少得太多则是不正常的，因而还需通过超声检查测量羊水量。

心电图检查

一般情况下孕妇可以顺利地自然分娩，但在分娩过程中遇到突发情况而不得不临时进行紧急剖宫产的情况也时有发生。做紧急手术时需要麻醉，所以孕妇提前做的心电图检查可作为麻醉时的参考。

检查有无活跃性生殖器疱疹

生殖器疱疹是生殖器周围形成的水疱群，患者会有针刺般的疼痛感。孕期感染生殖器疱疹的孕妇不会把病通过胎盘传染给胎儿。但在分娩时，胎儿有感染活跃性生殖器疱疹的风险，因此患有该病的孕妇要采取剖宫产而非顺产。在未临近分娩前检查出患有生殖器疱疹的孕妇，可以通过服用抗病毒药物或涂药膏来治疗。

阴道分泌物检查

通过检查阴道分泌物，确认产道内是否存在分娩时可能会对胎儿造成影响的细菌。

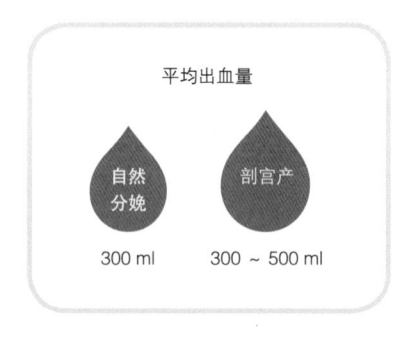

平均出血量

自然分娩 300 ml　　剖宫产 300 ~ 500 ml

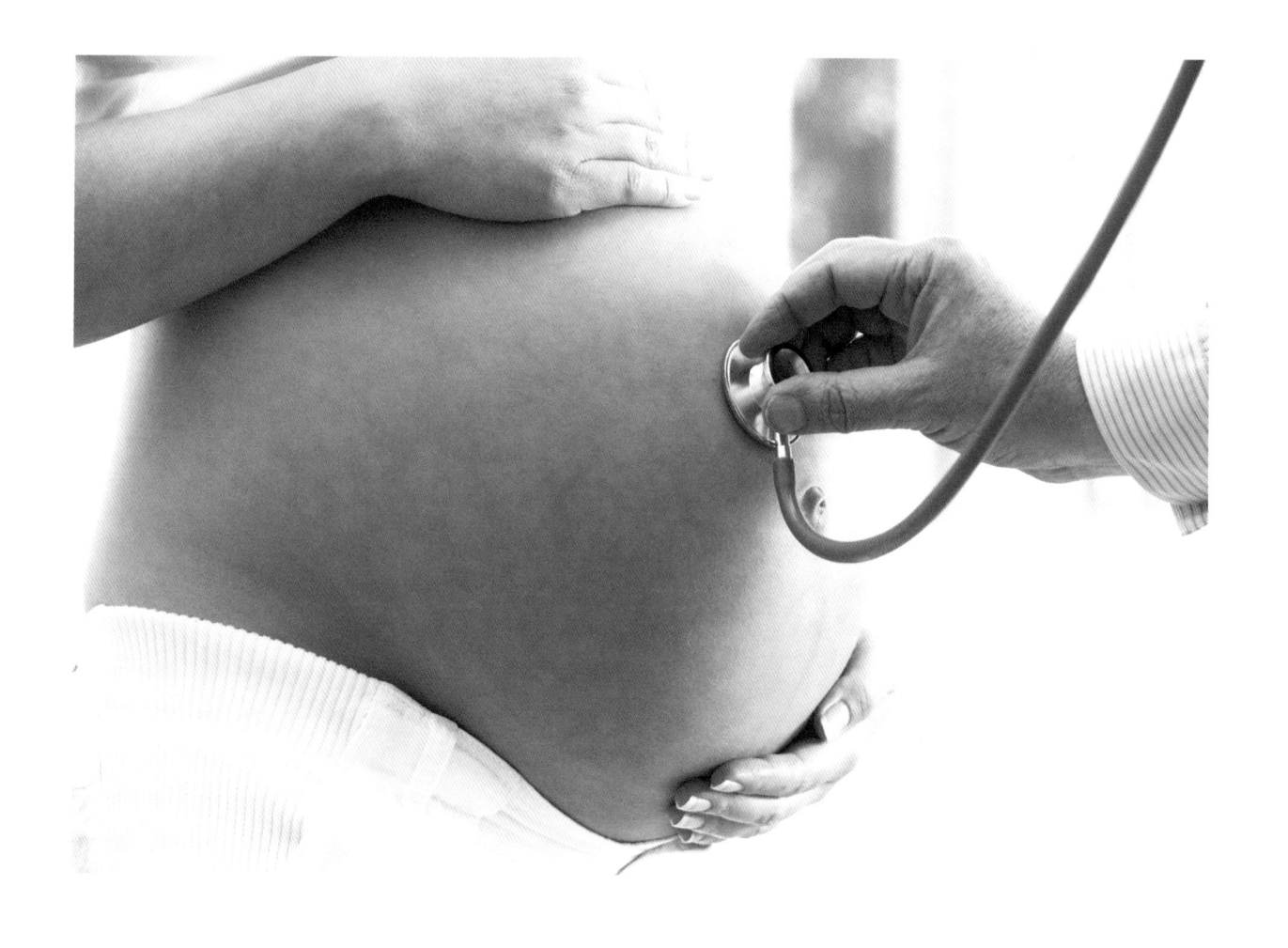

淋病检查

孕妇患有淋病可能会导致胎儿发生结膜炎，因此这类孕妇需要服用抗生素以预防胎儿感染。

衣原体检查

孕妇感染衣原体可能会导致胎儿发生肺炎，因此这类孕妇需要服用抗生素以预防胎儿感染。

B型链球菌筛查

20%～30%的孕妇会感染B型链球菌（group B streptococcus，GBS）。孕妇感染B型链球菌后有可能出现早产、胎膜早破、绒毛膜炎、新生儿感染B型链球菌、产妇细菌尿、产妇肾盂肾炎、孕期子宫内膜炎、骨关节炎等症状。尤其是出生后1个月内伴随高热的感染宝宝会出现呼吸困难，并留下神经损伤的严重后遗症。2002年，美国妇产科医师学会表明孕妇在孕35～37周时有必要做B型链球菌筛查，并建议在分娩时做适当的抗生素治疗。

阴道分泌物的检查

淋病检查　　　衣原体检查　　　B型链球菌筛查

孕9月孕妇的身体状态

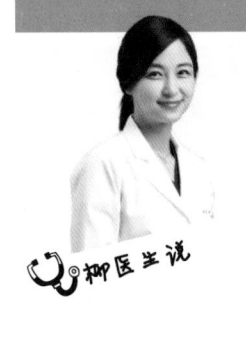

柳医生说

和以前相比，孕9月孕妇的腹部紧绷感明显增多，有时候会出现子宫收缩，这时孕妈妈们往往会怀疑这是不是分娩阵痛。但是宝宝是不会这么轻易出世的，分娩准备期和假阵痛时期比预想的更久。这个时期，孕妇走路的姿势会发生变化，骨盆处的骨头开始渐渐移位，孕妇走起路来一摇一晃的，看上去很不自然。

孕妇的身体变化

肚脐突出

随着肚子的日益增大，固定肚脐的肌膜渐渐发生移位，拉住肚脐皮肤的力度减弱，因而肚脐渐渐外突。但在分娩后，肚脐会回缩。

不规律的宫缩

随着子宫的增大，不规律宫缩的频率渐渐上升。休息后好转或者1小时内发生1~2次宫缩是没有问题的，但如果休息后仍不见好转，或者每10分钟就有1~2次的不规律宫缩，则需要去医院检查。

手脚浮肿

由于子宫增大，孕妇全身性的血液循环能力低下，导致手脚浮肿，严重时还会引起下肢肌肉痉挛，可以通过足浴或按摩来缓解手脚浮肿的症状。由妊娠期高血压疾病引起的浮肿是全身性的整日浮肿，而不只是到了晚上会严重的普通浮肿。如果孕妇每天体重急速增加500g以上，用手指按压皮肤时，皮肤下陷且不会马上恢复，浮肿现象突然间变得很严重，则应入院检查身体状态。

呼吸急促

孕9月孕妇子宫增大，使膈肌上升，呼吸渐渐困难。而

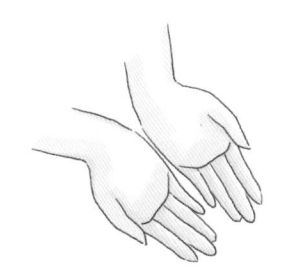

且随着胎儿的生长，孕妇身体对氧气的需求量渐渐增加，因此呼吸量相应增加。当呼吸渐渐急促时，孕妇会感觉到心慌气短。

长斑

怀孕期间，孕妇的皮肤变得很脆弱。不仅仅面部，胯下和腋下等部位也会出现色素沉着。常常暴露在紫外线下的颧骨和脸颊上尤为严重，就像敷了一层斑点面膜一样。这层斑又被称为"妊娠斑"。受孕期激素的影响，黑色素细胞活跃，暴露在紫外线下的皮肤就很容易长斑。在紫外线较强的时间段内谨防外出，外出时一定要涂好防晒霜。虽然孕期长的斑会在分娩后渐渐变淡，但斑变淡的程度因人而异。

失眠

由于子宫增大，孕妇在躺着时也不能舒适地呼吸。越接近预产期，孕妇越觉得不安，再加上呼吸困难，孕妇更难以拥有深度的睡眠。适当的运动有助于改善失眠。保持规律的作息，睡前用温水淋浴可以缓解肌肉疲劳，有助于睡眠。为了顺畅地呼吸，建议孕妇侧卧，双腿间夹一个枕头。另外，睡前喝一杯红枣汤也能有助于睡眠。

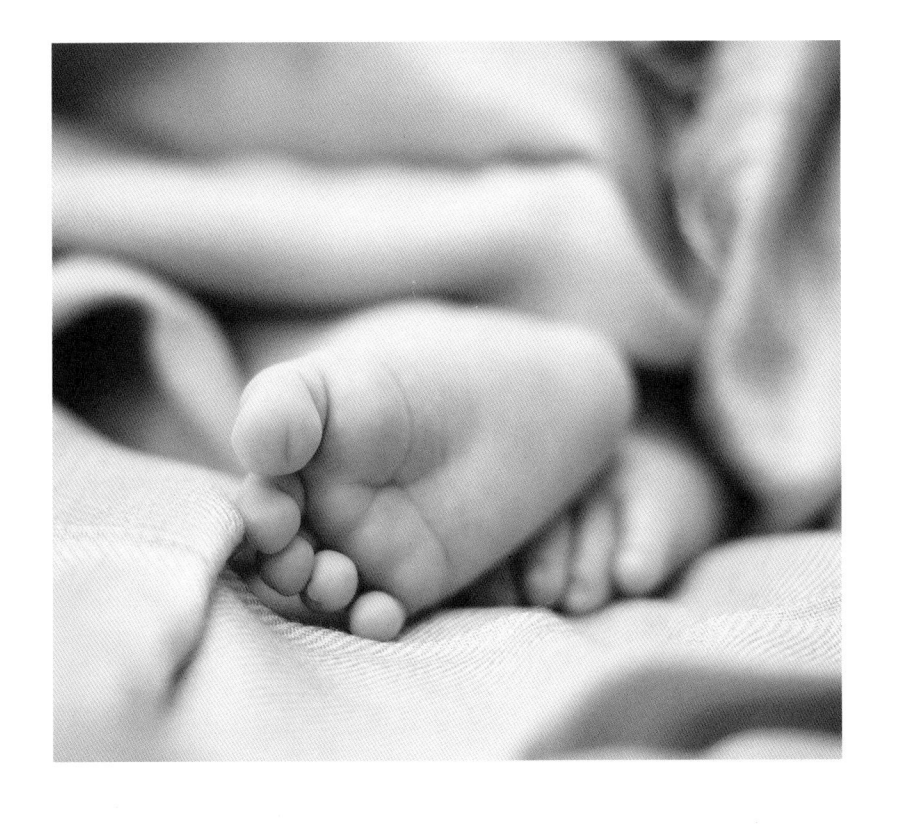

皮肤瘙痒

越到怀孕后期，皮肤肿胀现象越严重，而皮肤紧绷会引起瘙痒症状。除此之外，怀孕期间胆汁淤积和自身免疫反应也会引起瘙痒和皮肤病变。这种瘙痒或皮肤病变的症状会从腹部开始，慢慢扩展到臀部、胸部、手臂等部位。当然，这些症状在分娩后会渐渐好转。但如果用手挠，会持续刺激皮肤，并刺激皮肤内的防御细胞——黑色素细胞。被挠的部位颜色渐渐变深，黑色素沉着，角质层变厚，皮肤纹路会变得像橙子皮一样，所以尽量不要用手挠瘙痒的部位。如果皮肤瘙痒症状严重，则需入院治疗，涂抹缓解瘙痒的药膏。另外，用较烫的水洗澡会使皮肤变得更加敏感，所以请用温水洗澡。洗澡后，在身体还未完全干前涂抹身体保湿乳。另外，要注意不能用毛巾用力擦干身体，要让身体慢慢变干。

缓解瘙痒
- 涂抹可缓解瘙痒的药膏
- 不要用较烫的水洗澡，用温水洗澡
- 洗澡后身体变干前涂抹身体保湿乳
- 不要用毛巾用力擦干身体，应轻轻拍干

03 孕9月孕妇的生活小技巧

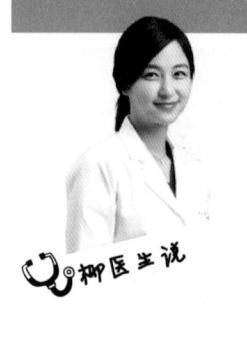

柳医生说

如果是在职孕妇，现在可以为产假慢慢做准备了。请提前和公司商议好产假的具体日期。孕妇会感觉越来越疲劳，对工作也渐渐开始力不从心，但还请咬咬牙度过这一关。现在离预产期就剩最后两个月了，腹部紧绷感会出现得越来越频繁。如果腹部紧绷感的出现频率不规则，则可以稍稍放宽心。对于轻度的腹部紧绷感不用过于担心，这属于正常现象。

正式为分娩做准备

准备产假

一般来说，孕37～38周时就可以正式开始休产假。和公司商议好具体的产假日期后，就可以开始交接工作。此时，虽然身体和心理都已经疲惫不堪，但在工作交接时仍马虎不得，并要对接手自己工作任务的同事抱有感恩之心。此时虽然辛苦，但为了成为一个优秀的在职妈妈，非常需要职业精神。

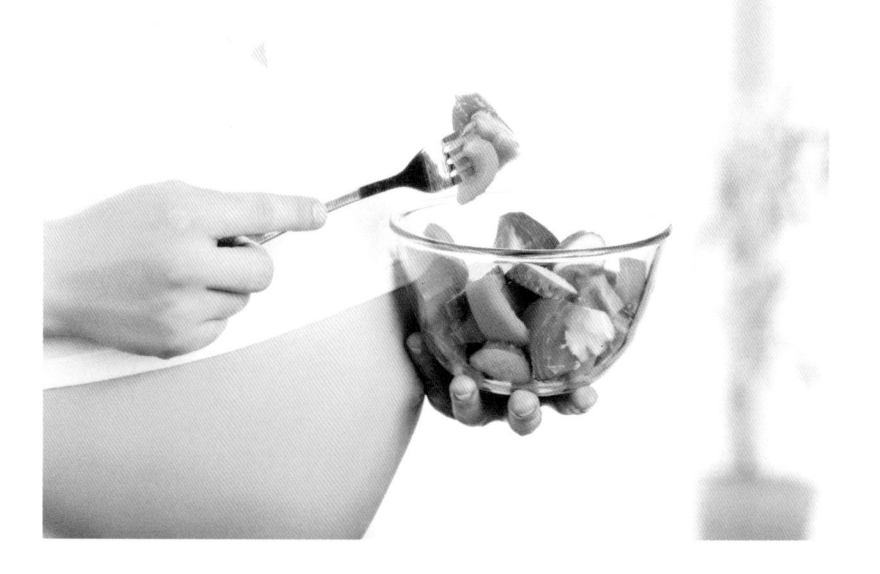

注重睡眠

疲劳感日益加重，再加上分娩的不安感会加重失眠，而持续性疲劳会引起神经过敏，所以这个时期的孕妇要注重睡眠。睡前多喝水会使夜尿增多，所以请尽量避免睡前喝水。睡觉时身体稍稍往左倾，双腿间夹一个枕头，有助于睡眠。另外，请保持规律的作息时间，睡前用温水淋浴以放松紧张的肌肉。

少吃咸的或辣的食物

越到孕后期，身体就越有储存水分的趋向，浮肿现象也日益严重。而咸的或辣的食物会加剧身体的浮肿。饭后适当散步，不仅可以促进消化，还有利于缓解浮肿。

练习分娩的呼吸法

请练习用鼻子深吸气和用嘴慢慢呼气。这种呼吸法，

230

1. 富含碘的食物

由于临近分娩，孕妇变得更加不安，身体也更容易疲劳。碘不仅有助于改善孕妇睡眠，还有助于胎儿形成粗硬的毛发和皮肤。建议将海带、紫菜等海产品和洋葱一起炒着吃。

2. 摄取维生素 B

随着盆腔的增大，腰部疼痛加剧。此外，还会出现手脚麻木、背部和肩部酸痛。维生素 B 可以缓解这些疼痛，改善心情。请增加黄绿色蔬菜的摄取量。

3. 富含蛋白质和无机物的食物

富含蛋白质和无机物的食物可以促进乳汁分泌。饭桌上请经常准备瘦肉、鱼、豆制品、糙米、海藻类等健康食物。

4. 大枣茶和玉竹茶

大枣茶和玉竹茶有助于改善睡眠，但睡前饮用会使夜尿增多，所以睡前尽量不要喝茶。

● **有助于改善睡眠的食品**

—洋葱：富含锌，有助于提升胎儿的免疫力。

—杏仁：不仅能有效去除体内废物，对改善怀孕后期的浮肿现象也有较好效果。

—花椰菜：有助于铁的吸收，富含食物纤维，能有效改善便秘现象。

—牛肉：瘦牛肉含高蛋白，尽量减少脂肪的摄取量。

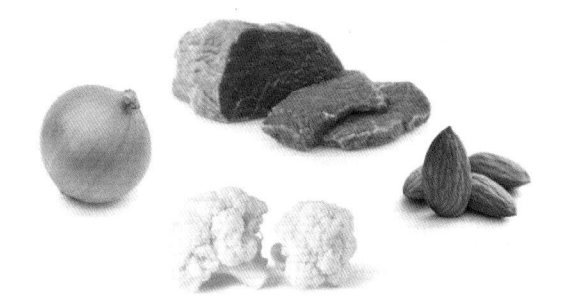

不仅可以让烦躁的心情平静下来，还能给孕妇本身及胎儿增加氧气供给。另外，还要加强练习，以便分娩时呼吸平稳有序，切勿慌张忙乱。你可以把分娩想成是胎儿通过产道的过程。分娩的不安感和恐惧感会使产妇肌肉更加紧张，因而需要引起注意。

不要远途旅行

宝宝不一定会在预产期那天出生，分娩的具体日期因人而异，有的人会提前出现分娩阵痛，因此这个时期的孕妇最好不要远途旅行。如果一定要出远门，为了以防万一，最好随身携带产妇小手册和记有丈夫等亲人的联系方式的手册。

应对干渴

口含冰块有助于缓解干渴。如果因为口渴而持续饮水，那么上厕所的频率也会相应增加。持续感觉干渴时，可以试试口含冰块这一方法。

小心摔倒

随着肚子的增大，站立或走动时孕妇的身体渐渐后倾，很难保持平衡，所以孕妇很容易在倾斜或湿滑的地面上摔倒。孕妇尽量不要穿拖鞋等容易打滑的鞋，而要穿防滑且合脚的鞋。

观察胎动

临产时，胎盘的功能会减弱，可能会出现宫内胎儿死亡这一难以预料的后果。每天早、中、晚各数 1 小时胎动，每小时胎动次数不少于 3 次，12 小时胎动次数累计不少于 10 次算正常。如果胎动次数骤然减少，则需要入院检查胎儿的状态。

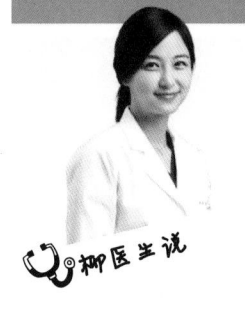

04 孕9月准爸爸需要做的事

柳医生说

离分娩的日子越近，孕妈妈会越紧张和不安。此时，能给孕妈妈带来莫大安慰和帮助的人，当然是准爸爸了。准爸爸要作为孕妈妈的坚强后盾，一直守护在孕妈妈身边。此时已是孕后期，孕妈妈的模样发生了较大改变，身体也容易疲乏，心理上期望得到大家的帮助，准爸爸的安慰与鼓励，比任何人的都有效。

需要做哪些努力

帮助孕妈妈克服失眠

孕妈妈睡眠不佳会影响胎儿的生长。请为孕妈妈创造良好的睡眠环境，帮助孕妈妈安心舒适地睡觉。卧室灯光不宜过亮，建议采用间接照明，且卧室温度要适宜。卧室只是用来休息的地方，在卧室看电视或玩手机会影响睡眠。如果孕妈妈在床上翻来覆去30分钟以上，难以入睡，准爸爸不要强迫她入睡，可以和她进行简单的谈话。给孕妈妈按摩腿或背部有助于孕妈妈入睡。

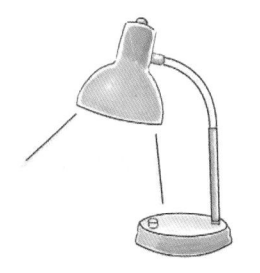

做分娩演练

分娩时，准爸爸要在边上引导孕妈妈呼吸。孕妈妈呼吸的同时宫内胎儿也在呼吸。分娩时的剧烈疼痛会使孕妈妈惊慌失措，不能维持平稳有序的呼吸。这时，准爸爸要在边上陪着孕妈妈一起呼吸，帮助孕妈妈找到正确的呼吸节奏。

给孕妈妈拍临盆照

即将从二人世界变成三口之家了，请拍下孕妈妈鼓着大肚子的照片并好好保存。等宝宝出生后，这些照片就会成为美好的回忆。待宝宝长到一定年龄后，再给他（她）看自己还在妈妈肚子里的照片，他（她）一定会很激动的。

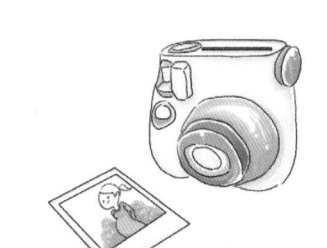

用亲密行为给孕妈妈安全感

虽然这个时期不宜进行夫妻性生活，但可以用拥抱和亲吻来鼓励孕妈妈。

鼓励肚子日益凸显的孕妈妈

怀孕的最后两个月，孕妈妈的身体会变得更加圆润。不仅肚子鼓起得厉害，浮肿也更加明显。浮肿的双脚已经穿不下以前的鞋子了，脸颊也非常圆润，甚至走路都走不稳，经常踉踉跄跄的。可是为了宝宝，孕妈妈付出

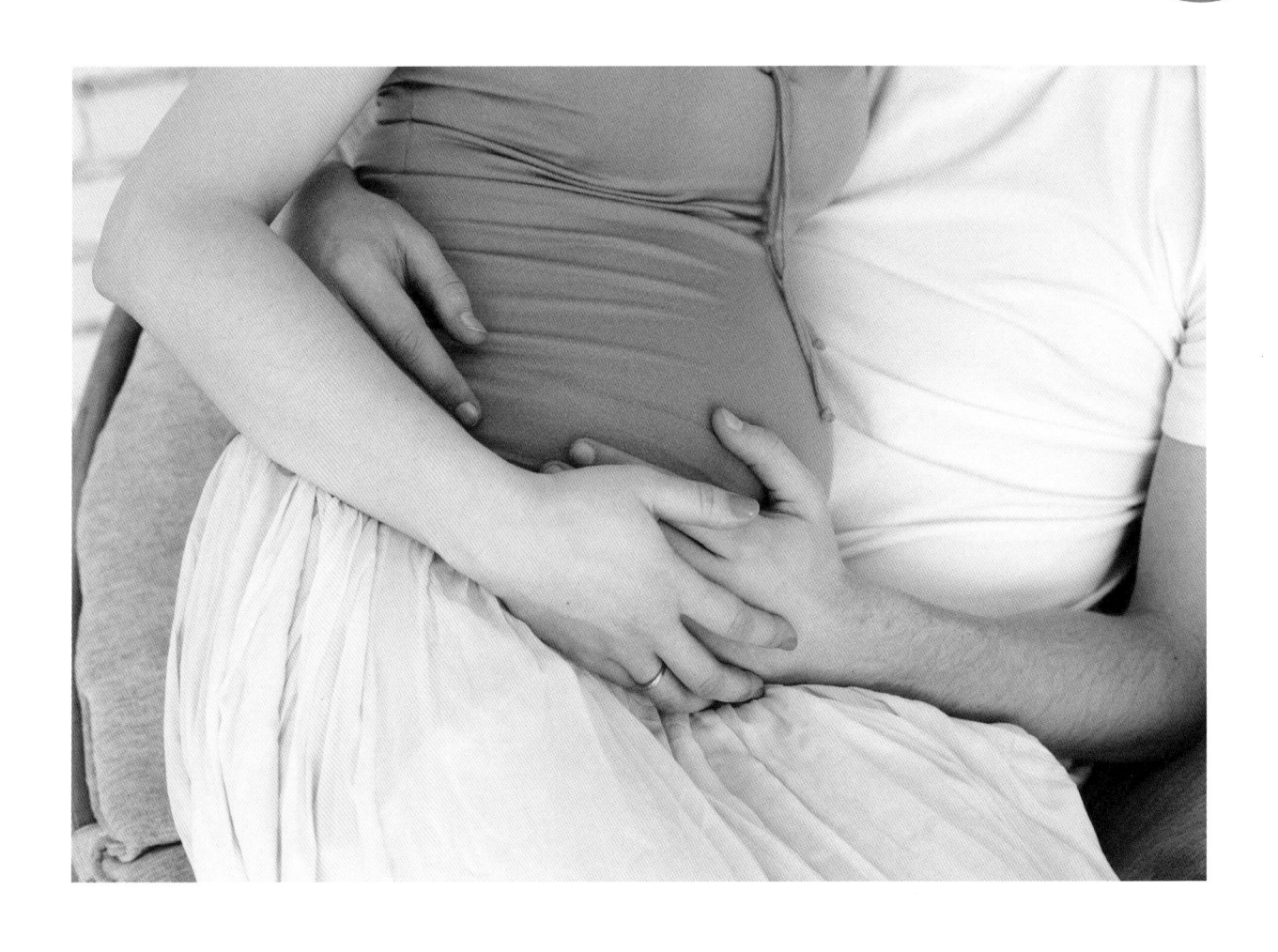

了很多，并仍在努力坚持着。这个时候，即使是小小的玩笑，或者是片刻的不关心，都会给孕妈妈的心理带来严重的伤害。俗话说："良言一句，可抵千两债。"这个时候，准爸爸给予温暖的鼓励和小小的称赞，会让孕妈妈成为一个更健康、更优秀的妈妈。

虽然肚子鼓起来了，
但你现在的样子真美！
手、脚肿成那样了，肯定很辛苦吧？
不过手、脚肿肿的样子还挺可爱的。
让我们共同记住等待宝宝出生的这段
艰辛的时期吧！
肚子鼓起来的样子，真的很迷人。

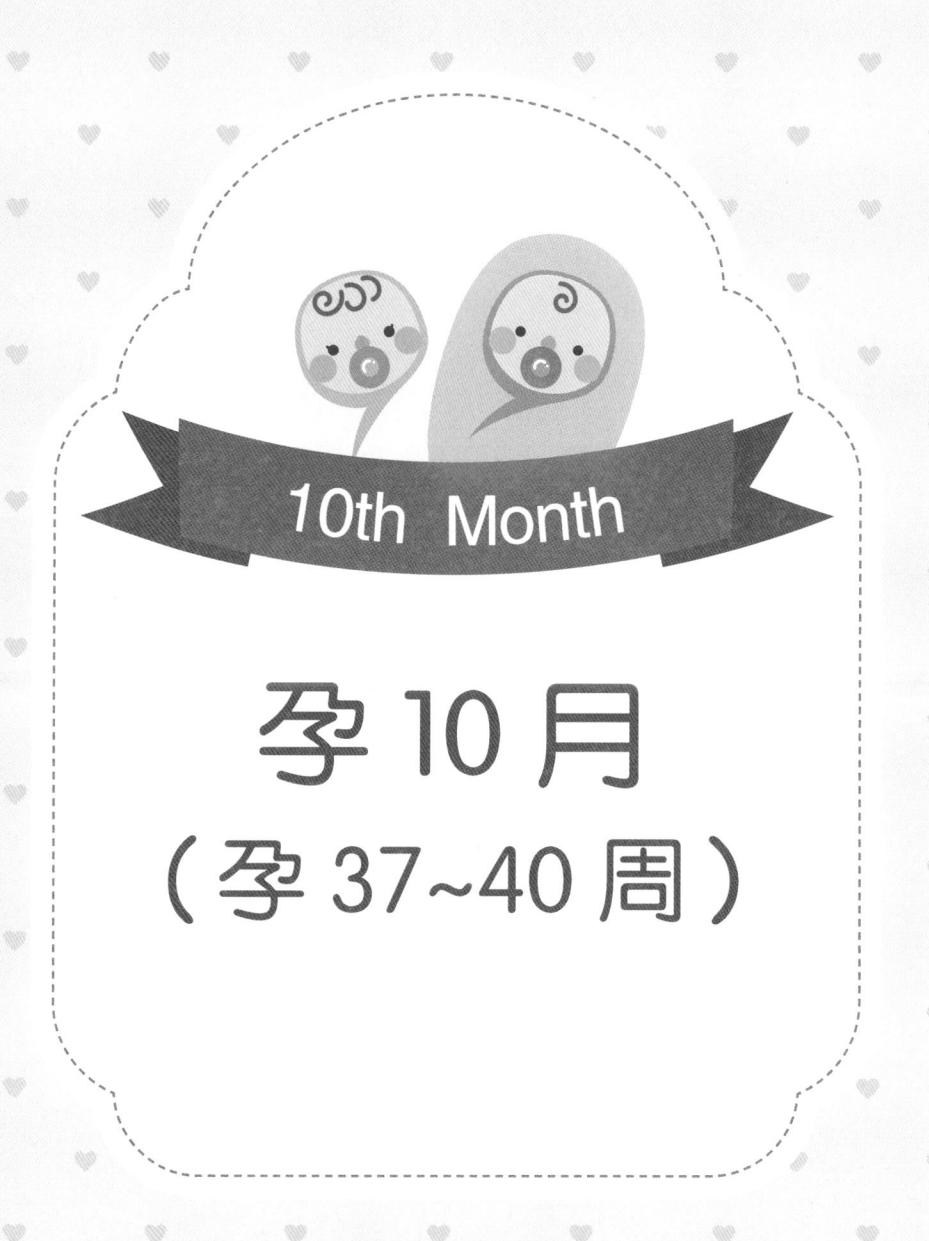

10th Month

孕10月
（孕37~40周）

孕 **10** 月

（孕 37~40 周）

孕妈妈和胎儿

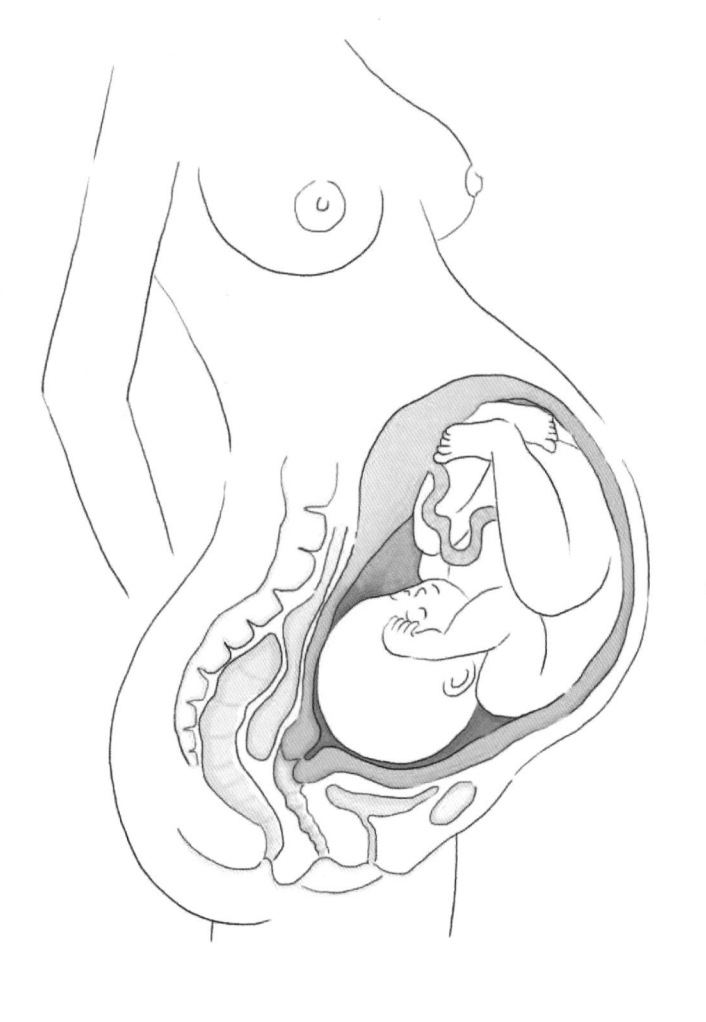

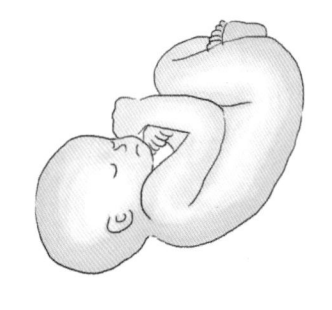

孕10月时，
胎儿身长约56 cm，
体重 2900 ~ 3500 g

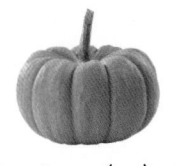

大约一个南瓜
的重量

孕37周时，胎儿完成了宫内发育，
会挪动身体及睁开双眼。

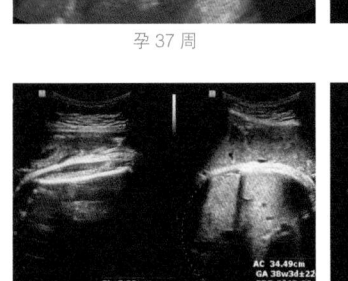
孕 37 周

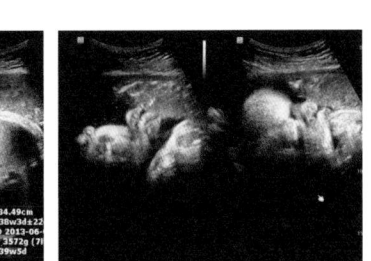
孕 38 周

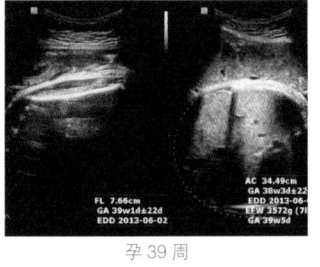
孕 39 周

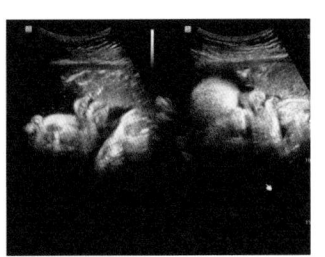
孕 40 周

孕 37 周时，胎儿完成了宫内发育。之后，无论胎儿在什么时候出生，他（她）都能够独立呼吸，并能维持自身体温。胎儿皮肤上长了一层胎脂，头部下移，与骨盆入口衔接，活动因此受限，胎动有所减少。这个时期，胎儿会自发性地睁闭双眼，反复睡睡醒醒，每次睡眠时间在 40 分钟左右，有时还会做梦。同时，胎儿体内开始分泌皮质醇，向母体发送分娩信号，即胎儿宫内发育完成时，胎儿的肾上腺会分泌出皮质醇这一激素，这代表胎儿即将出世。受皮质醇的影响，孕妇的子宫开始变得柔软，骨盆也发生移位。虽然此时胎儿体内还不能自主生成免疫抗体，但母体内的免疫抗体可以通过胎盘传递给胎儿。

孕 37 周

孕 37 周的胎儿

严格意义上来说，孕 37 周前出生的宝宝称为早产儿。满 37 周后出生的宝宝，已经足月，无论何时出生，都能独立呼吸。胎儿体内渐渐有了脂肪，全身变得更加圆润。

胎儿的身长和体重

孕 37 周时，胎儿身长约 48 cm，体重约 2900 g。

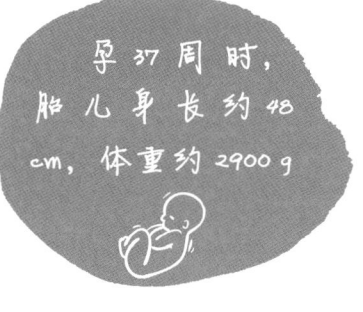
孕 37 周时，胎儿身长约 48 cm，体重约 2900 g

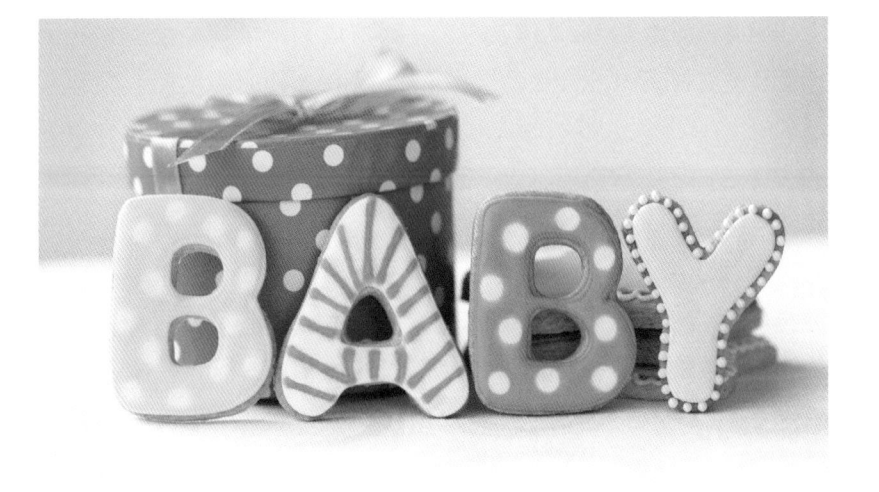

孕 38 周

孕 38 周的胎儿

孕 38 周时，虽然胎儿各器官的分化已经完成了，但其功能性发育还在继续。此外，胎儿开始从母体间接获得免疫抗体。

胎儿的身长和体重

孕 38 周时，胎儿身长约 50 cm，体重约 3000 g。胎儿的头围、肩宽以及臀围的长度都差不多。

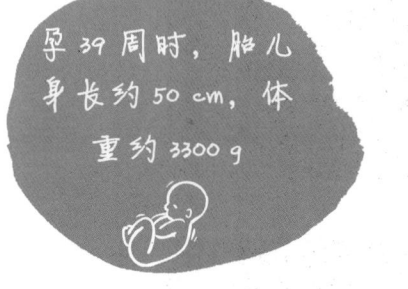

孕 38 周时，胎儿身长约 50 cm，体重约 3000 g

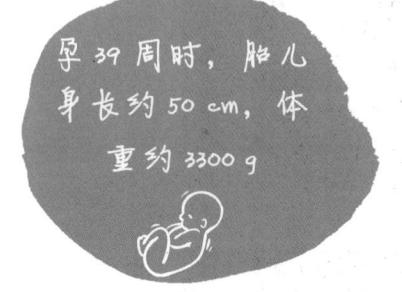

孕 39 周时，胎儿身长约 50 cm，体重约 3300 g

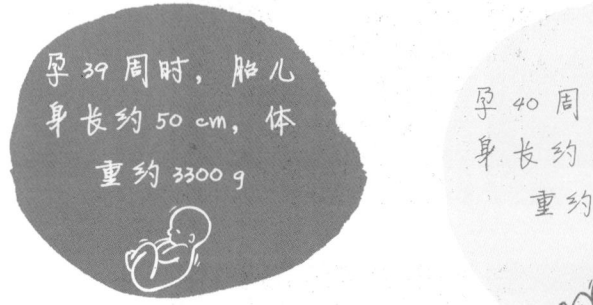

孕 40 周时，胎儿身长约 50 cm，体重约 3500 g

孕 39 周

孕 39 周的胎儿

孕 39 周时，胎儿的皮肤增厚，变得更加结实。胎儿体表的胎毛开始消失。手指甲慢慢变长。

胎儿的身长和体重

孕 39 周时，胎儿的平均体重为 3300 g。由于每个孕妇的身体和营养状况不同，胎儿的胖瘦程度也有所不同。

孕 40 周

孕 40 周的胎儿

孕 40 周时，胎儿皮肤表面形成柔滑的皮脂层。它的作用是在分娩时帮助胎儿顺利通过产道。

胎儿的身长和体重

孕 40 周时，胎儿从头顶到臀底的平均坐身高为 36 cm，身长约 50 cm，体重约 3500 g。

孕 37 ~ 40 周的胎儿
- 无论哪一周出生，都没有太大差别
- 脂肪囤积
- 皮肤增厚
- 胎毛消失
- 手指甲慢慢变长

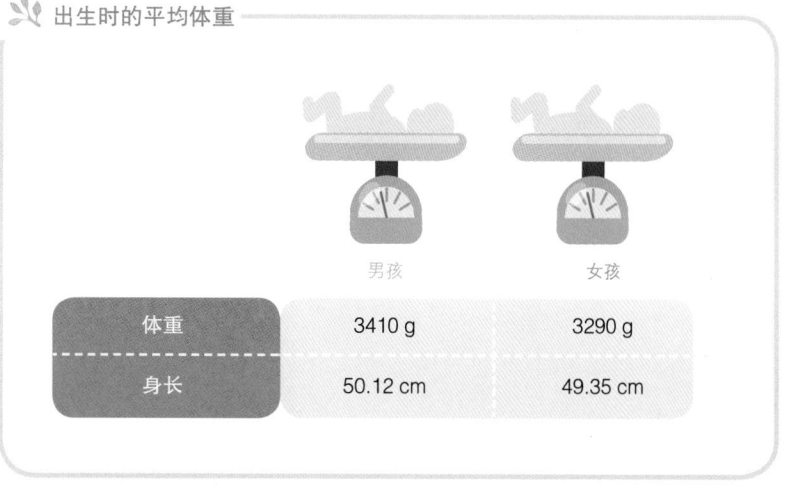

🌿 出生时的平均体重

	男孩	女孩
体重	3410 g	3290 g
身长	50.12 cm	49.35 cm

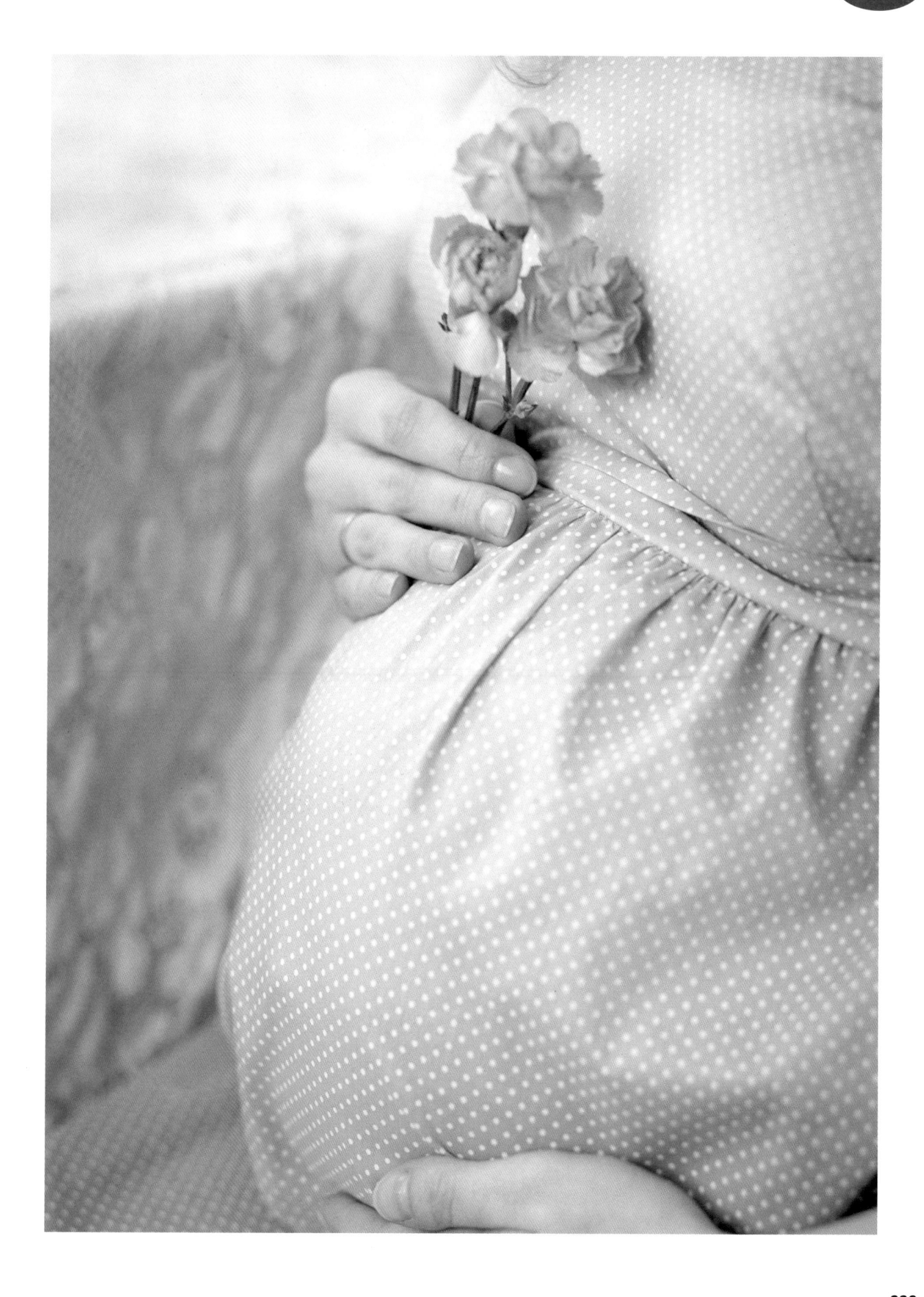

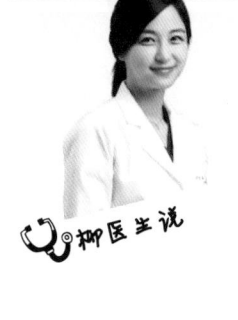

01
孕10月需要做的检查

柳医生说

有很多孕妇都对在分娩前或产时做的骨盆内测量感到非常害怕。这个时期做的骨盆内测量用以观察骨盆是否狭小。为了顺利分娩，做骨盆内测量是非常有必要的，孕妇们无须过度害怕。

基本检查

超声检查

通过超声检查，可以确认胎儿的体重是否持续增长。有的胎儿体重较重，在孕38周时就接近4000 g。过重的胎儿在分娩时会难以通过产道，所以如果胎儿体重过重，那么就可以考虑其他分娩方式。

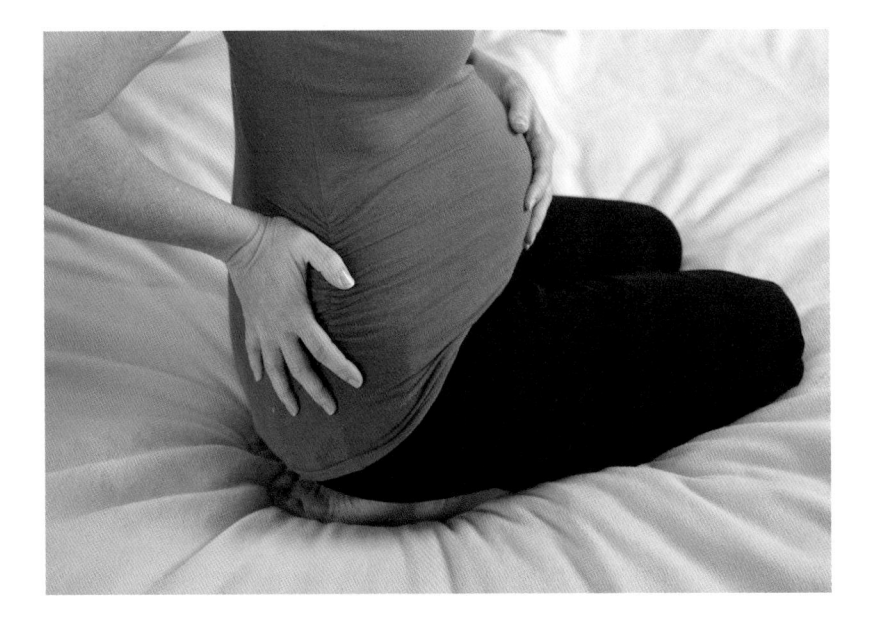

确认羊水量

羊水量从孕35周开始持续减少。羊水减少属于正常现象，但如果羊水减少过多，胎儿会受到持续性的压力，此时尽早让胎儿出生反而更好。当然，仅仅根据羊水量来判断胎儿在孕妇体内是否稳定是不够的，还应利用无刺激胎心监护和生理性分析等方式，从多个角度判断胎儿的身体状态。如果判断出胎儿继续待在孕妇腹中会存在危险，那就要考虑催产了。

尿液检查

临近分娩，孕妇的身体会出现浮肿。如果体重每日增长500 g以上，且血压上升，那么孕妇就可能患上了妊娠期高血压疾病。怀孕时间越久，越容易出现这种症状。这种情况下，就要通过尿液检查确定尿液中是否有蛋白质。

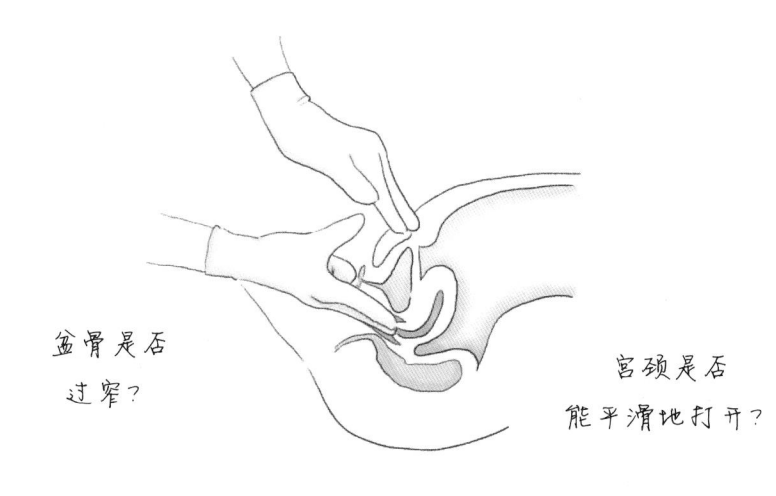

盆骨是否
过窄?

宫颈是否
能平滑地打开?

骨盆内测量

做骨盆内测量的原因

胎儿出生的最终通路就是骨盆，骨盆是由骨骼和韧带等结缔组织构成的。骨盆主要分为内部入口、中间通道和外部出口三个部分。如果中间通道较窄，则内部入口也较窄，这种情况下，胎儿在分娩时很可能被卡在中间，造成难产。通过骨盆内测量，可以知道骨盆是否过窄，同时确认宫颈是否能平滑地打开。做骨盆内测量时，需要借助手指测量宫颈，所以检查结束后可能会出血，会突然感觉宫缩加剧。

无刺激胎心监护

做无刺激胎心监护的原因

无刺激胎心监护（non stress test，NST）是判断胎儿在子宫内是否真正稳定的检查。

孕 38 周后，胎儿的体重会快速增长至 2800 ~ 3200 g。随着胎儿体重的增加，胎盘的作用也变得愈加重要，但此时胎盘的功能开始变得大不如前。因此，孕 38 周后，从孕妇心脏流出的血液通过胎盘传递给胎儿的量有所减少。此时，胎儿即使没有马上表现出不适，也会开始不稳定起来。因此，需要通过检查来判断胎儿在母体内是否真正稳定。胎心监测时间一般在 20 分钟以上，以此来推测胎儿的健康状态。

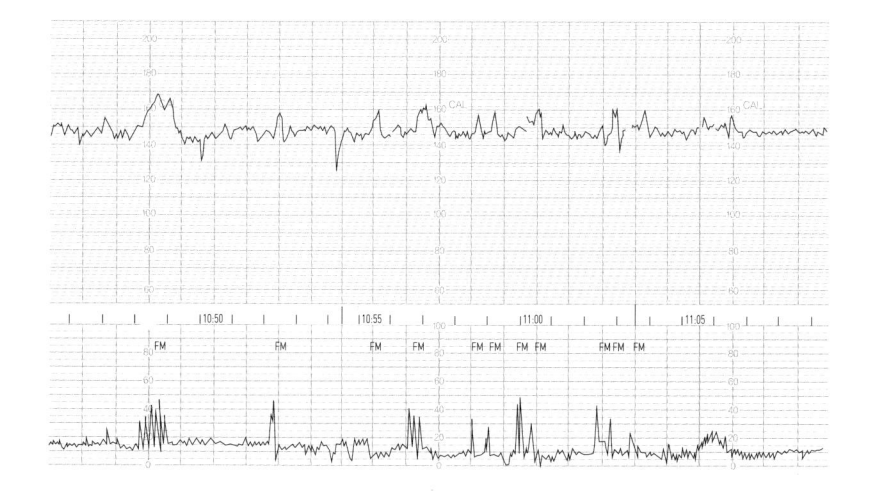

胎心监测
20 分钟以上

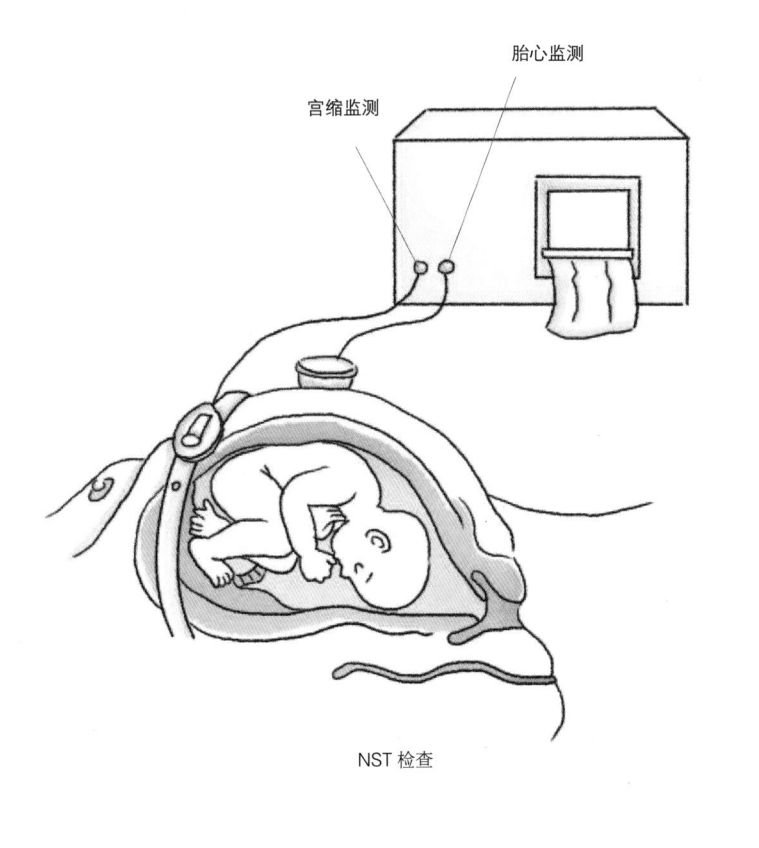

宫缩监测　胎心监测

NST 检查

检查结果

如果是健康的胎儿，其胎心率在正常范围内浮动，且胎动时有 2 次或 2 次以上胎心率摆动幅度大于或等于 15 次 / 分并持续 15 秒以上。

监测

监测胎心的同时可以监测孕妇是否有宫缩、是否有阵痛。分娩时也要做无刺激胎心监护。分娩时，由于子宫的收缩，通过脐带供给胎

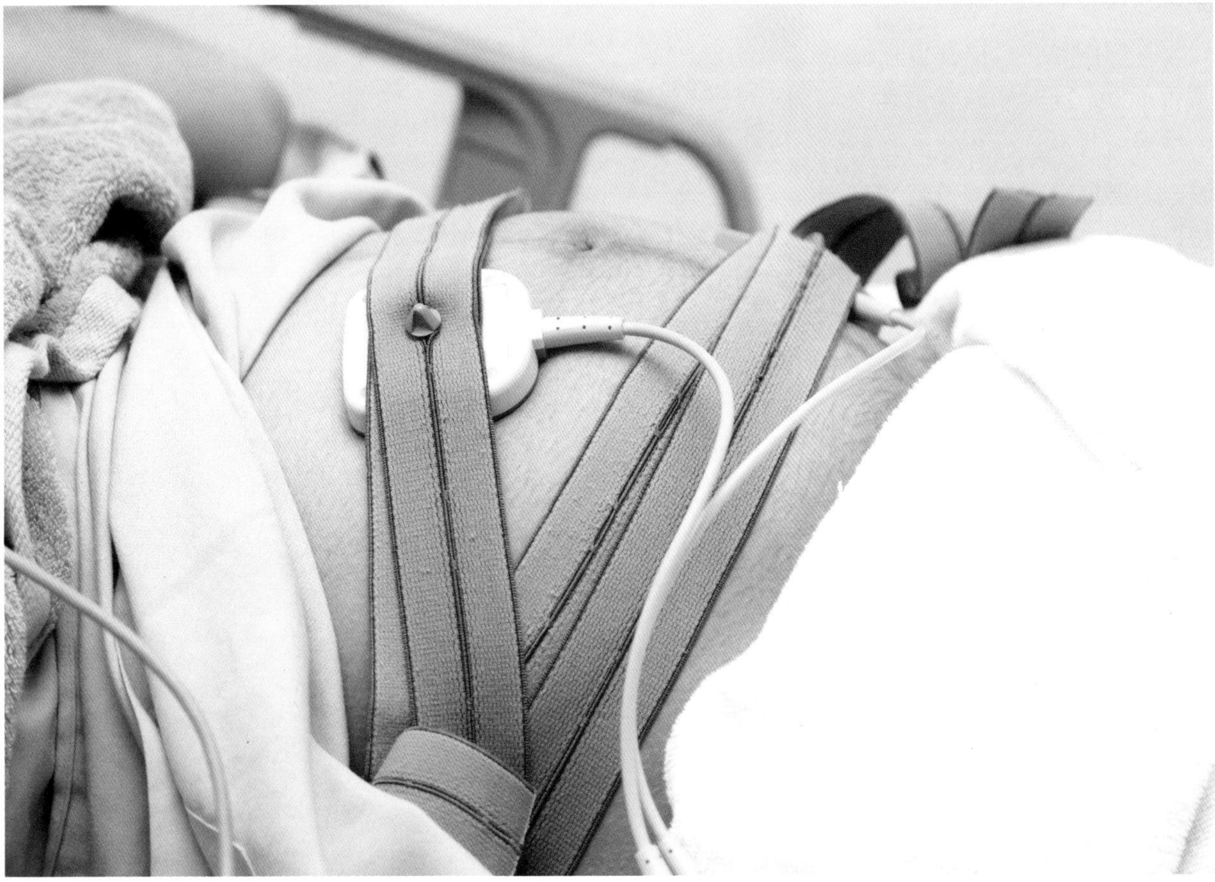

儿的血液减少，可能会对胎儿造成伤害。这是一种能同时监测母体子宫收缩和胎心的方法，可以用来判断胎儿是否能承受由母体子宫收缩带来的压力。

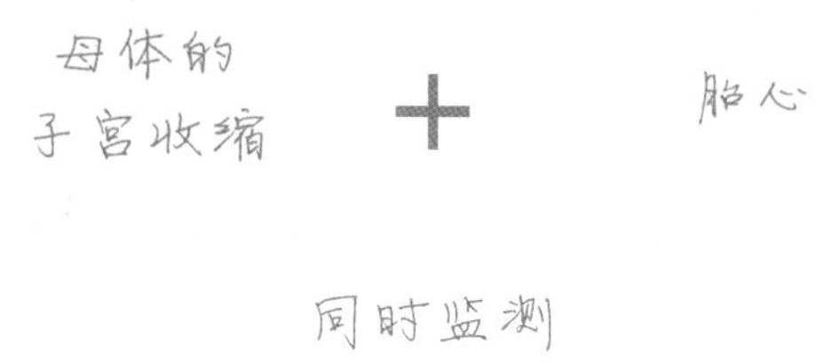

母体的
子宫收缩
＋
胎心

同时监测

异常信号

母体腹部阵痛时，胎心率有时也会因为胎儿难以承受压力而有所下降。这可能只是暂时现象，请观察血液循环畅通后或休息后，胎心率是否恢复正常。如果子宫收缩数秒后胎心率缓慢下降，这就不是暂时现象，是和胎盘灌流减少有关的异常信号。

胎儿睡着时

胎儿睡着时，试着通过超声波刺激把胎儿弄醒。仪器监测 40 分钟以上，等待胎儿醒来。随着监测时间的延长，孕妇可能会感觉疲惫，这时就要中断监测，让孕妇适当休息。

检查中的异常反应

随着检查时间的延长，孕妇可能会突然感觉恶心和头晕。这是由子宫持续压迫较大的血管，导致血液循环不畅通引起的。为了减轻对血管的压迫，孕妇要以左侧卧位休息一会儿，等到不再出现恶心、头晕现象后再继续检查。

02 孕10月孕妇的身体状态

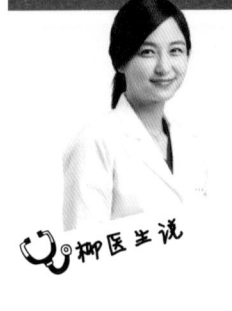

柳医生说

　　这是一个容易让孕妇感到不安的时期。即使通过骨盆内测量确认骨盆较小，但因骨盆小而不做顺产尝试的情况还是很少见的。对于大部分孕妇来说，分娩时其盆骨会自然移位，而且胎儿的头部也会适应骨盆大小以顺利出生。疼痛也可以通过分娩镇痛和拉玛泽呼吸法来克服。记住，分娩是一个自然的过程，你绝对可以挺过来的。

孕妇的身体变化

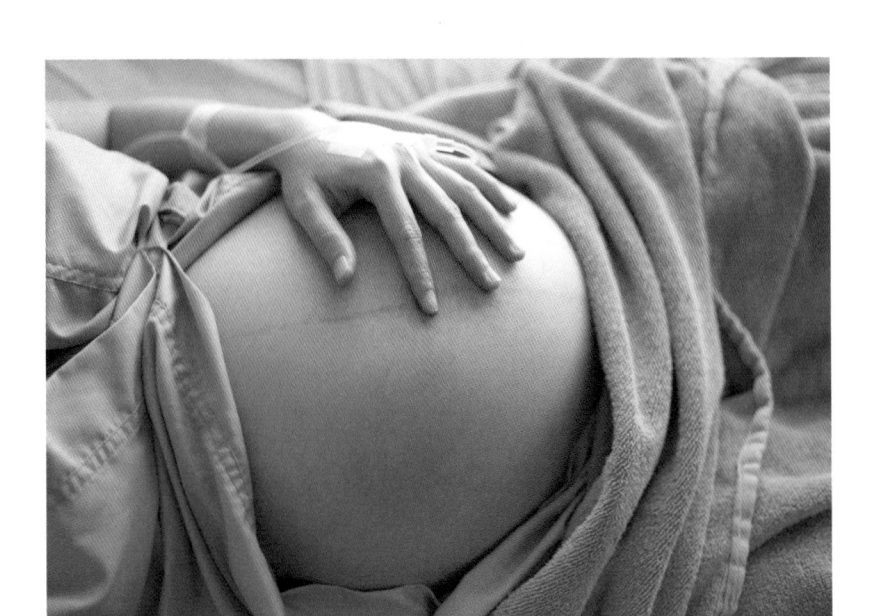

腹部经常紧绷

　　阵痛不一定预示着分娩。越临近分娩，出现腹部紧绷感的频率就越高，这只是和宫颈重建有关的一种症状。在怀孕的10个月中，宫颈一直坚强地支撑着羊水和胎儿，而在孕10月时，宫颈渐渐变软，为分娩做准备。如铅笔般粗细的宫颈入口也渐渐变宽。在这些变化过程中，孕妇会时常感觉到腹部紧绷。注意，1小时内出现不规则的一两次腹部紧绷感不是引起分娩的阵痛。

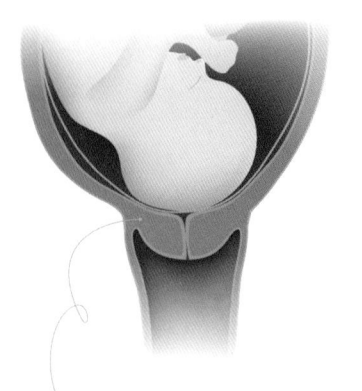

宫颈渐渐变得柔软，
入口慢慢变宽。

耻骨疼痛

　　这个时期，羊水、胎儿和胎盘的总重量超过4000 g。随着子宫的增大，下移到骨盆内部的胎儿头部进一步压迫耻骨，因而耻骨处会有疼痛感。疼痛感因人而异，有的人感觉疼痛甚至蔓延到头部，而有的

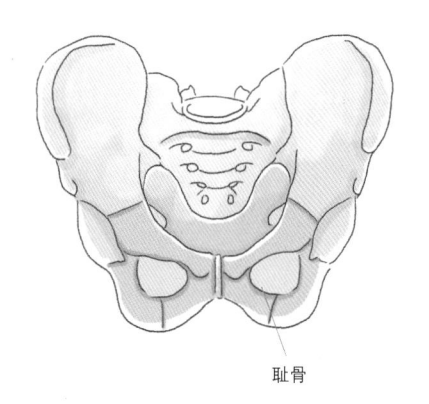

耻骨

人仅感觉一侧疼痛。疼痛剧烈时，应尽量采取能减轻耻骨负担的姿势，并适当休息。分娩后耻骨疼痛会有所好转。

胎动变弱

胎儿的头部下移到骨盆内，头部约有一半被固定在骨盆中。另外，随着羊水的减少，胎儿的活动空间变小。与之前相比，这个时期胎动减少，但是并没有完全消失，只是幅度变弱、次数减少而已。如果12小时内胎动次数低于10次，孕妇就要入院接受检查。

分泌物增加

这个时期孕妇的身体开始为分娩做准备，激素会使阴道分泌物增加。阴道分泌物带有黏性且呈乳白色或透明色。

有时阴道分泌物较多，甚至多到让人误以为是羊水。但

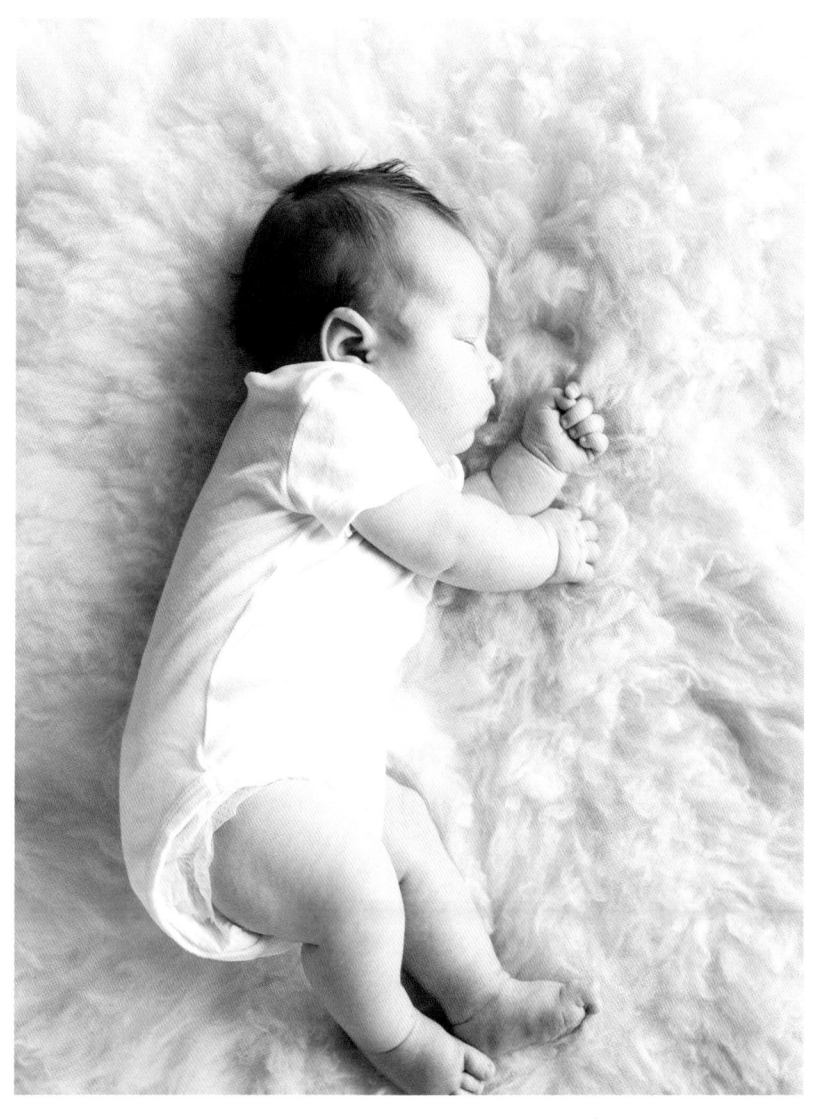

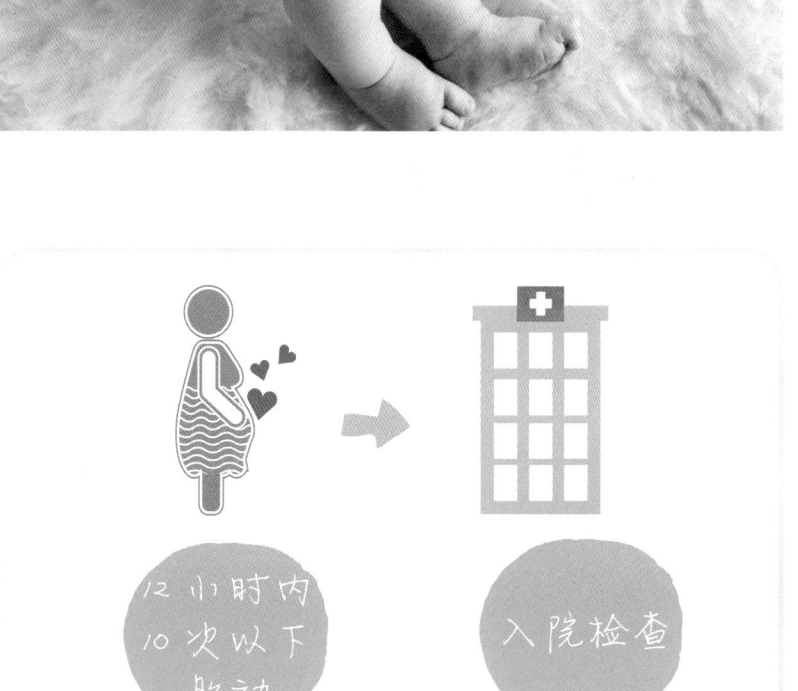

12小时内
10次以下
胎动

入院检查

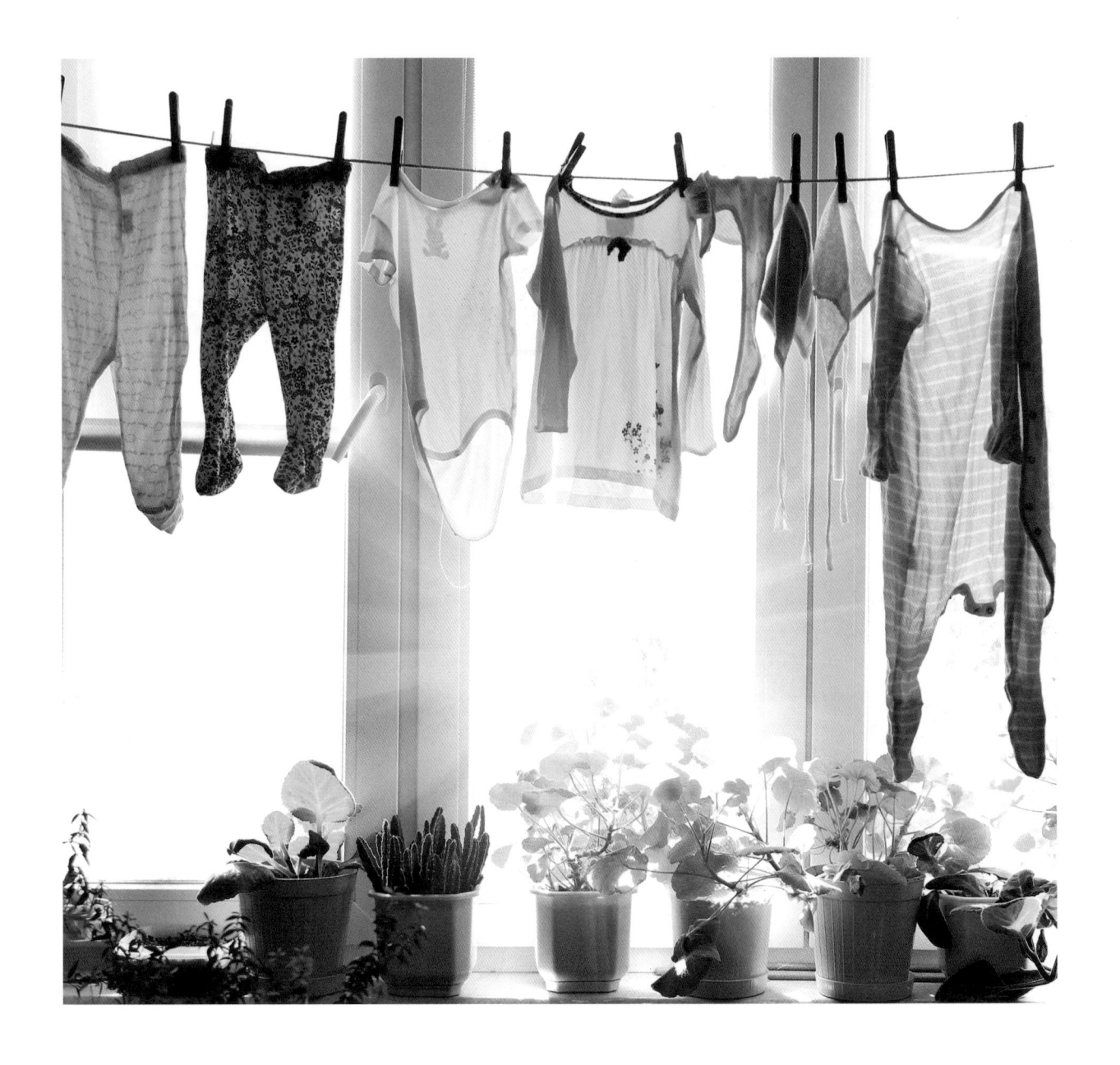

是，羊水是干净的水，其外观和小便相似。如果破水了，羊水会一下子浸湿孕妇的内裤，而且孕妇会一直有羊水外流的感觉。当孕妇需要腹部用力时（如改变姿势或打喷嚏等），羊水流出的感觉更强烈。这种情况下，孕妇需要及时入院接受诊查。

全身关节松弛

许多和分娩有关的激素分泌量增加。这些激素可以使孕妇的骨盆松弛，帮助胎儿在分娩时更加顺利地通过骨盆。除了骨盆以外，孕妇的手腕和脚踝关节也变得松弛。

小便外溢

怀孕的最后一个月，孕妇的子宫进一步压迫膀胱。膀胱和尿道之间在构造上存在一定的距离和角度，所以一般人在想要小便时可以忍一会儿。但是到了怀孕的最后一个月，孕妇膀胱和尿道间的构造形态发生了改变，尿道括约肌不能完全发挥其功能。所以，孕妇突然大笑或腹部用力时，可能会有少量尿液溢出，这种现象会在分娩后慢慢恢复。

乳头分泌物溢出

受孕期激素分泌量增加的影响，这个时期孕妇胸部发胀的程度达到高峰。随着乳腺的发育，孕妇的乳头可能会溢出淡黄色的初乳，这时请用干净的湿巾擦拭乳头，不要挤压或刺激乳头。

耻骨疼痛

腹部经常紧绷

胎动减少

分泌物增加

乳头分泌物溢出

（孕 10 月孕妇）

关节松弛

小便外溢

真假阵痛的区别

真正的阵痛会引起分娩，即如果有高强度的子宫收缩并达到可以分娩的程度，则孕妇的宫颈口会打开，宝宝会通过产道出生。相反，假阵痛只是腹部紧绷感，并不会引起分娩，其疼痛强度也不高。真正的阵痛，最初在 10 分钟内出现 1 ~ 2 次，随后阵痛的间隔时间渐渐缩短，疼痛强度渐渐增强。而假阵痛，以左侧卧位休息后会得到好转。

分娩时，从出现真正的阵痛到宝宝出生，需要经历的时间比想象中的长。如果感到阵痛，不要慌张，冷静地收拾好入院的行李，通知丈夫和其他家人后再去医院也不迟。

见 红

为了做好分娩的准备，宫颈开始重塑，阴道分泌物中常夹带着血液，俗称见红。见红说明孕妇的身体正在为分娩做准备，宫颈变得柔软，子宫开始收缩。见红后，约

30% 的孕妇会在 24 小时内发生分娩阵痛，大部分孕妇会在 1 周内发生分娩阵痛。但是，也有孕妇没有见红就出现阵痛而分娩，所以并不是每个孕妇都会在分娩前见红。

假阵痛和真正的阵痛的区分方法

假阵痛	真正的阵痛
不规律、阵痛时间较短	阵痛间隔时间越来越短
强度不高	渐渐变强
步行不会增加阵痛的强度	步行会增加阵痛的强度
休息后阵痛消失	即使躺着休息，阵痛仍会持续

03

孕 10 月孕妇的生活小技巧

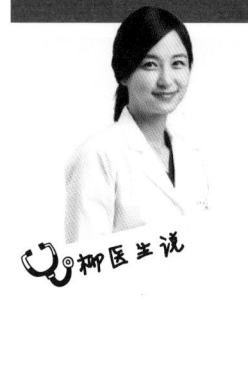

柳医生说

在职孕妇可以从这个时期开始休产假。孕妇至少要在家休息一周左右，还要多做运动。网上介绍了很多能使阵痛提前的方法，如上下楼梯等，但事实真能这样吗？孕妇的运动量增加，的确会使分娩阵痛提前到来，但不会在几天内就发生直接的变化。运动过量反而会使脚踝或腰部受伤，因此要引起注意。

准备分娩

不要单独出远门

在这个时期，阵痛和破水随时都可能发生，所以孕妇尽量不要出远门。

规划分娩日程，申请休假

一般来说，孕 38 ~ 39 周时就可以开始休产假。预产期的前一周最好在家休息，正式为分娩做准备，缓解紧张情绪，平静地等待分娩阵痛的到来。分娩阵痛来临的具体时间因人而异，最晚要在孕 39 周前整理好工作并休产假。但是，在怀孕的最后一个月，如果一直躺在家中，胎儿的体重会急剧增加。所以，在家待产期间，孕妇需要适当增加运动量，在

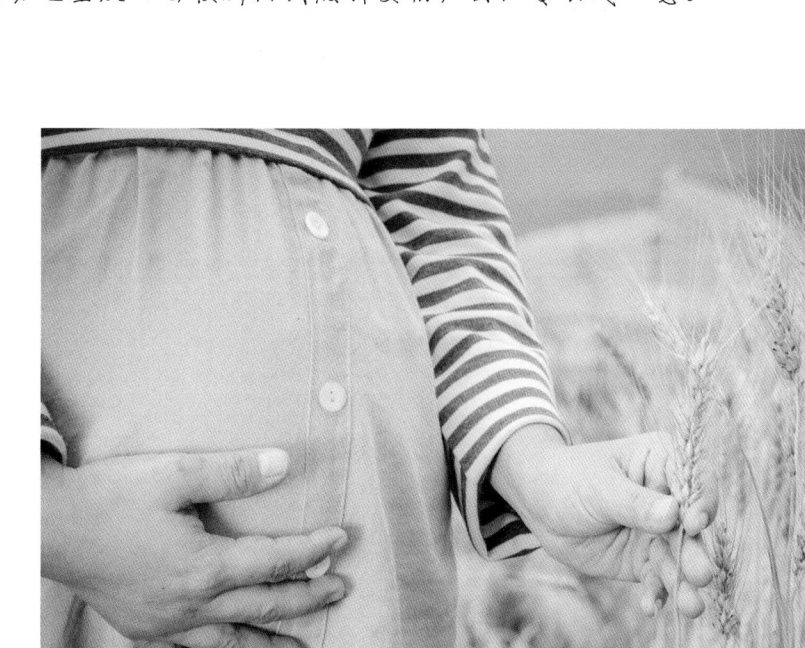

家做一些轻便的运动。

做好工作交接

虽然这个时期孕妇身体容易疲乏，情绪也容易焦躁，

但分娩后终究还要继续上班，所以要尽量仔细地和接管自己工作任务的同事交接好工作。即使在孕期，孕妇也要树立起专业、严谨的工作形

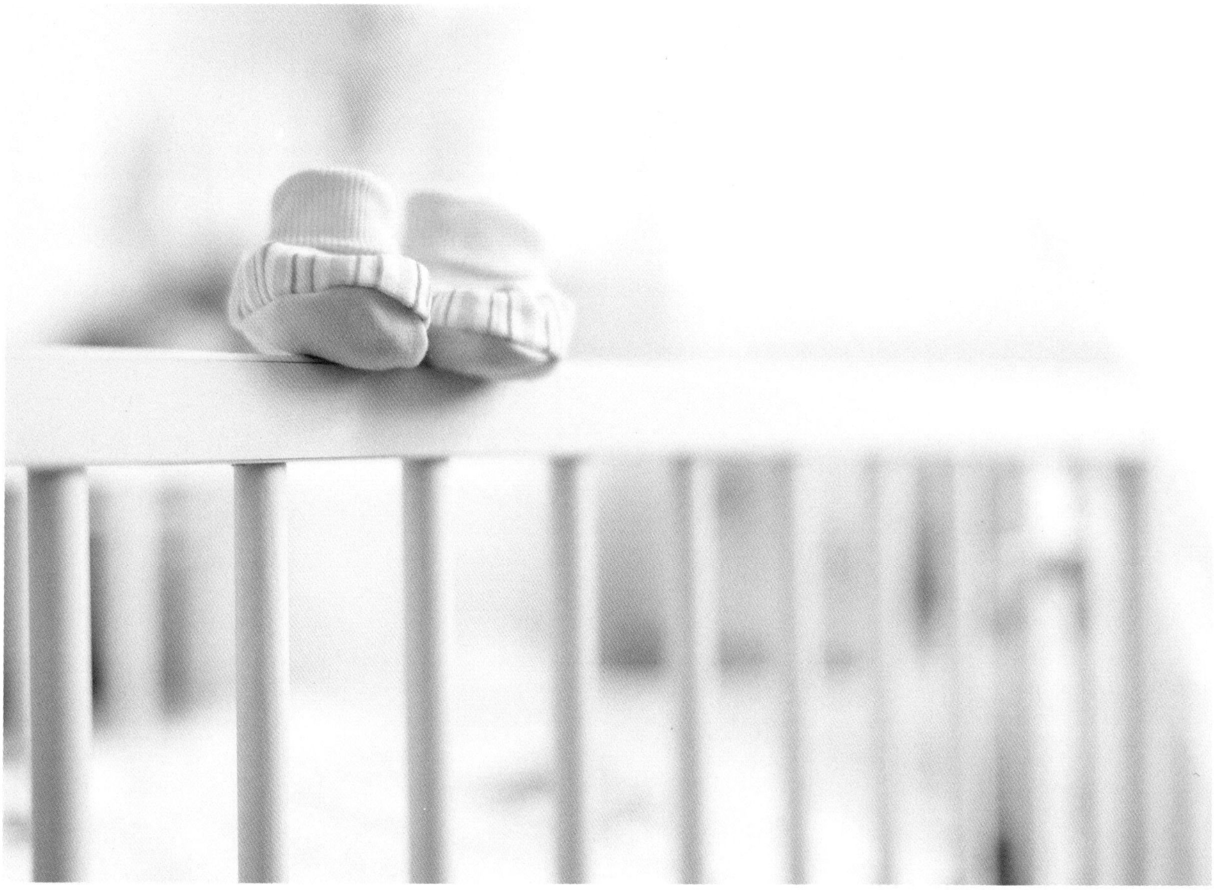

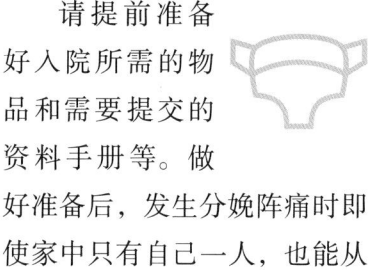

象，这样在休完产假回归工作岗位后，也能受到同事们的欢迎。

最后检查生产所需用品

分娩的医院不同，生产所需用品也会不同。提前确认入院及出院所需的用品，准备好入院所需的分娩待产包。单独准备好产后疗养中心及出院后所需的用品。

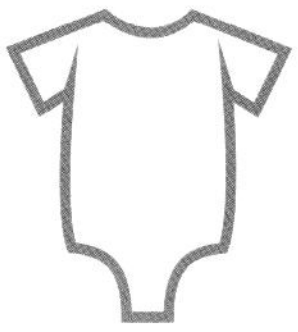

准备入院所需的分娩待产包

请提前准备好入院所需的物品和需要提交的资料手册等。做好准备后，发生分娩阵痛时即使家中只有自己一人，也能从容应对。

摄取铁剂

怀孕后由于消化功能减退或对分娩感到不安，孕妇会经常不按要求服用铁剂，也不注重食疗。其实，胎儿对铁的需求量较大，而且分娩时孕妇会大量出血，因此为了提前应对大量出血的情况，孕妇一定要坚持服用铁剂。

多运动

随着疲劳感的增加和肚子的日益增大，孕妇常在白天犯困。在怀孕的 10 个月中，胎儿的体重增幅因人而异。如果孕妇不多运动，胎儿的体重会急剧增长。所以，饭后孕妇最好走路 30 分钟以上，不要躺太久。

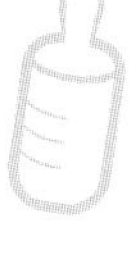

04

孕10月准爸爸需要做的事

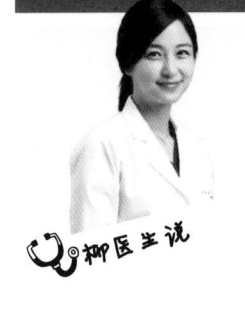

柳医生说

准爸爸们会发现，曾经那个弱不禁风的妻子，怀孕后变得如此坚强，已经有一个妈妈的风范了。出于母爱，孕妈妈会比谁都更加爱护宝宝，为了宝宝会尽自己最大的努力。所以，孕妈妈所认为的育儿方式和所希望的事情，准爸爸应该最大限度地给予支持。因为，给宝宝喂母乳、陪伴宝宝一起成长的人正是此刻的孕妈妈。

需要做哪些努力

帮助孕妈妈清洗和整理宝宝的衣物

宝宝出生后要穿的衣服和要用的被子、纱布毛巾等都需要提前清洗，而且其工作量要比想象中的大。不是仅仅用洗衣机洗洗就能完事的，还要拿出来晾晒，晒干后再折叠好，这一系列事情都要用手去完成。希望准爸爸同孕妈妈一起清洗和整理宝宝的衣物，同时享受作为爸爸的快乐。

一起整理婴儿用品

育儿不是妈妈一个人的事。很多妈妈也是新手妈妈，对育儿并不熟练，甚至会感到害怕。这时，如果爸爸和妈妈齐心协力，就能很快适

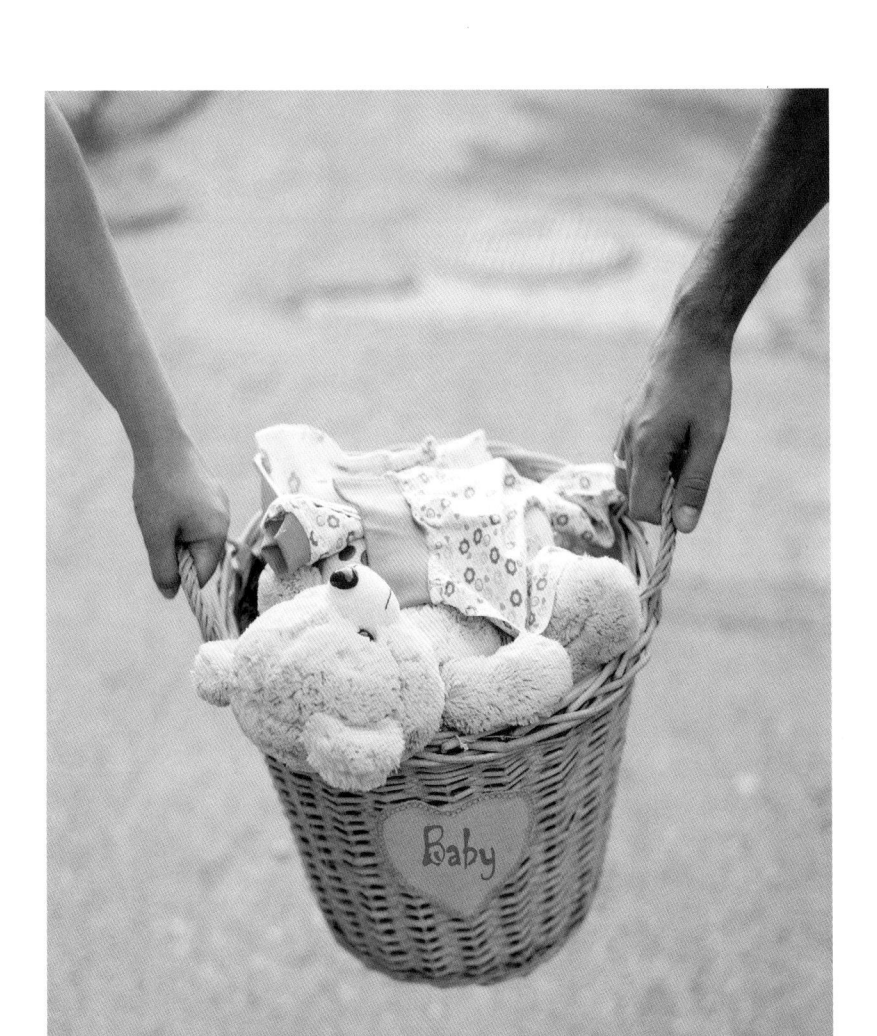

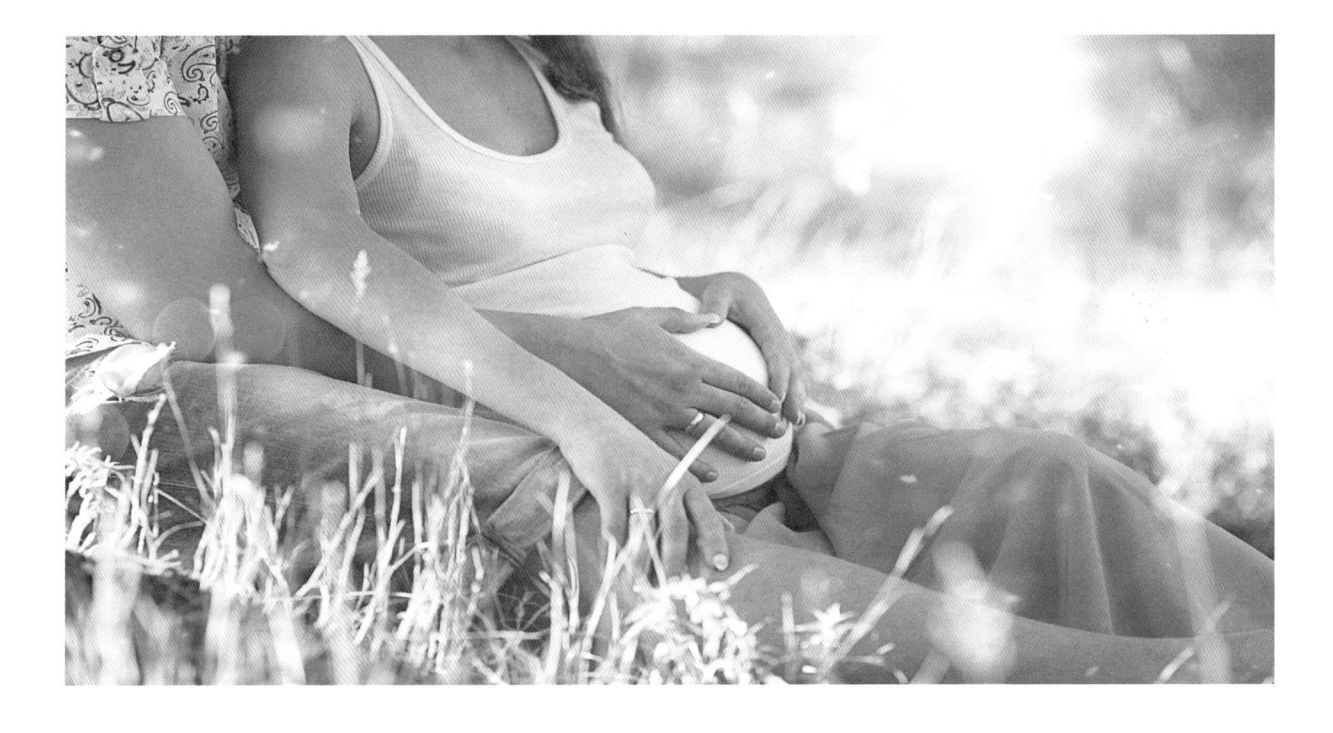

应育儿生活。在看护宝宝期间，爸爸要记住尿布、体温计、婴儿服、婴儿裹布等婴儿用品都各自放在什么地方，以免独自带宝宝时，找不到所需的物品。所以，此时准爸爸要和孕妈妈一起将婴儿用品归类整理，以便要用时可以迅速找到。

和孕妈妈一同确认分娩所需用品

分娩过程中存在许多难以预料的变数。一旦阵痛现象出现，孕妈妈会疼痛难当，非常辛苦。这时，准爸爸要记得携带事前准备好的分娩待产包和其他一些必需品。所以，准爸爸应该和孕妈妈一起确认分娩所需用品。

计划产后调养

近年来，许多产妇分娩后都去月子中心调养。在孕早期做好预约才能在自己想要的日期入院调养。如果决定去月子中心调养，准爸爸需要提前和月子中心确认是否预约成功，了解分娩后联系月子中心的时间。如果决定请月嫂，则准爸爸需要提前确认月嫂公司是否正规以及要请的月嫂是否合适。

陪孕妈妈散步，享受只属于两人的约会

由于新生儿免疫力弱，不宜轻易外出，所以宝宝出生以后，妈妈很长一段时间需要一直陪在宝宝身边，不适合外出。此外，宝宝出生以后，生活就

不再是夫妻两个人的了，夫妻间永远会多一个可爱的宝宝。所以，趁这段时间多多享受只属于两人的约会时光。

商议早期育儿方向

从出院后妈妈的身体调理方法，到该怎样哄宝宝入睡，再到房间的使用等，准爸爸应该和孕妈妈一起商议。宝宝的房间确定后，就要提前做好相应的准备。另外，还要商议是否要请别人来帮忙带宝宝，宝宝主要待的空间在哪，以及宝宝的用品该放在哪些地方，这些看似琐碎的事情都应该提前商议好。如果准爸爸觉得其中有不便之处或规划得不合理的地方，不要强加反对，而应一点点、好好地和孕妈妈商议。

251

05

提前准备待产包

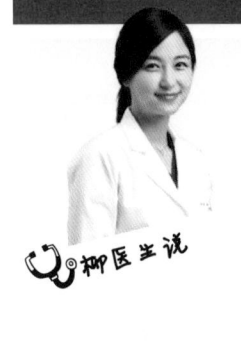

柳医生说

事先将分娩入院所需的物品装入待产包，这样即使突然去医院，也不会慌乱失措。孕产妇保健手册和身份证等必备物品要准备好。每个医院提供的物品各不相同，应尽早了解自己要去的医院会提供的物品，以使更合理地准备待产包。

备好待产包

必需品

办理入院手续所需的医保卡、身份证等基本物品要放入待产包。除此之外，孕期用来记录怀孕状况的孕产妇保健手册也要放入待产包。

住院期间需要的物品

内衣、袜子

分娩后产妇可能会比较怕冷。住院服内穿内衣，脚上穿长袜子，有助于产妇保暖。另外，产妇可能会出很多汗，衣物上还可能沾有血渍，所以应尽量多准备些内衣，最好准备3～4套，并且根据季节，选择长短及厚度适宜的内衣。

医保卡
孕产妇保健手册
身份证

产妇护理垫

分娩后一周左右，子宫内膜脱落，随其他产后残留物一起排出体外，这就是产后恶露。产后5～7天内流出的是红色的恶露，产后4～6周流出的是黄色的分泌物。虽然医院里也提供产妇护理垫，但通常恶露的量很多，所以产妇自己最好也准备些护理垫，以免量多而不够更换。

产妇用内裤

准备3～5条能够很好地包住胸部以下部位，并具有良好透气性的棉质内裤。但没必要在产后单独购买，可以先带着怀孕期间使用的孕妇专用内裤。

湿巾、纱布毛巾

自然分娩后，由于分娩引起的出血及产后血液分布的突然变化，一段时间内产妇不宜洗澡。如果是剖宫产，伤口愈合前产妇也不能洗澡。因此，需要准备一些可以简单擦拭脸部、手脚、脖子等部位的湿巾或纱布毛巾等。

基础护肤品、保湿品、护唇用品

虽然产妇还不能正常洗

漱，但可以抹爽肤水、乳液等基础护肤品来预防皮肤粗糙等问题。尤其是在产后极度疲惫时，产妇的嘴唇会非常干燥，所以要准备护唇用品。

腹带

尤其是剖宫产后，产妇需要使用腹带。剖宫产后，产妇的皮肤、皮下脂肪、肌肉、肌膜等部位会出现伤口，虽然手术后伤口得到缝合，但站立时，受重力的影响，肚子下沉并拉拽手术部位，会引起剧烈的疼痛。因此，产妇需要借助腹带来帮助支撑肚子和肌肉组织，缓解疼痛。一般情况下，医院会提供腹带，但最好在入院前做好确认。如果确认医院不提供腹带，就要尽快准备好可以清洗的、可以较好地支撑起肚子和骨盆的、长度较长的腹带。

头绳

分娩后，过度的疲劳和剧烈的疼痛使产妇难以洗头，所以需要准备绑头发的头绳。将头发扎起来，能使产妇看上去更干净利落。

护腕

从临产开始，孕妇体内松弛素的分泌越来越旺盛，导致骨盆关节韧带变得松弛。此外，手腕和脚踝等关节韧带也开始变得松弛。当产妇长时间抱着宝宝喂奶时，其手腕很容易受伤。所以，最好准备好护腕。

防溢乳垫

分娩后母乳开始分泌，母乳的分泌量也因人而异。母乳较多时，经常会沾到内衣上，所以就需要准备防溢乳垫。即使不打算喂母乳，分娩后的最初几天母乳也会外溢，也需要用到防溢乳垫。

开衫

住院服的外面最好再套一件方便穿脱的开衫。虽然医院里一般也会准备大的开衫，但为了以防万一，出于住院期间在医院内走动时的需要，最好自己再准备一件开衫。如果是冬天，就要准备保暖性较好的开衫；如果是夏天，就要准备透气性较好、稍微宽松的开衫。

会阴垫

有的产妇自然分娩后会阴部位会出现肿块，并伴有疼痛，如果加上痔疮的影响，坐的时候会非常难受。如果下面垫一块如甜甜圈般圆形中空的会阴垫，坐起来会舒服不少。会阴部的疼痛和痔疮一般会在数周内好转，因而用会阴垫的时期不会持续太久。所以，可以向周边有会阴垫的朋友借，如果医院也提供会阴垫，则可以用医院的。

大麦茶和吸管

分娩后数日内，产妇体内积蓄的废物会慢慢排出体外，浮肿也会渐渐好转，尿液量会急剧增多，从身体排出的水分达 1 ~ 2 L。急剧的血液变化会使产妇口渴难耐。与矿泉水相比，大麦茶更适合产妇喝。要准备保温瓶，便于产妇喝水。虽然产妇可以直接喝杯中的水，但分娩后一两天内产妇有可能拿不稳杯子，所以最好准备吸管，便于产妇喝水。

出院时宝宝穿的衣物、褓褓、毯子

出院时，宝宝要穿买来后清洗过的婴儿服，外面再裹褓褓。天气冷时，还要给宝宝戴帽子、盖毯子。

照相机

宝宝出生的时刻是最容易让人感动的瞬间，请用照相机记录下这最珍贵和幸福的时刻吧。

音乐、书籍等

准备一些住院期间可以听的音乐或者看的书籍。

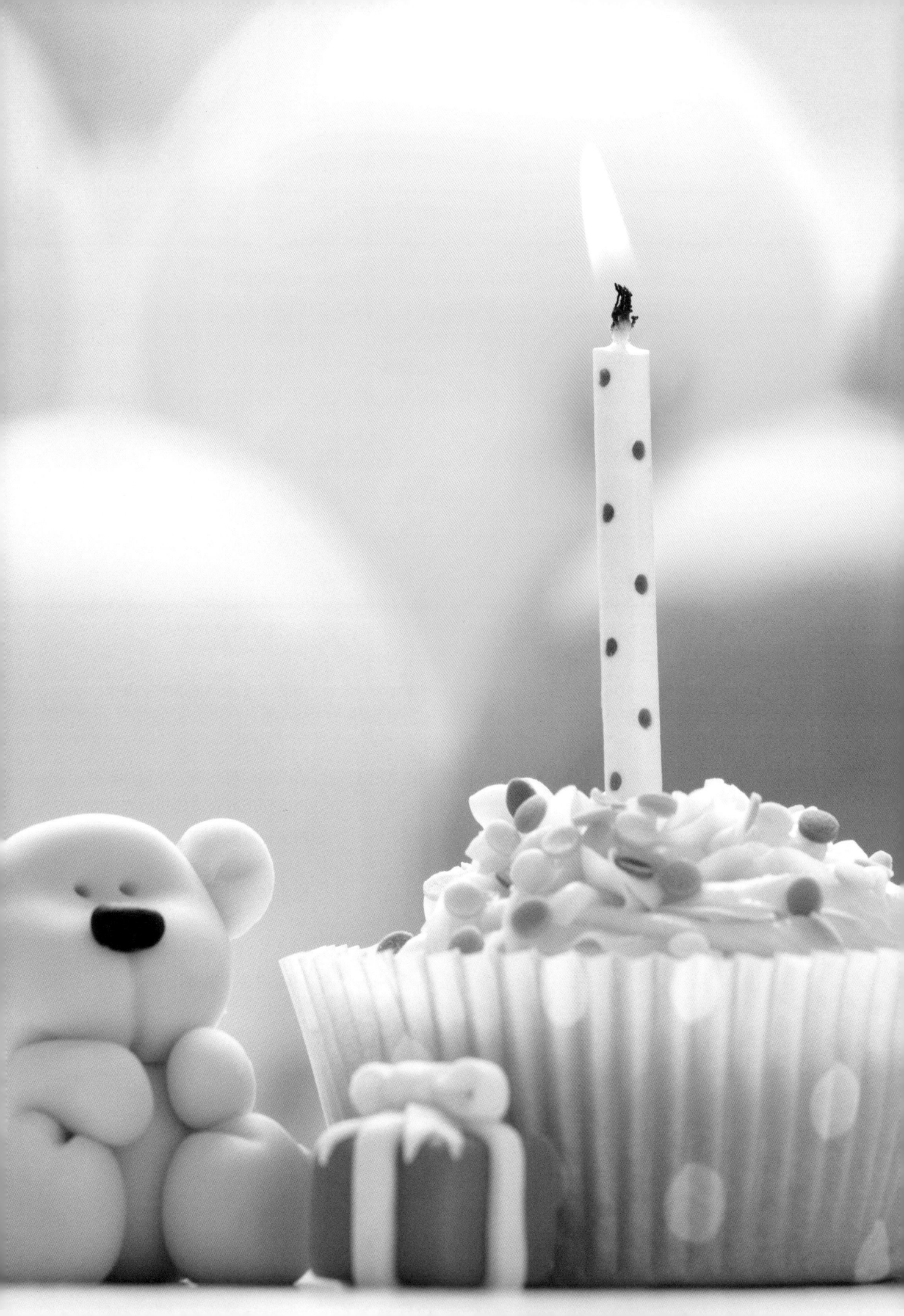

Part
03

分娩 育儿

01

分娩准备

01 ▶▶ 分娩后所需物品清单

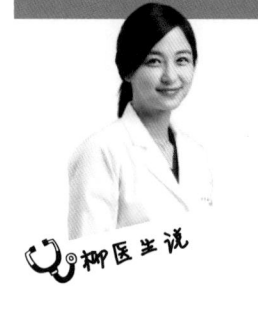

柳医生说

宝宝出生后，虽然家庭支出一下子上涨了不少，但是此时的家长为了宝宝几乎什么都愿意买、什么都想买。虽然大部分婴儿用品的使用时间并不长，但有则会更加方便，没有则不免有些遗憾。经常会有这样的情况，一时兴起买了很多物品，最后其中有些物品却一次都没用过，所以孕妈妈应理性地准备物品。接下来，我们来了解一下大致需要准备哪些物品。

准备衣物

衣物种类

选择宝宝的衣物时，首先要考虑其保暖性和保护性。要选择可以较好地吸收宝宝的汗水及排泄物的、具有较好透气性的棉制品。和款式相比，我们更应该注重衣物是否方便穿脱。缝线在里面或折边较厚的衣物会让宝宝感到不舒服，因此选择衣物时也要考虑这一点。在给宝宝穿之前，衣物要事先清洗并晾干。

婴儿小上衣

婴儿小上衣是最基本的。宝宝经常会吐奶，也容易出汗，所以要选择吸收性和透气性较好的、方便穿脱的棉制品。如果宝宝出生时的天气较凉，那只穿小上衣会不够保暖。为了更好地保暖，除了小上衣外还要再准备小外套。

如果产妇分娩后去月子中心调养，那这段时间内宝宝会穿月子中心提供的小上衣。这样的话，回家后宝宝穿小上衣的时间就变短了。准备衣物时，请考虑到这一点，适量购买。

婴儿内衣

出生一个月后，宝宝应该穿内衣而不是小上衣。宝宝的内衣建议购买方便穿脱的款式，不宜购买过紧、尺寸稍偏大的款式。通常我们会收到许多由周围的亲戚朋友送的婴儿内衣，故婴儿内衣无须再单独购买，等不够穿时再买也不迟。很多人认为宝宝的衣物都需要用开水烫过，但是婴儿内衣等衣物用开水烫后会变形，且容易破损，所以不能用开水烫，可以选用婴儿专用洗剂来清洗。

种类	数量	种类	数量
婴儿小上衣	3~5件	袜子	2~3双
婴儿外套（秋冬季节）	2~3件	内衣	2~3件
纱布毛巾	20~30条	连体服	1~2件
手套+脚套	2副	室内服	2件
帽子	1个	尿布	1袋(30~40张)

尿布

尿布有一次性尿布和布尿布两种。布尿布必须是全棉材质的，且柔软、透气性较好。由于每日都要换洗多次，所以需准备30～40张适当大小的尿布。准备用布尿布的妈妈带宝宝外出时，就要用到一次性尿布，所以最好买一袋一次性尿布以备不时之需。根据使用季节和尺寸，一次性尿布可分为很多种，所以请选择合适的一次性尿布。

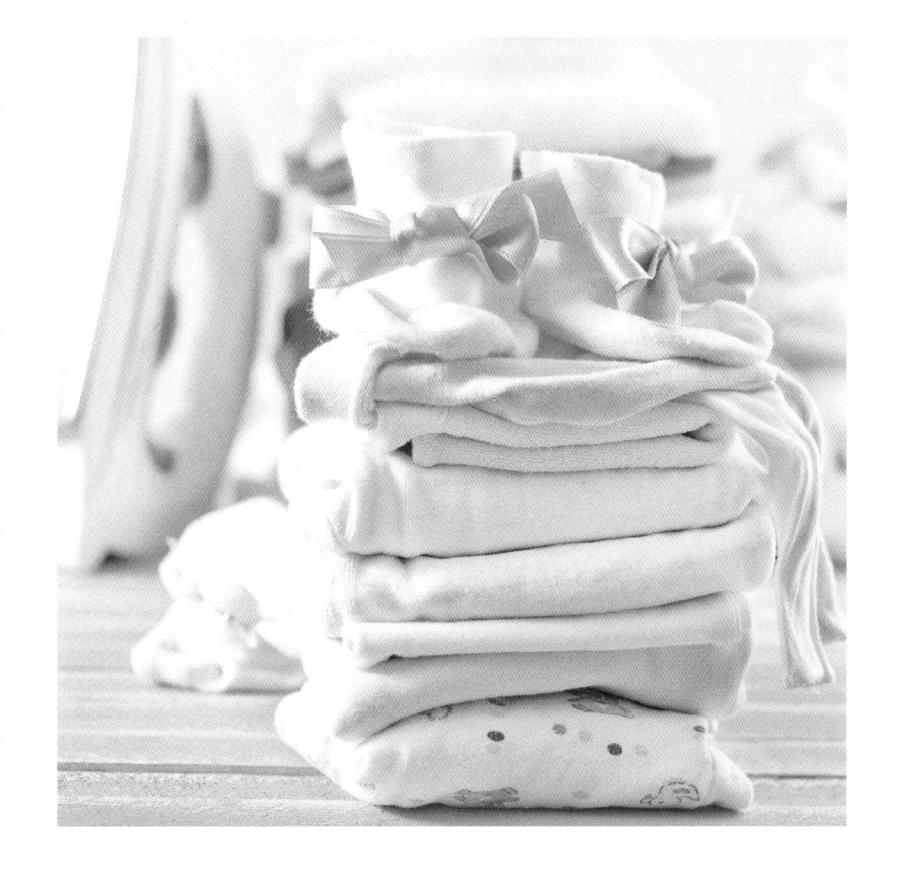

如何购买尿布？

如果宝宝使用某个牌子的一次性尿布后没有出现湿疹等皮肤问题，那么尽量不要换牌子，最好一直用同一产品。在出生后的30～100天内，宝宝生长迅速，所以第一阶段用的小号尿布不宜购买太多，待不够用时再购买也不迟。

围嘴

实际上，宝宝出生30天内，纱布毛巾的使用频率比围嘴更高。一般在宝宝出生50天后，即外出活动变多、吐奶也较频繁时才开始使用围嘴。因此，围嘴不提前买好也没有关系。

纱布毛巾

宝宝流口水或吐奶时需要用纱布毛巾擦拭。用过的纱布毛巾如果还要继续使用，一定要洗干净或用开水烫过，晾晒后再使用。因为纱布毛巾随时都需要用，所以应尽量多准备些。纱布毛巾不仅可以用来擦拭吐奶或流口水的宝宝，还可以用来擦洗宝宝的嘴角。因此，纱布毛巾务必要清洗干净后使用，尽可能用开水烫一下，如果用洗剂清洗，务必要将洗剂漂洗干净。

连体服

连体服保暖性能较好，主要在秋冬季使用。秋冬季外出时，连体服能够更好地保暖。新生儿除了去医院做检查之外，一般不会外出，所以不需要买太多连体服。

帽子

新生儿头发稀疏，头顶的囟门开着，所以外出时要注意避免直射光线或其他外部物体的刺激。另外，宝宝头部发热可能会导致严重后果。所以，建议尽量给宝宝戴上可以避免外部刺激并能维持体温的帽子。请选择头围不是太紧且材质较柔软的婴儿帽。

准备床上用品

床上用品种类

宝宝大部分时间都在床上躺着，所以对床上用品的选择需要比其他物品更加慎重。购买时请考虑是否使用婴儿床以及季节等因素。

被子和褥子

宝宝盖的被子建议选用外面是棉制品，里面是棉花，重量较轻，且保暖性和透气性较好的被子。被套最好可以拆卸，不仅方便清洗，夏天还可以取出适量棉花后当单被盖。如果宝宝出生在夏季，则用毛巾被比较多。宝宝用的褥子不宜太软或太厚。如果褥子太软，宝宝睡觉姿势改变时褥子很可能会盖住宝宝的脸部，宝宝会有窒息的危险。

种类	数量
内裹布	3 ~ 5 件
外裹布	1 件
被子 + 褥子	1 套
毯子	1 条
小米枕头	1 个
床	1 张
防漏垫	1 ~ 2 个
婴儿定型枕	1 个

防漏垫

褥子上可以铺一层隔水的防漏垫，这样宝宝的大小便就不容易沾到褥子上。如果宝宝用的是布尿布，则更有必要铺一层防漏垫。但如果宝宝用的是一次性尿布，尿液一般不容易侧漏，只要及时更换尿布就可以了，所以这种情况下用到防漏垫的时候不多。

内裹布

直接包裹宝宝的内裹布，最好选用较柔软的材质，也可以用较大的浴巾来代替。内裹布会在将宝宝放在被子上或者洗完澡后擦拭时用到，所以最好多准备几件。

枕头

准备宝宝用的小枕头。宝宝出生后 30 天内主要睡小米枕头，之后一般用婴儿定型枕。婴儿定型枕可以让宝宝睡出好头型。

外裹布

外出时给宝宝裹上外裹布，可以挡风、保暖。出生后不满 30 天的宝宝穿衣服很不方便，如果需要外出，一般里面穿内衣，再依次裹上内裹布、外裹布。外裹布一般于秋冬季使用，夏季一般不会用到。如果有连体服，可以用它代替外裹布。建议买一件外裹布以备不时之需。

准备哺乳器具

哺乳器具的种类

因为是宝宝直接咬在嘴里的哺乳器具，所以首先要考虑其安全性和卫生性。另外，只有哺乳顺利才能缓解产妇乳汁淤积等现象，所以购买时请多多比较，选择适合自己的。

奶瓶

虽然大部分人都想母乳喂养，但母乳量较少或存在其他问题时，需要奶粉喂养或再额外补充奶粉。有的情况下，还会借用吸奶器把奶吸出来后再喂养。所以，为了应对这些情况，最好准备 1 ~ 2 个奶瓶。奶瓶的材质分塑料和玻璃两种，新生儿更适合用玻璃材质的奶瓶。奶瓶中放入较烫的水时，可能会出现有毒物质，所

种类	数量
奶瓶	1 ~ 2 个
吸奶器	1 个
消毒器套装	1 套
防溢乳垫	1 个
哺乳靠垫	1 个
洗奶瓶的刷子	1 个
奶瓶消毒柜	1 个

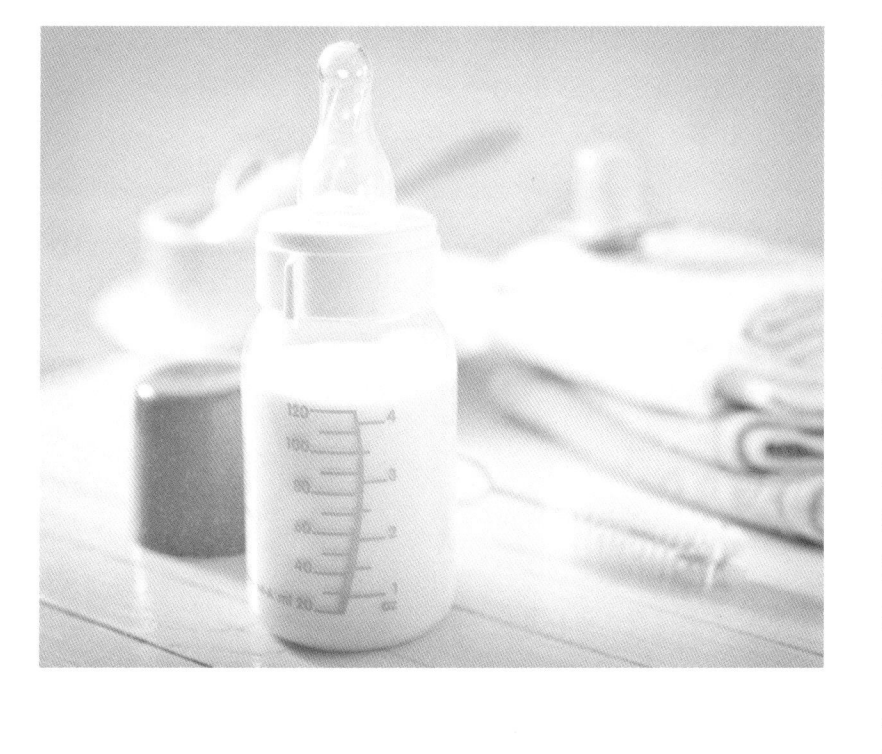

的乳汁。防溢乳垫可以防止乳汁溢到内衣上。

哺乳靠垫

刚开始喂母乳时频率很高，一般每隔 2 ~ 3 小时就需要喂一次。如果宝宝的身体没有放平，妈妈的姿势不佳，肩膀、手臂、腰等部位就会很吃力。给宝宝喂奶时，借用哺乳靠垫不仅可以调整宝宝头部的高度，还能支撑妈妈的腰部，使哺乳更加轻松。

以购买时一定要确认奶瓶是否安全无毒。

奶嘴

大部分奶嘴由柔软且有弹力的硅胶材质制成。由于奶嘴直接接触嘴巴，所以一定要确认奶嘴是否安全无毒。不同生长阶段的宝宝使用的奶嘴会有所不同，所以应该根据不同的时期购买不同的奶嘴。

消毒器具

奶瓶需放入开水中进行高温消毒。如果家中已有可用来高温消毒的锅，则可以直接使用。还可用电磁炉将奶瓶简单消毒。最近推出了利用蒸汽的奶瓶专用消毒器具，可根据家庭状况和个人需要理性购买。

洗奶瓶、奶嘴的刷子

买奶瓶的时候，请一同购买刷奶瓶和奶嘴的刷子。

吸奶器

当乳汁分泌不足，或者乳汁外溢较多，或者因为上班要提前挤好乳汁时，需要借助吸奶器。手动式和电池式吸奶器方便携带，而自动式吸奶器虽然不方便携带，但是吸奶效果更好。

防溢乳垫

刚开始喂母乳时，喂奶量和喂奶时间不规律。随着时间的流逝，乳汁分泌量增加，过多时会外溢，但频繁更换内衣很不方便，所以需要借助防溢乳垫来吸收外溢

准备沐浴用品

沐浴用品的种类

由于新生儿的皮脂分泌物较多，所以最好每天都给宝宝洗澡。洗澡前，先在浴室里放一会儿热水，等到热气使浴室较暖和后，再把宝宝抱进浴室内洗澡。洗澡水的温度应维持在 38 ~ 40℃，可以用手臂测水温，水温应略高于手臂温度。

浴盆

购买浴盆时，请选择宝宝稍大后仍能使用的尺寸，且抗热性要强，不会轻易破裂。购买时，可以用手摸一摸浴盆表面的边缘部位以确认浴盆是否光滑。浴盆的深度不宜过深。一个人给宝宝洗澡时，可以借

助婴儿沐浴网兜和椅子来帮助固定宝宝，这样会非常便利。

浴巾

给宝宝洗完澡后，需要马上用浴巾将其身体擦干，以免着凉。浴巾的大小要能够包裹住宝宝。由于浴巾直接接触宝宝娇嫩的皮肤，所以要选用柔软且吸水性较好的产品。

洗澡手巾

洗澡手巾用来轻轻擦拭宝宝的身体，所以应选用材质柔软的手巾，当然也可以用纱布毛巾来代替。

婴儿专用肥皂

应选用香味不太重，也不会对眼睛造成刺激的较柔和的肥皂。给宝宝洗澡的肥皂还可以用来洗头。

按摩油

洗完澡后，给宝宝做按摩有助于身体发育。可以用婴儿专用的按摩油，也可以用婴儿身体乳。

婴儿身体乳

宝宝的皮肤不仅非常娇嫩、敏感，而且很容易干燥，即使很微弱的刺激，也会导致宝宝出现皮肤问题。和成人用的身体乳不同，婴儿身体乳香味应更淡，对皮肤的刺激也应更小。应选择保湿性能较好的身体乳。

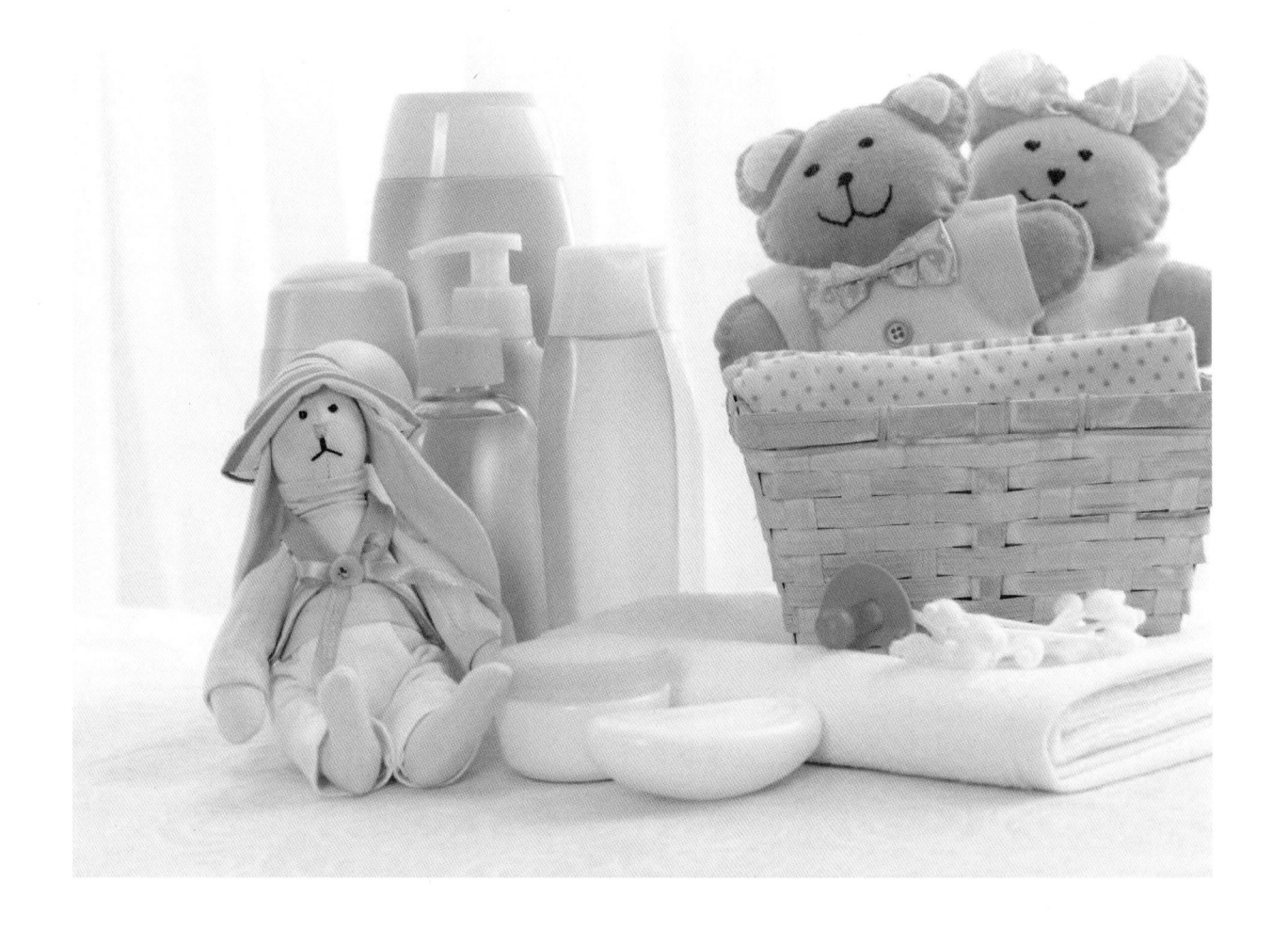

种类	件数
浴巾	1~2条
洗澡手巾	1条
婴儿浴盆	1个
棉棒	1盒
婴儿专用皂	1块
按摩精油	1瓶
身体乳	1瓶
沐浴香皂	1块

准备其他婴儿用品

其他婴儿用品的种类

为了让宝宝更健康地成长，需要借助多种多样的婴儿用品。现在，让我们来了解一下还需要哪些婴儿用品。

指甲钳

宝宝在妈妈肚子里时就已经开始长手指甲和脚指甲了，出生后手指甲和脚指甲就长得更快了。手指甲过长时，宝宝很容易把自己的小脸划破，所以需要及时修剪宝宝的手指甲和脚指甲。因为宝宝容易发生细菌感染，所以宝宝用的指甲钳务必要和大人用的指甲钳区分开来。请购买小号的婴幼儿专用指甲钳。

体温计

宝宝很容易发热，且体温不正常时容易出危险，所以请务必准备一个体温计。当察觉到宝宝的身体较烫时，一定要用体温计测量其体温，以确认是否发热。

湿温度计

可借助湿温度计来确认宝宝房间内的温度和湿度是否合适。

妈妈包

妈妈包里会装很多婴儿用品，所以请选购收纳整理功能较好的、方便携带的妈妈包。

婴儿背带

一般我们会从周围的亲戚朋友那儿收到婴儿背带作为宝宝的出生礼。而且实际上，婴儿背带要到宝宝能自己竖起脖子即出生100天后才能用到，所以现在没必要购买。

婴儿棉棒

和大人用的棉棒相比，婴儿棉棒更加纤细，并具有抗菌功能。

婴儿湿巾

建议使用致癌性较小或对人体有害物质较少的湿巾，因为我们不仅会用它擦拭宝宝用的玩具或其他物品，还会用它直接擦拭宝宝的手、脚等部位。但是，也没有必要在分娩前一下子买很多。新生儿的脸部和嘴部一般可用沾水的纱布毛巾擦拭。大便后，和用湿巾擦拭相比，用温水直接冲洗会更好。婴儿湿巾一般用来擦拭婴儿用品或宝宝，随着宝宝的长大，湿巾的使用率会逐渐下降。

婴儿推车

婴儿推车主要从宝宝可以外出时开始使用，所以不一定非得在宝宝出生前就买好。如果要购买，请选择安全平稳、推起来方便的婴儿推车。

安全座椅

新生儿的脖子还不能竖立，建议选用提篮式安全座椅，但是这类安全座椅的缺点是使用时长一般不超过1年。3个月后，宝宝可以自己竖起脖子，这时使用的安全座椅一般可以使用到宝宝4岁大。如果需要带新生儿坐车出远门，则一定要准备好提篮式安全座椅，但如果在宝宝百日前没有出远门的必要，则可以准备能用到4岁的安全座椅。

02

提前了解分娩过程

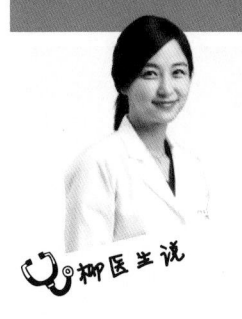

柳医生说

分娩过程的重要性和危险性完全不亚于十月怀胎。大多数人都会觉得女人分娩是自然又简单的事情，但事实确比我们想象复杂得多，分娩过程中存在许多难以预料的变数和危险。无论是顺产还是剖宫产，这种变数和危险都会存在，都是难以预知的。

了解分娩过程

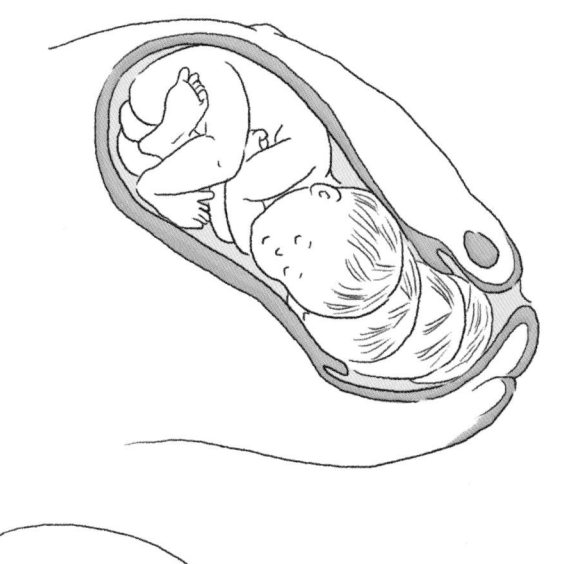

分娩的原理

宫缩发动后，胎儿的位置会向下移动。换句话说，子宫体底部开始收缩的同时会变厚，宫颈下部因被向上拉伸而变薄。子宫收缩使得宫颈被打开，受子宫收缩的影响，胎儿的臀部会被往下推，胎儿渐渐娩出。

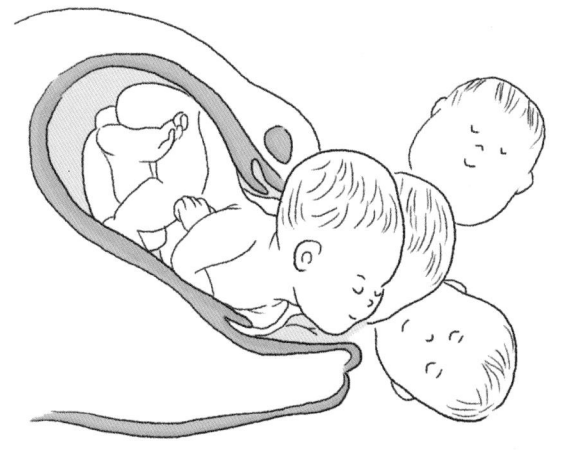

顺利地分娩

分娩的过程是胎儿的头部从一个类似于海螺的地方盘旋着向外移动的过程。为了使胎儿能顺利通过产道，产妇的耻骨会发生移位。除此之外，起到类似于门作用的宫颈也必须变得柔软。空间变宽以后，胎儿会渐渐往下移。推挤胎儿臀部的子宫收缩力的大小和间隔必须稳定，这样胎儿才能顺利下移。此时，如果产妇懂得腹部用力，那么胎儿就能更快、更顺利地出生。

为什么分娩很危险

子宫收缩乏力

分娩时胎儿从增大的子宫中下移，胎盘剥落后，子宫渐渐回缩成原来的大小。但如果子宫不回缩，此前给胎盘供血的血管中的血液就会持续外流。

子宫肌肉收缩后，肌肉间的大血管因受到压迫而停止继续出血。但如果胎盘剥落后子宫肌肉仍不收缩，则从心脏流出的血液就会像打开了阀门的水一样，通过子宫内的血管往外喷射。

若出现子宫收缩乏力，应使用宫缩剂并按摩子宫，引导子宫收缩。通过按摩子宫和使用宫缩剂，大部分产妇的子宫会回缩，但在某些

病态下，子宫肌肉仍不收缩。子宫收缩乏力一般是受前置胎盘、巨型子宫、子宫功能减退等的影响，在胎盘剥落前，是否发生子宫收缩乏力是难以预料的。

应对措施

出现因子宫收缩乏力而出血时，最重要的是通过输血补充流失的血液，以及阻止血液外流。如果通过使用宫缩剂和按摩子宫仍不能使子宫收缩，那么就要采取第二种应对措施——宫腔放置球囊以直接挤压子宫内壁。当子宫收缩乏力不是很严重时，基本上可以通过该方法止血。如果采取这一应对措施后仍继续出血，那么就要采取第三种应对措施——将营养子宫的最大动脉血管进行动脉栓塞手术，手术后子宫仍能恢复正常的功能。当大的血管止住了，而小的血管中持续有血液流出时，不得已只能采用最后一种应对措施——摘除子宫。情况严重时，流向大脑的血液减少，会引起脑部损伤，更严重时甚至会导致死亡。手术时，

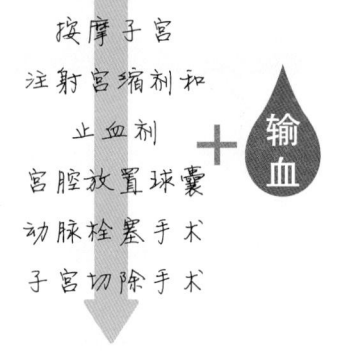

治疗子宫收缩乏力

按摩子宫
注射宫缩剂和
止血剂
宫腔放置球囊
动脉栓塞手术
子宫切除手术
+ 输血

应该最先考虑产妇的生命安全，采取合适的应对措施。

羊水栓塞

在分娩过程中，如果羊水流入产妇身体的血管中，就会引发羊水栓塞。严重时会堵塞产妇心脏、肺、脑等重要部位的血管，引起休克，并因多发性器官衰竭而导致死亡。羊水栓塞事先难以准确预料，发病后致死率高达70%，非常可怕。

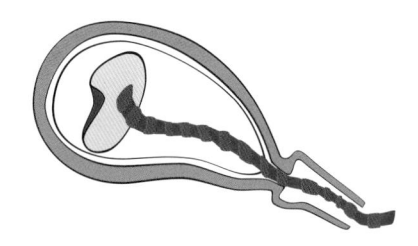

03

自然分娩

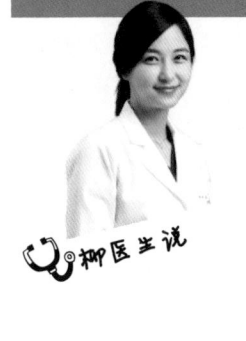

柳医生说

我们总是能在电视剧里看到自然分娩的场景。说到"自然分娩"，我们脑海中最先浮现的场景应该就是大汗淋漓的女主角一边紧握丈夫的手，一边用尽浑身力气。许多孕妇非常害怕自然分娩，担心自己不能顺利产下宝宝。现在我们来了解一下自然分娩的过程和原理。只有充分了解自然分娩的过程，才不至于对分娩感到害怕，使分娩过程更加顺利。

真假阵痛有何不同

假阵痛

　　孕 38 周后，腹部紧绷感会出现得越来越频繁。变换姿势、走路时，以及晚上和凌晨时，这种感觉会出现得更加频繁。肚子开始越来越痛，所以孕妇们会感到不安，担心宝宝是不是要出来了。这种疼痛现象，我们称之为假阵痛。为了给分娩做准备，越接近临产时间，子宫会变得越柔软。当真正的阵痛来临时，宫颈内的结

分娩过程

未怀孕的正常子宫

临产的子宫　第一产程的正常子宫　第二产程的正常子宫

子宫下端被上端拉拽，变得像纸张一样薄，宫颈慢慢打开。

自然分娩的优点

1. 产后身体恢复较快
2. 住院时间相对较短
3. 不用麻醉
4. 腹部不会出现手术伤口

缔组织会变得松弛，以帮助宫颈快速打开。

真正的阵痛的特征

　　假阵痛的特征之一是不会发动分娩，只是间歇性地出现腹部紧绷感。在一定的时间间隔内，腹部紧绷感的间隔时间

不会变短，强度也不会增加，并且休息一段时间后腹部紧绷感会消失。

　　而真正的阵痛不仅间隔时间会渐渐缩短，强度还会慢慢增加。起先孕妇会感觉体内翻江倒海似的，阵痛开始出现且出现次数增加到 10 分钟内 2

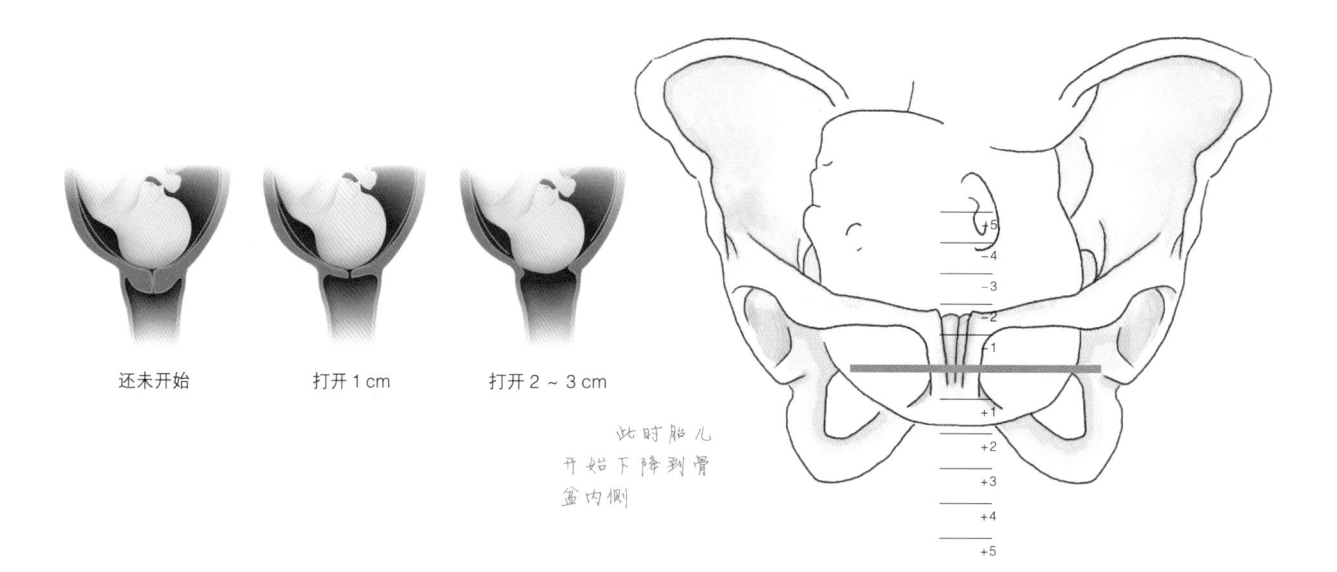

还未开始　　　　打开 1 cm　　　　打开 2 ~ 3 cm

此时胎儿
开始下降到骨
盆内侧

次以上时，就需要立即去医院。

了解自然分娩的阶段

自然分娩所需的时间

初产妇自然分娩平均需要 9 ~ 14 小时，经产妇则平均只需 5.5 小时。

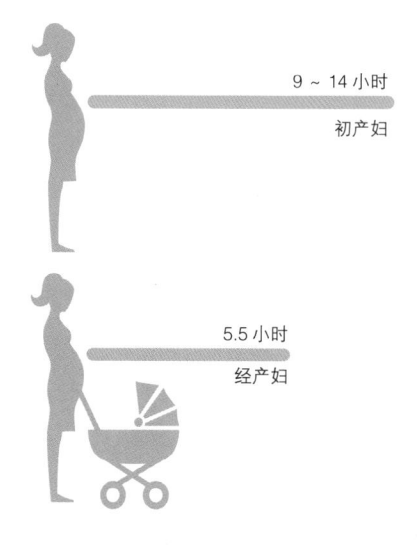

9 ~ 14 小时
初产妇

5.5 小时
经产妇

第一产程

宫颈打开，胎儿下降到产道内侧。

第一产程潜伏期：从阵痛开始到宫口扩张 6 cm 的时期

规律宫缩开始后，10 个月来一直支撑着胎儿和羊水的宫颈重建，开始解体。原本硬硬的宫颈变得越来越软，越来越薄。这个阶段是宫口扩张的前期阶段，所需的时间长短因人而异，可长可短。除了宫口扩张以外，胎儿直接移动到骨盆内侧，但还没有明显的下降运动。这时如果注射无痛麻醉剂等疼痛缓解剂，那么这一阶段的持续时间就会变长，所以此时不能进行无痛麻醉。

第一产程活跃期：宫口从 6 cm 扩张到 10 cm，同时胎儿下降到骨盆最底端的时期

这个阶段，分娩的阵痛感比较剧烈。从宫口扩张 6 cm 以上且宫颈厚度减少 80% 左右开始进入活跃期。在此期间，胎儿的头部通过产妇的骨盆并往下移动，同时宫口扩张较大，从 6 cm 扩张到 10 cm 左右。

原本硬实的子宫开始收缩，向下推挤胎儿的臀部，胎

自然分娩后何时可以洗澡？

自然分娩的产妇很快就可以洗澡了。但是因为分娩过程中会有大量出血，所以分娩后很多产妇会出现血压下降的现象，当自己一个人站起来时，可能会有一瞬间的摇晃、头晕或双腿无力。当产妇的身体没有任何不适，可以独自站起来的时候就可以洗澡了。

自然分娩时一定要切开会阴吗?

最近人们对分娩时施行的会阴切开术的疑虑有所增加。为什么自然分娩时需要提前切开会阴呢?如果不切开又会如何呢?单纯是因为出口太窄,宝宝的头部难以出来才要这么做的吗?

会阴切开是出于对产妇的考虑。对于骨盆比宝宝头部大的西方孕妇而言,她们并不一定要切开会阴。相较而言,骨盆比宝宝头部小且会阴较短的东方孕妇就只能选择切开会阴。

当头部直径超过 10 cm 的胎儿完全通过骨盆时,窄长的会阴会受到较大的压力。持续的推力最终会使胎儿通过这较窄的通道,但会阴壁内会出现较多伤口。情况严重时,直肠壁会发生破裂。如果提前切开会阴,则胎儿通过切开部位时,挤压的力就会被分散开来,阴道壁顺着切口的方向打开,胎儿就能通过会阴出来。

因此,会阴切开术是在最后胎儿撕裂会阴出来之前,在最安全的右侧或中间部位稍稍切开会阴的方法。即使不切开会阴,会阴还是会因胎儿外冲的力量而有所损伤,且会出现多方向的伤口,此后反而更难处理。所以,在一个确定且安全的方向上切开会阴会更好。

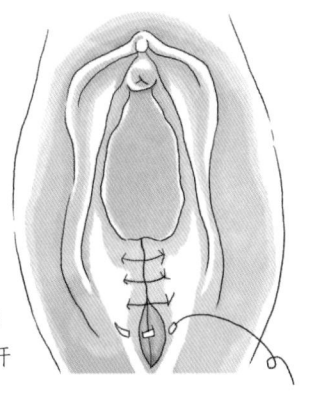

和剖宫产女性相比,自然分娩女性更容易发生尿失禁和盆底肌肉松弛吗?

尿失禁和盆底肌肉松弛的发生原因多种多样。身体老化引起结缔组织退化、神经性因素、精神性疾病等,都是可能造成尿失禁和盆底肌肉松弛的原因。女性的分娩经历也是其中的原因之一,即有分娩经历的女性发生尿失禁和盆底肌肉松弛的可能性更高。那么,由不同的分娩方法导致的尿失禁和盆底肌肉松弛会有所不同吗?

虽然大家可能会很自然地认为自然分娩会给盆底肌肉造成直接的伤害,因而更容易引起尿失禁和盆底肌肉松弛,但从长期的观察研究来看,事实上不同的分娩方法对尿失禁和盆底肌肉松弛的影响并无太大差异。

如果进行自然分娩,胎儿会直接通过骨盆,使盆底肌肉和神经受到拉伸,所以分娩后产妇很快会出现短暂性的尿失禁、排尿障碍或阴道壁被拉伸的现象。但是大部分产妇的症状会在分娩后 1 年内好转,只有 10% 的人还留有余症。分娩后出现尿失禁现象的剖宫产初产妇有 10% 左右,而自然分娩的初产妇则有 25% ~ 30%。但是对于有多次剖宫产经历的女性而言,她们发生尿失禁的比例和自然分娩的初产妇差不多。从长期来看,自然分娩和剖宫产 5 年后的女性发生尿失禁和盆底肌肉松弛症的比例几乎没有差别。自然分娩的女性,只要努力坚持做盆底强化恢复训练,就不会发生尿失禁和盆底肌肉松弛现象。

儿的头部渐渐推压宫颈。变薄的宫颈渐渐打开,胎儿进入骨盆内部,通过骨盆入口后再经过骨盆中部,渐渐地往外出来。胎儿通过窄窄的产道,头部和身体旋转着顺利地通过产道。持续的子宫收缩促使宫颈打开,同时推挤胎儿的臀部使之往下移动。胎儿越往下降,宫口扩张的速度越快。当胎儿通过产道末端时,宫口完全扩张到 10

cm 左右,这时可以在会阴处直接摸到胎儿的头部。现在胎儿已经脱离子宫了,做好了从产妇的产道中出来的准备。

第二产程

这是胎儿出生的阶段。胎儿完全通过产道来到这个世界的第二产程与第一产程稍微有所不同。此时宫口完全扩张,胎儿只需通过产妇的骨盆外侧

出口,已经做好了迎接这个世界的准备。此时,产妇腹部用力以增加腹压和子宫收缩力同样重要,因为腹部用力能有效地推挤胎儿的臀部,使胎儿的头部往外移动。

产妇的努力显得尤为关键,产妇必须用有效的姿势用力推挤胎儿使其往外移动。通过肛门发力能有效聚集力量。初产妇的这一产程时间一般为

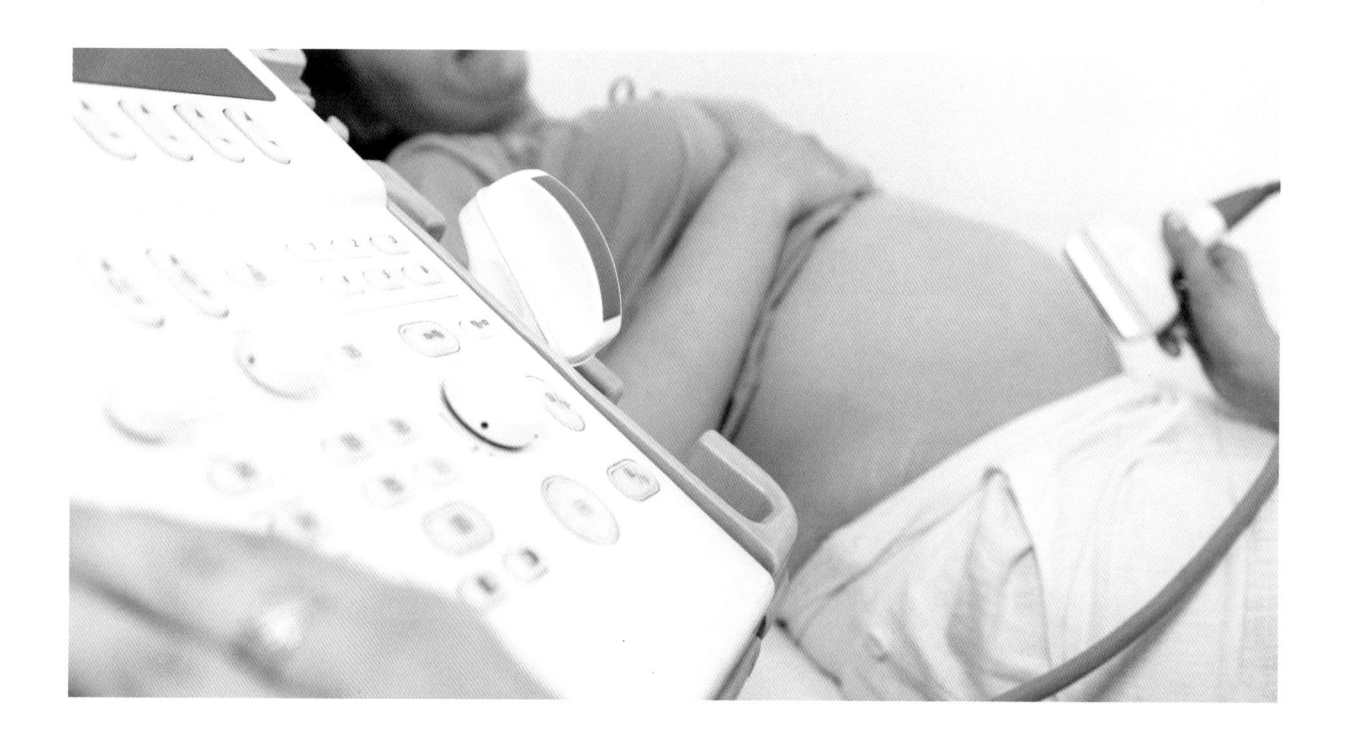

2～3小时，而经产妇的时间则更短。

第三产程

胎儿出来后，胎盘还留在产妇体内。胎儿出生后5分钟左右，10个月来一直保护着胎儿的胎盘开始剥落。此时产妇的腹部会绷得非常紧。产妇都必须经历胎盘剥落的这一过程。

胎盘剥落后，子宫肌肉必须收缩，这样胎盘原来所在的位置才不会出血。为了促使子宫肌肉收缩，需要使用宫缩剂和对子宫进行按摩。胎儿完全娩出后仍感觉腹部绷得很紧，这是由于收缩的肌肉压迫血管，只有这样才能减少产后出血。此时的腹部紧绷现象就是我们常说的"宫缩痛"。

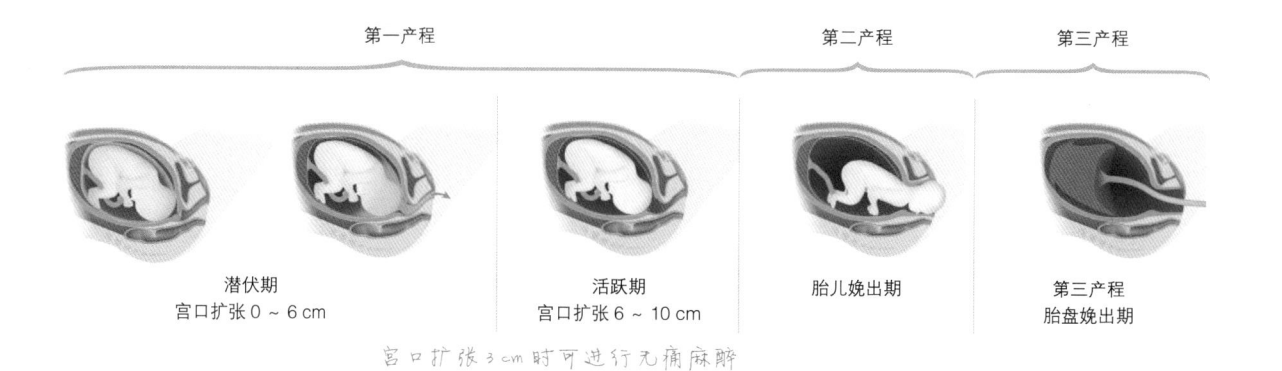

第一产程			第二产程	第三产程
潜伏期 宫口扩张 0～6 cm	活跃期 宫口扩张 6～10 cm		胎儿娩出期	第三产程 胎盘娩出期

宫口扩张 3 cm 时可进行无痛麻醉

04 ▶▶

剖宫产

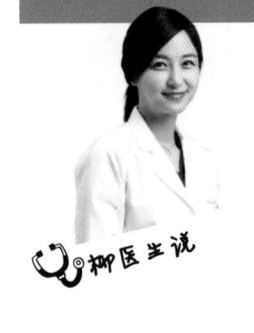

柳医生说

很多人认为剖宫产会对胎儿和产妇造成伤害。一般情况下，自然分娩是首要选择，但是在有些特殊情况下，我们只能选择剖宫产。无论是自然分娩还是剖宫产，它们都只是分娩的一种方式，胎儿和产妇的安全才是第一考虑要素，且剖宫产本身不会对胎儿和产妇造成较大的伤害。现在，我们就来了解一下哪些情况需要做剖宫产。

需要进行剖宫产的情况

胎儿臀位

如果胎儿的头部不是朝下的而是朝上的，即胎儿的臀部处于宫颈部位，那么这就被称为臀位。胎儿的臀部或大腿无法有效使宫口扩张，导致分娩过程难以正常进行。除此之外，还可能出现胎儿只有部分通过宫口而被卡住的情况，这会对胎儿造成致命的威胁。因此，臀位的情况下需要在发生阵痛前进行剖宫产手术。

胎儿体型较大

和臀位一样，胎儿体型较大时，子宫收缩力不足以使胎儿通过宫口。分娩过程中胎儿可能只有手或脚等通过宫口，这样会对胎儿造成致命的损伤。因此，胎儿体型较大的情况下也需要在发生阵痛前进行剖宫产手术。

产妇曾做过肌壁间子宫肌瘤切除术

肌壁间子宫肌瘤是长在子宫肌层的肿瘤。做子宫肌瘤切除术时，会缝合切除部位周围的肌肉，故此前做过子宫肌瘤切除术的部位肯定比其他正常的部位更加脆弱。

当出现剧烈的阵痛时，陈旧的瘢痕部位可能会出现损伤，甚至引起子宫破裂。因此，如果产妇此前做过肌壁间子宫

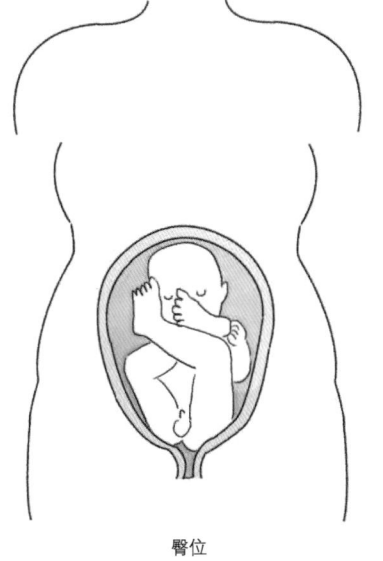

臀位

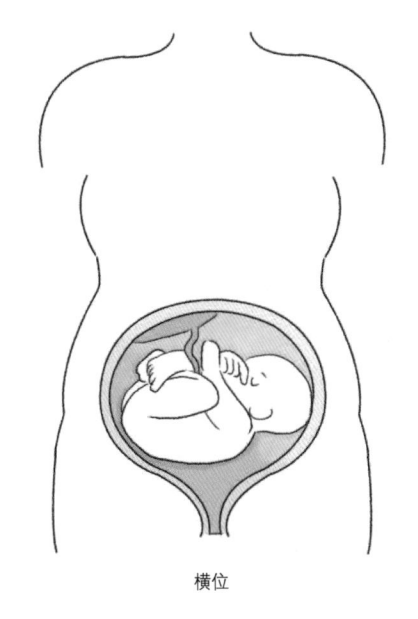

横位

270

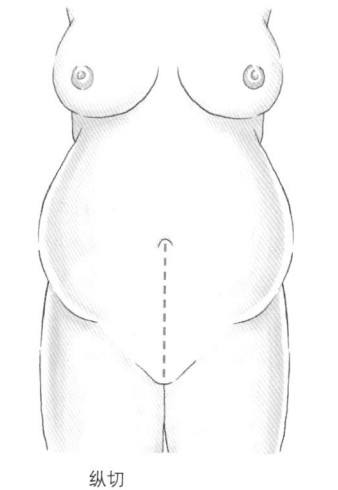

纵切

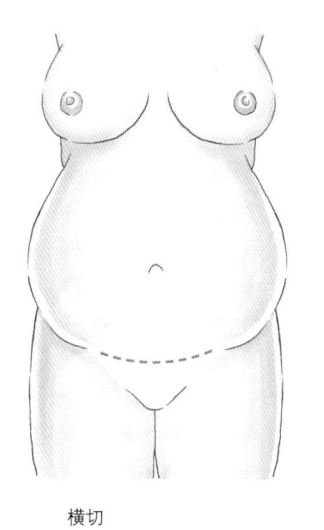

横切

- -

肌瘤切除术，则需要计划实施剖宫产。而且，需要通过手术记录确认之前子宫肌瘤的准确位置和切除程度。如果之前的子宫肌瘤长在子宫肌层外侧而非内侧，那么这类产妇有时可以进行自然分娩。

剖宫产后多久才能洗澡？

建议剖宫产后5天内不要洗澡。手术部位如果沾到水，会有炎症，炎症会导致手术部位开裂或恢复不佳。一般在5~7天后，即伤口完全愈合并拆去线头后，才能洗澡。即使在伤口愈合后洗澡时，也尽量不要直接用水冲洗手术部位，不能为了洗干净身体而在手术部位涂抹肥皂或浴液，2周后才可以这样做。

什么时候拆线？

拆线的时间因人而异，恢复快的产妇可以在手术后5天拆线，肥胖或伤口恢复不佳的产妇最晚可在手术后2周拆线。有的医院采用皮内缝合，使用可吸收缝线，术后无须拆线。

剖宫产手术部位的瘢痕应该怎么处理？

除了一些特殊情况，剖宫产的手术部位基本上是根据下腹部的皱纹而定的。每个人肚脐到耻骨的长度、皮肤类型等都不同，所以伤口隆起的

程度看起来也略有差异。

一般情况下，在剖宫产手术后5~7天拆线。可以拆线就表明皮层之间不需要借助线就能愈合了。如果缝线使皮层对合得较好，则缝线部位就会形成一道外形较好的瘢痕，但如果伤口裂开，则中间就会形成一道较难看的瘢痕。

缝线拆除后，手术部位完全愈合大约需要2周的时间。所以，即使拆了线，也尽量不要让手术部位受到外部刺激（水及用手按压等行为）。剖宫产手术后2周左右，伤口基本能够完全愈合。从这时起，就要好好管理瘢痕了。因为手术部位会出现角质层增厚或色素沉着的现象，所以接下去6个月的瘢痕管理就显得很有必要。市面上有一些淡化瘢痕的产品，比如按压并固定瘢痕部位的瘢痕凝胶，还有防止色素沉着及抑制瘢痕变厚的软膏等。

产妇曾做过剖宫产手术

既往有剖宫产史的产妇的子宫为瘢痕子宫。因为经历过一次切开和缝合，手术部位的肌肉会变得比较脆弱。当剧烈的宫缩发动时，很可能出现撕裂或子宫出血等严重后果。因此，此前做过剖宫产手术的产妇要计划实施剖宫产。如果出现子宫破裂的情况，则会危及胎儿和产妇的生命安全。此前做过剖宫产手术的产妇，一定要慎重考虑分娩方式，认真听取主治医生的说明和建议后再做决定。

前置胎盘

前置胎盘指的是胎盘覆盖或部分覆盖于宫颈口，而非子宫的后侧或内侧。

正常情况下，当宫缩发动后，宫颈部位会渐渐变薄而打开。但如果胎盘位于宫颈口，则在宫颈变薄而打开的过程中，胎盘可能在胎儿出来之前提前剥落。在胎儿完全从产妇

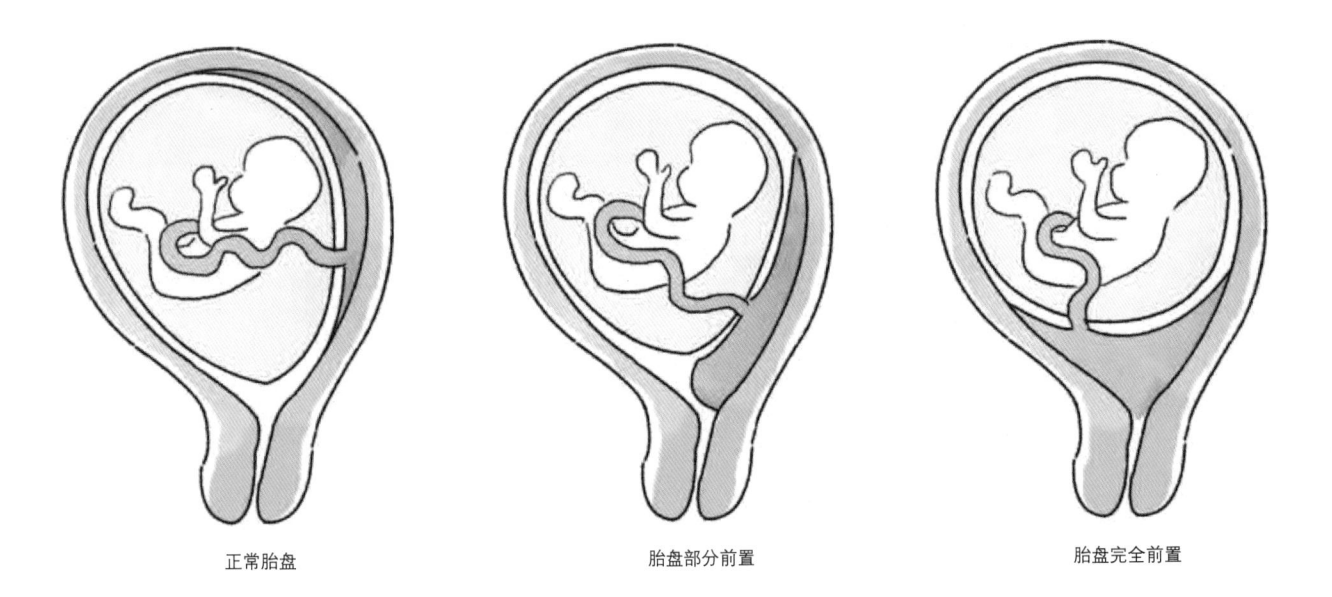

正常胎盘   胎盘部分前置   胎盘完全前置

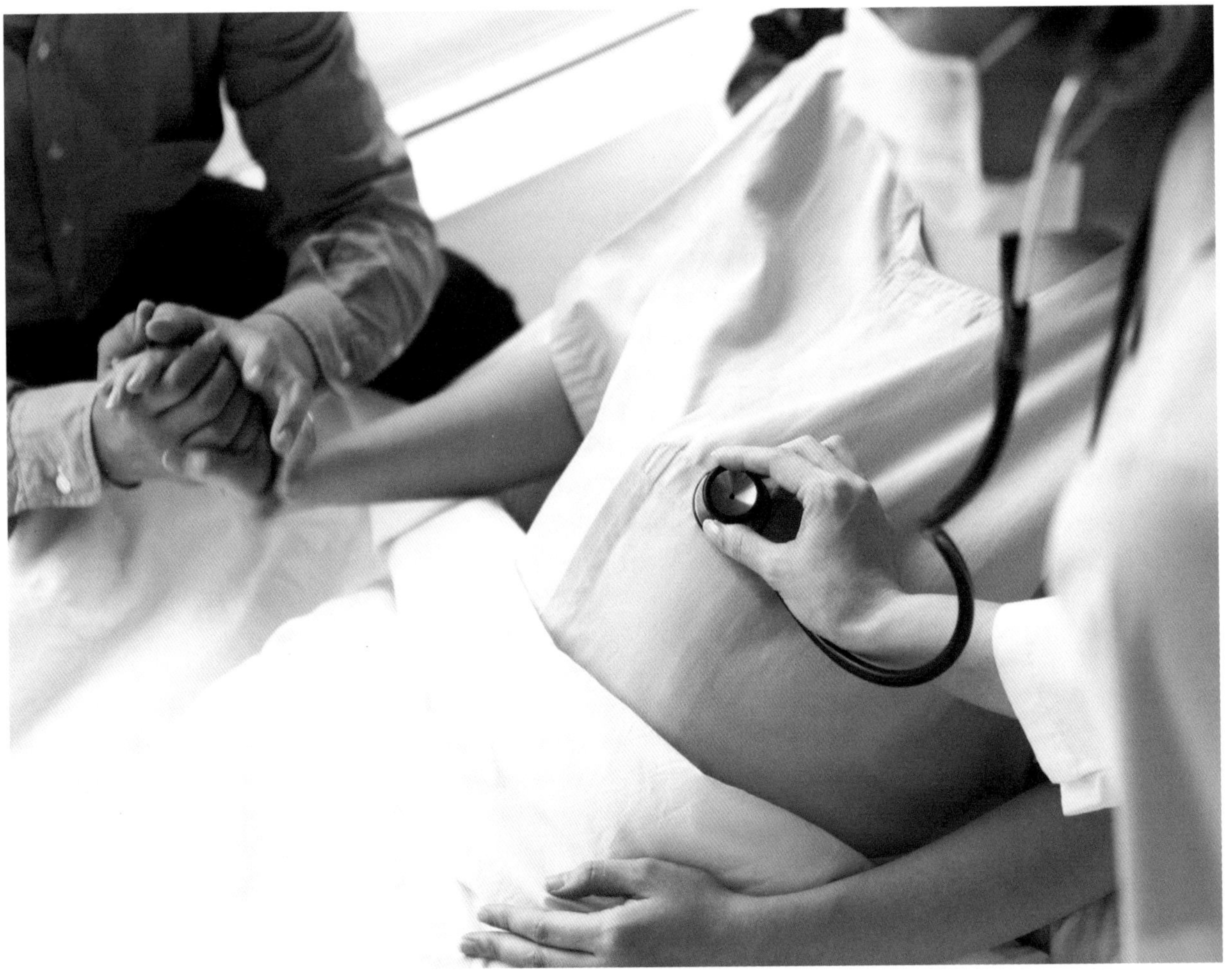

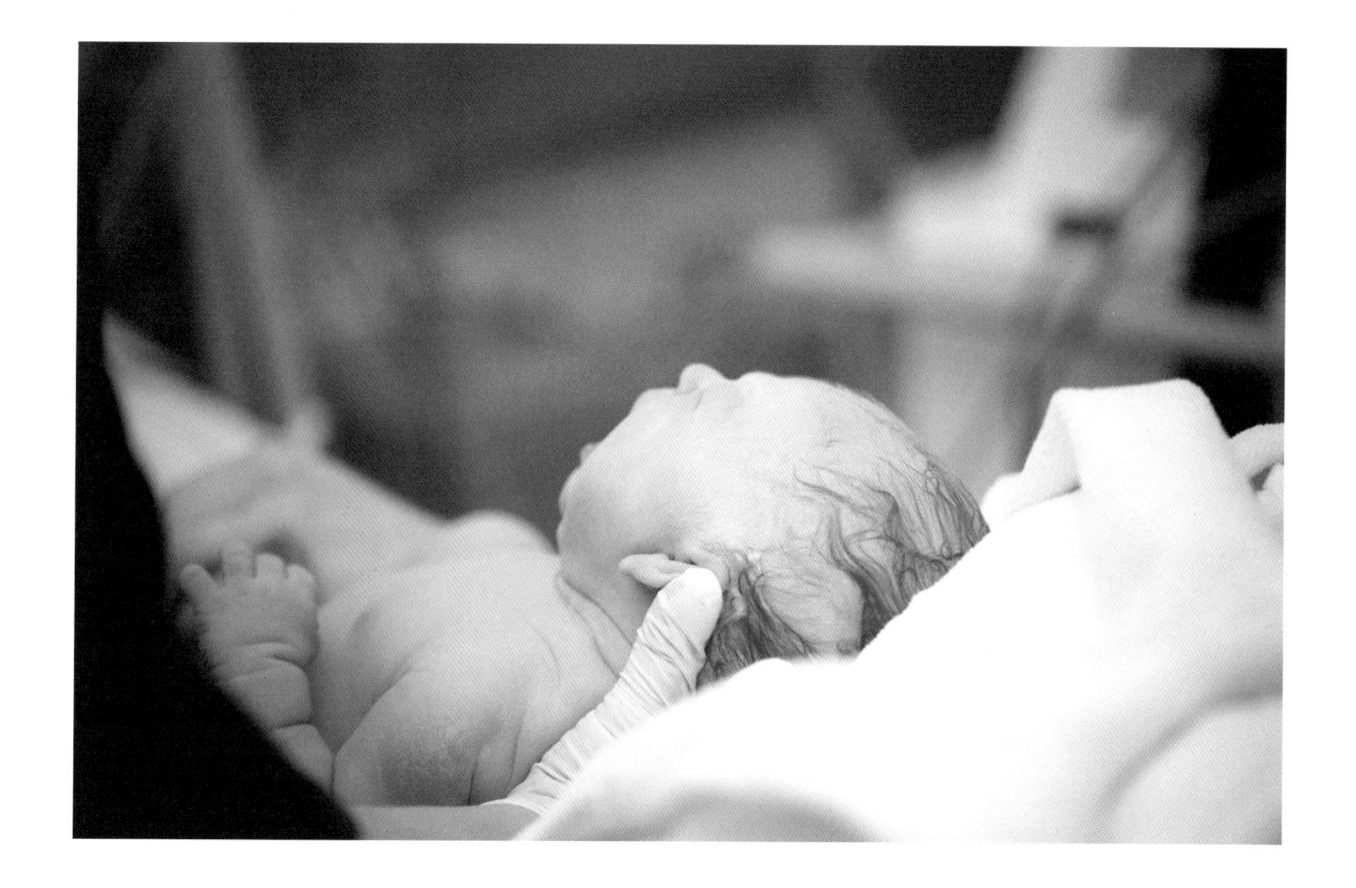

体内出来前，胎儿是借助胎盘和脐带获得氧气供给的，如果胎盘提前剥落，则会引起胎儿窘迫。供氧不足会导致胎儿脑部损伤，严重时甚至会导致胎儿死亡。因此，如果是前置胎盘，则需在临产之前实施剖宫产手术。

分娩时急性胎儿窘迫

分娩时急性胎儿窘迫是指胎儿因宫缩受到剧烈的压力而引起脑损伤，甚至因持续的压力而导致死亡的现象。当宫缩发动后，剧烈的宫缩会导致通过胎盘供应给胎儿的血液量减少。此外，胎儿会因

为头部进入骨盆而受到压迫。如果氧气无法正常通过脐带供应给胎儿，则胎儿会窒息，正常的心脏搏动开始变慢，胎心率会下降。正常情况下，胎儿会因头部在宫缩过程中受到挤压而出现短暂的缺氧，但在宫缩间隔胎心率会再次恢复正常。短暂的心率降低以及恢复正常心率的现象在分娩过程中是正常的。但是如果胎心率持续低下，且在宫缩停止后也没有恢复正常，则表明胎儿缺氧，并且可能已经造成了脑损伤。这种情况下，就要听取主治医生的建议，立即实施剖宫产手术。

头盆不称

当胎儿进入骨盆时，为了更好地通过较窄的产道，胎儿的头部会顺应骨盆形态旋转着出来。合适的头部和身体方向以及旋转有助于胎儿通过产道，其间适当的宫缩力会把胎儿渐渐往外推。但是如果胎儿的头部和产妇的盆骨大小不相称，则胎儿会因头部难以通过骨盆而发生胎儿窘迫。这种情况下，即使宫缩持续，胎儿也难以出来，而且宫口也不会再打开。出现这种情况时，一般只能先观察，但如果过段时间后还是不行，则能自然分娩的概率就很低了。并且，如果等候时间

过长，则胎儿和产妇可能会出现危险。因此，只能观察一段时间，如果之后仍难以自然分娩，那就要听取主治医生的建议，立即实施剖宫产手术。

羊水中胎粪大量沉着

临近分娩时，胎儿会排便。胎儿在母体内排便并不表明此时胎儿处于舒适的状态，相反表明胎儿因肠道运动亢进、括约肌松弛而感到不适。当胎粪较多时，胎粪会在胎儿吸收羊水的过程中进入胎儿的肺部，从而引起吸入性肺炎。少量的胎粪不会对分娩产生较大影响，但如果胎粪大量沉着，则宫缩发动时胎儿会处于缺氧状态，甚至还会出现胎粪吸入综合征。这种情况下，需要结合分娩的进程和胎心率情况决定是否要紧急实施剖宫产手术。

多胞胎

当怀的是双胞胎或者多胞胎时，如果胎儿都处于头位，则可以考虑自然分娩。但当一个胎儿处于头位，而其他几个胎儿处于其他不同位置时，自然分娩存在一定的危险性。还有一些情况，当头位宝宝出生后，其他胎位的宝宝可能会转动头部成头位。所以，第一个宝宝出生后需要等待 10 分钟左右，观察另一个宝宝是否会转成头位。10 分钟后宝宝还没转成头位时，就需要借助手来拨动宝宝头部。但是，在第一个宝宝已出生，而第二个宝宝未出生前，产妇可能会出现宫缩乏力，这时第二个宝宝可能会出现严重的损伤。

因此，怀双胞胎时，如果想自然分娩，需结合胎位、胎盘位置、产妇产道状态等情况，与主治医生进行商议，且要提前熟知分娩过程中可能出现的问题和注意事项。

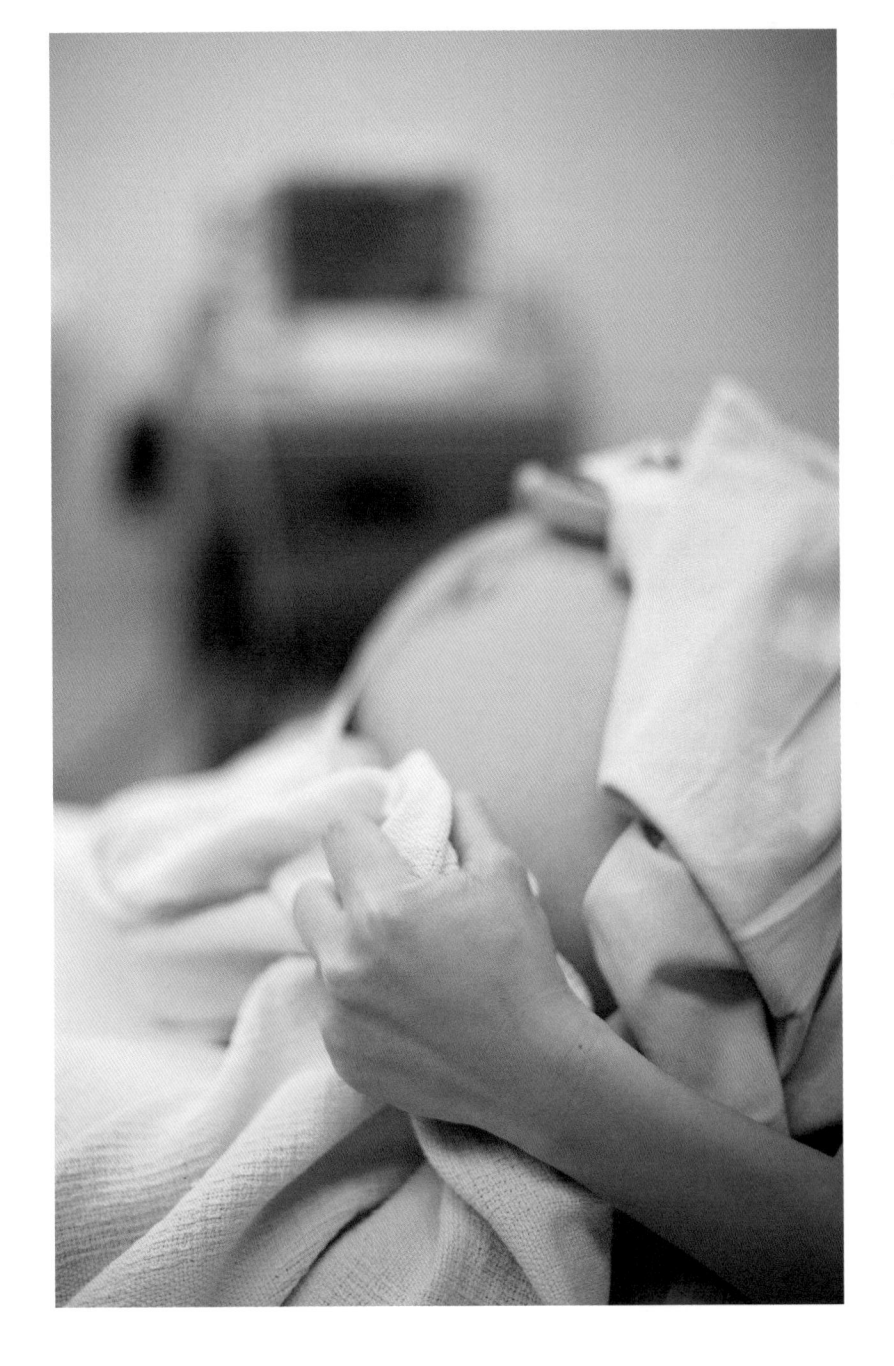

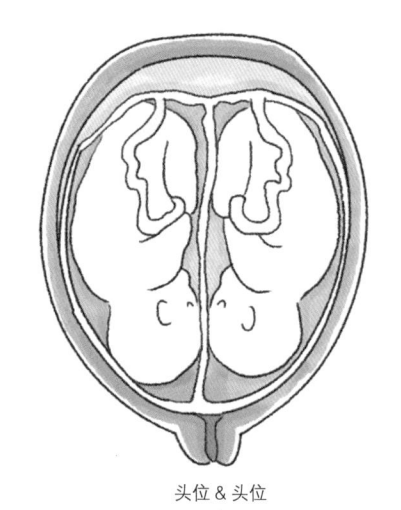 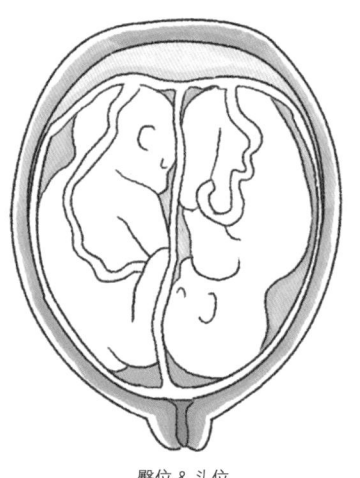 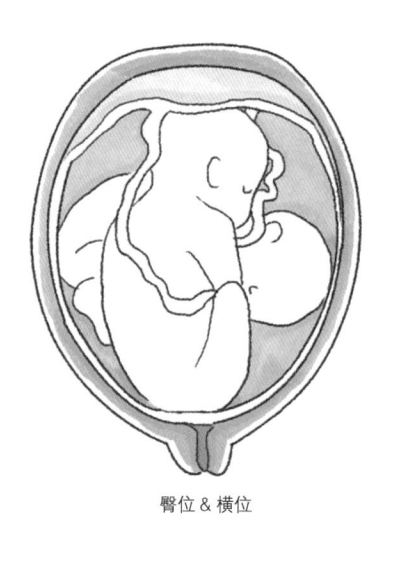

头位 & 头位	臀位 & 头位	臀位 & 横位
↓		
可以考虑立即进行自然分娩		

产妇患有疾病而不能自然分娩

　　如果产妇患有宫颈癌，分娩后宫颈上出现的伤口会促进癌细胞的增殖。所以，如果产妇不是非常早期的宫颈癌患者，则无法进行自然分娩。感染疱疹的产妇，如果其炎症是活跃性的，则在分娩过程中可能会将疱疹传染给胎儿，所以要避免进行自然分娩。此外，患有严重心脏疾病的产妇，由于分娩过程中血液状态急剧变化，且产妇的心力储备难以承受过大压力，所以应该考虑实施剖宫产手术。

剖宫产手术的优点
1. 会阴部不会有伤口
2. 子宫脱垂、尿失禁、痔疮等分娩损伤较少
3. 分娩过程中发生难以预测的急性胎儿窘迫等会造成胎儿损伤的情况的风险小

剖宫产手术的缺点
1. 出血量较大
2. 恢复时间更久，手术后疼痛更明显
3. 手术部位留下瘢痕
4. 手术过程中可能会出现泌尿系统的损伤（膀胱损伤、尿道损伤）

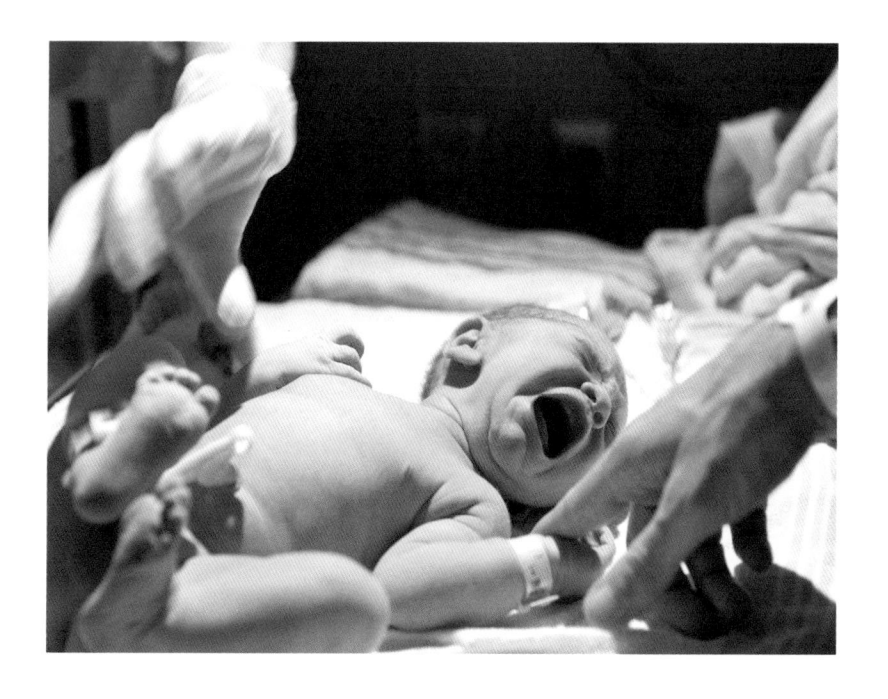

难　产

分娩过程中，因出现各种难以预测的状况而使自然分娩难以顺利进行的情况，统称为难产，但一般是指在自然分娩过程中停止分娩或分娩时间过度延长的情况。那么，为什么在自然分娩过程中胎儿会难以通过产道呢？

发生时期

头盆不称的情况，主要发生在第一产程。从宫口扩张6 cm左右到胎儿完全娩出期间，什么情况下会发生胎儿头盆不称呢？
同时出现以下两种情况时：
• 胎儿在较窄的骨盆内通过产道
• 宫颈口打开的过程中

随着宫颈口的打开，胎儿逐渐下移。如果宫颈口没有完全打开或者已经打开，而胎儿在产道中没有找好位置且难以再下移的话，则会导致自然分娩失败。

产　道

胎儿下移的通道

想象一下螺丝帽和螺栓。产妇的骨盆内构造和细长的海螺相似，坚硬的骨骼支撑起产道，中间由基本的结缔组织和脂肪形成柔滑的表面。胎儿会像拧螺丝钉一样旋转着出来。产道异常窄或脂肪太多时，胎儿可能难以通过。

骨盆入口处的胎儿

骨盆有入口，这个入口相对较宽，大部分胎儿可以轻易通过。有的情况下，即使没有发动宫缩，胎儿也会自动通过骨盆入口而向下移动。胎儿会在骨盆入口处做好通过中段较窄产道的准备。

产道（中段）处的胎儿

产道是一条向下的较窄的通道。胎儿为了通过这段较窄的通道，会稍稍低头并一点点慢慢地向下移动，且在那较窄的空间里，胎儿只有通过旋转才能向前移动。在这一过程中，胎儿的头是低着的，但如果角度倾斜，则胎儿难以继续通过窄窄的产道，会卡在其中。这种情况下，只能等胎儿自己调整好角度，再继续通过产道。但如果胎儿仍不能找到正确的角度而一直卡在产道中的话，胎儿的头部就会受到损伤，这时就必须进行剖宫产手术。

骨盆出口处的胎儿

进入骨盆内的胎儿低着头并通过旋转向前移动，现在向着产妇的骨盆出口了。骨盆的外侧出口稍稍朝上，也就是说，胎儿如果要从外侧出口出来，就要稍稍抬头。此时，就需要借助后面的推力，这个推力来源于子宫收缩的力量和产妇腹部用力产生的腹压。如果腹部用力时间过短，则推压胎儿臀部的力量过小，从而不能使胎儿往前移动，所以产妇必须长时间用力才能使胎儿往前移动并抬头从骨盆

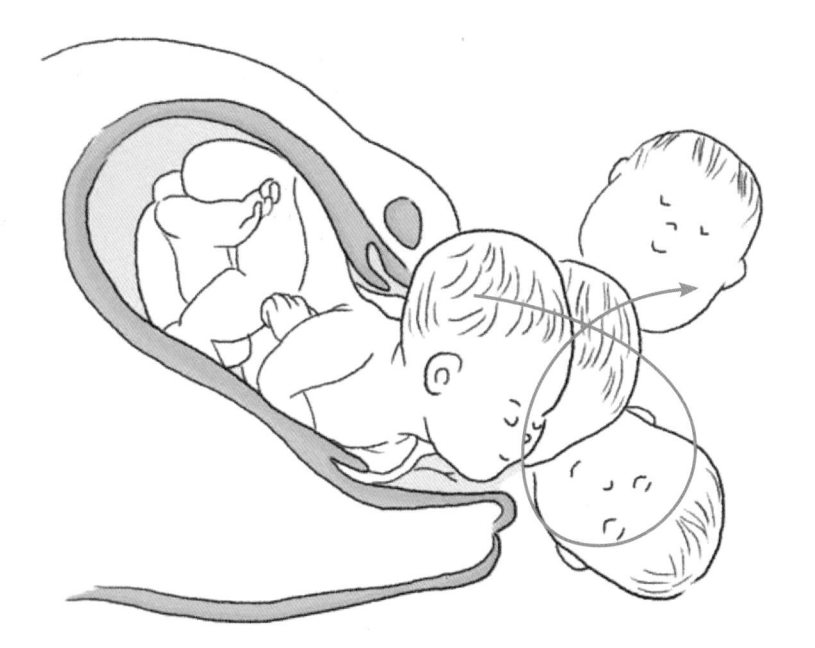

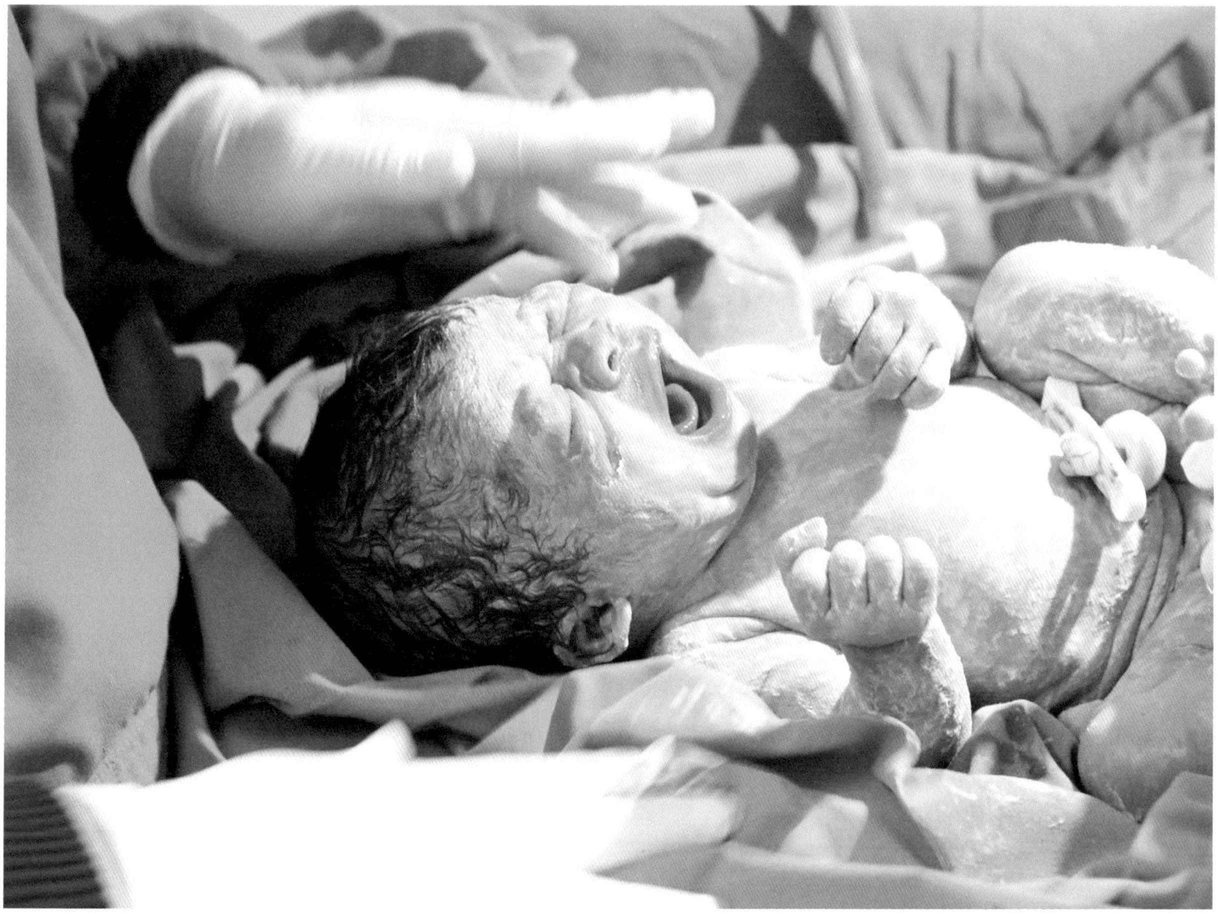

的外侧出口出来。如果产妇的腹压太弱，或者产妇过度疲惫而不能有效推压胎儿的臀部，则会出现胎儿难以通过骨盆外侧出口的现象。除此之外，如果子宫收缩产生的压力和腹压虽然够大，但骨盆外侧出口过窄，胎儿也会难以通过最后的出口而被卡在那儿。这时，要在不对胎儿造成损伤的情况下尽最大的努力，使其娩出。如果这个状态持续2～3小时，甚至更长时间，胎儿就会受到损伤，此时就必须实施剖宫产手术。

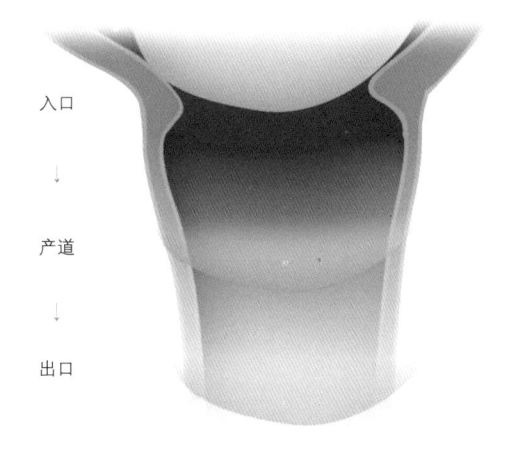

入口

↓

产道

↓

出口

胎儿下移的通道

05 >> 各种分娩法

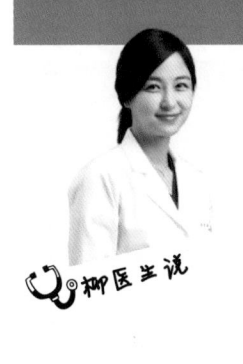
柳医生说

和以前不同，现在各种各样的分娩法借助于各种媒体而广为人知。也许正因为如此，产妇们现在开始选择自己喜欢的分娩法。而这些分娩法的过程和基本的自然分娩大同小异。有很多分娩法是以其特征或优点来命名的。对于下面介绍的分娩法，很多人可能早有耳闻，现在我们来具体了解一下吧。

了解勒博耶分娩法

勒博耶分娩法

勒博耶分娩法是在法国创立的一种以胎儿为中心的分娩法。"胎儿在出生时幸福吗？""胎儿对突然出现的环境变化会不会有负担或受到冲击？"这种分娩法是围绕着这些问题而展开的。

分娩的原理

1. 出于对新生儿视觉的关怀，尽量降低分娩室的照明度。

2. 出于对新生儿听觉的关怀，营造安静的分娩环境。

3. 出于对新生儿触觉的关怀，宝宝出生后马上让他（她）触碰妈妈的肌肤。对于突然来到陌生世界的宝宝而言，触摸妈妈的肌肤会给宝宝带来安全感和舒适感。

4. 出于对新生儿呼吸的关怀，新生儿娩出后不立刻剪断脐带，而是等待5分钟左右后再轻轻剪断脐带。对于刚到外部世界的新生儿而言，他（她）还不是很善于用肺呼吸。给予新生儿同时借助脐带和肺呼吸的时间，有助于新生儿慢慢适应用肺呼吸，减少由新的呼吸方式带来的不适感。

5. 出于对新生儿面对新环境的考虑，新生儿出生后马上将他（她）放入和羊水相似的温水中。剪断脐带后不要直接把新生儿放在硬邦邦的床上，而是将他（她）放入可以自由玩耍的浴池中，这样新生儿能慢慢感受到并适应自身重力。

了解自然主义分娩法

自然主义分娩法

自然主义分娩法又被称为家中分娩法或助产士接生法。最近，人们提升了对不是由医疗团队主导，而是由产妇主导的分娩法的关注度。这种分娩方法，主张回归过去那种自然而然的分娩方式，包括将助产士请到家中帮助接生的家庭出生分娩法，以及直接到有助产士接生的医院分娩法等。

分娩的原则

1. 分娩的过程不借助胎心监护仪，自然等待规律宫缩发动。

2. 借助产妇自然的子宫收缩力进行分娩。即使到最后宝

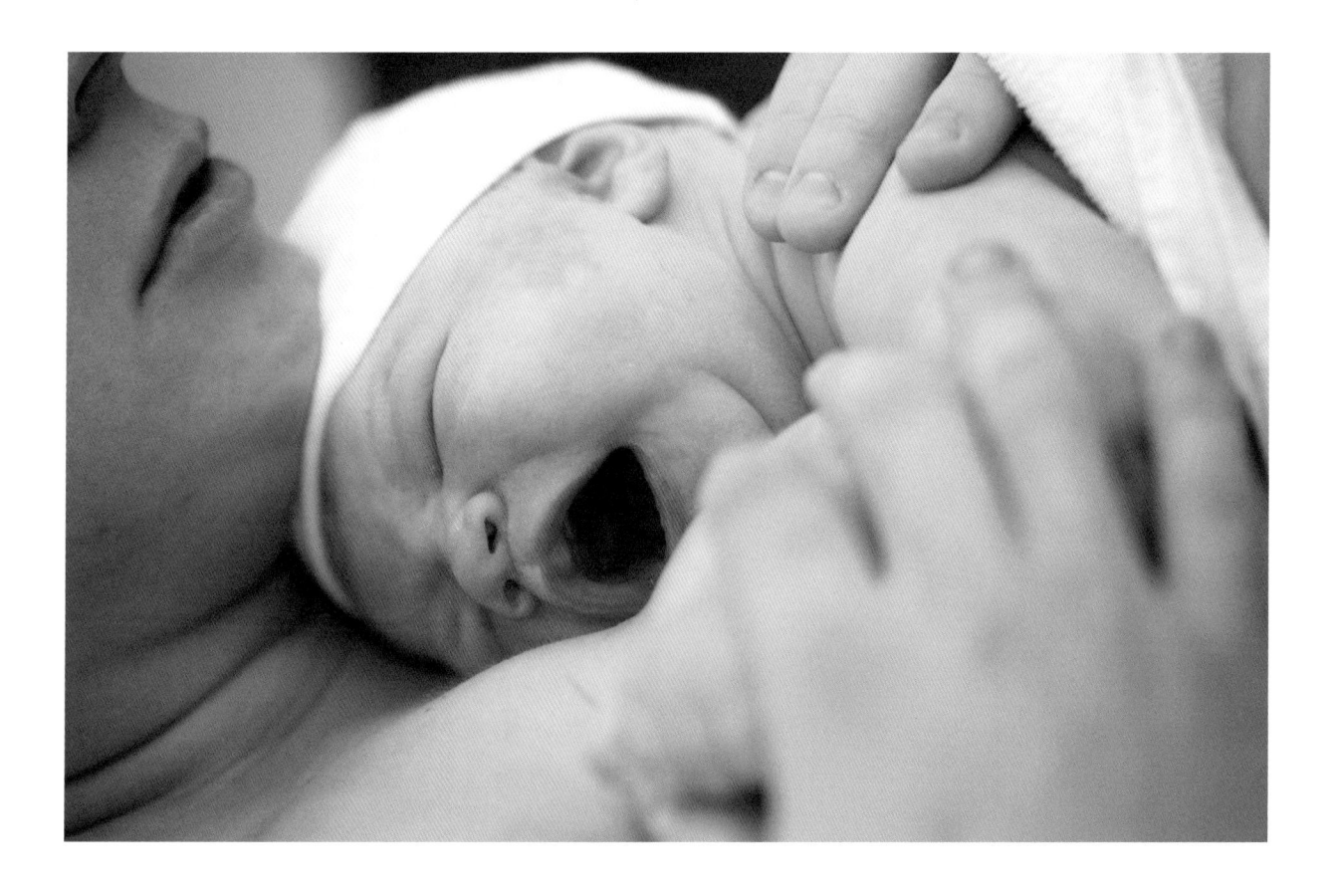

宝头部出来时，也是由产妇自己用力来完成分娩，不会切开会阴。

自然主义分娩法的优缺点

从主导人不是医疗团队而是产妇及其丈夫这一点来看，如果产妇能顺利完成分娩，那么产妇及其丈夫会很有成就感。但是，并不是所有产妇都能采取自然主义分娩法，产妇需要提前了解自然主义分娩过程中可能会出现的问题。平均 100 名产妇中，有 95 名产妇能不出意外地顺利分娩。但是骨盆较窄、胎儿过大或过小的情况下，分娩过程中胎儿可能会受到严重的损伤。由于没有借助胎心监护仪，分娩过程中可能难以发现胎儿窘迫等现象。

不能在医院采取自然主义分娩法吗?

在医院采取自然主义分娩法时，会借助胎心监护仪，也会有主治医生建议的介入，但是产妇及其丈夫的意见在一定程度上会有所反映。在这里，自然主义分娩法的根本核心不是医疗团队，而是以产妇自己掌握的分娩知识和方法为基础。这不仅考虑到产妇与胎儿间的纽带感，还考虑到产妇的自尊心和自信心，而且这对产后育儿也会有较大的影响。

产妇及其丈夫要在分娩前透彻地学习并充分理解分娩过程，这与对分娩不做功课的状态是完全不同的。

在医院采取自然主义分娩法，不是把产妇的身体交付给医院的医疗设备，而是和医务人员交流产妇的身体状况，并和医务人员互相协力顺利引导分娩。这一过程中的主体是产妇及其丈夫，而医疗团队是在万一出现状况时介入的。

除此之外，万一胎盘剥落后出现子宫收缩乏力，如果没有及时采取相应措施，可能会带来严重的后果。虽然没有切开会阴，但会阴会出现裂伤。虽然助产士会帮助缝合伤口，但裂伤较严重时，必须移送到医院进行治疗。此外，自然的裂伤还可能导致直肠破裂等会阴部位的损伤。自然主义分娩法的主体是产妇及其丈夫，所以产妇及其丈夫必须提前透彻地学习和了解分娩过程中可能会出现的问题。如果没有下功夫，想采取自然主义分娩法是有困难的。

了解水中分娩法

水中分娩法

水中分娩法，顾名思义就是在水中进行分娩的方法。这是一种模拟与羊水相似的水环境，以减少新生儿出生时不适的分娩法。

优点

产妇是坐着进行分娩的，所以骨盆更松弛，向下推胎儿的力量也能更有效地发挥出来。而且水能缓解肌肉紧张，因而产妇的紧张感也会有所缓解。

缺点

在进行分娩的过程中无法完全监测胎儿，从产妇体内排出的分泌物会污染水。污染的水有可能导致产妇和新生儿发生细菌感染。

了解科学关怀分娩法

科学关怀分娩法

和拉玛泽分娩法相似，科学关怀分娩法通过精神冥想和想象带来的积极效果来缓解产妇分娩时的紧张，从而让产妇

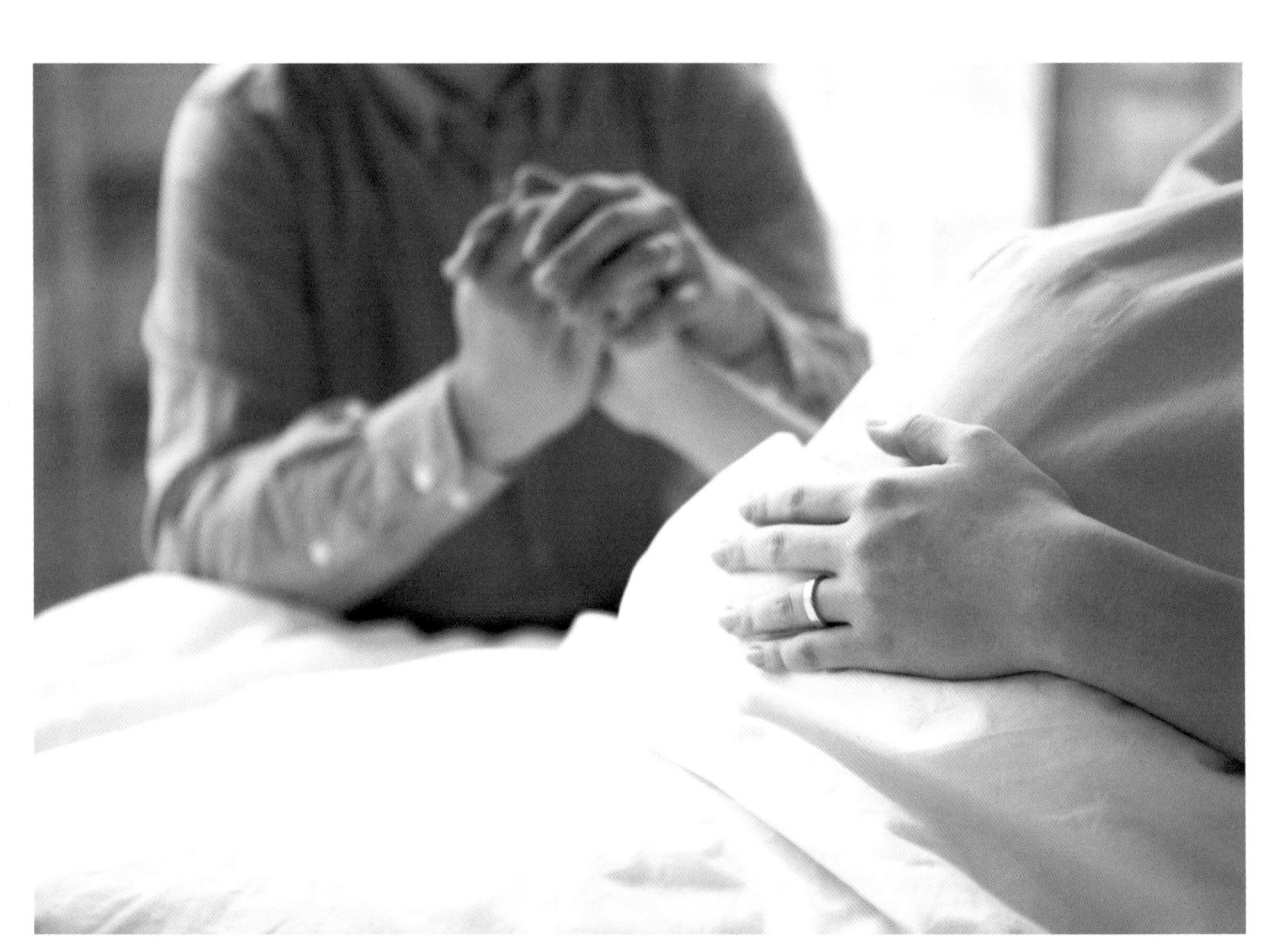

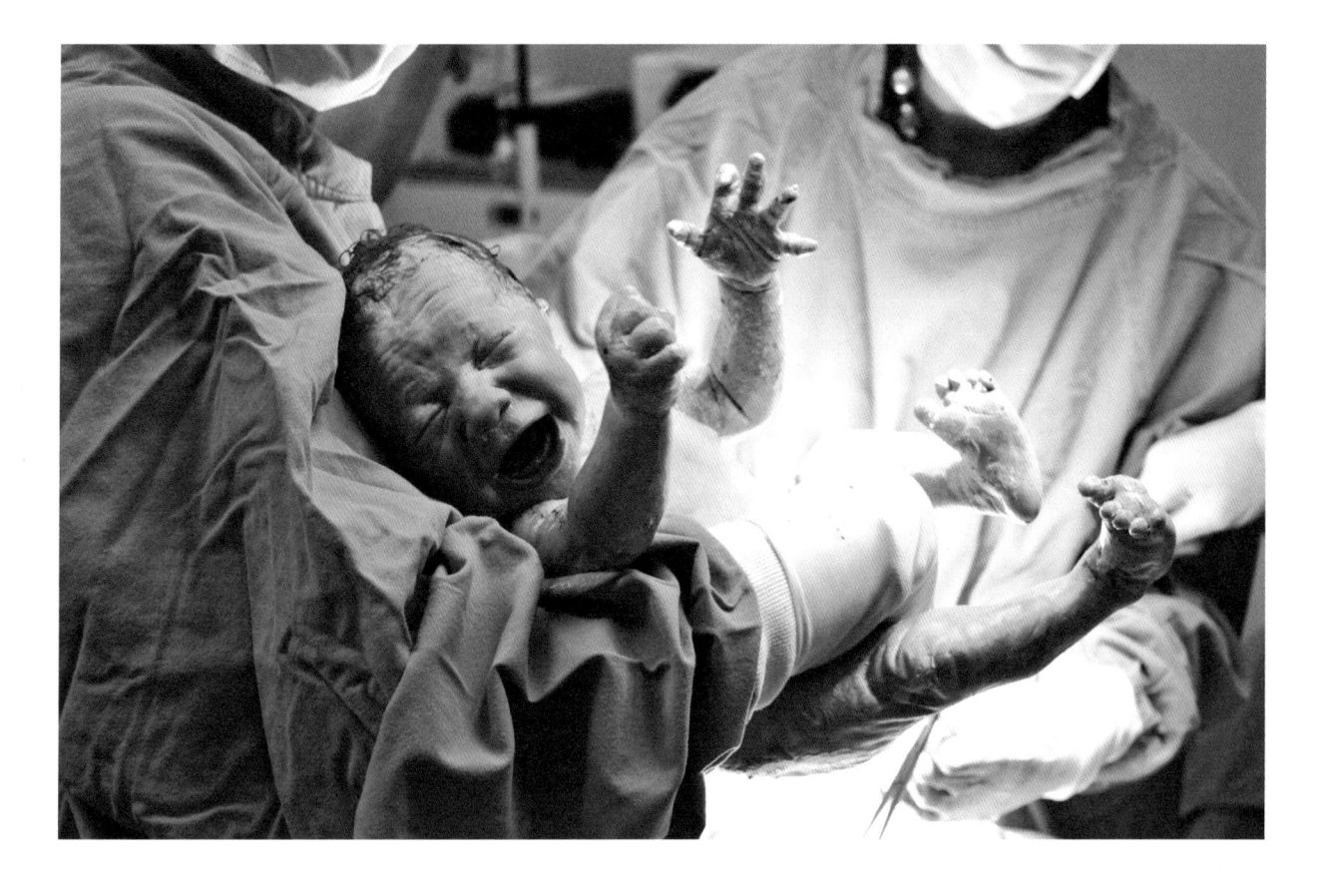

在较冷静的状态下进行分娩。它结合了西方的肌肉松弛法和东方的瑜伽。通过冥想音乐营造出喜悦而神圣的分娩氛围，并通过能使身体平和的心理调节来放松四肢的肌肉。

特征

它的特征是坐着进行分娩，通过将自己想象成桌子的四角来自主控制分娩的宫缩痛，并做深呼吸的练习。和拉玛泽分娩法的胸式呼吸不同，它借助的是深度的腹式呼吸。

优点

采取科学关怀分娩法的产妇，在宫口完全扩张后，挺直上身30分钟左右进行坐式分娩。因为这种分娩方法采取坐式分娩，所以其优点是分娩较快，产道更松弛，且会阴裂伤或出血较少。但是在伴随疼痛的分娩过程中，这种冥想和松弛实际上很难进行，所以在分娩2~3个月前就要充分练习以做准备。

了解家庭分娩法

家庭分娩法

家庭分娩法是分娩过程中有家人陪伴的分娩法。最近，随着分娩人权观念的加深，过去像工厂一样的分娩室的环境也变得多种多样。目前，家人能陪同产妇一起进入分娩室，并能在边上观察和帮助产妇进行分娩的家庭分娩室正变得普遍起来。

了解拉玛泽分娩法

拉玛泽分娩法

拉玛泽分娩法是由法国一位名为拉玛泽的医生创立的分娩法，由经典的巴甫洛夫条件反射原理发展而来。在巴甫洛夫条件反射实验中，每次给狗食物时都摇铃铛，直到狗受神经反射作用的影响，只要一听到铃铛声就会流口水。把这一原理应用到分娩中，提前模拟宫缩痛进行练习，阻断疼痛条件反射的连接通路，以此来应对分娩时的剧烈疼痛。

方法

如果要采取拉玛泽分娩法，那么从孕早期开始就要不断地练习。摆好同分娩时一样的姿势，通过冥想使心情保持愉悦。经过长期练习，到了真正分娩的时候，产妇可以做到通过冥想使心情保持愉悦，以此来减轻疼痛感。实际上，当分娩宫缩痛来临时，可能难以摆好练习时的姿势，也可能因剧烈的疼痛而难以进入冥想状态。除了做冥想的练习以外，还要做放松的练习，因为当分娩宫缩痛来临时，肌张力会增强，放松变得非常吃力。由于个人努力的程度不同，最后分娩时出现的效果也会有所不同。但是，拉玛泽分娩法是至今为止缓解分娩疼痛最有效的方法。

Tips | 学习拉玛泽呼吸法

拉玛泽呼吸法利用充足的氧气，加快肌肉的松弛速度并安稳情绪，同时也给胎儿提供充足的氧气。根据宫缩痛来临时疼痛的速度和节奏调整呼吸，有效缓解紧张的同时，将注意力从宫缩痛转移到呼吸上，以此减轻疼痛感。请通过想象实际分娩的场景，和丈夫一起熟悉呼吸的节奏。

第一阶段：宫口开始扩张的阶段

这一阶段的腹痛类似于经期疼痛。疼痛的间隔时间在5分钟左右，开始进入分娩阶段，此时胎儿还没有完全进入骨盆。这一阶段的呼吸节奏应该比平时稍慢些。平时每分钟呼吸20次左右，而在开始分娩的第一阶段，每分钟呼吸15次左右。呼吸时，用鼻子深吸气，再用嘴慢慢呼出。吸气和呼气的时间比例是1:3左右。

可能很多人会觉得，应该多给胎儿提供氧气，呼气时间这么长，是不是呼出得太多了。但一般在宫缩痛加剧起来后，产妇会无意识地过度吸气，即只进行吸气而不进行呼气，导致二氧化碳过多地聚积在体内。充分吸气以后长长地呼气，把体内的二氧化碳充分排出体外的同时，还能有效缓解身体的紧张。请试着和丈夫一起做这样的呼吸练习吧。

第二阶段：胎儿进入骨盆至一定深度，宫口扩张3 cm以上的阶段

胎儿进入骨盆至一定深度，宫口扩张得更大。此时会感觉到和第一阶段不一样的疼痛。疼痛的间隔时间缩短到3～5分钟，且持续时间更长，疼痛感更剧烈。这一阶段的呼吸节奏要比第一阶段的呼吸更快些。根据宫缩痛的节奏，用鼻子吸气并用嘴"呼——"地吐气，吸气和吐气的时间比例是1:1左右。

第三阶段：宫口扩张7 cm以上，胎儿进入骨盆至底部的阶段

剧烈的疼痛导致产妇的身体和呼吸出现颤动。此时丈夫一定要守护在产妇身边，引导产妇呼吸。宫缩痛的间隔时间进一步缩短到2分钟左右，且疼痛感更加剧烈。这一阶段要牢记"hi, hi, 呼——"，即用鼻子快速吸气后用嘴"呼——"地吐气。疼痛剧烈难忍时产妇将会难以完全吐气，而不完全地吐气就难以进行有效的呼吸。此时，丈夫应该在边上也做"hi, hi, 呼——"的呼吸，"呼——"的时间应稍久些，这样做可以引导产妇也做同样的呼吸。吐气可以缓解疼痛。

胎儿即将娩出的时期

胎儿即将娩出时，产妇的呼吸方法会略有不同。这一时期，并不是只要等待胎儿顺利通过骨盆就好了，宫缩的同时产妇还应该腹部用力以推挤胎儿通过骨盆。腹部用力前，产妇应先深深地吸一口气，屏住呼吸一段时间后才能更好地使出劲来。对于胎儿即将娩出这一时期的呼吸法，不提前练习也可以。但是从孕32～34周开始，产妇及其丈夫要提前做前三个阶段的呼吸练习。

无痛分娩法

无痛分娩法并不是另外一种分娩法，而是指在分娩过程中采取无痛麻醉。下面我们就来了解无痛分娩法吧。

过程

对于初产妇而言，从宫口开始扩张到完全扩张 10 cm 以上所需的时间因人而异，平均需要 5 小时以上。宫口扩张 3 cm 以上后，胎儿会进入骨盆更深处。宫口渐渐打开的同时，胎儿会从较窄的骨盆通道中盘旋着出来。此时如果宫缩有效，则不需要借助产妇的腹部力量。但宫口扩张至 10 cm 以上后，产妇腹部用力就显得非常关键。在此之前，产妇要放松身体，保存体力。在还不需要借助产妇腹部力量的时期采取无痛麻醉。产妇只要努力呼吸，等待胎儿通过骨盆通道就可以了。无痛麻醉可以缓解疼痛，防止产妇体力耗竭。

注射方法

由于不能减弱子宫的收缩力，也不能妨碍分娩的进行，所以只能麻醉部分神经分支，通过在脊椎管间放入细长的针来注射麻醉药。注射麻醉药的地方是脊椎内被称作硬膜外隙的空间。用针在产妇腰部下侧扎一个口子，再插入一根弯成 "C" 形的、能在脊椎内的硬膜外隙处注射药物的导管。其间有可能出现导管插入血管或针头错扎到硬膜等意外，脊髓液还可能从扎针口渗出，这时产

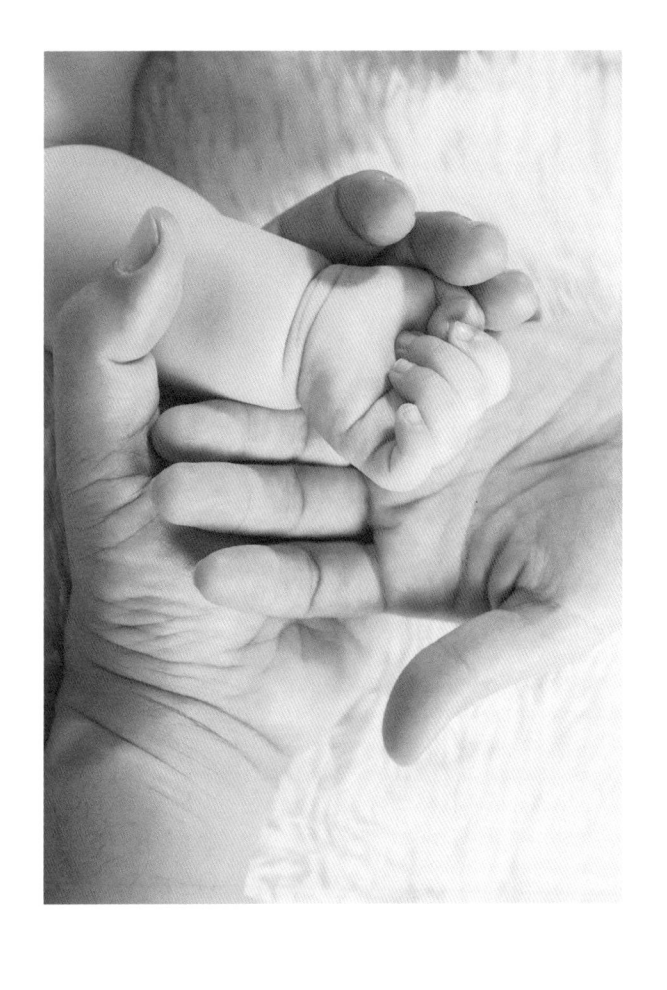

妇会出现严重的头痛。

适用时期

从宫口扩张至少 3 cm，胎儿开始下移的正式分娩开始时期起就可以采取麻醉注射。如果在此前进行麻醉注射，则产妇子宫的收缩力减弱，且身体反应变得迟钝，可能导致分娩停止。如果宫口扩张 9 cm 左右后再注射麻醉药的话会如何呢？当宫口扩张至 10 cm 时，胎儿已经进入骨盆内较深处，马上就要娩出。此时推压胎儿屁股的宫缩和产妇的腹部用力就显得尤为重要。如果在这个时刻采取无痛麻醉，产妇感受到疼痛的反应就会变慢，从而导致使不出劲。此外，随着分娩的进行，宫缩的频率加快、强度加强，注射麻醉药的导管更难准确插入，这时需要和医疗团队共同商讨是否要继续采取无痛麻醉。

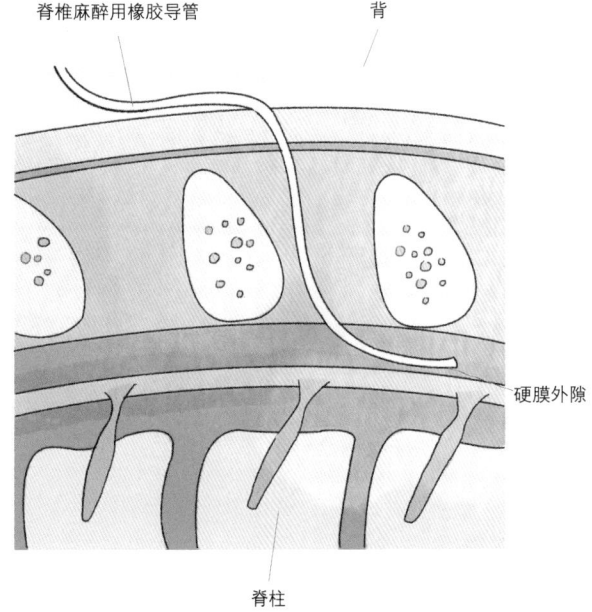

脊椎麻醉用橡胶导管　　　背

硬膜外隙

脊柱

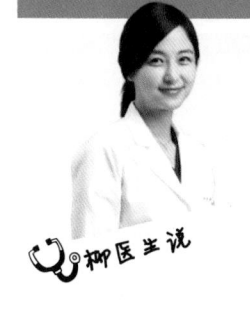

06 >> 分娩时准爸爸的作用

柳医生说

现在，由夫妻二人组成的小家庭马上就要增添新成员了。如果说夫妻关系是两个不同的人相遇后互相包容、偶尔有摩擦、生活在一起的关系，那么孩子则是从这种夫妻关系开始的一个小的生命体。从现在开始，妻子的行为、性格都会悄然发生变化。在这一人生的重要时刻，分娩不仅仅是孕妈妈一个人的事情，准爸爸应陪伴孕妈妈一同完成。

分娩时准爸爸的作用很重要

给孕妈妈按摩，缓解孕妈妈的紧张感

宫缩发动后，伴随着剧烈的疼痛出现的是孕妈妈对于分娩的不安感。每次宫缩痛来临时，孕妈妈的全身肌肉都会变得紧张。进入分娩的后半阶段，疼痛极其剧烈，此时准爸爸的按摩反倒会带来不便。但是在分娩初期，即宫缩痛还不是非常剧烈时，准爸爸可以轻轻地按摩孕妈妈的四肢、肩膀等，这样做可以缓解孕妈妈的紧张感。

不要一个人看着电视

孕妈妈疼痛难忍的这段时间，准爸爸应该和孕妈妈共同去经历。准爸爸可以打开轻松柔和的音乐，和孕妈妈进行简单的对话，而不应该自己一个人看着电视。当然，如果宫缩痛不是很严重，而孕妈妈也愿意看电视时，准爸爸看电视就无可厚非。有报道表明，孕妈妈因分娩宫缩痛而受煎熬时，如果准爸爸并没有一起感同身受，而只是作为一个旁观者的话，孕妈妈会感到更加疼痛。准爸爸应该陪同孕妈妈一起完成分娩，而不是作为一个旁观者。

引导孕妈妈呼吸

在分娩的不同阶段，宫缩痛的强度和性质是不一样的，所以每个阶段的呼吸法也有所

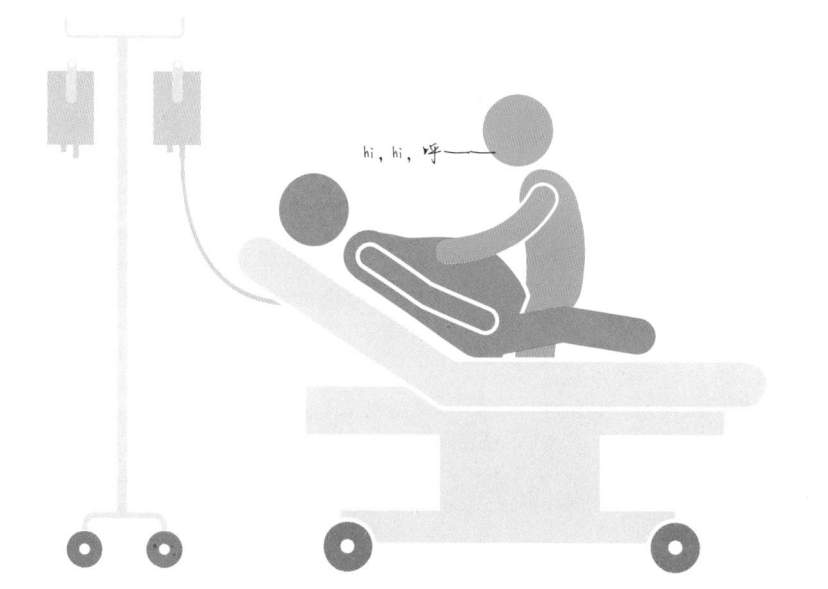

hi, hi, 呼——

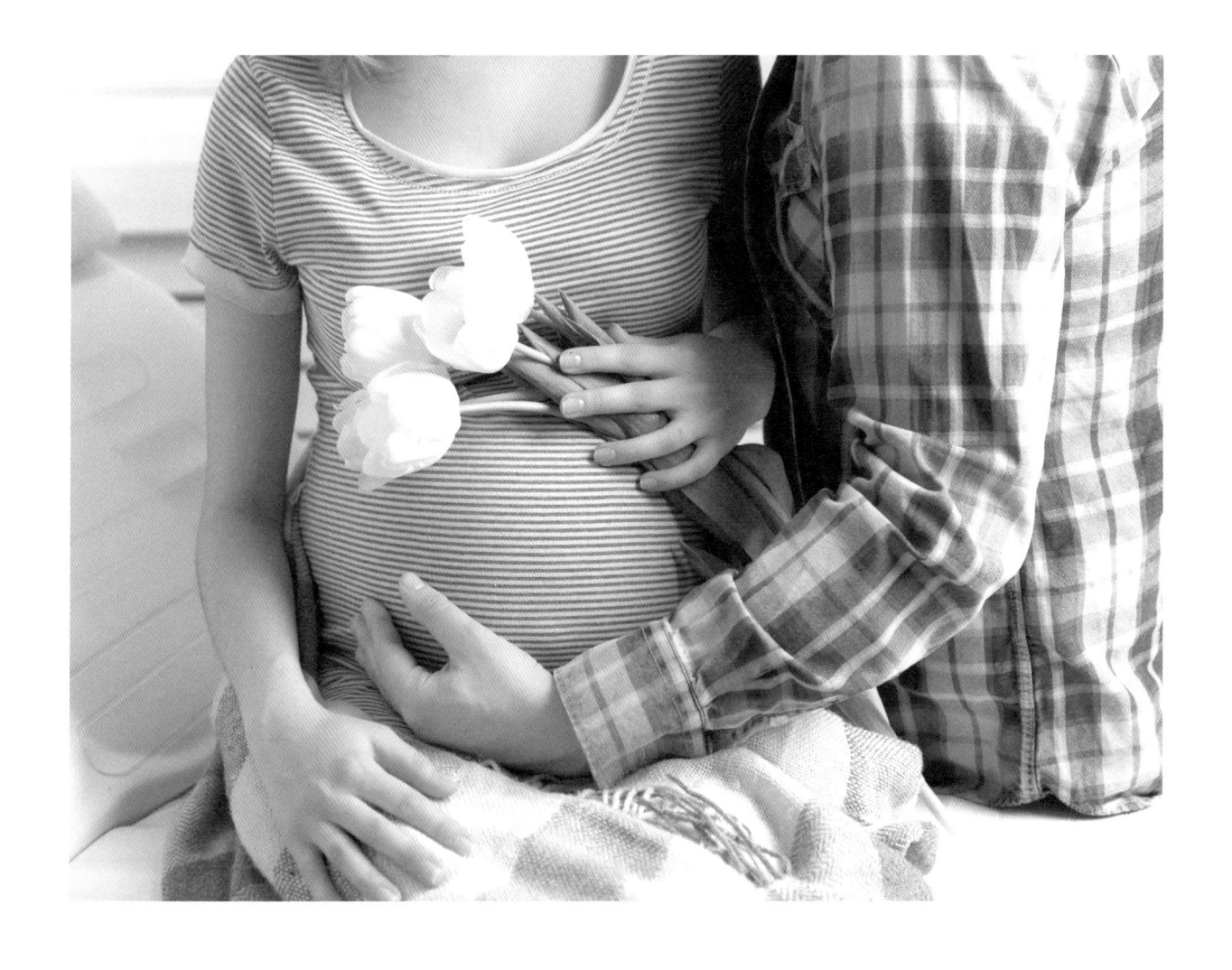

不同。在分娩的过程中，孕妈妈的呼吸和胎儿的呼吸直接相关。孕妈妈呼吸顺畅，才能在艰难的分娩过程中较好地为胎儿供给氧气。准爸爸应该在边上和孕妈妈一起呼吸，并引导孕妈妈好好呼吸。进入分娩的后半阶段后，疼痛会变得更加剧烈，所以孕妈妈一个人是很难顺畅呼吸的。直到分娩的最后一刻，孕妈妈都应该吸入充足的氧气并排出二氧化碳，这样才能保证腹中的胎儿健康而又安全地挺过分娩这一艰难的

时期。准爸爸应该看着孕妈妈的眼睛，把手放在孕妈妈的肩膀上，和孕妈妈一同呼吸，这样孕妈妈的呼吸才能更加有效。

守护在孕妈妈身边

无论是孕妈妈变换姿势的时候还是去卫生间的时候，准爸爸一定要时刻陪伴在孕妈妈身边。虽然身边没人时孕妈妈可以得到护士的帮助，但此时如果准爸爸能一直守护着孕妈妈的话，孕妈妈会觉得分娩不只是自己一个人的事，而是夫

妻二人共同的事。

对孕妈妈说些鼓励和安慰的话，以示感谢

外国人在分娩过程中也会表现得很亲密。准爸爸亲吻孕妈妈的额头，为孕妈妈擦汗，看着孕妈妈的双眼说"我爱你"。分娩是夫妻二人迎接新家庭成员的重要过程，不要让孕妈妈一个人受煎熬，准爸爸应该表达自己对孕妈妈的感恩之心和爱意，并一直鼓励孕妈妈。

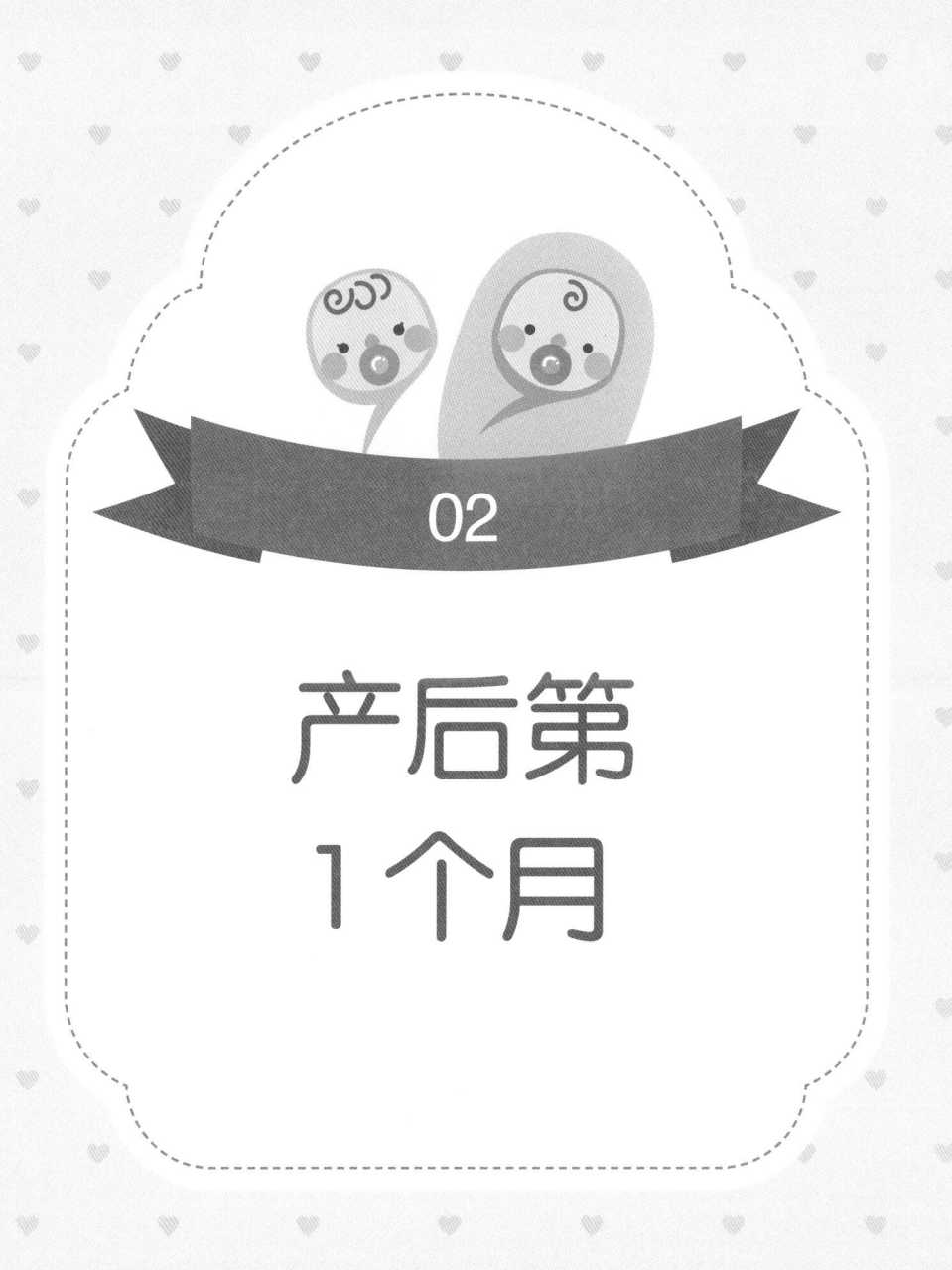

02

产后第
1个月

01 ▶▶

第1个月的宝宝

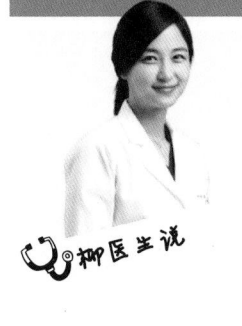

柳医生说

出生时宝宝的平均身高为50 cm，平均体重为3200～3900 g，之后宝宝通常会出现短暂性体重下降。1个月后，宝宝的平均身高增加5 cm，平均体重增加1000～1500 g。第1个月宝宝还在努力地适应这个全新的世界，而妈妈也因为要做产褥期保健而非常辛苦。尤其是宝宝不分昼夜地要喝奶和啼哭，会使妈妈身心俱疲。

了解宝宝的发育状况

宝宝的状态

对于出生未满28天，即出生后4周内的宝宝，爸爸妈妈需要多加观察。这一时期的宝宝还在适应这个全新的世界，经历着许多变化。因此，

爸爸妈妈需要仔细观察宝宝是否能很好地适应新环境。

脉搏

新生儿的脉搏次数比成人多很多，每分钟约120次。此外，在宝宝活动时，比如喝奶或哭得很急促时，其脉搏次数增加的幅度也比成人大。宝宝十分

兴奋的时候，其脉搏次数甚至会达到每分钟200次左右，爸爸妈妈们不需要为此惊慌，可以一边在宝宝的手腕、太阳穴、鬓角、脖颈等部位测量脉搏次数，一边调整环境，使宝宝能安静地休息。

体温

新生儿的体温比成人的高，其平均体温维持在37℃左右。此外，新生儿的体温易受周围环境的影响，常会过高

> Tips │ 宝宝的发育状况
>
> 1. 出生1周左右肚脐回缩。
> 2. 宝宝除了喝奶以外，其他时间几乎都在睡觉（平均睡眠时间每天18～22小时）。
> 3. 出生数日后，听觉变得敏锐，对很轻的声音也会有反应。
> 4. 身高和体重快速增长（身高增加5 cm，体重增加1000～1500 g）。
> 5. 和出生时一样，第1个月宝宝的头围比胸围大。
> 6. 如果嘴巴周围有东西，宝宝就想去吸吮。
> 7. 刺激手掌或脚掌时，宝宝会挪动手、脚。
> 8. 笑或饥饿时宝宝会吸嘴唇。
> 9. 面部转动范围在45°以内。
> 10. 视觉发达，视线能跟上运动的物体。

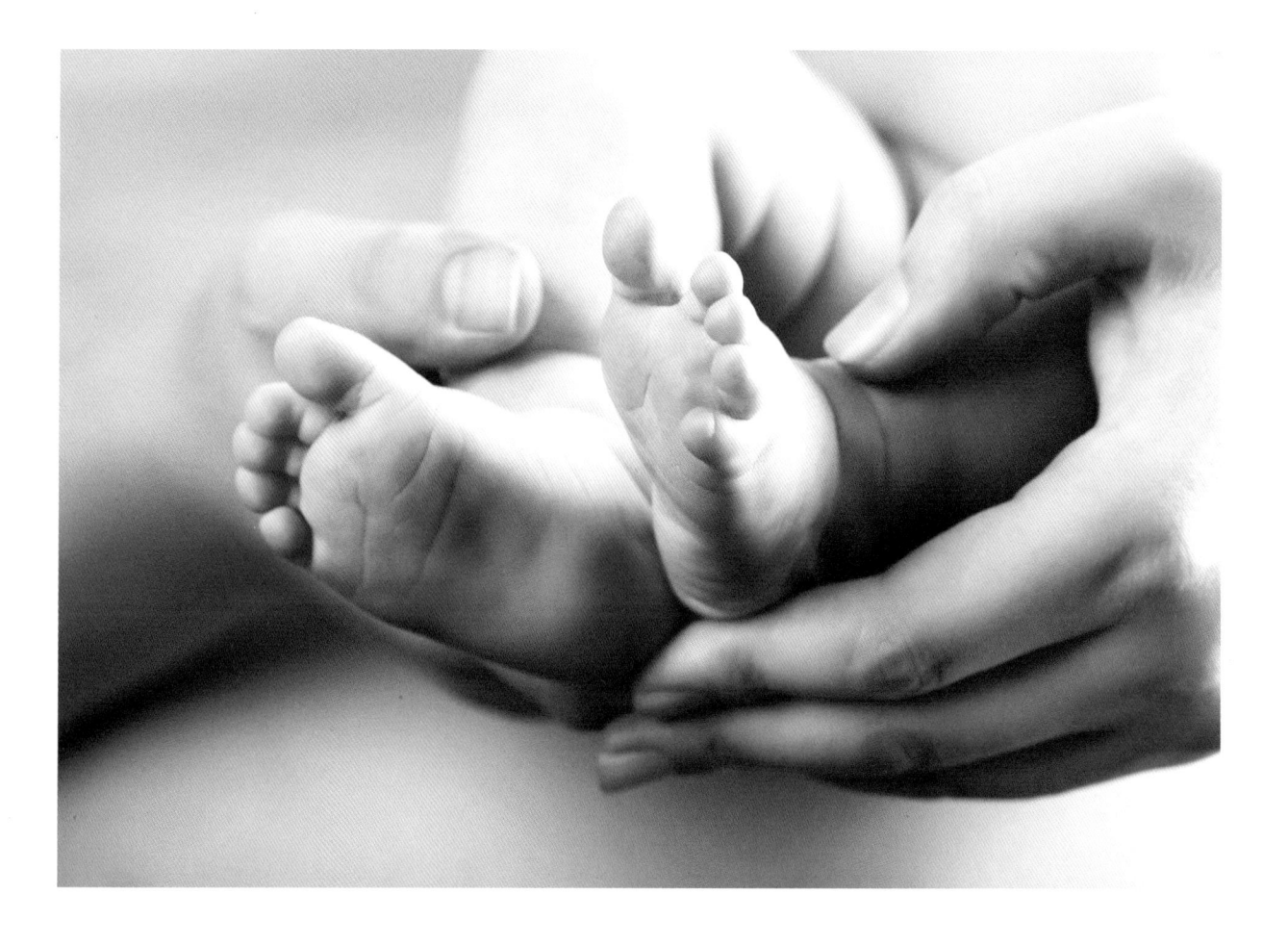

或过低。宝宝的体温变化幅度过大，可能会引起免疫功能异常，还可能对新陈代谢造成影响，所以要用衣物、被褥等将宝宝的体温维持在正常范围内。如果房间里太热或者被包裹得过于严实，宝宝的体温会上升；如果房间内温度较低，则宝宝会因免疫力低下而易感冒。房间内的温度应维持在 23 ~ 25℃，湿度应维持在 40% ~ 60%。

体重

新生儿的体重一般在3300 g左右。出生 3 ~ 4 天后，随着胎粪及皮肤、肺部等部位水分的排出，宝宝的体重会下降250 ~ 300 g。但是 1 周后，如果水分得以补充，宝宝的体重则会恢复到出生时的数值。随着宝宝的生长，其体重平均每天增加 30 g 左右，出生 3 个月时其体重会增加到 6600 g，达到出生时的 2 倍左右。

大便和小便

当宝宝还在妈妈肚子里时，细胞或胎脂等会随着羊水进入胎儿的肠胃内，然后被排出体外。所以出生 5 天内可以看到宝宝排出深绿色的胎粪。

宝宝喝奶后原先深绿色的较为黏稠的胎粪逐渐变成淡黄色。爸爸妈妈需要关注宝宝的这些变化，以此来确认宝宝的健康状态。

· · · · · · · · · · ·

绿色的大便

新生儿的大便经常是绿色的。只要宝宝吃得好，玩得也很好的话，就没有太大的问题。因为这是胆汁随大便排出所呈现出来的现象。新生儿期，宝宝的肠胃功能还不是很成熟，所以经常会出现这种现象。但是如果发现大便呈水样，且一直呈绿色，则建议马上去附近的儿童医院检查。

· · · · · · · · · · ·

睡眠

新生儿每天要睡18~22小时。宝宝除了喝奶以外，其他时间几乎都在睡觉。宝宝睡觉是不分昼夜的，而且每个宝宝的睡眠时间各不相同，但是随着时间的推移，他们的睡眠会形成一定的规律，这通常要等到宝宝出生100天后。

喝奶

宝宝想喝奶的时候喂他（她）想要喝的量就可以了。不要担心宝宝到底应该喝多少，也不要担心其喝奶的次数是多了还是少了，只要在宝宝想喝的时候抱起宝宝喂奶就可以了。宝宝体重增加即表明宝宝喂养得很好，我们可以定期测量宝宝的体重，以此来确认宝宝喝的奶量是否足够。

当宝宝喝奶的时间间隔变长时，妈妈们可能会担心宝宝低血糖或饥饿。此外，妈妈们很难搞清楚宝宝到底喝了多少母乳，因此可能会有所不安。

出生1个月内的宝宝喝奶的间隔时间一般在2~3小时。偶尔宝宝睡得过久而错过正常的喝奶时间，不会有太大的问题。但是如果宝宝喝奶的间隔时间超过8小时，就一定要把他（她）弄醒并让其喝奶。通常每隔2~3小时，宝宝想要喝奶或感到饥饿时，会自己醒过来。

每次平均喂奶时间为10~15分钟，保证两次喂奶的间隔时间为2~3小时

了解宝宝的基本护理

肚脐护理

宝宝出生10天以后，脐带会从肚脐上自动脱落。在此之前，每次包尿布时，妈妈们需要用蘸了酒精的棉花给宝宝肚脐上的脐带断端消毒。最好不要使用红药水，因为这类药物不具有挥发性，难以干燥且容易着色。如果宝宝肚脐周围变得红肿、有异味时，即使宝宝已出生3~4周，其肚脐也难以回缩。如果出现这种情况，则要马上入院接受诊治。

黄疸护理

黄疸是指由宝宝体内胆红素增加导致皮肤和眼球部位变（金）黄色的现象。胆红素是血液中运输氧气的红细胞的代谢产物。新生儿期，红细胞还不能完全发挥相应的功能，所以胆红素会大幅增加，而肝脏又难以有效代谢胆红素，由此

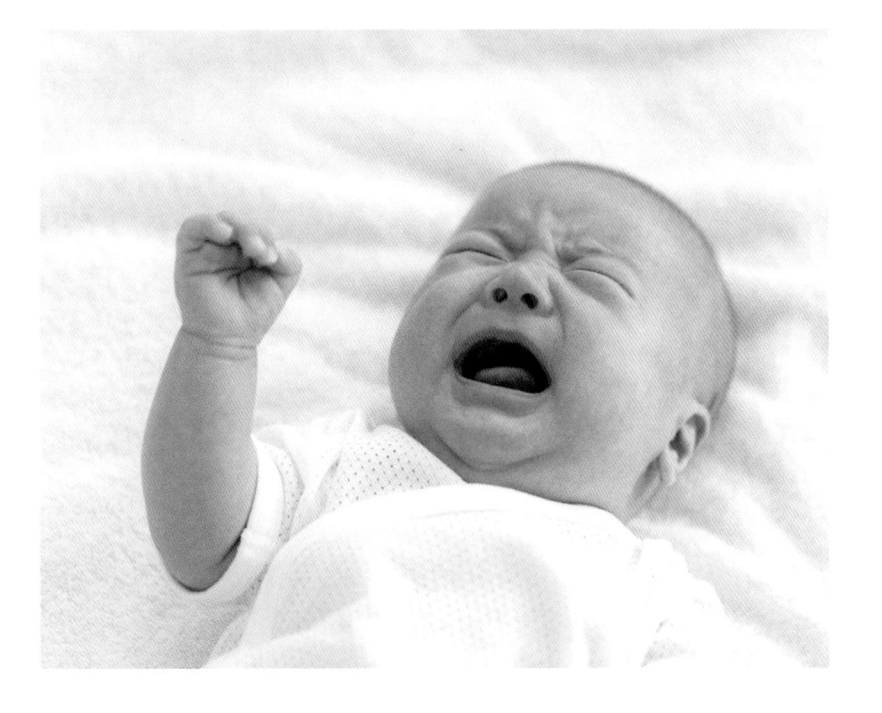

Tips | 黄疸

Q: 新生儿也会有黄疸吗?

A: 每个新生儿都会像大人一样有黄疸。黄疸由胆红素代谢障碍引起的血液胆红素浓度升高所致,皮肤会因此变黄。用手按压新生儿的皮肤,如果按压的部位呈黄色,且黄色不消退,就表明新生儿血液中的胆红素浓度偏高,从而出现黄疸。一般新生儿在出生后 2 ~ 3 天出现黄疸,这种黄疸属于正常的生理现象。可是如果新生儿在出生后 24 小时内就出现黄疸,则很有可能与风疹、弓形虫病、败血症等感染性疾病有关。这种情况下,一定要去医院接受诊治。

Q: 黄疸会不会对新生儿造成较大的影响?

A: 新生儿各方面的生理功能都还没有完全成熟。其血脑屏障还很薄弱,所以高浓度的胆红素可能会损伤新生儿的大脑。胆红素浓度过高可致脑细胞受损,进而导致脑瘫、听力丧失,严重时还会导致死亡。胆红素毒性引起的慢性和永久性脑损伤称为"核黄疸"。能引起核黄疸的胆红素的确切浓度尚未知晓,但是由于新生儿发育未成熟或健康状态不佳,所以相同胆红素浓度下新生儿更容易患核黄疸。核黄疸的发生概率很低,平均每 10 万名新生儿中只有 1 名核黄疸患者。当新生儿发生病理性黄疸时,可以采取光疗法,严重时还可以采取交换输血等措施来降低新生儿体内的胆红素浓度。

Q: 黄疸的严重程度是根据什么判断的?

A: 一般情况下,如果血清中的胆红素浓度升高,则皮肤变黄会从头部开始,再延伸到胸部及腹部。如果发现黄色从腹部延伸到四肢,就要马上去医院确认胆红素的浓度。

Q: 出现母乳性黄疸时该怎么办?

A: 母乳性黄疸可以理解为母乳中的某一成分导致新生儿出现胆红素代谢障碍。喂母乳的同时采取光疗法是一个不错的选择,如果黄疸还不能好转,则在 1 ~ 2 天内用奶粉代替母乳。待黄疸好转后再继续换成母乳喂养。一般情况下,宝宝出生 2 周后就不会再发生母乳性黄疸了。

Q: 应该什么时候去医院?

A: 1. 宝宝在出生后 24 小时内出现黄疸的情况。

如果宝宝在出生后 24 小时内出现黄疸,则可以认定宝宝体内的红细胞遭到破坏,宝宝患有溶血性疾病。

2. 宝宝在出生后 1 周内黄疸症状较为严重的情况。

当皮肤变黄的现象从腹部扩散到四肢时,建议去医院诊治。出生后 1 周内的宝宝大脑还没发育成熟,很容易因为黄疸而受到损伤,所以黄疸症状较为严重时应立即去医院确认胆红素的浓度。如果确认胆红素浓度过高,则宝宝需要接受相应的辅助性治疗。

3. 宝宝在出生后 100 天左右时出现黄疸的情况。

宝宝出生后在适应新环境的过程中首先会出现黄疸,但一般会在出生后 1 个月内好转。可是如果宝宝在出生 3 个月后还出现黄疸,则提示其肝、胆等部位可能患有疾病。

4. 出生 2 ~ 3 周的宝宝有黄疸且大便呈白色的情况。

如果肝脏不能有效代谢胆红素,则呈黄色的胆红素会在血液中大幅增加。此外,经过肝脏代谢的胆红素若无法通过胆道排入肠道内,黄疸就会加重。这种情况下大便会呈白色,此时需要入院检查肝胆系统是否存在异常。

发生黄疸。新生儿黄疸是新生儿最常见的疾病,但大部分新生儿都能通过治疗而好转。不过如果黄疸较为严重且难以彻底治愈,则可能对新生儿的神经系统造成损害。在出生后的第一周,约有 60% 的足月宝宝及 80% 的早产儿会出现黄疸。

黄疸出现的时期

由于各种原因,宝宝在出生后的任一时期都可能出现黄疸,但我们常见的新生儿的生理性黄疸一般在宝宝出生后 2 ~ 3 天出现并慢慢消失。生理性黄疸一般不需要接受特别的治疗。

随着胆红素浓度的上升,黄疸从面部开始显现,并向腹部延伸,最后扩散到手掌心和脚掌心。这种状况大部分发生于母乳及混合喂养的宝宝，所以就出现了"母乳性黄疸"这一说法。因为母乳中的一些酶会抑制肝细胞的代谢功能。

出现黄疸的原因

宝宝出现黄疸的原因多种多样，可能与肝脏疾病、药物中毒、阻塞性疾病等有关。如果黄疸的持续时间超过1周，或者黄疸出现的时期不是出生后2~3天，就一定要去医院接受诊治。尤其是在出生后24小时内出现的黄疸，需要格外注意。

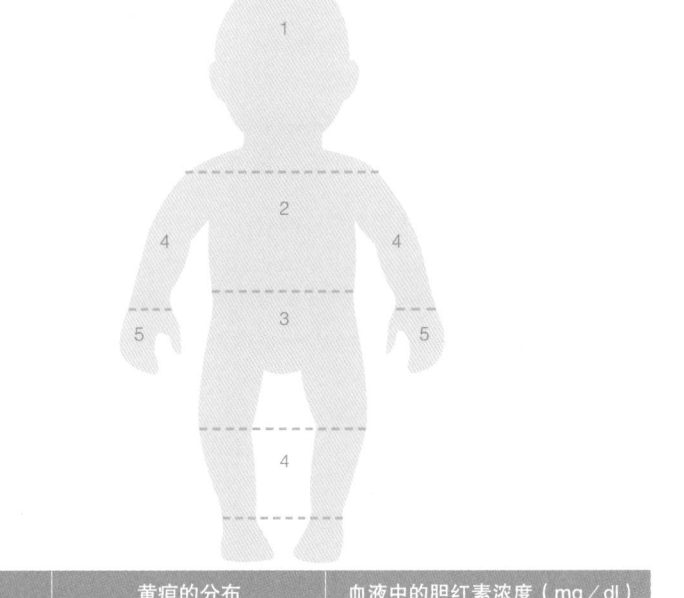

	黄疸的分布	血液中的胆红素浓度（mg／dl）
1	面部到脖子	低于5
2	到肚脐为止	5~12
3	到大腿为止的下半身	12~15
4	四肢	15~18
5	手掌心、脚掌心	20以上

宝宝在医院里时可以直接测量其血液中的胆红素浓度，以判断黄疸的程度。但如果宝宝已经被带回家中，那么该如何评估其黄疸的程度呢？可以用肉眼进行观察。如果黄疸从宝宝的脸部扩散到胸的中部，则可待进一步观察。但如果皮肤变黄的现象已经延伸到宝宝腹部下方甚至四肢时，则一定要去医院进行诊治。

婴儿哭的原因有哪些

肚子饿了

出生后1个月内的宝宝哭大部分是因为肚子饿了。饥饿时，宝宝会放声大哭。

困了

新生儿需要大量时间来睡觉，如果没有温暖、安静的环境，宝宝就会哭闹。宝宝哭泣时，应该温柔地抱住他（她），轻轻地摇晃，并改善环境使其能获得好的睡眠。

尿布湿了

如果尿布湿了，宝宝的屁股就会难受，他（她）就会哭闹。宝宝可能会在换尿布时因为被吵醒而哭，也可能因为屁股上有湿疹或斑疹感觉难受而哭。如果换尿布时宝宝哭得很厉害，就很可能是因为湿疹或斑疹，这种情况就要格外留意。

感觉陌生

处于陌生或嘈杂的环境时，宝宝会用哭泣来表达对周围环境的恐惧。尽量避免带宝宝去人多嘈杂的地方，应抱宝宝去安静的地方，用温暖的怀抱减少宝宝的恐惧感。

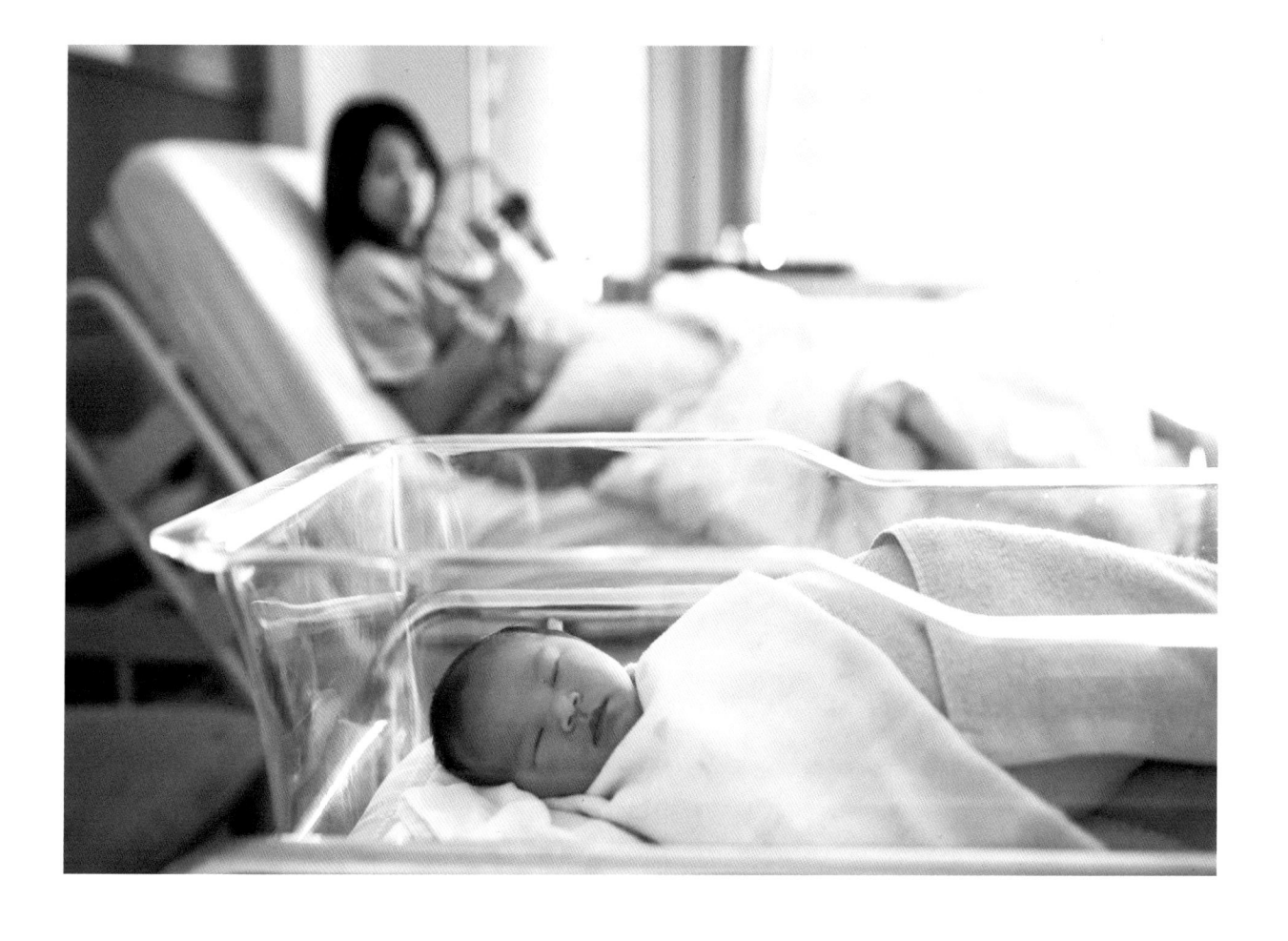

Tips | 宝宝腹痛

宝宝急性腹痛常发生在出生后 21 ~ 100 天。由于是急性腹痛，所以宝宝可能会突然间大哭且难以止住。因腹痛而啼哭的宝宝两手紧握，两腿往肚子上方屈，腹部紧张，小脸涨红，哭的时间短则几分钟，长则几小时。宝宝腹痛可能发生在一天中的任何时候，但经常出现在晚上 6 点到 10 点。

● 原因

宝宝腹痛的原因至今还不明确，但据推测可能是宝宝消化系统发育不成熟，从而引起腹胀和腹痛。

● 缓解方法

目前还没有能使宝宝腹痛得到有效缓解的方法。如果宝宝是以母乳喂养，那么妈妈可以尝试避免食用含咖啡因的饮料、洋葱等有刺激性的食物。妈妈的身体和情绪更稳定了，宝宝的腹痛也自然会有所缓解。一般宝宝腹痛会在出生 100 天后得到缓解，所以妈妈们不需要过分担心。

生病

虽然宝宝因为生病而哭时，一般会哭得很大声，但哭得大声并不都表示生病。宝宝生病时，大部分会出现发热或高热惊厥等客观症状。如果宝宝没有出现发热或高热惊厥等症状却哭得很大声，那么可能和宝宝腹痛有关。

产后妈妈的身体

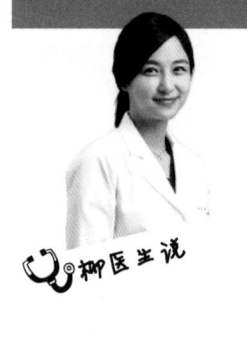

柳医生说

宝宝出生后，妈妈们还会经历更多令人惊慌的事情。妈妈们会发现，"宝宝生下来了"并不是终点，紧接着还有更多的事情等着自己去面对。曾经凸起的肚子，现在还是鼓鼓的，好像里面装了一个西瓜一样。产后妈妈们会出现恶露、产后宫缩痛，自然分娩的妈妈们坐着时会感到疼痛，而剖宫产的妈妈们会感觉到手术部位的疼痛。妈妈们要细心观察自己身体的变化和疼痛现象。

产后妈妈的身体变化

恶露

恶露是指女性产后阴道内流出的分泌物。恶露一般由红细胞、上皮细胞、剥落的子宫内膜、细菌等成分组成。一般在产后5天内出现红色的恶露，此后几天恶露的颜色渐渐变浅。再后来，恶露的颜色变为白色或浅黄色。恶露消失的时间因人而异，一般会在产后4~8周完全消失。有时喂完奶或按摩腹部后会重新出现红色的恶露，若量不多，则属于正常现象。产后2周可能会突然间涌出大量鲜红色的血液，如果出现这种严重的阴道出血现象，应立即去医院检查。因为这可能不是单纯的恶露，而是和子宫胎盘附着面复旧不会有关的阴道出血。

晚期产后出血

分娩24小时后，在产褥期内发生的子宫大量出血，称为晚期产后出血。它和一般恶露不同的是血液呈鲜红色，且量较多。大部分出血是因为子宫的收缩和松弛，少部分出血是因为胎盘等在子宫内残留物的排出。如果出现晚期产后出血症状，一定要去妇产科接受治疗。晚期产后出血症状因人而异，严重时需要住院治疗，甚至输血。

产后宫缩痛

顾名思义，产后宫缩痛是指在子宫恢复到妊娠前形态的过程中，因强烈的子宫收缩而导致的腹痛。首胎妈妈们分娩后稍微动一下就会感觉疼痛，且从第二胎开始，这种疼痛感会更加剧烈，感觉腹部一紧一松的。宝宝生得越多，产后腹痛会在产后2~3天愈加剧烈，此后会渐渐好转，对此妈妈们需要勇敢面对。喂奶时，宝宝

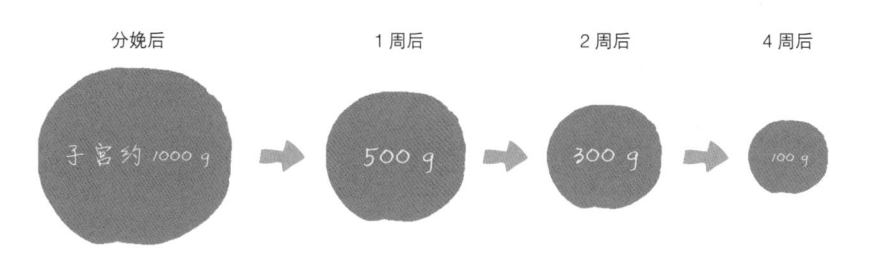

分娩后　　　　　　1周后　　　　　　2周后　　　　　　4周后

子宫约 1000 g　➡　500 g　➡　300 g　➡　100 g

刺激乳头，促进体内缩宫素的分泌，使得子宫收缩更强烈，产后宫缩痛也更剧烈。但是只有经历这样的产后宫缩痛，妈妈们的身体才会恢复到之前的健康状态。

腹部

胎盘剥落后，子宫会收缩成一团，像石头一样硬硬的。此时子宫肌肉强烈收缩，通过挤压肌肉间的血管，使血液不能外流而发挥止血作用。子宫何时才会恢复到原来的状态呢？刚生产后的子宫约有 1000 g。从产后 2 周左右开始，子宫努力恢复成原来的状态。产后 1 周左右时，子宫的大小是刚生产后的一半，约 500 g。产后 2 周左右时，子宫减轻到 300 g 左右，体积缩小到可以进入骨盆的程度。产后 4 周左右时，子宫的重量减轻到 100 g，基本恢复到原来的大小。

凯格尔运动

这是一种能强化盆骨肌肉的收紧肛门和会阴的运动，而且是要定下时间和间隔，并坚持做才能出成效的一种运动。刚开始运动时可能会很难，但持之以恒地运动才能起到真正的收缩作用。请坚持运动，并渐渐延长收缩肛门的时间。一天坚持运动 10 次以上的话，一定会有明显的效果。

在子宫恢复的同时，腹壁也在恢复，但是由于腹壁被子宫撑得较大，没有此前的弹力，所以腹壁恢复所需的时间比子宫更久。运动有助于腹壁的恢复。

浮肿

羊水、胎盘会随着宝宝出生从妈妈体内排出，所以分娩后妈妈的体重会减少 5000 ~ 6000 g。此后妈妈的尿量增加，此前身体浮肿部位蓄积的水分开始慢慢从体内排出。产后 1 ~ 2 周，妈妈体内约有 2 L 的水以尿液的形式排出。即宝宝一出生，妈妈的体重就会减少 5000 ~ 6000 g，而 1 ~ 2 周后，随着尿液的排出，妈妈的体重还会下降 2000 ~ 3000 g。此后，因为每个妈妈的母乳喂养量、饮食及运动量各有不同，体重下降的

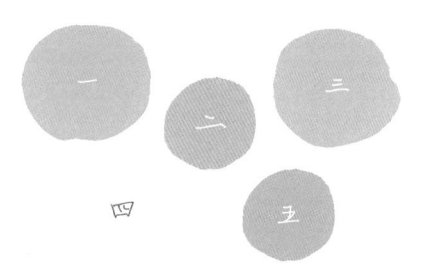

秘诀是每天做 10 次以上的长时间收缩练习

程度因人而异。孕期增加的体重，妈妈们最好在产后 6 个月内努力减去。因为 6 个月以后，妈妈们的体重一般就会稳定下来，那个时候再想减就有点困难了。

尿失禁的问题

经过 10 个月的压迫，妈妈的骨盆肌肉变得非常松弛。由于膀胱和尿道之间的括约肌也变得松弛，所以即使没有尿意，妈妈们也经常会有尿液漏出。尿失禁现象一般会在产后 3 个月内自然好转。自然分娩后妈妈的骨盆肌肉可能会有所损伤，所以和剖宫产的妈妈相比，自然分娩的妈妈尿失禁现象更加严重。但是从长远来看，不同分娩方法对尿失禁的影响差别不大，起决定性作用的还是这十月怀胎的经历。妈妈们不必因为生完宝宝后出现尿失禁而惊慌。这是由肌肉暂时松弛导致的，一般多做强化肌肉的运动后，尿失禁很快就能得到缓解。

脱发

怀孕期间增加的雌激素使得妈妈的毛发非常旺盛，但在生完宝宝并开始母乳喂养后，妈妈体内的雌激素水平迅速降低。从这个时候开始，生长旺盛的毛发进入了

休止期，易脱落。这不是因为宝宝通过母乳摄取了妈妈的营养，而是因为怀孕期间增加的毛发需要恢复至原来的状态。脱发在产后6个月时开始好转，这时的毛发量和怀孕前差不多。可以尝试用粗的梳子或手指刺激头皮，促进头皮的血液循环，这样发根会变得更加坚固。

乳房的变化

乳汁淤积

在形成乳汁时，血液和淋巴液也会进入乳房。当乳汁的形成量多于排出量时，这些体液就会在乳房内淤积，同时乳房会严重浮肿和疼痛。这就是所谓的乳汁淤积。

症状

乳汁淤积一般从产后开始慢慢出现在乳房两侧，然后整个乳房开始浮肿和疼痛，症状一般在产后3～5天时最常见。乳汁淤积还会导致发热，这是产褥期发热的最常见原因。发热时妈妈的体温会上升至37.8～39℃，服用镇痛消炎剂后4～16小时内发热症状会好转。

治疗

出现乳汁淤积症状时，要确认是否还存在其他细菌感染问题，同时更要坚持喂奶。让宝宝多咬乳头，如有多余的乳汁，要用手或吸奶器挤出。胀鼓鼓的乳房在喂奶和用手按摩后会渐渐变软。此外，当出现乳汁淤积症状时，应该换穿哺乳用内衣，这样可以减轻对乳房的压迫。喂奶前用热毛巾敷乳房并轻轻按摩乳房，可以增加乳汁的排出量，使乳房放松。如果乳房疼痛难忍，可以服用消炎镇痛剂。

乳腺炎

由乳腺炎导致的乳房疼痛和由单纯乳汁淤积导致的乳房疼痛稍有不同。乳腺出现炎症，可能是因为宝宝嘴上的细菌通过被咬伤的乳头进入乳腺而引发感染。

症状

乳房剧烈疼痛的同时，以乳房上炎症部位为中心出现红肿。此外，妈妈的体温也会上升到38℃甚至更高，进而导致人精神不振。

治疗

产后患乳腺炎时，只能使用抗生素来治疗乳腺感染。10%的炎症会引发化脓性改变，还会形成乳房脓肿。如果因为乳腺炎而中断母乳喂养，乳房疼痛会更加严重，乳腺炎的疗程也会加长。妈妈患有乳腺炎不会对宝宝造成任何危害。虽然患乳腺炎时母乳喂养会使乳房更加疼痛，但疼痛那一侧的乳房也应让宝宝多吮吸。大部分情况下，乳腺炎只出现在一侧乳房，喂奶时一般先用有乳腺炎的那一侧乳房。

喂奶后将冷毛巾敷在乳房上以降低温度，可以有效缓解炎症。如果患有乳腺炎，一定要去妇产科接受诊治。

乳房脓肿

乳房脓肿是乳腺炎形成过程中长出的脓肿。用手触摸乳房时能感觉到脓肿，这种情况即使经过抗生素治疗，发热和疼痛也难以得到控制。如果出现乳房脓肿，需要暂时停止母乳喂养。一般先进行药物治疗，如果药物治疗没有起效，则应采取手术，切开脓肿，引流脓液。

乳头念珠菌

如果乳头出现白苔，就会有灼热感。大部分情况是由宝宝口中的念珠菌感染妈妈的乳头引起的。喂奶后在乳头上及宝宝口中涂抹抗真菌的药膏，这样可以同时对妈妈和宝宝进行治疗。

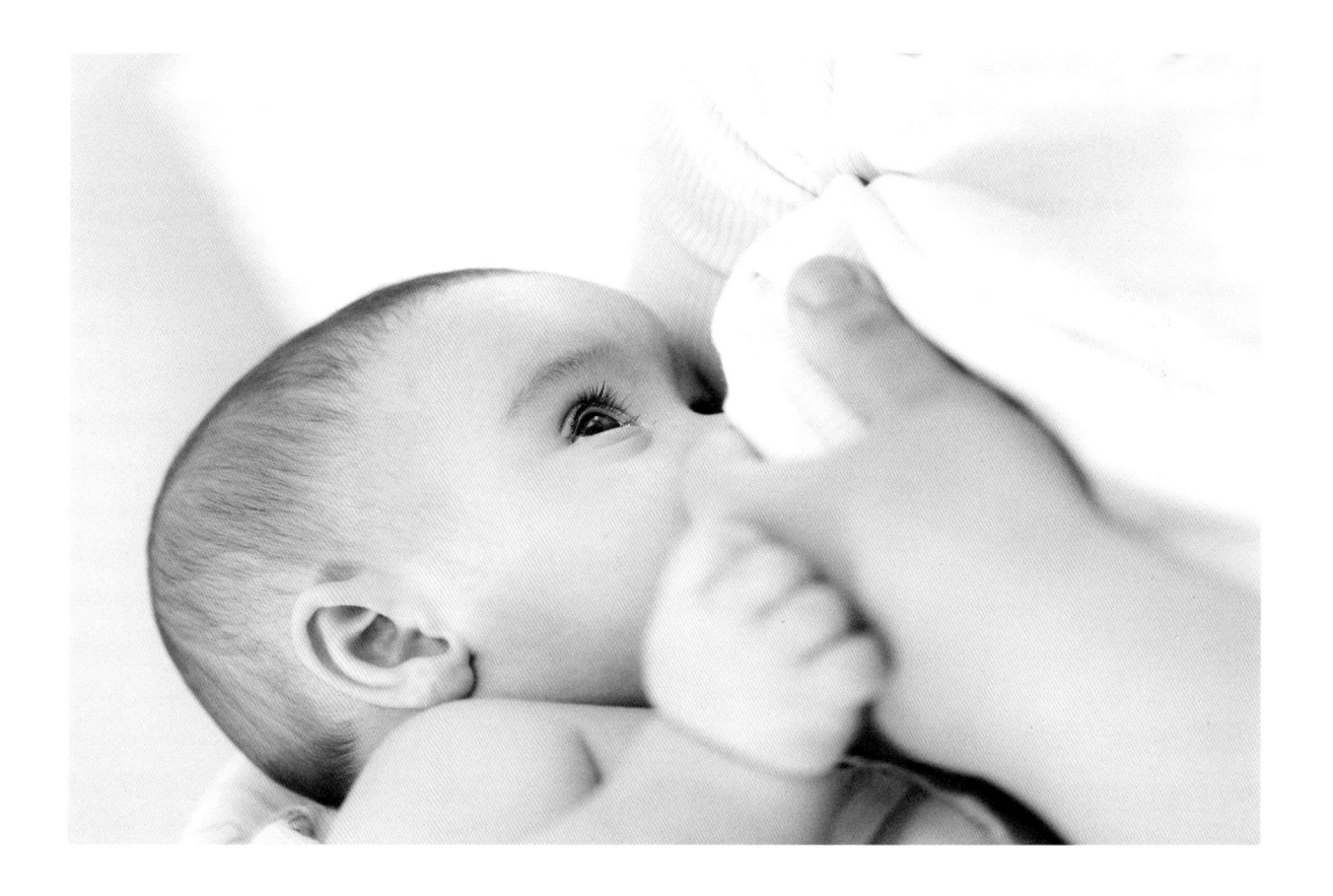

副乳

　　人的乳房除了左右两个外，剩余的都退化了。但有时没有完全退化而遗留的一小部分乳房会在母乳喂养时受到刺激并慢慢增大，称为副乳，其平均发病率为 0.2% ～ 6%。副乳没有乳头，常被误认为是单纯的乳房浮肿或淋巴浮肿。它们会在怀孕期间不断变大，最后才被确认为是副乳，这种情况很常见。根据妇产科的判断，副乳没有太大的危害，缺点是随着副乳的增大，身体会感觉不舒服。母乳喂养结束后，副乳会再次缩小。

乳头内陷

　　怀孕期间，随着乳房的增大，原来就内陷的乳头内陷得更加明显了。用手拨弄内陷的乳头使之出来，尽量让宝宝咬着乳头吸奶。可能一开始会不大顺利，但多做几次后就可以轻易拨出乳头。如果宝宝不能很好地吸奶，可以借助吸奶器把乳汁吸出来。

03 ▶▶

健康的产后调理法

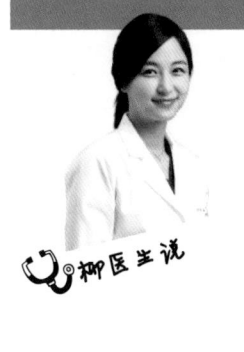

柳医生说

家里的老人和周围的人一般都会对产妇说产后要好好调理身体。产后女性生理和心理得到恢复至少需要100天，所以理想的产后调理时间是100天。但在以前，因为生活贫困，很多产妇生完宝宝后还要尽快去农田里干活，所以大部分产妇都只休息1个月左右。

正确的产后调理应该是怎样的

产后调理的必要性

分娩后，产妇的身体需要经过一段时间的休养才能完全康复，因此产后调理很有必要。休养的这一段时间称为产褥期，俗称"月子"。传统的坐月子有很多不成文的规定，比如月子期间产妇禁止洗澡。尽管是炎热的夏天，产妇也要穿长袖和长裤以免受寒。有分娩经历的女性都知道，如果产妇被凉风吹到，就会感到刺骨的酸痛，并且会留下后遗症，甚至一辈子都要受这样的煎熬。但是，西方女性是怎样做的呢？在美国、加拿大、法国等西方国家，分娩后产妇没有什

么特别忌讳的食物或特别的产后调理。她们一般会在自然分娩后 24 小时内回到家，然后开始正常的生活。

产后风

生完宝宝后产妇的骨关节会变得脆弱，总有冷风刺骨的感觉。民间把这种产妇在产褥期内出现的肢体或者关节酸楚、疼痛、麻木的症状称为产后风。这是因为哺乳期间，女性体内的雌激素含量会降到最低。由于雌激素可以防止骨骼中钙的流失，随着哺乳期间雌激素浓度的下降，骨骼中的钙会慢慢流失到血液中去。

和西方人相比，东方人对牛奶等乳制品或钙质的摄取量远远不足。原本钙质摄取量就不足，再加上哺乳期

间钙质大量流失，所以东方女性产后骨密度会一下子降低很多。换句话说，东方产妇的骨骼已经很脆弱，而且其关节腔也损伤较大。因此，生过宝宝的东方女性常常会抱怨手指、膝盖等关节酸痛，其腰和四肢也会很疼。

预防产后风

没有必要为了预防产后风而在炎热的夏天也用厚厚的被子把身体裹得严严实实的。生完宝宝后，免疫力下降，因此产妇很容易感冒，但只要不吹到太冷或太强的风，就没有必要过分担心。

只要将室内的温度和湿度控制在适宜的范围内，就能有效加快产妇的产后康复速度。产妇应该多补充铁、钙、维生素 D 等营养素，这样才能有效

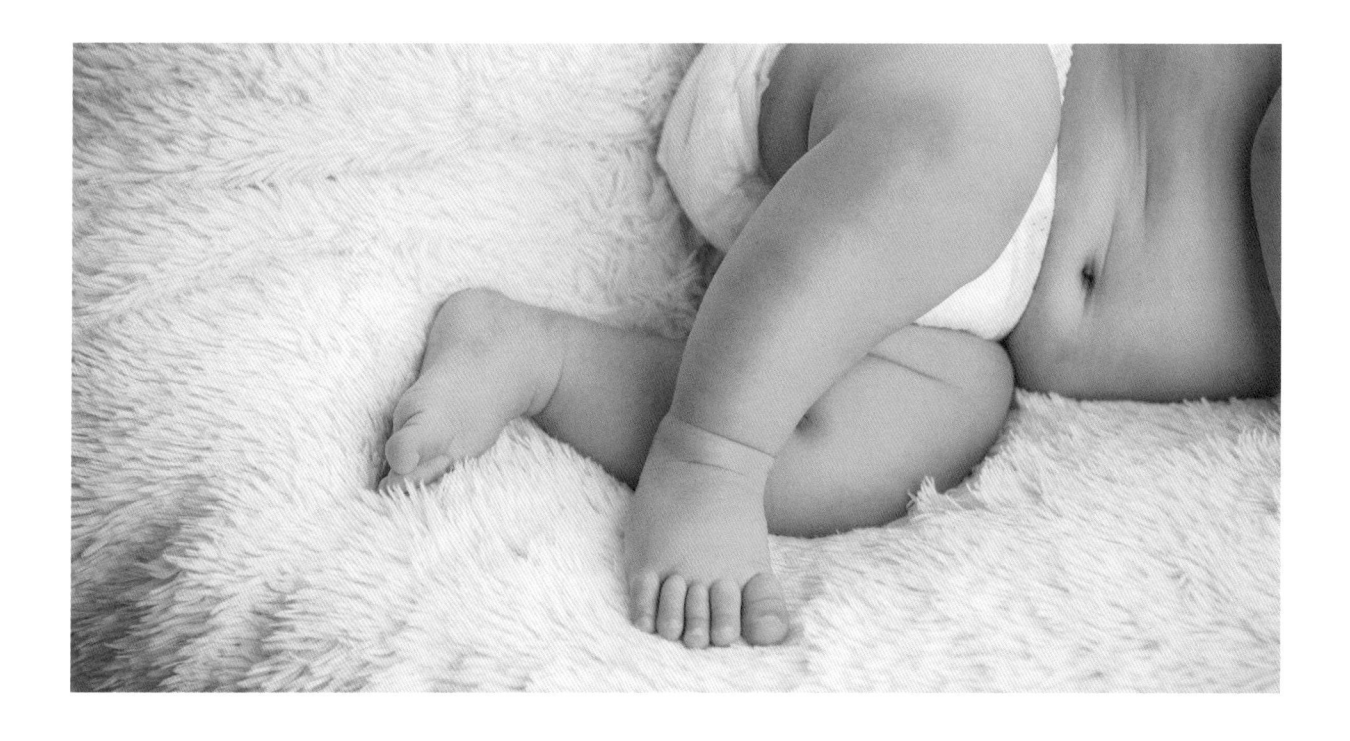

预防产后风。

了解不同季节的产后调理方法

夏季产后调理

因为生完宝宝后产妇容易得产后风，所以老一辈的人常说产妇应该尽量保暖。但在干坐着汗水也会直流的夏季，应该怎样做才好呢？结论就是要"适当"。室内不要太热，但也不要太凉快，室内温度以维持在 23 ～ 25℃ 为宜，湿度以维持在 40% ～ 60% 为宜。产妇不能直接吹凉风，即使再热，睡觉时也至少要盖一床薄被。此外，产妇洗澡不宜用凉水，应该用温水，洗好后要将身体擦干。如果产妇因为热而大口喝冷水或吃很多冷的食物，牙齿很容易受到损伤，肠胃也会出问题。

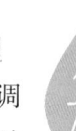

冬季产后调理

冬季产后调理的重点应该放在维持室内温度和湿度上。房间里的地板和空气全部都要暖和才行。如果房间内太干燥，则产妇很容易感冒。房间内可以放一块湿毛巾，使室内的湿度维持在 60% 左右。洗澡时，先放一会儿热水，等浴室内的空气变热以后再进去洗澡。

60% 左右

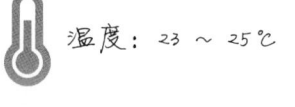

温度：23 ～ 25℃

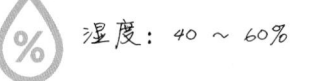

湿度：40 ～ 60%

04

为快速恢复做运动

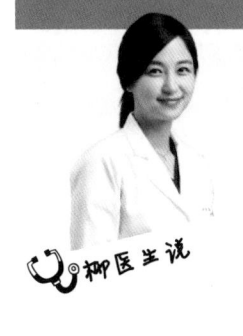

柳医生说

生完宝宝后，大部分产妇都会去月子中心或在家中进行调理，并从专家或家人那儿获得帮助。有很多人觉得产妇不宜过度疲劳，而应该保持绝对静养，不能乱动。育儿的道路漫长而艰巨，为此，妈妈们需要从现在开始就好好休息并努力恢复身体。为了更快地恢复，妈妈们可以参考以下这些内容。

产后应该怎么调理

不要光躺着

分娩那天，产妇会因为产后腹痛、会阴部或手术部位的疼痛而难以下床行走。但从产后第二天开始，产妇最好在家人的搀扶下下床行走。如果因为难受而一直躺在床上的话，所需的恢复时间反而会更久。产后早期的步行有利于恶露排出，帮助子宫收缩，加快身体的恢复。

洗澡

产后第一天，产妇因体力不支及血液大量流失等原因，难以一个人站立。自然分娩的产妇一般从产后第二天开始就能相对轻松地下床。如果一个人站立不觉得累的话，产妇就可以用温热的水进行简单的洗漱了。

剖宫产的产妇，因为手术部位不能沾水，所以术后5天内最好都不要洗澡。因为手术部位沾水易引发感染，导致手术部位开裂或者愈合不佳。

保护关节

当产妇的身体接收到分娩信号后，松弛素就会增加，骨盆关节就会打开。此时，松弛

Tips ｜ 怀孕和松弛素

女性的松弛素是由卵巢、乳房、怀孕期间的胎盘及子宫内膜组织分泌的激素。男性的松弛素是由前列腺分泌的。在没有怀孕的时候，松弛素在女性排卵时增加，平时作用于心血管系统，并帮助维持心血管系统中的血液量。怀孕期间，子宫内膜、绒毛膜等处也会分泌松弛素，松弛素在孕14周左右时开始增多，且一直到分娩时都维持在较高的水平。怀孕期间分泌的松弛素会增加心脏的搏出量和促进血管舒张，有利于血液循环。此外，在即将分娩的最后一个月，松弛素会作用于骨盆韧带，使骨盆韧带随增大

的子宫一起延展，并在分娩时帮助耻骨松弛。松弛素的含量会在分娩结束后迅速下降，但它的作用还会持续5～6个月。还有一些说法认为怀孕期间增加的松弛素可以维持其作用长达12个月。

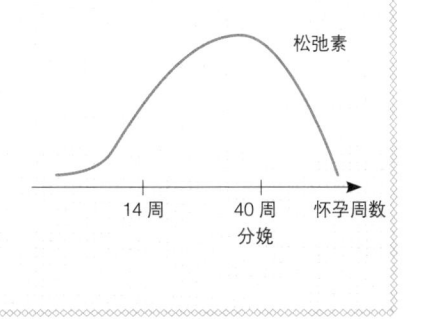

素不仅对骨盆关节有影响，还对全身每处的关节都有一定的影响，所以手腕、脚踝等关节在姿势不当时很容易受伤。尤其在哺乳期间，产妇们经常会不小心弄伤自己的脚踝。产妇们可以提前准备护手腕和护脚腕，哺乳期要格外小心脚踝，防止脚踝因受力过重而受伤。

不要害怕上厕所

如果产妇做过会阴切开手术，其会阴和肛周会非常疼痛。有些产妇会因为担心排便刺激伤口而不敢排便，还有的产妇会担心排便时一旦用力就会使伤口裂开。其实，只要会阴切开缝合的部位没有炎症或感染，即使用力排便伤口也不会裂开。

补充铁

怀孕期间妈妈们会为了宝宝的健康发育而服用铁剂，现在妈妈们要为了自己而服用铁剂。产妇在分娩过程中会流失很多血。一般情况下，自然分娩的产妇会流失 300 ml 的血液，而剖宫产的产妇会流失 300 ~ 500 ml 的血液。为了改善大量血液流失造成的贫血，妈妈们一般需要在产后 3 个月内规律服用铁剂。如果贫血得不到改善，妈妈们会感觉身体异常无力、头痛、容易疲劳。因此，产后妈妈们一定要及时

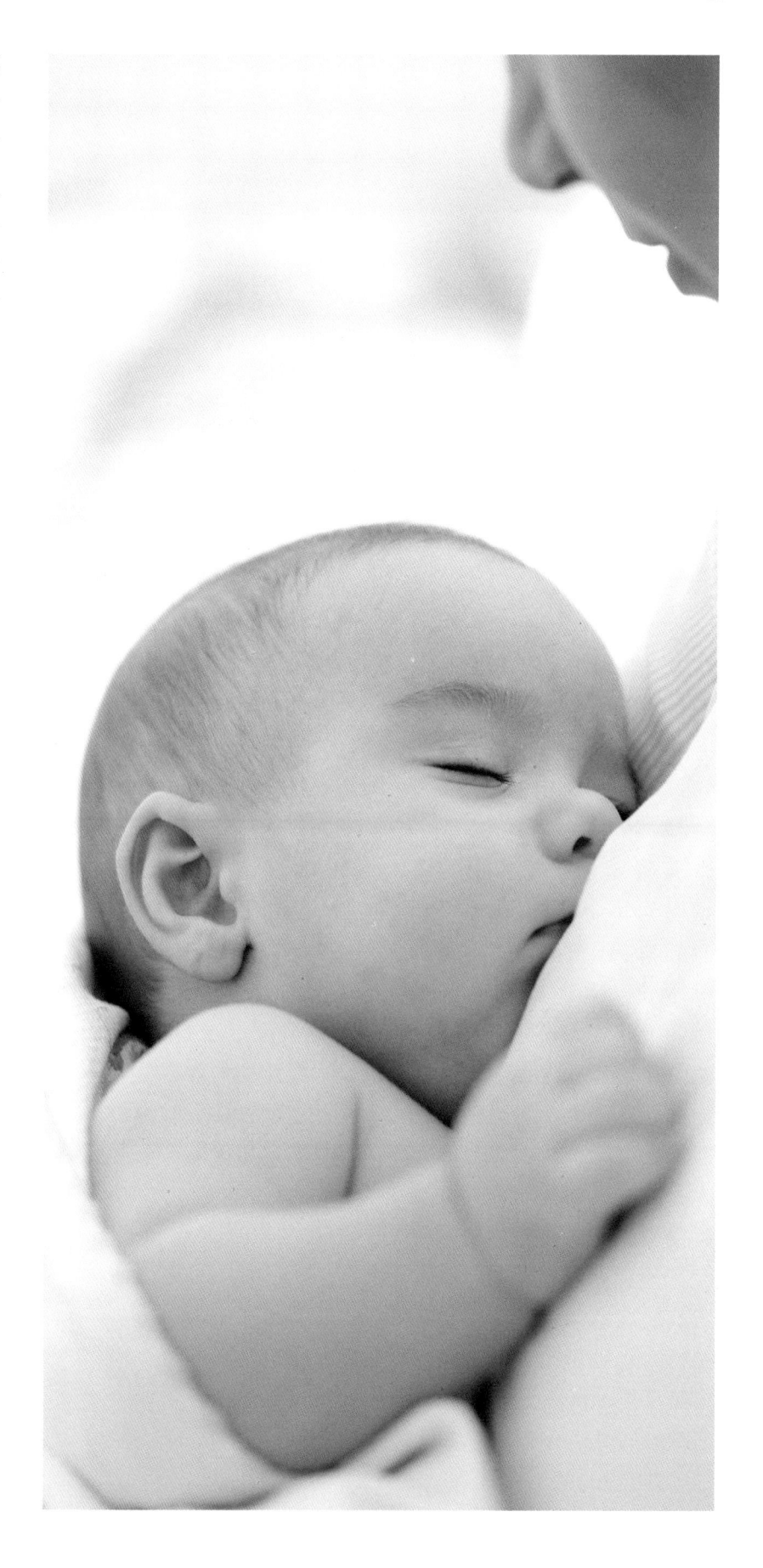

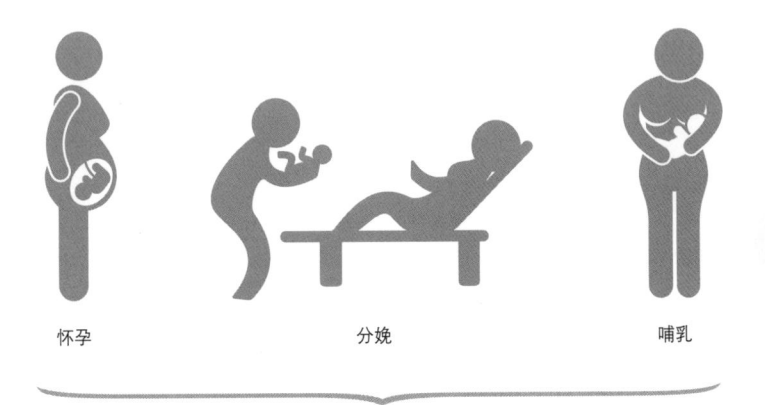

怀孕　　　　　　　　分娩　　　　　　　　哺乳

雌激素的浓度
会在哺乳期下降

骨骼中的钙质流失
（雌激素有防止骨损伤的作用）

补铁，记住，只有身体健康了，才能更好地照顾宝宝。

多喝牛奶、服用钙剂

为了防止骨骼变得脆弱，妈妈们一定要多喝牛奶或服用钙剂。东方人钙摄取量远远低于西方人，骨密度本来就偏低，东方女性经过怀孕、分娩以及哺乳后，骨骼中的钙质会大量流失。虽然女性体内分泌的雌激素能防止骨骼损伤，但是雌激素的浓度会在哺乳期急速降低。如果产妇们在这个时期不及时补充钙，骨骼就会严重受损。虽然可能不会马上显出异常，但疏松的骨质会诱发关节炎、椎间盘疾患、骨痛等问题。

适量摄取高蛋白、高脂肪的食物

与孕期相比，哺乳期女性需要摄取更多的营养。建议每日摄入热量 2700 kcal，但也不能过量。过量摄取高蛋白、高脂肪食物会引起肥胖，这会使产妇更加苦不堪言。那为什么周围的人，尤其是老一辈的人总会建议产妇多摄取高蛋白、高脂肪的食物呢？

初乳后的乳汁含有 50% 的脂肪。换句话说，母乳中含量

平均每天
摄取 2700 kcal

较高的脂肪最终来源于产妇，因此产妇的营养状态，尤其是产妇全身性的肥胖程度与母乳中的脂肪含量直接相关。在以前那个营养匮乏的年代，大部分人都瘦得皮包骨头，体内的脂肪含量很低。在那个年代，为了给宝宝提供更优质且足量的母乳，产妇们必须多吃高蛋白、高脂肪的食物。但实际上，如果产妇营养状况正常的话，就没有必要经常过多地摄取高脂肪的食物，只要保证每天摄取的高蛋白、高脂肪食物的总热量达到需求量就可以了。

2 周后消肿

从怀孕的最后一个月开始，孕妇的身体会浮肿得更加厉害。受血液循环不畅及激素水平的影响，孕妇的手和下肢

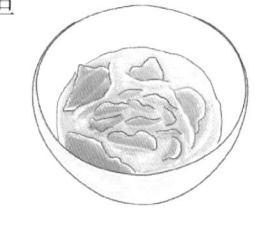

都会变得肿肿的。分娩后，产妇体内积蓄的水分开始慢慢排出体外。一般从产后 2 ~ 3 天开始，产妇的尿量增加，身体会排出 2 L 左右的水。有的人可能会稍晚些，但大部分产妇会在产后 1 ~ 2 周消肿。

南瓜和玉米汁等消肿利尿的食物可以在自然消肿后开始食用。如果产妇在尿量已经足够多的时期就开始吃这些消肿利尿的食物，其身体会一下子排出过多的水分，会因低血糖而出现呕吐、眩晕、头痛等症状。此外，母乳的分泌量也会减少。因此，产妇应该待身体自然消肿后（一般需要 2 周时间）再食用消肿利尿的食物，同时要多饮水以补充流失的水分，避免体液不足。

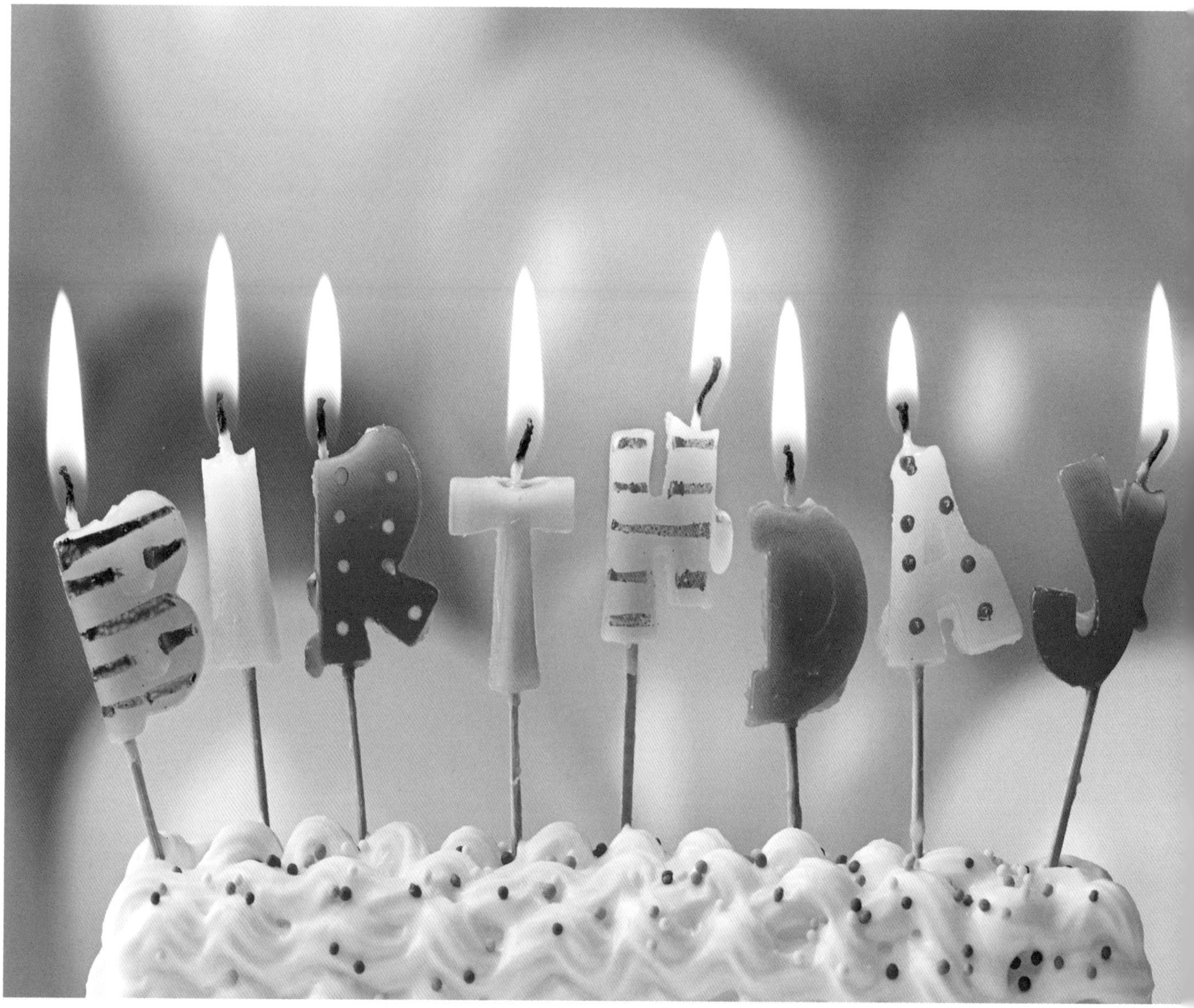

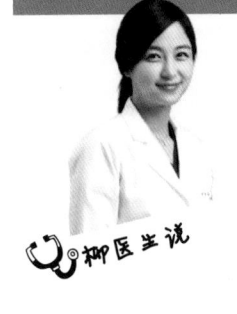

05 ▶▶ 带宝宝去医院

柳医生说

除非有特殊情况，一般出生后1个月内宝宝不需要去医院检查。但自满月开始，每隔1个月左右宝宝就要去医院做全身检查，因为宝宝不仅需要家人的细心看护，也需要医生的专业观察。此外，宝宝从出生第一天起，就应开始预防接种。

了解宝宝需要接种的疫苗*

预防接种的时期

宝宝自出生那天开始就要做预防接种，出生1个月后还要去医院做专门的检查。下表列出了各类疫苗接种的年龄。如下表所述，宝宝从一出生就要针对结核病及乙型肝炎进行预防接种。医院一般都会告知家长预防接种的相关事宜，让家长带着宝宝按时接种疫苗。若实在记不清繁多的预防接种项目及先后顺序，家长也无须太过焦虑，最近出现了很多类似"预防针助手"这样的软件。国家机关和各组织团体为了普及预防接种，也实施了很多利民便民的措施。

预防的疾病	接种年龄	接种疫苗的参考事项
乙型肝炎	0～6个月	接种3剂次（0、1、6个月时）
结核病	出生时	接种1剂次（出生时）
脊髓灰质炎	2个月～满4周岁	接种4剂次（2、3、4个月，满4周岁时）
白喉、破伤风、百日咳	3个月～满6周岁	接种5剂次（3、4、5、18个月，满6周岁时）
麻疹、流行性腮腺炎、风疹	8～18个月	接种2剂次（8、18个月时）
乙型脑炎	8个月～满6周岁	接种2剂次（8个月、满2周岁时）或接种4剂次（8个月，8个月加7～10天，满2、6周岁时）
流行性脑脊髓膜炎	6个月～满6周岁	接种4剂次（6、9个月，满3、6周岁时）
甲型肝炎	18个月～满2周岁	接种1剂次（18个月时）或接种2剂次（18个月、满2周岁时）

了解预防接种的注意事项

预防接种前
接种当天不宜洗澡

给宝宝洗澡，不仅可以清洁宝宝的身体，还能更好地观察宝宝的身体。但接种当天宝宝不宜洗澡，如果不得已要洗澡，那么至少要等到接种1小时后再进行简单的清洗，洗澡时最好不要沾湿接种部位。

接种时期	接种的疫苗	接种时期	接种的疫苗
出生时	卡介苗； 乙肝疫苗（接种第一剂）	8个月时	麻风疫苗； 乙脑减毒活疫苗（接种第一剂） 或乙脑灭活疫苗（接种第一、二剂，两剂间隔7～10天）
1个月时	乙肝疫苗（接种第二剂）	9个月时	A群流脑多糖疫苗（接种第二剂）
2个月时	脊灰灭活疫苗	18个月时	百白破疫苗（接种第四剂）； 麻腮风疫苗； 甲肝减毒活疫苗或甲肝灭活疫苗（接种第一剂）
3个月时	脊灰减毒活疫苗（接种第一剂）； 百白破疫苗（接种第一剂）	满2周岁时	乙脑减毒活疫苗（接种第二剂） 或乙脑灭活疫苗（接种第三剂）； 甲肝灭活疫苗（接种第二剂）
4个月时	脊灰减毒活疫苗（接种第二剂）； 百白破疫苗（接种第二剂）	满3周岁时	A群C群流脑多糖疫苗（接种第一剂）
5个月时	百白破疫苗（接种第三剂）		
6个月时	乙肝疫苗（接种第三剂）； A群流脑多糖疫苗（接种第一剂）	满6周岁时	脊灰减毒活疫苗（接种第三剂） 白破疫苗； 乙脑灭活疫苗（接种第四剂）； A群C群流脑多糖疫苗（接种第二剂）

选择接种乙脑减毒活疫苗时，采用2剂次接种程序；选择接种乙脑灭活疫苗时，采用4剂次接种程序。
选择接种甲肝减毒活疫苗时，采用1剂次接种程序；选择接种甲肝灭活疫苗时，采用2剂次接种程序。

如果接种后发热，就要去医院

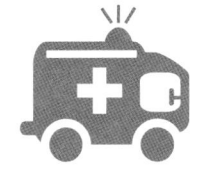

接种疫苗后3天内，如果宝宝出现发热或痉挛等症状，就要带宝宝去医院接受诊治。

观察接种部位

接种疫苗后，接种部位常会红肿。爸爸妈妈们不要太过担心，可以先给宝宝敷冰袋，在家观察1天左右。如果1天后接种部位还是红肿，那就要去医院检查。接种部位会出现一个肿块，不要去摸它，它会自己慢慢消失的。

其他注意事项

1. 接种后接触部位要用酒精棉稍微按压一会儿。

2. 接种当天及第二天最好不要外出。

3. 不需要在一个准确的日期接种疫苗，稍微晚几天也无妨。如果天气不好或者宝宝的身体状态不佳，接种日期可以稍往后延。

一定要检查宝宝是否发热

如果宝宝有感冒、烦躁或者易怒的症状，说明宝宝的身体状况可能欠佳。此时暂不接种，等宝宝身体正常后再去。

预防接种宜在上午进行

最好在上午接种疫苗，这样可以有充分的时间观察宝宝的状态，即使宝宝出现异常反应，也能及时去医院诊治。

携带预防接种证

预防接种证上记录了宝宝接种的疫苗种类和接种日期等信息，一定不要忘记携带。

预防接种后

在医院观察一阵后再回家

接种疫苗后，不要急着回家，应在医院观察30分钟左右后再回家。

03

开始
母乳喂养

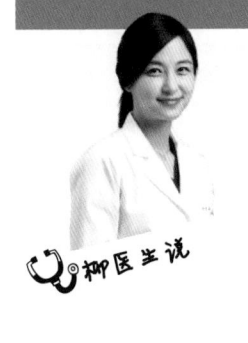

01　成功开始母乳喂养

妈妈们都知道母乳的优势及其重要性。母乳可以说是宝宝出生后，从妈妈那收到的第一份礼物，被视为世上最天然且安全的食物。母乳可分为产后初期分泌的初乳和后期分泌的成熟乳，富含宝宝生长发育所需的营养素。母乳喂养，不仅可以通过母子的身体接触给予宝宝安全感，同时也有助于妈妈的身心恢复。

柳医生说

母乳是宝宝的最佳食物

初乳

初乳是产妇产后 2 ~ 3 天内分泌的微黄色浓稠乳汁，富含多种营养元素，是宝宝出生后的第一份食物。初乳富含蛋白质、脂肪、抗体，且热量高，即使是少量的初乳，也能充分满足宝宝的能量及营养素需求。初乳还有助于胎粪的排出，在预防新生儿黄疸方面有着重要作用。

初乳的量

每次哺乳时妈妈的乳房一般会分泌 2 ~ 10 ml 的初乳。应每隔 2 ~ 3 小时给宝宝喂一次奶，因为虽然初乳一开始会自动分泌，但只有让宝宝吮吸乳头才能使初乳分泌得越来越多。刚开始时有的宝宝不太习惯吮吸妈妈的乳头，妈妈们不要因此放弃，只有坚持母乳喂养，宝宝吮吸乳头的力度才会渐渐增强。此外，哺乳进行得越顺利，乳汁就会越多。

成熟乳

乳汁分泌 3 ~ 6 天后，其中的蛋白质含量会逐渐减少，而乳糖和脂肪含量会逐渐增加。这时的乳汁便被称为成熟乳。如果总是母乳喂养，那么初乳很快就会变为成熟乳。

成熟乳的成分和功效

成熟乳的主要成分是蛋白质、脂肪、糖类，以及无机盐和维生素。跟初乳相比，成熟乳中蛋白质较少，脂肪和糖类则随着时间的推移而逐渐增

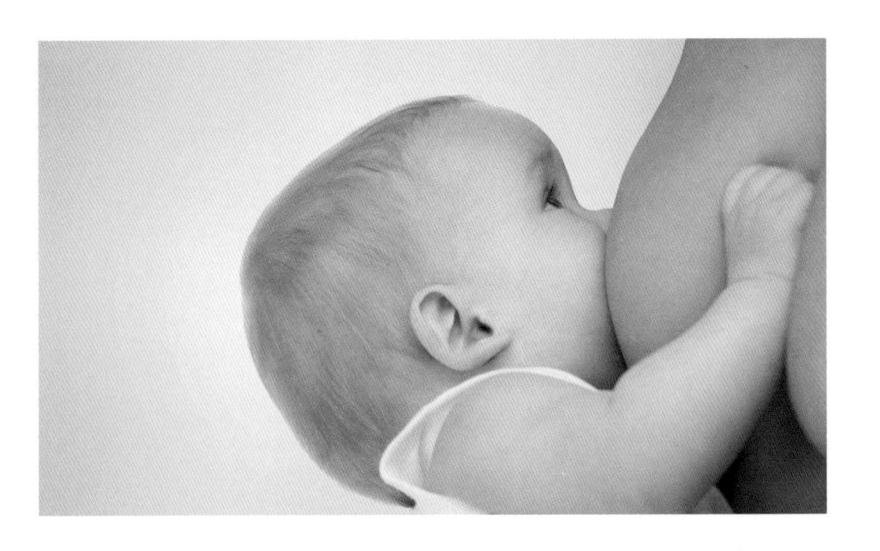

成分	含量
水分（%）	88
热量（kcal/100 ml）	70
蛋白质（g/100 ml）	1.1
脂肪（g/100 ml）	4.5
乳糖（g/100 ml）	7.1
乳清蛋白：酪蛋白	60：40
乳铁蛋白（mg/100 ml）	27
蛋白质 脂肪　免疫球蛋白 IgA（mg/100 ml）	100
多元不饱和脂肪酸：饱和脂肪酸	0.2：1
钠（mEq/L）	7
钾（mEq/L）	13
无机盐　氯（mEq/L）	11
钙（mg/L）	340
锌（mg/L）	1.2
铁（mg/L）	0.5

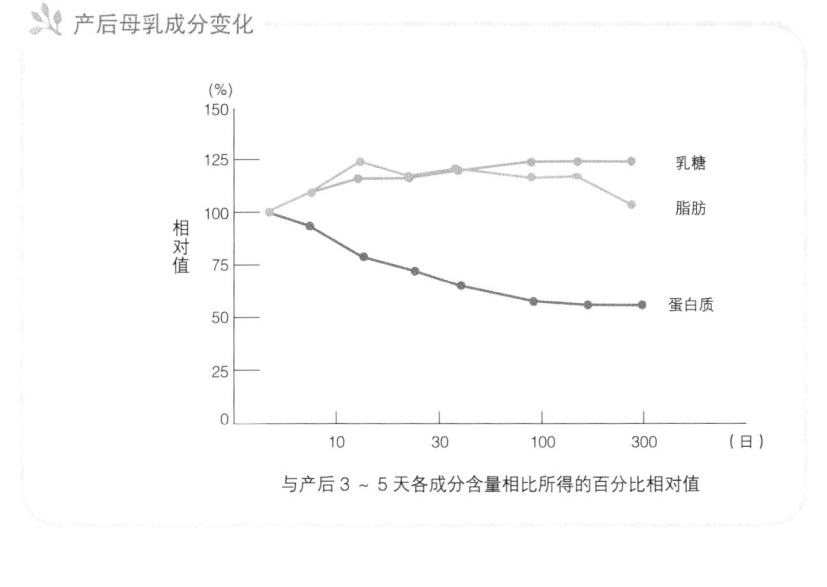

产后母乳成分变化

与产后 3 ～ 5 天各成分含量相比所得的百分比相对值

加，各成分的比例变为最适合宝宝生长发育所需。

母乳的成分

蛋白质的功效

母乳的蛋白质中有种叫作牛磺酸的成分，它有利于宝宝大脑发育，影响宝宝将来的智商。而其中的乳铁蛋白成分能够抑制宝宝肠内大肠杆菌的增殖，以预防消化不良等问题。此外，其中丰富的免疫球蛋白能有效预防婴幼儿呼吸系统疾病。

脂肪的功效

母乳的脂肪成分中含有的

Tips | 和母乳相关的问题

Q：母乳喂养是否有利于宝宝大脑发育？

A：一些研究显示，和人工喂养的宝宝相比，母乳喂养的宝宝的平均智商要高出 2 ～ 5 分，甚至 8.3 分。此外，也有研究表明，宝宝的智力发展与母乳喂养时长呈正相关关系。

Q：母乳喂养的宝宝是否不易感冒？

A：母乳在增强宝宝体质方面有着显著效果。母乳中的免疫成分不仅能够防止宝宝被各种细菌感染，还能促进其大脑、呼吸系统和消化系统等的发育。

Q：母乳喂养是否对宝宝学说话和牙齿发育有益？

A：宝宝在吮吸妈妈乳头时，要比吸奶瓶时多花 60 倍的力气。因为在这一过程中，宝宝凭借的是生存本能。母乳喂养有助于锻炼宝宝面部及口腔的肌肉，因此也促进了宝宝牙齿和舌的发育，有助于宝宝学说话。

Q：母乳喂养是否有助于增进亲子关系？

A：母乳喂养时妈妈和宝宝可以通过眼神交流和身体接触增进彼此间的感情和纽带感。这样有助于宝宝的情绪发展，提高其情商指数。这一过程还会促进激发母爱的催乳素的分泌，使妈妈的爱愈发强烈，更加强了母子间的纽带感。

Q：母乳喂养是否能帮助妈妈减肥？

A：哺乳时分泌的催产素有助于子宫复原，与此同时，母乳喂养会消耗巨大热量，可以帮助妈妈尽快恢复体形。

Q：母乳喂养期间是否能自然避孕？

A：母乳喂养时分泌的催乳素会抑制排卵，从而能在一段时间内起到自然避孕的作用。但实际上并不是所有人都能通过母乳喂养来达到自然避孕的目的，具体情况还是因人而异。

DHA 和 EPA 均属于 Ω-3 脂肪酸，它们对包括大脑在内的中枢神经系统的发育起着重要作用。同时，这两种成分对宝宝心血管系统的发育也起着重要的作用。

糖类的功效

母乳中的糖类主要起着提供热量的作用。其中的淀粉酶不仅能促进消化，更有助于钙等无机盐的吸收。

了解正确的母乳喂养方法

首次尝试哺乳

初乳刚开始分泌就试图给宝宝喂奶时，宝宝可能不太会吮吸。此外，剖宫产的产妇一般要等到产后 2 ~ 3 天才开始分泌初乳。就算宝宝刚开始一点都吸不出奶也不要就此放弃，随着宝宝的生长，其吸奶的力气会渐渐增大。比起吮吸乳头，吸奶瓶要轻松得多，所以使用奶瓶过多的宝宝就很难再母乳喂养了。因此，不要轻易放弃母乳喂养，要努力到最后。

哺乳过程

1. 在宝宝头下垫上柔软的布或者毛巾。

2. 如果拿奶嘴触碰宝宝的嘴，宝宝闻到奶的味道就会自发地含住奶嘴。同样道理，挤一滴母乳在宝宝的嘴上，会促使宝宝自己寻找奶水源头从而含住乳头。

3. 宝宝含住乳头时，为了使其舌头完全包裹住乳晕，要将乳头往宝宝嘴里塞得深一些。每侧乳房大概哺乳 10 ~ 15 分钟。

4. 准备停止哺乳时，硬拔乳头会使其受伤，应轻轻地把手指放到宝宝唇边，再将宝宝的头转到侧面。

5. 哺乳结束后要让宝宝打嗝。因为哺乳的过程中宝宝会吸入空气，应从下往上轻轻地拍宝宝的背部，排出其肠胃内的空气。

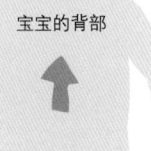
宝宝的背部

6. 哺乳后要将乳房内多余的乳汁排空，否则会导致乳汁的分泌量减少，还可能会诱发乳腺炎及乳汁淤积。

7. 用温水擦拭乳房，然后将它们擦干，不要残留水分。

哺乳量

哺乳量因人而异，对于 0 ~ 2 个月的宝宝来说，一般每侧乳房吮吸 10 ~ 15 分钟，所以吮吸 30 分钟后每次总哺乳量为 60 ~ 150 ml。而对于 2

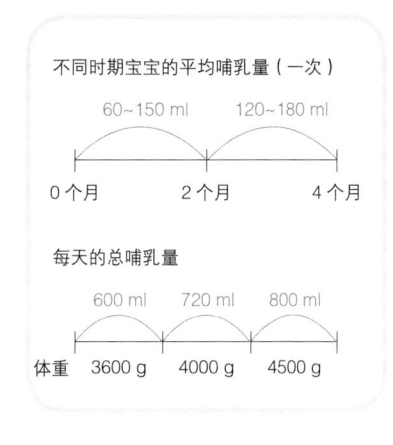

不同时期宝宝的平均哺乳量（一次）

60~150 ml   120~180 ml

0 个月   2 个月   4 个月

每天的总哺乳量

600 ml   720 ml   800 ml

体重 3600 g   4000 g   4500 g

个月后的宝宝来说，每次总哺乳量增加到 120 ~ 180 ml。哺乳量不够的话，宝宝会出现哭闹不止、无精打采、大小便不通畅、体重比出生时减少 7%以上等状况。此外，以宝宝的体重来衡量的话，3600 g、4000 g、4500 g 的宝宝每天分别摄取 600 ml、720 ml、800 ml 母乳才能满足其生长所需。

使用吸奶器

借助吸奶器哺乳

借助吸奶器哺乳和直接哺乳并没有太大区别，母乳中的有效成分都能被宝宝吸收。但是有的妈妈虽然具备直接哺乳的条件，却因为想要进行产后

Tips | 有必要掌握的哺乳小技巧

● **乳头放于宝宝嘴巴深处**

妈妈们有个体差异，但一般均在产后 3 天左右开始泌奶。从这时起就可以开始母乳喂养了，先挤出一点乳汁，充分按摩乳房并涂抹均匀。尽量将乳头放于宝宝嘴巴深处，让宝宝能够含住乳头。哺乳结束后要将乳房中剩下的乳汁排空。

● **不要轻易使用奶瓶**

产后 3 天左右时一些妈妈可能会遇到下列类似状况。有的妈妈会因为奶水流出不畅而误认为自身奶水不足，而宝宝吮吸放进嘴里的东西的这种本能，也会被妈妈们理解成宝宝还没吃饱。这时有些妈妈就会想到用奶粉喂养宝宝，同时周围的人也会建议用奶粉继续喂养。一旦开始使用奶瓶喂养宝宝，母乳喂养就会因此失败。

● **让宝宝想喝多少就喝多少**

妈妈们要意志坚定，产后 3 天内要坚持让宝宝吮吸乳头，这样一般 3 天后就会开始分泌乳汁了。没有乳汁时也要做出哺乳状，这样会促使乳汁快点分泌。不要制定准确的哺乳时间，宝宝想喝时就喂，且宝宝想喝多少就让其喝多少。新生儿一般每次哺乳 20 ~ 30分钟，一天 8 ~ 12 次。宝宝百天后，哺乳间隔时间就要稍微延长些了。

● **妈妈们要注意饮食**

哺乳期间妈妈们尽量不要服用药物，万不得已时

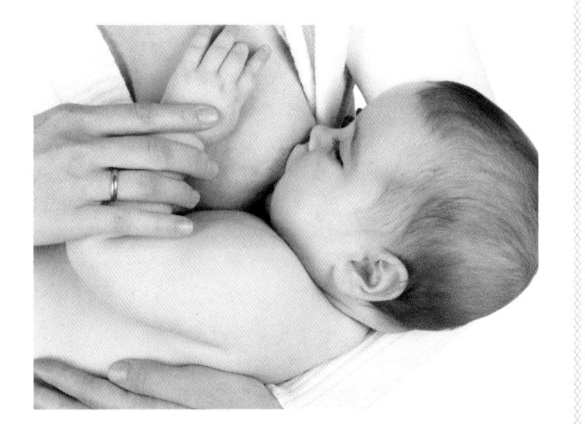

一定要谨遵医嘱。妈妈们从食物摄取的营养有 20% 会通过母乳传给宝宝。想要母乳数量、质量俱佳，比起摄取特殊食材，妈妈们更应该均衡饮食，不要只摄取大补的食物。此外，为了避免刺激宝宝，不要吃得太辣或太咸。喝酒和抽烟会减少乳汁的分泌量，不过平常偶尔喝杯咖啡倒是无妨。

● **哺乳结束后要让宝宝打嗝**

不管是人工喂养，还是母乳喂养，喂奶后都要让宝宝打嗝。跟人工喂养的宝宝相比，母乳喂养的宝宝喝奶时会吸入更多的空气，不过如果宝宝没有吐奶或吵闹的话，不用硬让其打嗝。喂奶后，将宝宝竖抱，然后从下往上轻拍宝宝的背，使其打嗝，没有打嗝的话放屁了也行。

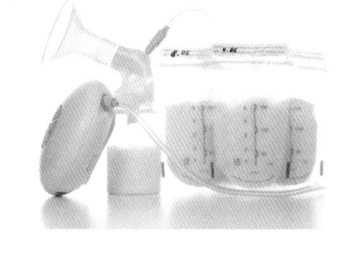

调理，而将母乳挤出来，装在奶瓶里喂宝宝。其实，若非自身条件限制，还是直接哺乳最好，因为用吸奶器将母乳吸出来的话，乳汁的分泌量会渐渐减少。

在职妈妈们的挤奶喂养

在职妈妈们因为要上班，没法直接哺乳，所以白天的时候她们会将乳汁挤出来，置于冰箱内保存，下班后再将乳汁带回给宝宝喝。但上班时挤奶和母乳储存会受到时间和场所的限制，所以很多妈妈就会因为这种不便中途放弃母乳喂养。妈妈们在使用吸奶器之前，要先把手和器具洗干净，然后在一个比较安静舒适的环境里挤奶，同时想象是在给宝宝直接哺乳。看着宝宝的照片或者听宝宝笑声的录音，都不失为促进泌奶的好方法。

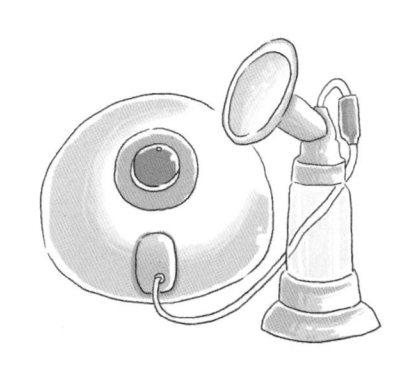

直接用手挤奶

拇指和食指置于距乳头根部 2 ~ 3 cm 处，两指相对，剩下的手指托住乳房，接下来两指向胸壁方向轻轻下压，手指有节奏地一松一紧。将乳汁全部挤出前，要一直这样反复松开和挤压。两只手同时使用更有效率，两侧乳房里的乳汁都要全部挤干净。

用吸奶器挤奶

用吸奶器可以有效地吸出乳房中的乳汁。可以通过阅读说明书或者咨询医护人员来了解使用方法，然后再进行吸奶。吸奶器还分全自动式和手动式，前者的吸奶效果更好。

母乳不足

母乳量少的情况

乳房的大小和乳汁的分泌量并不成正比。已经开始哺乳 10 天了，但乳汁的分泌量实在太少了，该怎么办呢？宝宝因为没有吃饱而发脾气，一直哭闹不止，有什么好的解决办法吗？

我们的体内有一套非常敏感且科学的系统。如果哺乳后乳汁全部排尽，人体会自发调高乳汁的分泌量以应对更高

Tips | 增加乳汁分泌量的方法

1. 补充水分

要多喝水，因为母乳成分里 70% 以上都是水，妈妈体内水分充足，才能分泌出更多的乳汁，一天应该摄入 1.5 L 以上的水。

2. 改善营养状况

妈妈营养不良也会导致乳汁的分泌量不足。比起糖类食物，妈妈们更需要摄入高蛋白食物，同时还应摄入一定量的脂肪类食物。尤其是产后体重骤减的妈妈们，为了顺利哺乳必须摄入适量的高蛋白和高脂肪食物。

3. 考虑用药

到妇产科咨询如何增加乳汁的分泌量，需要注意的是，用药物促进乳汁分泌的效果因人而异。

的乳汁需求，所以乳汁不足的话，哺乳时要尽量将乳汁全部排尽。宝宝中途停止吮吸的话，妈妈们也要自己用吸奶器或手排尽乳汁。

补充奶粉

补充奶粉的原因

大家都知道要想增加乳汁的分泌量，就得多让宝宝吮吸乳头，但如果多次尝试后乳汁仍然分泌不足，宝宝也会精疲力竭，这时就该添加奶粉了。

虽然母乳比奶粉更好，但是现在的奶粉也在逐步改良，力求接近母乳的成分。

因此，就算不得已时采取了人工喂养，也不用就此担心宝宝的健康和生长发育情况。妈妈们也不需要因为母乳不足而自责，不管宝宝是喝母乳还是喝奶粉长大的，妈妈的呵护和疼爱才是最重要的。

奶粉的选择

原则上宝宝喝某种奶粉后如果没出现异常问题，那就应继续食用这种奶粉。不同牌子的奶粉虽然组成成分有所差

异，但总体上是大同小异的，并不存在宝宝食用哪种牌子的奶粉后会发育得更好、更健康的说法。但是，如果宝宝喝了某种奶粉后出现呕吐、腹泻的话，就要考虑换种奶粉了。

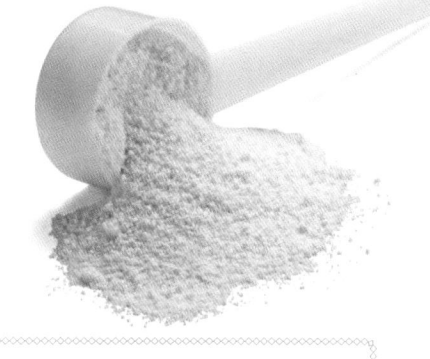

Tips | 人工喂养的基本常识

1. 2个月内的宝宝，每隔3 ~ 4小时喂一次，一天喂6 ~ 7次；2 ~ 4个月的宝宝，每隔4小时喂一次，一天喂5 ~ 6次。

月龄	体重	一次的量（ml）	哺乳次数
0 ~ 15 天	3300 g	80	7 ~ 8
15 ~ 30 天	4200 g	120	6 ~ 7
1 ~ 2 个月	5000 g	160	6
2 ~ 3 个月	6000 g	160	6

2. 1个月内的宝宝，白天一般每隔3小时喂一次奶比较好。在规定的时间前宝宝饿了的话也要给他（她）喝，但这样会让他（她）养成不规律进食的习惯，所以按照制定的时间表规律喂养更好。

3. 如果奶瓶里的奶没有喝完的话，不要强迫宝宝喝完。

4. 因为不同牌子的奶粉配的勺子大小会不同，冲

奶粉时要注意别冲得太浓或太淡，应认真阅读奶粉说明书后再进行冲调（浓度13% ~ 14%）。

5. 已经冲好的奶粉或者已经开封的液体奶，放入冰箱可以存放48小时，超过这个时间就要扔掉了。

6. 奶粉要小心存放，注意不要混入杂质。

7. 喂奶时长一般以5 ~ 25分钟比较合适，喝剩下的奶要倒掉。

8. 粉状奶粉要存放在阴凉干燥的地方，开封后4周内吃完。

9. 奶嘴要和宝宝的月龄相符，用之前要确认一下。

10. 喂奶时成人要用手拿着奶瓶，如果不用手托着奶瓶使其固定，宝宝有可能会呛着。

储存母乳的器具

　　储存母乳的器具包括专门用来存放母乳的塑料袋、瓶子、杯子等，使用前都要清洗干净，干燥后才能用于盛装母乳。

储存小技巧

　　1.使用母乳专业存放塑料袋时，最好在小号袋外面套一个大号袋，然后在每个袋子上都标上日期和盛装的奶量。

　　2.使用绿色、无污染的玻璃或塑料容器，使用后用热水将它们清洗干净并消毒。

　　3.打算将母乳冷冻时，要考虑到其体积会增大，所以不能把容器灌满，要稍留点空间。

　　4.依据宝宝的食量，将母乳分为每袋 60 ～ 120 ml 后冷藏，以免浪费。为了宝宝的健康着想，喝剩下的奶要倒掉。

母乳冷藏储存

　　冷藏条件下母乳的保质期是 48 小时，但最好还是在 24 小时内喝完。常温（20 ～ 25℃）条件下母乳的保质期是 4 小时，最好在 1 小时内喝完。

母乳冷冻储存

　　原则上来说，放入冷冻室的母乳可储存 3 ～ 6 个月，但最好还是在 3 个月内喝完。解冻后的母乳还能在冰箱里冷藏 24 小时，但不能置于室温下。解冻过的母乳不能再次冷冻，因为那样做会破坏其中的免疫成分和维生素，使其跟清水没什么两样。

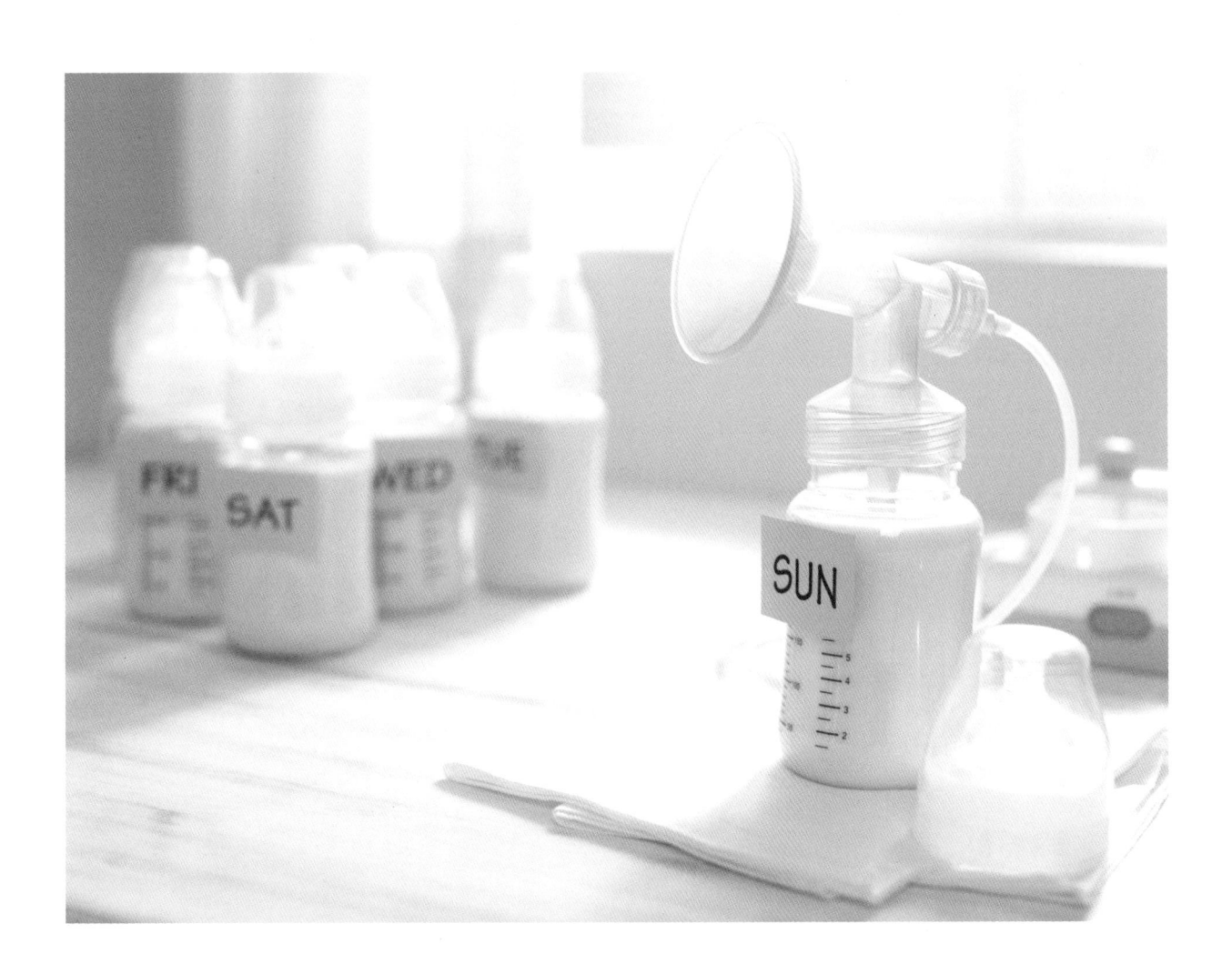

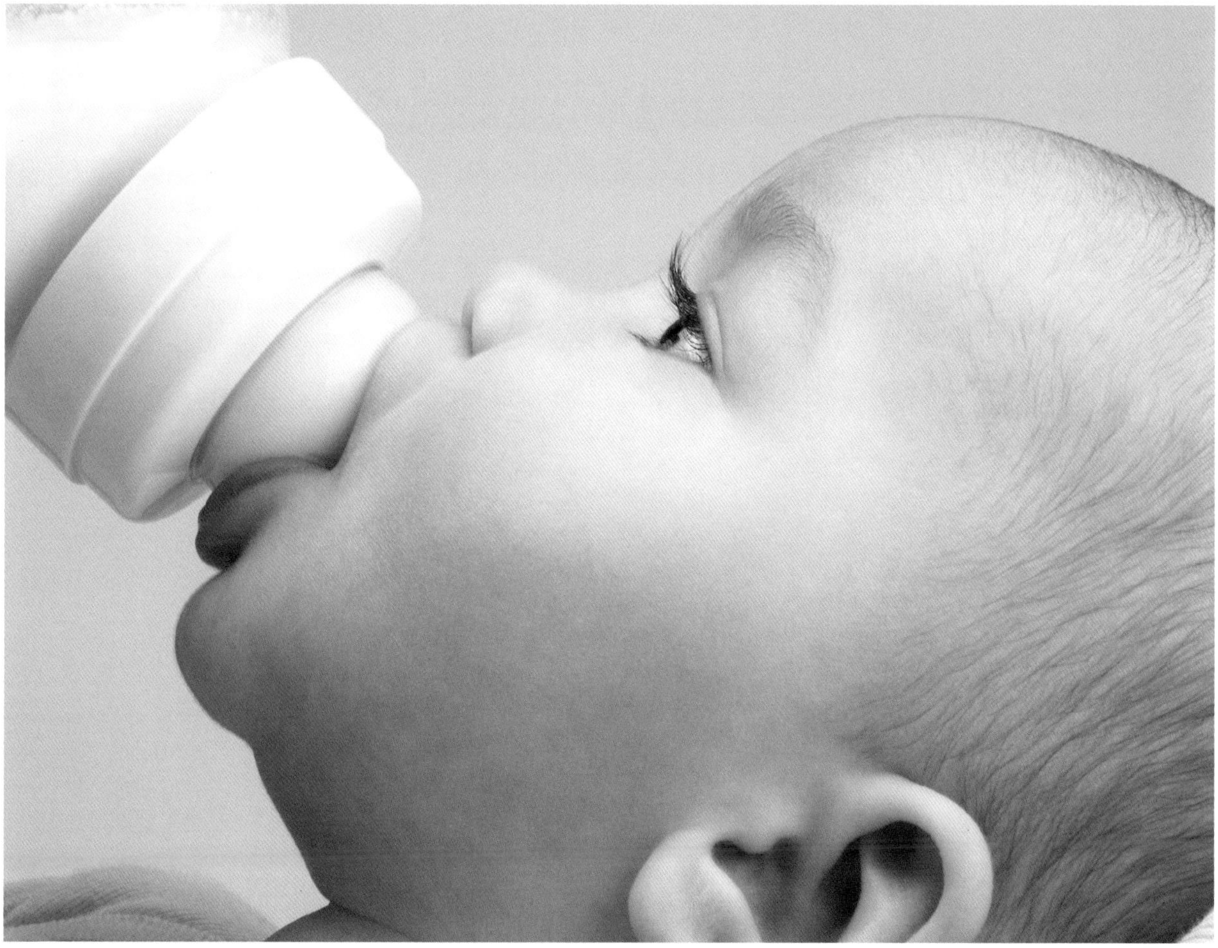

母乳解冻

　　冷冻母乳在室温下自然解冻比加热解冻好，也可以放入冷藏室解冻。前一天吃晚饭时将冷冻母乳移至冷藏室，12小时后刚好是第二天宝宝的早饭时间，建议将母乳隔温水加热后再给宝宝喝。要是时间仓促，就将冷冻母乳放入37℃以下的温水里隔水加热。不宜用微波炉加热，因为用微波炉加热不仅会破坏母乳中的蛋白质成分，而且会使母乳受热不均。隔水加热法会使脂肪分离而浮于表面，不用撇掉脂肪，喂奶前将其混合均匀即可。

母乳储存时间

常温（20～25℃）：4小时

冷藏：48小时

冷冻：3～6个月

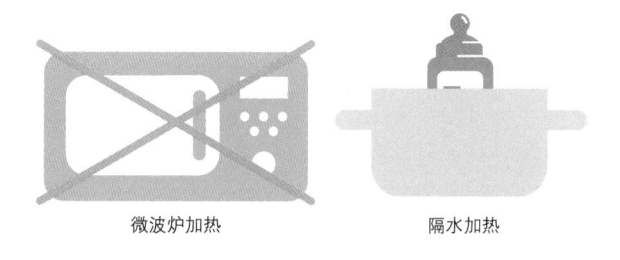

微波炉加热　　　　　隔水加热

02 ▶▶

第2个月的宝宝

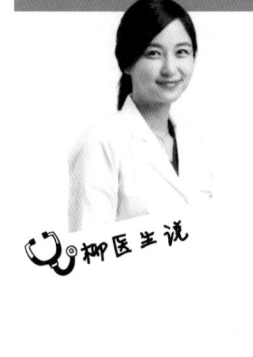

柳医生说

虽说家长们已经比较熟悉照顾宝宝的流程，但仍然没法安安稳稳地度过一天，因为宝宝还没完全适应这个世界。第2个月的宝宝开始迅速生长发育，其咯咯笑的模样非常可爱。下面我们就一起来看看宝宝会遇到什么状况，在其生命的第2个月会发生什么。

了解宝宝的发育状况

宝宝的状态

与新生儿时期相比，这一时期宝宝体重增加显著，视力和听力迅速发育，能分辨出妈妈的声音，也能对外界声音做出反应。所以，宝宝哭闹时逗逗他（她）或安慰一下他（她），他（她）就会渐渐安静下来，而突如其来的巨响则会把宝宝吓哭。宝宝的视力也在发育，他（她）能看见其视线左右180度范围内的物体，所以用床铃等玩具和宝宝互动有助于促进其视力发展。此时，虽然宝宝还不能挺起脖子，但脖子也渐渐有了力量，可以抬头坚持几秒并向左右转头了。这时期可以说是宝宝快速发育的时期。

宝宝的发育状况

1. 体重开始增长，宝宝越来越可爱了。

2. 原始反射消失，宝宝自己会活动手脚了，试图攥拳并放入嘴里。

3. 视力、听力迅速发育，宝宝会主动寻找声源，有可能会被低音吓到，对妈妈的声音尤其敏感，可以看见 20 ~ 35 cm 处的床铃等。

4. 宝宝会抬头并直勾勾地看妈妈并对着妈妈笑。

5. 宝宝每天的睡眠时间会有所减少，喝奶后30分钟内都比较清醒，喜欢妈妈逗他

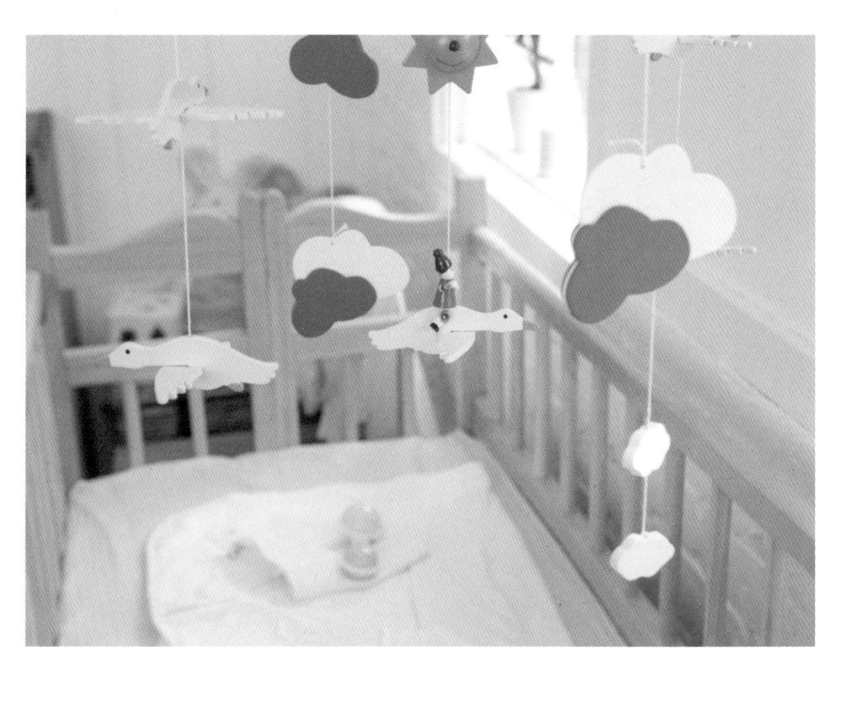

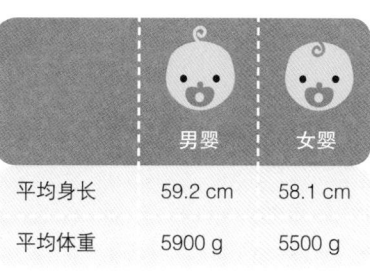

	男婴	女婴
平均身长	59.2 cm	58.1 cm
平均体重	5900 g	5500 g

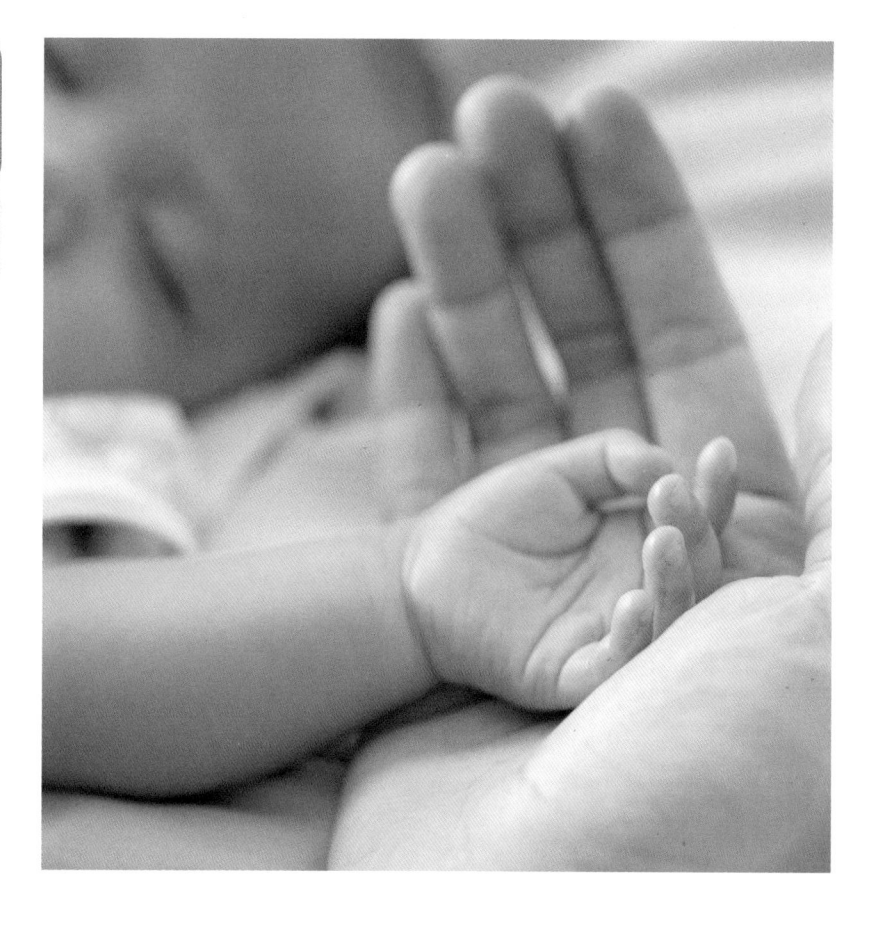

（她）玩。

6. 宝宝开始咿呀学语，还会自己一个人无声地笑。

和宝宝这样生活

注意体温变化

这一时期的宝宝还没完全适应体温变化，所以过冷或过热的环境都不好。万幸的是宝宝的汗腺发育了，宝宝热了的话会流汗了，可也因此容易长痱子、尿布湿疹和斑疹等。平时给宝宝穿得少一点，温度下降时再添加，衣服穿太多的话会限制宝宝的活动，有可能造成运动能力低下。包尿布的部位和经常接触水的部位，要用柔软的纱布毛巾擦拭并保持干爽。

去屋外透透气

不仅屋内需要换气，人每天也要去外面透透气。避开阳光猛烈的时候，妈妈们可以选择阴凉时带宝宝外出透气，这样有助于增强宝宝的呼吸系统和皮肤的抵抗力。外出时因为宝宝还不能挺起脖子，所以宝宝躺在婴儿车上时需要垫一个能固定脖子的枕头。

跟宝宝进行视线交流

这一时期的宝宝虽然还不能挺起脖子，但其视野变宽了。宝宝暂时还不能随心所欲地追踪目标，所以宝宝哭闹时可以用小玩意转移他（她）的注意力。

去儿科检查

宝宝2个月时并不一定要做全身检查，但为了接种脊灰灭活疫苗仍需要去医院。去医院时尽量测量一下宝宝的体重和身长。此外，请医生帮忙确认宝宝是否发育正常，尤其要确认视力、听力、行动能力等是否发育正常。

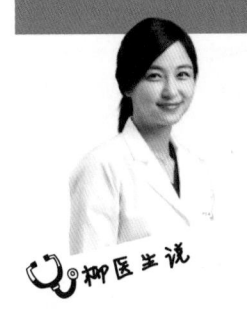

03 ▶▶ 产后妈妈的身材管理

"卸货"后的妈妈们现在可以开始管理身材了。产后身材恢复期一般是月子结束之后，即产后6周左右。这时候子宫内膜开始恢复到怀孕前的状态，不是以母乳喂养宝宝的妈妈会恢复正常的月经周期。

妈妈的身体变化

孕期浮肿基本上都消失了。

怀孕时减少的激素又渐渐增加了。

由于激素变化，出现产后脱发。

情绪波动较大，变得敏感、忧郁。

产后怎么减肥比较好

要坚持减肥

电视或大众推崇的那些减肥方法并不一定都适合自己，因此找到适合自己的减肥方法至关重要。结合自身的年龄、体力、体质、兴趣

和肥胖程度等因素，再综合职场条件、丈夫的情况、家庭情况以及经济状况等，为自己量身打造一个减肥计划，并坚持实践起来。

减肥最佳时期

产后，若是过度担心肥胖问题而过早开始瘦身的话，妈妈的身体可能会出现一些不良反应。减肥的开始时间根据产妇的恢复程度而有所差异，

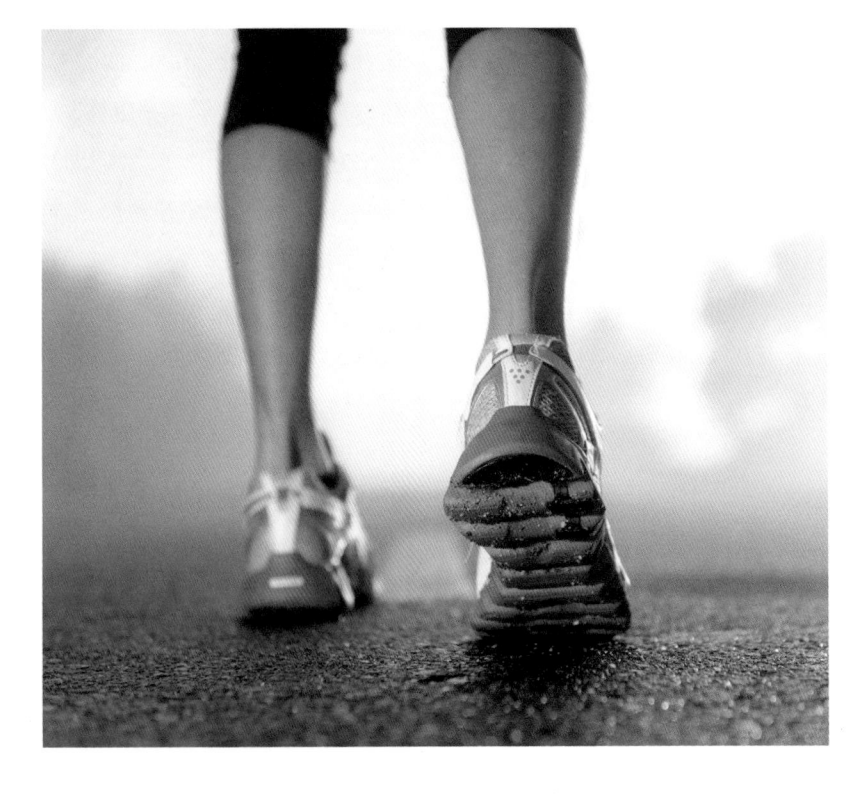

但是至少要等骨盆和身体机能都恢复得差不多了才能开始减肥，产后 2 个月时开始都不晚。

改变生活习惯

在正式减肥之前可以先做些热身操，在家里做一些轻柔的伸展运动，并改掉一些过劳的坏习惯。有氧运动或肌肉运动等正式运动可以在产后 2 个月时开始。

重视母乳喂养

很多妈妈因为要母乳喂养，所以没法节食。为了分泌高质量的母乳，妈妈们就得摄取充足的蛋白质。要是为了减肥突然节食的话，那分泌的乳汁就跟清水一样没有什么营养。母乳喂养时每天会消耗 400 cal，所以想要减肥的妈妈就要更认真地哺乳，持续母乳喂养 3 个月以上对减肥有很大帮助，尤其对减少腹部脂肪很有效果。

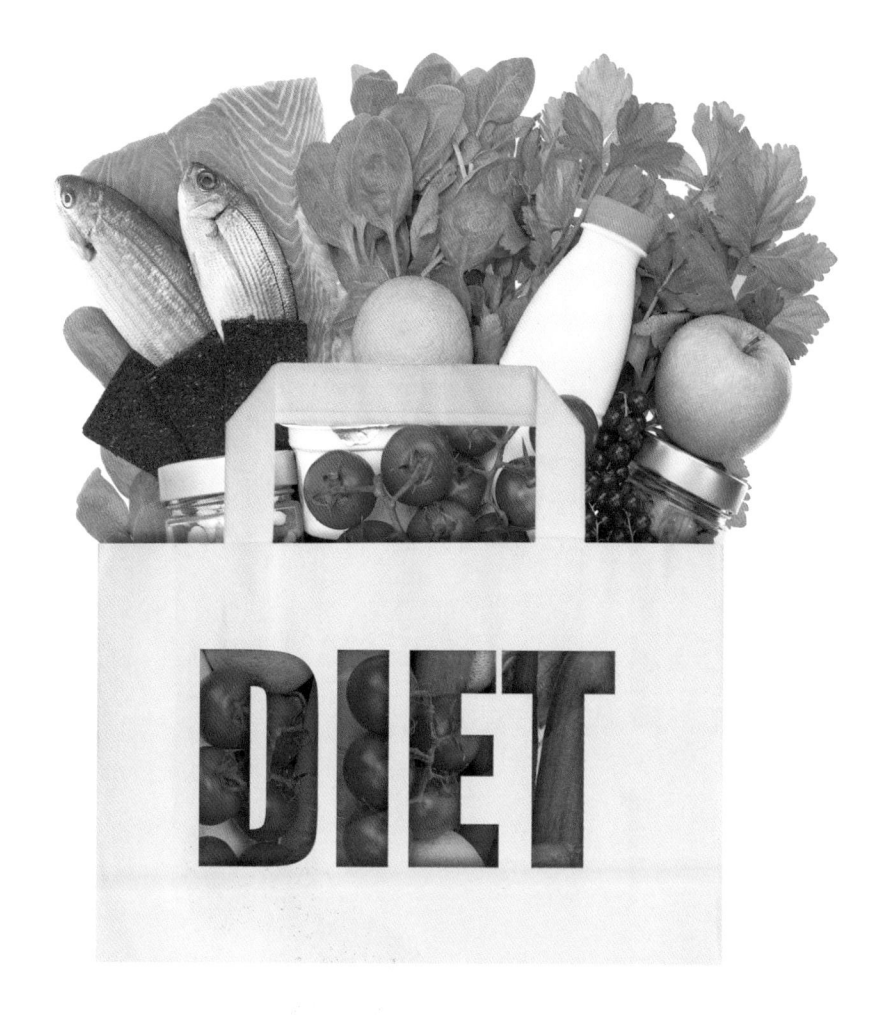

多喝水

母乳喂养过程中，妈妈体内的水分大部分会转化为母乳而流失，所以妈妈要多喝水以补充水分，这样还能减轻饥饿感，促进新陈代谢，排出废物。建议妈妈每天至少喝 1.5 L 水。

妇产科检查

产后 6 周左右即月子期结束后，妈妈体内包括子宫在内的脏器就开始恢复正常了。这个时候妈妈就可以去医院做一些基本检查，以确认身体是否恢复正常，有无隐疾，会阴部切开的伤口是否愈合，有没有炎症或者结疤，是否可以开始性生活。特别是性生活时女方出现疼痛、漏尿、排出恶露等症状的情况，就更应该好好咨询

一下医生。

关于贫血、小便、骨盆、宫颈癌、甲状腺以及骨密度等的检查也应该做一下。此外，是否存在缺铁情况、泌尿系统感染，以及子宫是否复位，产后甲状腺激素是否正常，如此种种都要检查一下以确认健康状况，而这也是对自己的身体负责应有的态度。

及时消肿

面部和四肢的浮肿会在产后 2 ~ 3 周时自然消退，浮肿持续 1 个月以上就会发展为肥胖症。老南瓜汤或玉米须汤可以促进排尿，有助于消肿。如果浮肿持续 1 个月以上还没好转，就要去医

院检查一下肾功能。

先减腹部

产后妈妈身体内有很多脂肪，主要集中在腹部、大腿、腰部、腋下和手臂等处。减肥首先应该从腹部开始。认真做腹部减肥运动，最后会出现大腿和腹部都瘦了的双重效果。有氧运动减腹部赘肉最有效，做30分钟以上有氧运动就能燃烧腹部脂肪，再辅以肌肉运动的话，就能让松弛的肚子恢复到紧致平坦的状态。

改进饮食习惯

俗话说，减肥成功七分靠吃，三分靠练。如果想要减肥

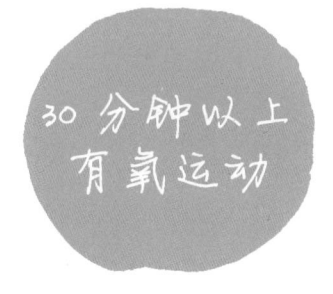

30分钟以上有氧运动

成功，和运动相比，致力于改进饮食习惯更重要。为了减肥，要改变饮食习惯，以摄取低热量的高蛋白食物为主。吃饭时不要感觉吃饱了才停，要多摄入低热量的蛋白质或膳食纤维丰富的食物。这类食物有地瓜、鸡蛋、杂粮饭、蔬菜和海藻等，低脂肪高蛋白的豆腐、海鲜、牛肉等也对人体非常好。

日常生活中减肥

除了适量运动、控制饮食之外，妈妈们还要在育儿和

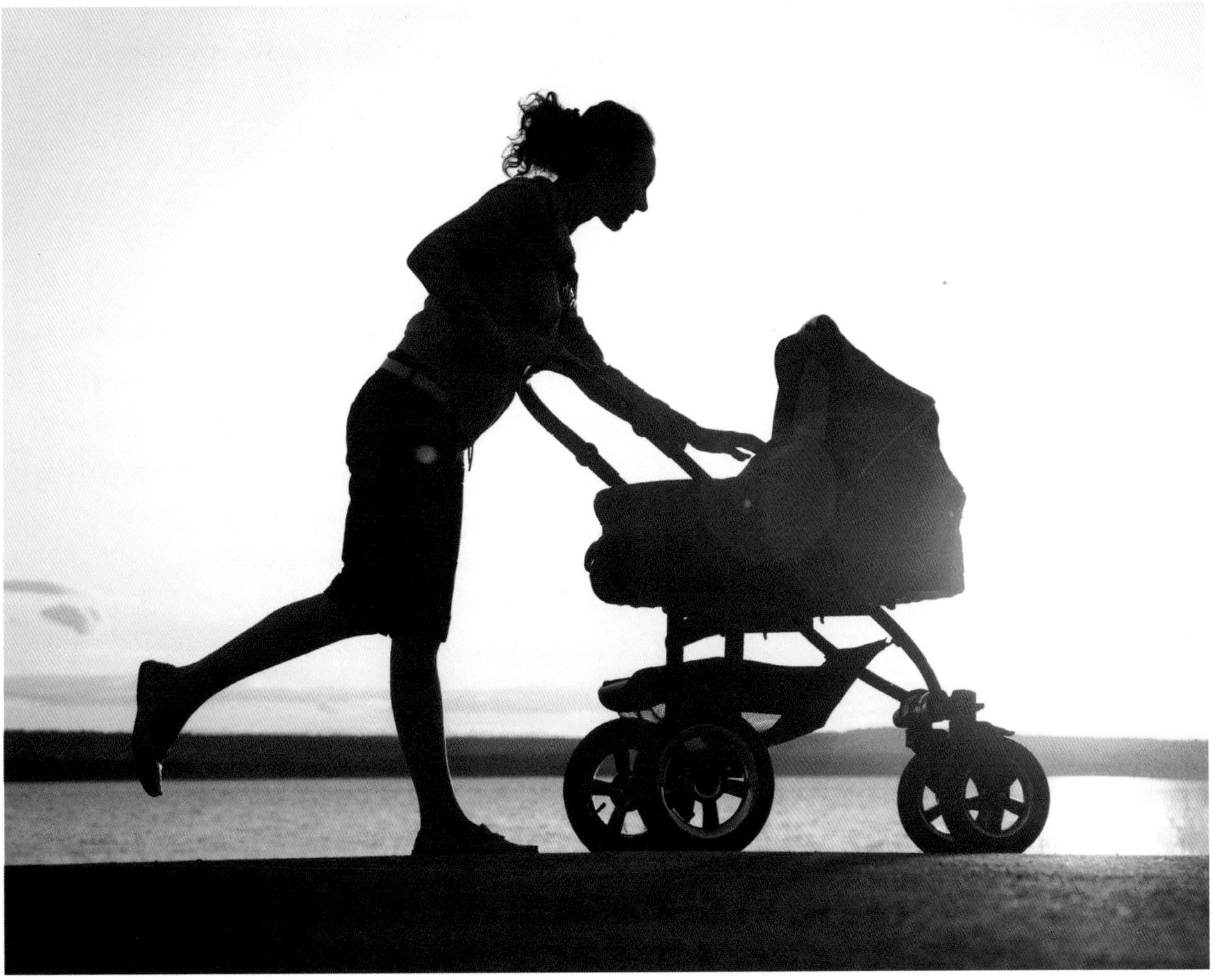

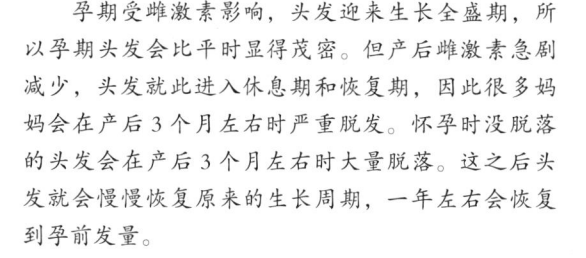

摄取低热量的高蛋白食物

地瓜、鸡蛋、杂粮饭、蔬菜、海藻、豆腐、海鲜、牛肉

料理家务的同时尝试如下减肥法，比如多走楼梯，走着去百货店或市场，每天跳绳 300 下等。这些小小的生活习惯的改变也有助于塑形。

6 个月内恢复到孕前身材

由于个人体质不同，女性怀孕后一般会增重 10 ~ 15 kg，这部分一般又会在产后 3 个月左右减掉，但增重超过 10 ~ 15 kg 的部分就不太容易减掉了。因为身体有维持稳态的本能，产后 6 个月内不能成功减肥的话，身体就会自动判定这个体重是基本体重。所以，产后 3 ~ 6 个月期间，即使再辛苦，妈妈们也要努力恢复到孕前体重。

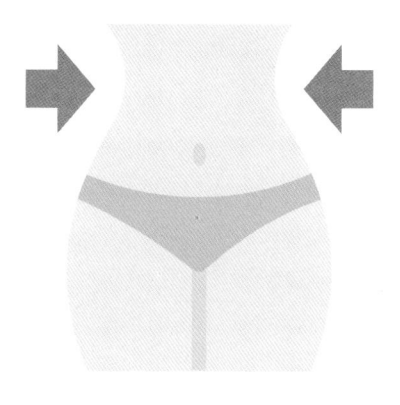

Tips | 产后脱发

孕期受雌激素影响，头发迎来生长全盛期，所以孕期头发会比平时显得茂密。但产后雌激素急剧减少，头发就此进入休息期和恢复期，因此很多妈妈会在产后 3 个月左右时严重脱发。怀孕时没脱落的头发会在产后 3 个月左右时大量脱落。这之后头发就会慢慢恢复原来的生长周期，一年左右会恢复到孕前发量。

Q：既然产后脱发是正常现象，所以就这样放任不管吗？

A：虽然这是不可避免的，但想要快点恢复的话，稍做努力还是有用的。产后 2 ~ 3 个月期间要特别注意补充营养，这样才能使头发恢复健康。而且母乳喂养本身就很耗精力，再不注重补充营养的话，脱发问题会更严重。

此外，还要尽量使用刺激性小的天然洗发水，经常用梳子按摩头皮以促进头皮血液循环。

● 注意事项

坐月子期间妈妈的头发很容易干枯，这时不应烫发或染发，要用护发素滋养头发。

● 养发食品

要想预防脱发就得均衡摄取蛋白质、碘、铁和各种维生素等。有助于头发强韧的食物都有哪些呢？促进生发的食物有黑豆、黑芝麻、核桃和海带等，应尽量避免吃过辣或过咸的刺激性食物以及快餐食品。

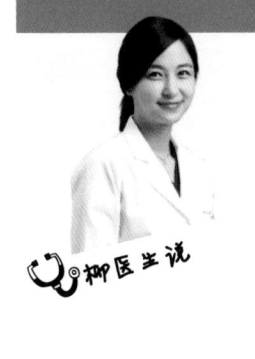

04 ▶▶ 产后性生活

一旦有了宝宝之后，整个家庭环境就由以小两口为中心转变为以宝宝为中心了。不过看着对宝宝寸步不离的妈妈，爸爸心里多少会产生被疏远、被冷落等错综复杂的感觉。对这个时期的宝宝来说，妈妈就是一切。虽然照顾宝宝很重要，但是维护夫妻关系也很重要。妈妈要关心爸爸，为了回到孕前性生活的自然状态而努力。

柳医生说

性生活应该如何进行

产后首次性生活

产后妈妈脆弱的阴道壁和会阴处伤口的完全恢复需要4~6周。尤其是顺产的妈妈，因为会阴侧切或会阴裂伤的情况比较多，太早开始性生活的话，容易发生细菌或病毒感染。

量力而行

过性生活时不要采用一些太奇葩的体位和动作。男上位能够维持温和的夫妻关系，为了使阴道损伤最小化，动作要缓慢一些。此外，为了防止感染，性生活前后都要清洗，注意卫生。

夫妻间的对话很重要

生产后的女性身体会发生很多变化。有的女性觉得阴道比以前松弛了，或者因为身材走样而不愿与丈夫发生性关系；有的女性爱液分泌量减少，情绪紧张，不能正常同房；有的女性因为身体还没恢复，感到疲惫，从而对性生活没什么

大有益处的凯格尔运动（又称骨盆运动）

阴道松弛是可以通过充分的运动，尤其是凯格尔运动恢复的。增强会阴张力的这一运动随时随地都可以进行，它不仅可以强化阴道肌肉，而且对于缓解子宫、骨盆和脏器脱垂、尿失禁等也很有效果。锻炼后，肌肉会变得更加厚实、更加强壮。阴道壁是由非常厚的肌肉层组成的，所以运动可以使阴道壁增厚，甚至可以使阴道比生产前还有弹性。（参考第295页）

欲望；还有的女性担心宝宝突然醒过来……以上种种情形，通过夫妻间的沟通交流，给予彼此信心，都是可以克服的。因此，为了让彼此能更加互相理解，产后第一次性生活前夫妻双方应该好好沟通一下。

了解产后避孕法

哺乳和避孕

哺乳和避孕其实是有关系的，哺乳期妈妈体内的催乳素会增加，这一激素会抑制排卵，让妈妈无法受孕，其生理周期也会暂停。也就是说一定条件下，哺乳期不需要避孕。

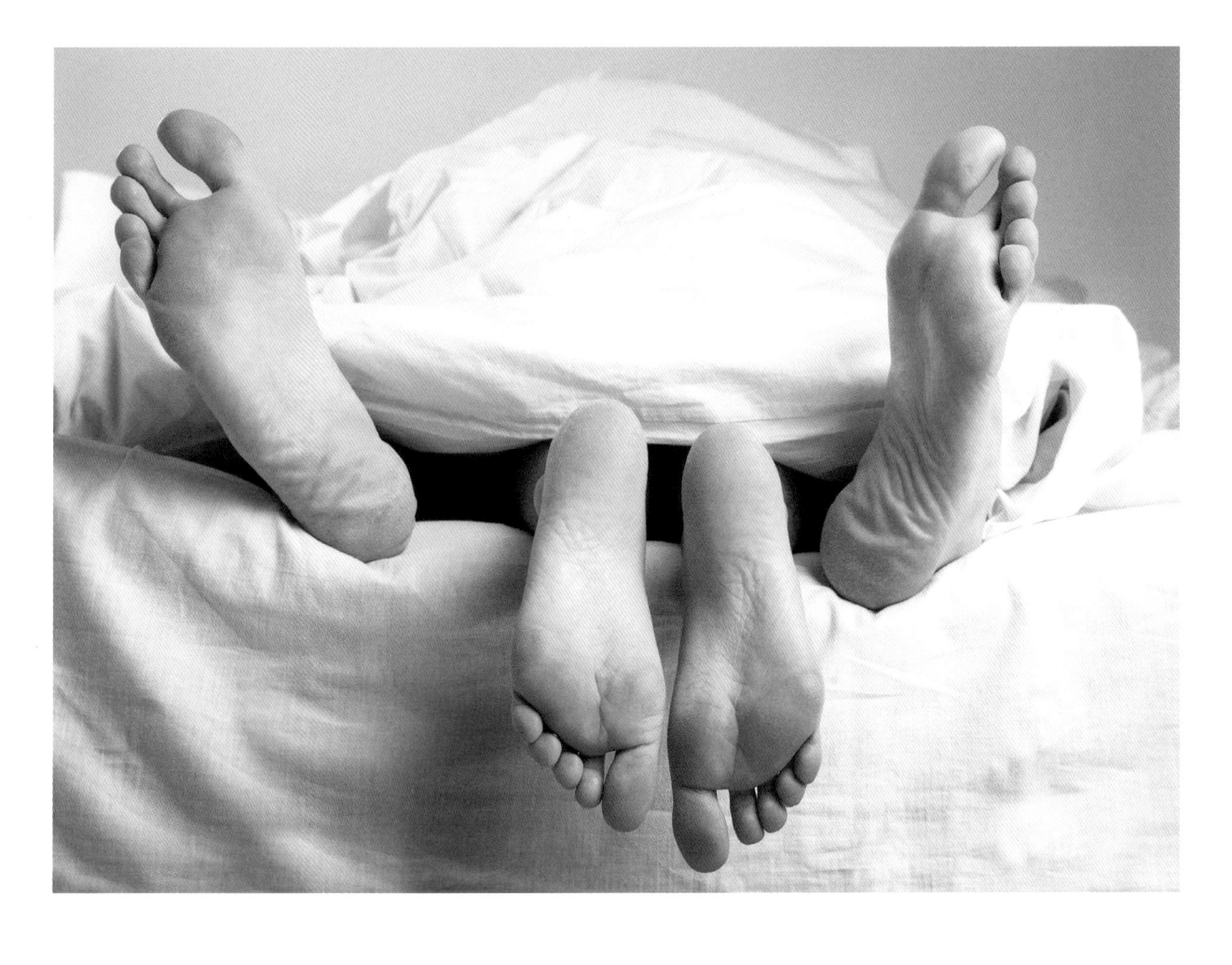

避孕期

　　没有进行母乳喂养的女性在产后 1 个月左右时就开始排卵，所以这类女性进行性生活时要注意避孕。大部分哺乳期的女性到产后 5 ~ 6 个月时都不会排卵，但因个体差异，也有人在产后 10 ~ 12 周时就开始排卵了。因此，为了安全起见，即使是哺乳期的女性也应该在产后 3 个月时采取适当的避孕措施。

避孕方法

　　除了男性戴避孕套以外，女性也可在子宫内放入避孕用具（避孕环），产后 6 周以上可实施该手术或服用口服避孕药。不过以前有口服避孕药会引起血栓栓塞以及会影响母乳成分的说法，所以一般不建议服用避孕药。此外，女性还可以实施输卵管结扎手术，但其复原成功率较低，所以要充分考虑后再做决定。

恢复生理周期

　　开始排卵后又没怀孕的话，子宫内膜就会脱落，形成月经。没有进行母乳喂养的妈妈一般会在产后 6 ~ 8 周时恢复生理周期，而哺乳期的妈妈会在产后 3 ~ 4 个月时恢复生理周期。不过哺乳期的妈妈因为催乳素的影响，生理周期很容易不规律，产后第一次月经结束后 5 ~ 6 个月也没来月经的情况也是有的。此外，哺乳期妈妈生理周期的恢复时间会因个体差异而有所不同，有产后 2 个月时恢复的，也有产后 18 个月时恢复的。

05

产后抑郁症

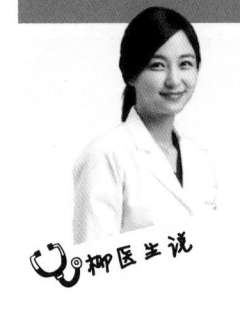

柳医生说

初见宝宝的那瞬间对于妈妈们来说无疑是人生中最为幸福的时刻。但是在身体还没完全恢复时，妈妈既会因亲自哺乳而劳累，又会因照顾宝宝而经常睡眠不足，这时妈妈难免会怀疑自己是否能照顾好宝宝，并因此不安，甚至受莫名产生的罪责感折磨。每个新手妈妈都会遇到困难，也很容易因此心情忧郁，但并不是每个人都能顺利度过这一时期的。

注意产后抑郁症

产后抑郁症的发作时间

产后 4 ~ 6 周，妈妈的身体会因为要恢复到孕前状态而发生很大变化。如变大的子宫要恢复到之前的大小，孕期激增的激素要恢复到正常值。激素水平波动会导致情绪变化，因此妈妈会变得非常敏感而不安。这期间，妈妈还要随时哺乳，导致疲劳严重和睡眠不足，使人变得越发敏感，最初的兴奋和期待也渐渐褪去。产后 1 个月时，妈妈会觉得自己格外虚弱。这种情绪变化叫作产后抑郁症，谁都可能发生。不过这种乏力、异常敏感的状态随着体内激素变化逐渐趋于平稳，待能熟练照顾宝宝后，即产后 8 ~ 10 周时会有所好转。

产后抑郁症的症状

产后抑郁症发生在产后 4 ~ 6 周的产褥期，产妇会有心情忧郁、不安、食欲不振、睡眠质量低下、体重骤变、注意力无法集中等症状。产妇深陷于自我评价下降及自责中，严重时还会产生自杀的念头，生活难以继续。

关注产妇

心情忧郁和时常感到不安是产后抑郁症的主要症状，严重者会持续 1 年。初产妈妈是主要发病人群，占 10% ~ 15%。孕前就有抑郁症状的人发病的可能性更大，如果怀孕期间或分娩后出现类似症状，就要及时就诊。

有必要咨询专家

产后抑郁症是一种比我们想象的还要可怕的疾病，单凭个人意志很难好转。而且它还会影响宝宝，所以妈妈们一定要在产后 2 个月内去妇产科接受定期检查，确认自己的抑郁症情况，并与专家进行商谈。如果到了需要专家干预或者服用药物的程度，为了自己和宝宝，一定要接受彻底的治疗。

□ 心情忧郁
□ 不安
□ 食欲不振
□ 睡眠质量低下
□ 体重骤变
□ 注意力无法集中

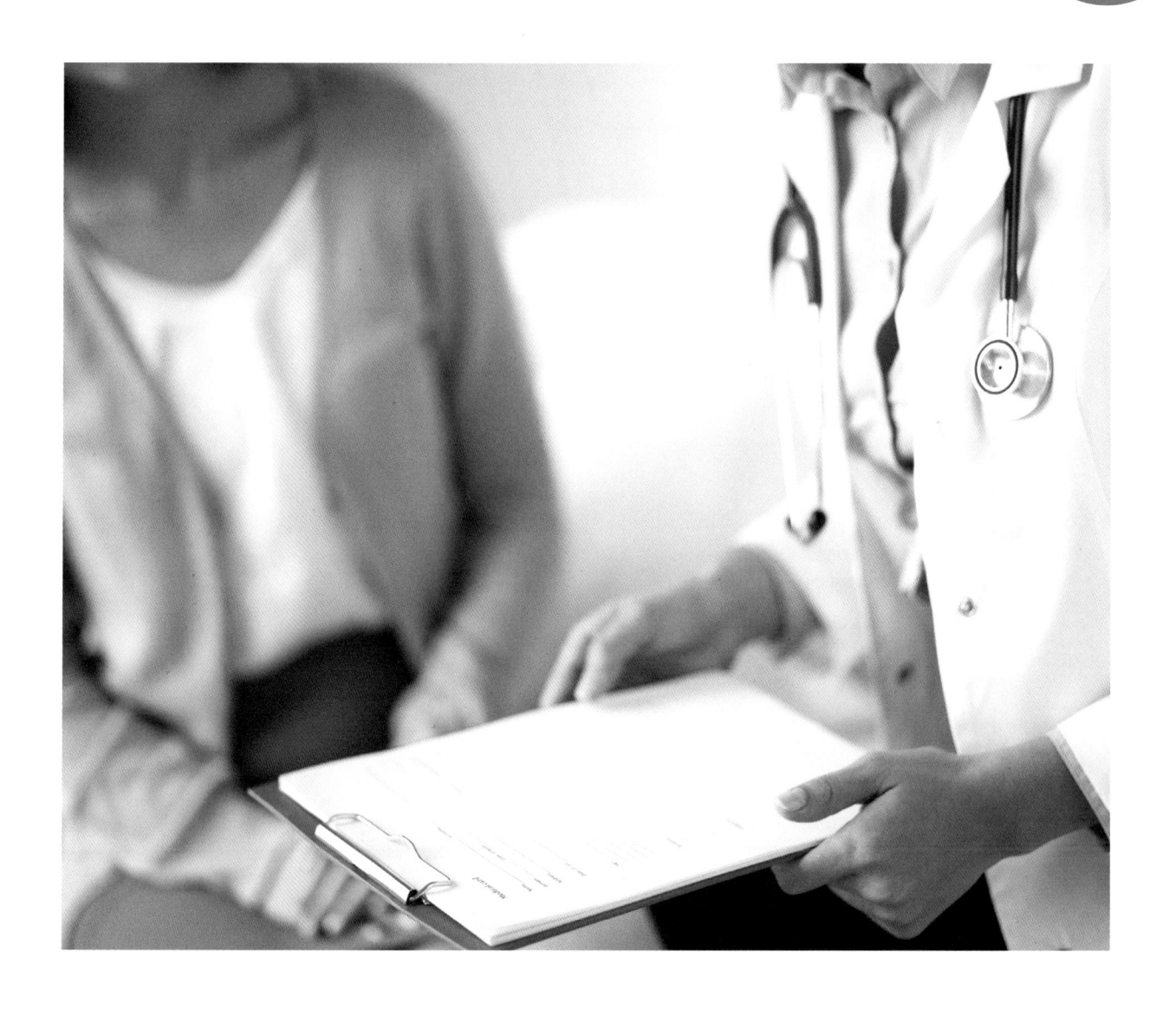

产后抑郁症的原因

目前产后抑郁症的原因还不是非常明确，但如有下述情况，患上产后抑郁症的概率就很高，最好及时接受治疗。

小心产后抑郁症

1.之前曾患抑郁症
2.跟人群、社会隔绝，无论是精神上还是肉体上都没人支持
3.患有经前期综合征
4.服用避孕药的时间变了
5.甲状腺异常

预防产后抑郁症

分娩前保持良好心态，不要动不动就忧郁，产后和丈夫一起努力以愉快的心情照顾宝宝。产后就家庭关系和各自身份转变等问题，多与亲友进行沟通，对于宝宝出生后的一些现实问题要做好心理准备。对现实抱有不切实际的幻想和误解，只会使忧郁感大幅上升。生产和育儿不是妈妈一个人的事，需要亲友的协助以及精神上的支持，其间换位思考至关重要。此外，不要受自己情绪的支配，一旦有剧烈的情绪变化和产生强烈的不安感，要积极寻求专家的帮助。

产后抑郁症检查表

请选择一个最能反映你过去七天感受，而非此时感受的答案。

1. 我能看到事情的有趣面，并开心地笑
- 0分　同以前一样
- 1分　不经常这样
- 2分　有时会这样
- 3分　完全没有

2. 我欣然期待某些事物
- 0分　同以前一样
- 1分　没有以前那么多
- 2分　肯定比以前少
- 3分　完全没有

3. 当事情出错时，我会格外责备自己
- 0分　没有这样
- 1分　不经常这样
- 2分　有时会这样
- 3分　经常这样

4. 我会无缘无故感到焦虑和担心
- 0分　一点也没有
- 1分　极少这样
- 2分　有时会这样
- 3分　经常这样

5. 我会无缘无故感到害怕和惊慌
- 0分　一点也没有
- 1分　极少这样
- 2分　有时会这样
- 3分　经常这样

6. 很多事情冲着我来，使我透不过气
- 0分　像平时那样处理得很好
- 1分　大部分时候能像平时那样处理得很好
- 2分　有时候不能像平时那样处理得很好
- 3分　经常不能像平时那样处理得很好

7. 我很不安，以至于失眠
- 0分　一点也没有
- 1分　极少这样
- 2分　有时会这样
- 3分　经常这样

8. 我感到悲伤难过
- 0分　一点也没有
- 1分　极少这样
- 2分　有时会这样
- 3分　经常这样

9. 我不开心，以至于哭了
- 0分　一点也没有
- 1分　极少这样
- 2分　经常会这样
- 3分　总是这样

10. 我有过自残的想法
- 0分　从来没有
- 1分　极少这样
- 2分　有时会这样
- 3分　经常这样

0～8分：正常

9～12分：需要咨询医生的程度，达到患病警戒线

13分以上：确诊为产后抑郁症，需要及时治疗

需要深度检查的情况：产后1个月时超过10分。

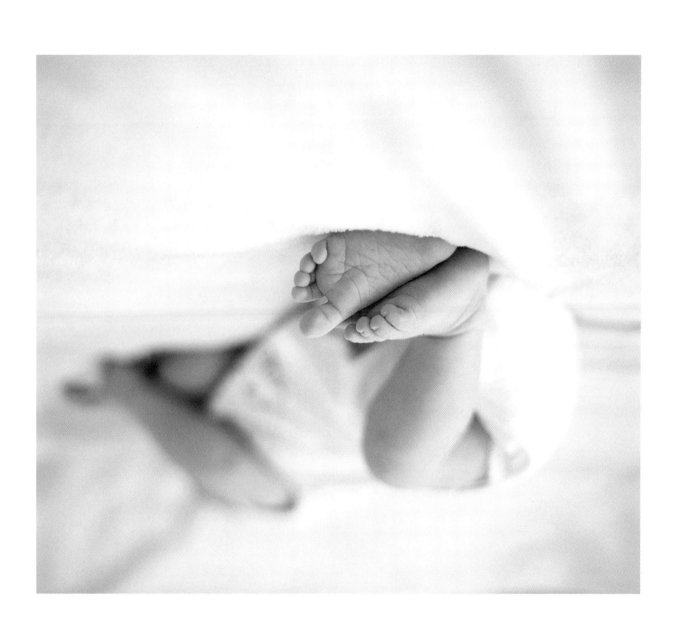

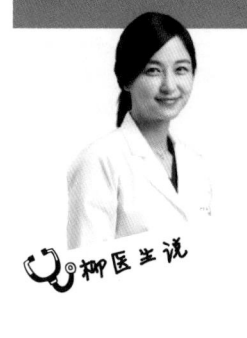

06 为重返工作岗位做准备

职场妈妈们经过数周休养后就要准备重返工作岗位了，和宝宝分开再次回归到职场是需要付出很多努力的。首先要处理好家庭和职场，以及宝宝和工作间的矛盾。是否有人替自己照看宝宝，对宝宝心生的莫名愧疚，怀疑自己是否还能胜任工作等会让妈妈们很不安。养育宝宝不只是妈妈一个人的事情，需要全家人共同合作。

柳医生说

准备重返职场

准备

休完产假后，把宝宝留在家里、准备复职的妈妈们心里一定是极度不安的，她们担心上班后母乳的收集与保存不如预想的顺利，担心没有一个独立的空间和合适的时间收集母乳。因此，妈妈们一定要根据实际情况做打算。虽然母乳喂养好处多多，但若是职场条件不允许，就不要勉强自己。育儿本来就应该量力而行，不要人云亦云，要相信自己的决定。

坚持母乳喂养

有心坚持母乳喂养的职场妈妈们一定要做好第一个月会非常辛苦的心理准备，并要具备能够坚持下去的信心。

提前2周开始为上班做准备

宝宝还没断奶就复职的妈妈们大多会选择继续母乳喂养，要是有此打算，复职前2周就要购买奶瓶、奶嘴等器具，选择合适的奶嘴（宝宝能牢牢含住的）。刚开始用奶瓶喂奶和母乳喂养并行可能没什么问题，但偶尔也会出现宝宝拒绝奶瓶的情况。不同的奶嘴大小、柔软度都会有所不同，要给宝宝选择最合适的。

培养宝宝和保姆间的亲密感

复职前7～10天时，妈妈、宝宝和保姆就要开始一起生活，让宝宝和保姆亲近起来。这期间让保姆给宝宝喂奶、换

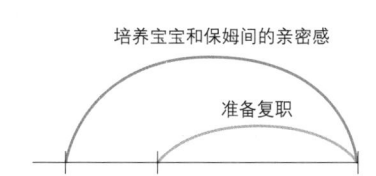

培养宝宝和保姆间的亲密感

准备复职

10天　　7天　　上班

尿布、陪宝宝玩，妈妈要和保姆交流照看宝宝的心得。

练习上班后的实际情形

复职前1周左右，按照出勤时间和工作时间提前演练一下具体操作，妈妈要按时将乳汁挤出，然后保姆用奶瓶喂给宝宝。

复职后首次上班准备

复职后第一天上班时，妈妈就应把自己需要的东西都带上。打算母乳喂养的话，妈妈需要带的物品有吸奶器、装母

乳的容器、防溢乳垫、小保温瓶、冰袋、手巾等。虽然可以用手直接挤奶，但用吸奶器更能节省时间，因此考虑到职场环境，建议买一个吸奶器。电动式吸奶器虽然有点噪音，但很方便。但如果没有一个独立的空间，手动式吸奶器也是不

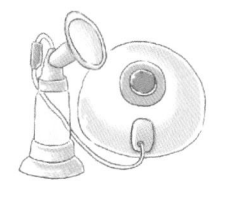

错的选择。

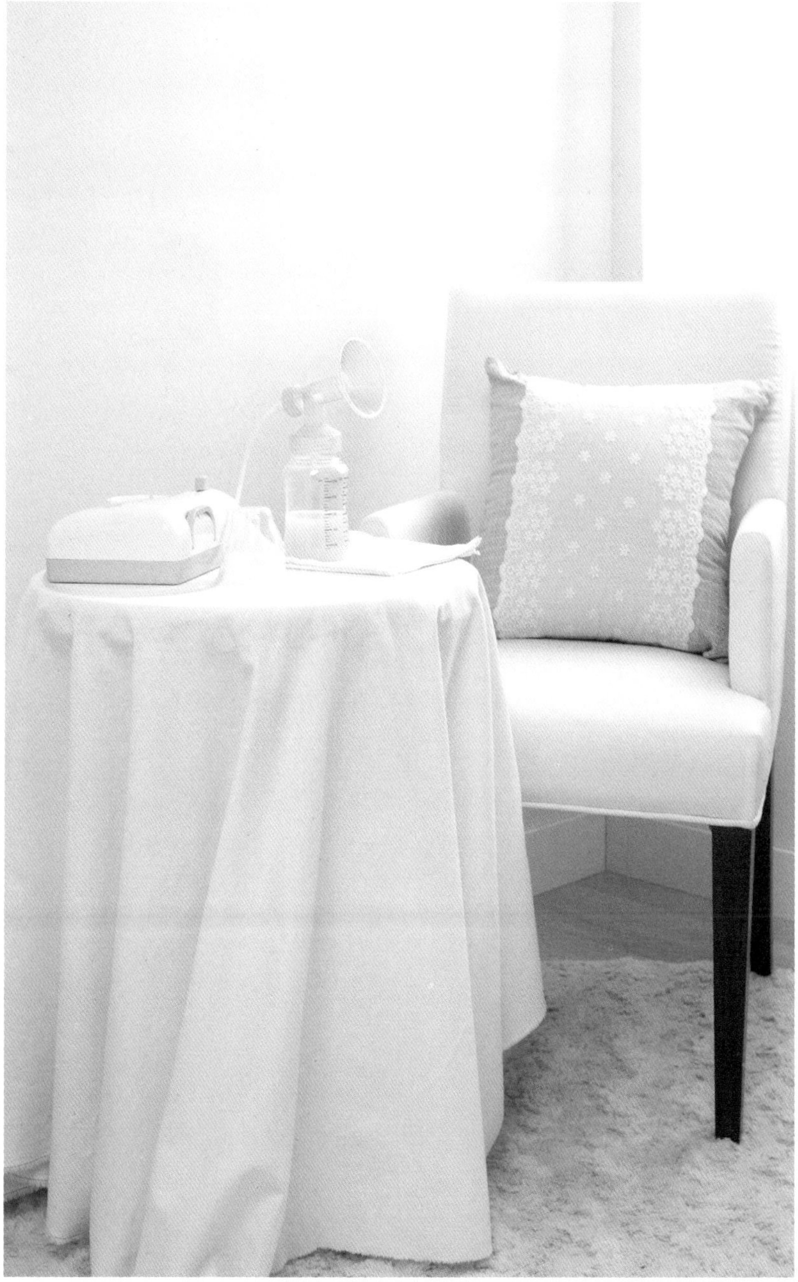

必须断母乳的情况

断奶和喂奶一样有不少重要的注意事项，尤其要尽量减少对宝宝情绪的负面影响。突然断奶后宝宝会产生不满足感和不安感，所以断奶要循序渐进，多花费几周时间。与此同时，要多与宝宝进行身体接触，以消除其不安感。用几周时间慢慢断奶，不仅可以避免突然断奶造成的涨奶痛苦（乳腺炎），还能预防乳房皮肤的松弛。

断母乳的方法

渐渐减少母乳喂养的次数，逐渐增加奶粉喂养的次数，这样大多数妈妈涨奶的时间间隔就会自然延长，乳汁也会越来越少。但上述方法会使乳汁积聚在乳房里的时间过长，可能会造成乳房淤血和乳腺炎。

出现这些情况时一定要及时就诊，特别是乳腺炎，至少得用抗生素规范治疗2周才行。

停奶

想在短时间内停奶的话，可以去妇产科开停奶药。这种

药能够抑制促进产奶的激素（催乳素）的分泌，快则2～3天，慢则1周即可停奶，按照医嘱服用效果显著。

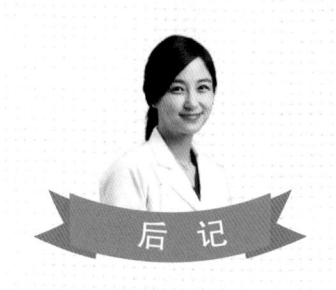

后　记

　　在计划怀孕前，我还没有信心当妈妈。我很害怕"妈妈"这个称呼被赋予的责任和牺牲，我一直担心自己是否能做好。此外，我还目睹了许多女性怀孕和分娩的过程，非常清楚地知道怀孕会给女性带来负担和恐惧，所以我一直犹豫到底要不要生孩子。我想尽可能地推迟生育时间。我也曾一直怀有这样的想法：怀孕对女性而言到底有什么意义？我一定要当妈妈吗？……

　　如果问孕妇"怀孕辛不辛苦？"她们大多会这样回答："怀上孩子的喜悦和感动难以言表。""虽然辛苦，但是很幸福。""能当上妈妈是一件值得被祝福的事情，非常有意义。"

　　虽然我还没有亲身经历过，但我觉得怀孕和分娩是人生中一个新的转折点。我相信每个人都有和我一样的想法。

　　之后，我当上了妈妈。
　　当上妈妈后我才真正明白。
　　能当上妈妈，这是一件多么值得庆幸和感动的事情啊！和以前相比，现在的人生充满意义！我找到了我一定要生活在这个世界上足够充分的理由。
　　我必须健康地活着。
　　我必须幸福快乐。

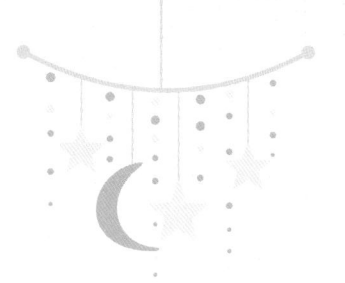

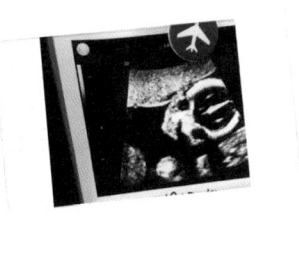

只有这样，我的孩子才会幸福。

只有给予幸福的人自己幸福了，被给予的人才会真正幸福。

怀孕后，我真的很庆幸自己的职业是妇产科医生。等到真正经历了才知道，很多东西并不像教科书上写的那样。虽然我知道肯定没什么问题，但当我的身体出现了这样那样的症状时，我也会担心是否真的没事。每次遇到这样的情况，反倒是来医院检查的产妇们安慰我，给予我勇气。即使我一切都明白，但她们的经历和鼓励，真的给了我很大的力量。

当读者们阅读到本书的最后一页时，我希望你们也会对周边的孕妇说"累吧？没关系，加油！"这样温暖的安慰话，希望你们能够愉快地度过这段漫长的怀孕和分娩历程。

每当我犹豫写书时，身边总有他们的鼓励：我永远的偶像——爸爸，以及我的支柱——妈妈，真的非常感谢你们；感谢申东贤和申在仁让作为妈妈的我成为更加幸福的妇产科医生，我爱你们；感谢妇产科里的家人们，感谢将超声图像给我做记录的产妇们，感谢杨春美编辑把我不成熟的文字编辑成这么好的书。

——柳知沅